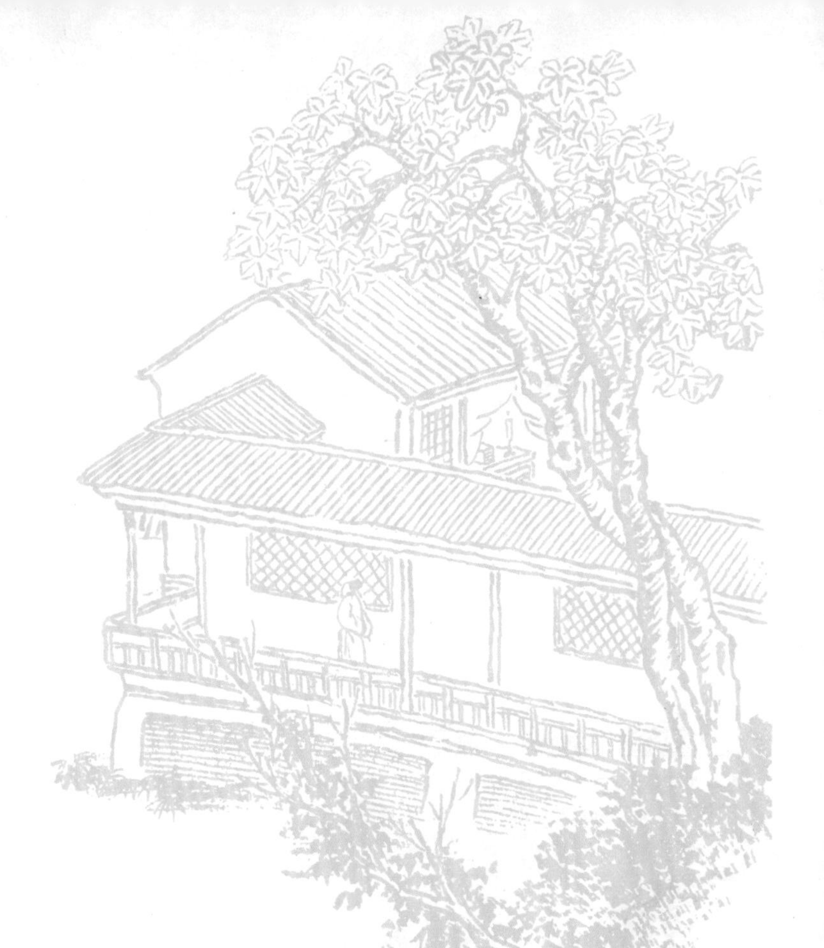

“十三五”国家重点图书出版规划项目　中医流派传承丛书

浙派中医

ZHEPAI ZHONGYI ZHONGYI LIUPAI CHUANCHENG CONGSHU

名誉总主编————颜正华　周仲瑛
总　主　编————陈仁寿　王　琦　分册主编————郑　洪

Zhepai Zhongyi
Zhongyi Liupai Chuancheng Congshu

湖南科学技术出版社·长沙

图书在版编目（CIP）数据

中医流派传承丛书. 浙派中医 / 陈仁寿, 王琦主编;郑洪分册主编. — 长沙 : 湖南科学技术出版社,2023.12
ISBN 978-7-5710-2306-5

Ⅰ. ①中… Ⅱ. ①陈… ②王… ③郑… Ⅲ. ①中医流派—研究 Ⅳ. ①R-092

中国国家版本馆 CIP 数据核字(2023)第 118331 号

中医流派传承丛书　浙派中医

名誉总主编：颜正华　周仲英
总　主　编：陈仁寿　王　琦
分 册 主 编：郑　洪
出　版　人：潘晓山
策　　　划：陈　刚
责 任 编 辑：何　苗　兰　晓
装 帧 设 计：谢　颖　刘　谊
出 版 发 行：湖南科学技术出版社
社　　　址：长沙市芙蓉中路一段 416 号泊富国际金融中心
网　　　址：http://www.hnstp.com
湖南科学技术出版社天猫旗舰店网址：
http://hnkjcbs.tmall.com
邮 购 联 系：0731-84375808
印　　　刷：长沙艺铖印刷包装有限公司
（印装质量问题请直接与本厂联系）
厂　　　址：长沙市宁乡高新区金洲南路 350 号亮之星工业园
邮　　　编：410604
版　　　次：2023 年 12 月第 1 版
印　　　次：2023 年 12 月第 1 次印刷
开　　　本：710mm×1000mm　1/16
印　　　张：26.25
字　　　数：387 千字
书　　　号：ISBN 978-7-5710-2306-5
定　　　价：128.00 元

总序

《说文》释“流”曰：“水行也。从林㐬。㐬，突忽也。”段玉裁谓㐬之本义乃“不顺忽出也”。派者，“别水也”，故左太冲有“百川派别”之谓。则流派者，即百业之突忽别流可知。历史上的中医流派众多，灿若繁星，以其划分方式不同，而有学说、世家、地域之分。

中国地大物博，地情、民情、病情复杂，故中医讲究“因地制宜”。各地先贤常因各地风物人文不同，而各有所长，诊疗手法各具特色。经过长期的进取开拓、发展传承，孕育出了一大批地域流派，吴门、孟河、新安、海派、浙派、燕京、川蜀、湖湘、岭南……不胜枚举，如同星宿分野九州。这些地域流派将中医原有的理论实践基础结合当地的具体情况，若水之别流，突忽分出，有所发展，有所延伸。又如支流汇聚，百川入海，从而丰富了原有的内容，扩展了原有的实践，维护着各地人民群众的健康，同时推动着中医不断向前发展。因此对于流派的研究挖掘，既是传承的一环，又是发展的一环。

中医流派的形成，与人、地、传、文化等因素密切相关，每个人对经典理论与医疗技术的认识不同，不同的地域能造就不同的人-病-药-效之间的关系，不同的历史、地理环境与人脉形成不同的流派，文化程度与文化特色能造就不同的中医流派，所以研究中医流派是一件十分有意思、有价值的事情。通过流派的研究，可以挖掘中医学中不同的学术思想、临床经验、用药特色、传承模式等，特别对于当今发展中医，做到“传承精华，守正创新”具有深远的现实意义。

今湖南科学技术出版社策划的国家“十三五”图书出版项目，邀请南京中医药大学陈仁寿教授担任总主编，上海中医药大学、浙江中医药大学、山东中医药大学、湖南中医药大学、首都医科大学、苏州市中医医院等单位在中医流派研究方面有建树的专家学者共同编纂这套“中医流派传承丛书”，可以全面展示不同地域中医流派的历史脉络、医人医著、学术思想、临证经验、发展现状，对于多视野、多维度地了解我国各地中医药的发展历史具有文献价值和实用价值。

这套丛书目前包括了十个有代表性的地域流派，各册主编都是在全国中医文献与流派学科领域具有相当影响力的著名专家。每个分册的内容安排，既有历史回望，又有当代现状与未来展望；既有浅显易懂的历史文化科普，又有专业学术的医论医理探讨，我认为可称得上是古今贯通、深浅得宜。通过这套丛书，不论是中医爱好者，还是从事临床研究工作的同志，相信都能有所收获。

近年来，党和政府越来越重视中医药事业的发展，中医文献与流派研究得到了广泛的支持和重视，并取得了可喜的成就。这套丛书的问世，可以说是承天时、地利、人和于一身，本身既是对近年来中医流派研究成果的一个汇总和展示，又将会对中医流派的继续研究有所帮助，对中医事业的传承有所贡献。

中医流派的内涵十分丰富，本丛书第一辑仅出版十个中医地域流派，希望后续有更多的地域流派分册著作不断问世，更希望还能有中医学术流派等方面的系列著作涌现，从而掀起学习和研究中医流派的高潮，将中医各个具有特色的流派展示给世人。以供人们学习、借鉴和研究。

故乐为之序！

颜正华

2020年12月

总前言

唐代诗人张文琮的《咏水》有曰："标名资上善，流派表灵长。"

所谓流派，是指在学术与学问的传承过程中，形成的不同派别，如水之流动必有支出，山川溪水各有风格，中医也不例外。

中医流派是中医学术思想和临床经验代代传承的主要载体之一，在绵延数千年的祖国医学历史长河中，中医流派络绎纷呈，许多流派对中医的传承和发展作出了巨大贡献。我们把中医流派主要概括为3种类型：地域流派、学术流派、世医流派。其内涵与外延各有不同，但有交叉。地域流派是指一个地区众多医家长期行医而形成的极有影响的中医流派，以地方命名为主，如吴门医派、孟河医派、海派中医、新安医派等；学术流派是由于学说观点不同而形成的中医流派，以中医学说理论或医家命名为主，如伤寒学派、河间学派、易水学派、温病学派等；世医流派是指某种学术观点和诊疗方法代代相传而形成的中医流派，以中医世家及其医疗技术命名为主，如苏州葛氏伤科、南京丁氏痔科、无锡黄氏喉科等。通过对中医流派的研究，可以挖掘中医药学术思想精华，梳理中医药传承脉络，提炼中医药创新思路，指导中医药临床应用。为此有必要进行系统总结，以供中医药临床、教学、科研及中医药文化传播参考。

中医流派研究是一个系统工程，所涉及内容广泛而丰富。本丛书主要选择部分地域流派进行研究和编纂，以揭示地域流派中的历史与人文、人物与著作、学术与临证、传承与创新等内容。

地域流派的形成，与当地的历史、地理、文化及习俗等地域因素密切相关，包含着人文与科学的双层内涵。地域流派强调其医家同处于某一地区，虽医家之间可能学术观念不完全一致，也不一定均有相同的传承关系，但由于同受当地文化熏陶培育，必然可以在文化上找出共性特征，从而基本符合地域流派的条件。在以地域冠名其医学流派之时，其必然强调自身对地方文化的认同，有利于加强当地中医界的凝聚力，并且可以促进更全面深入地挖掘和传承地方名医经验。同时，有利于获得地方政府和社会各界对当地中医更多的关注与更大的支持。

目前，中医学界对地域流派研究主要涉及吴门医派、孟河医派、新安医派、海派中医、岭南医派、龙江医派、钱塘医派、八桂医派、山阳医派、川派中医、燕京医派、湖湘医派、永嘉医派、盱江医派、齐鲁医派、长安医派等。

本丛书第一辑选取了具有代表性的10个地域流派进行编写，分别是吴门医派（苏州）、孟河医派（常州）、新安医派（安徽）、海派中医（上海）、龙砂医派（无锡）、浙派中医（浙江）、川派中医（四川）、岭南医派（广东）、齐鲁医派（山东）、湖湘医派（湖南），每一个流派作为一册，共计10册。每册内容分别从地域历史、人文基础、代表医家及著作、历史遗存、学术思想及其影响、传承和研究情况等方面将每个地域流派的内涵与风貌进行介绍。各册分别由苏州市中医医院欧阳八四主任医师、南京中医药大学陈仁寿研究员、安徽中医药大学陆翔教授、上海中医药大学梁尚华教授、首都医科大学张净秋教授、浙江中医药大学郑洪教授、四川省中医药学会杨殿兴会长、山东中医药大学李玉清教授、湖南中医药大学周德生教授等担任主编。

在编写过程中，主编们带领各自的团队，在丛书总体策划与编写原则要求下，积极与地方中医药教育、科研、医疗以及民间机构、学者取得联系，就其当地的地域流派研究现状、传承情况等方面进行咨询；与目前地域流派中的代表医家进行交流，就其学术思想、传承建议等方面展开探讨；通过实地走访采风，对流派现存的历史遗迹、医药文献等进行拍摄、录像。力求使本丛书集目前地域流派研究之大成，具有里程碑的意义，对今后地域流派的研究具有重要的参考价值。特别是其中的名家学术思想与临证经验，对临床医生具有指导意义。

为了使体例基本一致，但又要保持各自特色，编写过程中多次召开编写讨论与交流会，大家各抒己见，相互学习，相互借鉴。因而各册既符合丛书的总体要求，但又各有千秋，符合中医流派本身所蕴含的异同、特性与交融。

希望通过本丛书的出版，引起中医学界对中医流派的重视，同时提高广大中医同行对中医流派的认知，并从中吸取精华，服务于当代中医教学与临床，推动当今中医的传承与创新。

希望读者们对本丛书的编撰提出宝贵意见，指出其中存在的错误，并对我们今后的中医流派研究工作提出建设性建议。

陈仁寿

2020 年 12 月于南京

前言

“浙派中医”的称谓，问世时间并不长，在2017年始正式出现。但它很快得到了浙江中医药界的认同。

地域医学流派属于中医学术流派的一个特殊门类。它实际上是对一个特定区域内各种中医学术流派的统称。如“孟河医派”，就包括丁、巢、马、费四个世家；“海派中医”包含的各种流派更达数十家。一般认为，中医学派或流派应有基本一致的学术主张，或有清晰的学术传承关系。但地域医学作为一个“派”，其本身常常并不具备这样的特点。地域医学流派是对区域内具备上述特点的学派或流派的总称，它的特点是以地域医学文化来统属各个不同特色的具体专科、学派和流派。每个地区的医药学术都不免会带有当地的区域文化特质，在地区间横向比较时，这些特质就构成了该地域医学流派的特色。

浙江中医药发展历史上名医辈出，学说纷呈，以前就已形成了丹溪学派、绍派伤寒等称谓，而且为全国性的温补学派、温病学派贡献了重要人物。现代又梳理出钱塘医派、永嘉医派等脉络。2009年范永升教授主编的《浙江中医学术流派》则概括了10个学派，分别是医经学派、温补学派、钱塘学派、绍派伤寒、温病学派、本草学派、丹溪学派、永嘉学派、伤寒学派、针灸学派。这些都已得到学术界的认可。不过，这类从学术角度界定的中医学术流派名称，还不能完全满足实际需求。因为中医药发展到现代，已不仅仅是一门学术，它同时还是政府大力投入、持续建设的公共事业。国家指出，中医药作为我国独特的卫生资源、潜力巨大的经济资源、具有原创优势的科技资源、优秀的文化资源和重要的生态资源，在经济社会发展全局中有着重要价值和作用。我国的中医药事业主要以省（市、自治区）等行政区划为单位进行管理，以前的学术性学派名称不太适合作为整个省区的统称。各省（市、自治区）的中医药发展各具特色，五种资源的构成与比重并不一致，具有区域文化差异。因此，可以在文化这个更宏观的视野下为区域中医药进行新的定名，便于更具针对性地宣传和推广，促进本区域中医药事业的发展。“浙派中医”的命名，就是在这样的背景下产生的。

浙江中医药学会会长、首届全国名中医范永升教授指出，在我国，多个以区域为中心的中医药都有一个很响亮的名称，但是浙江一直没有。为此，他曾多次组织浙江省中医药专家进行研讨，一致觉得原有的丹溪学派、钱塘学派、绍派伤寒等都有局限性，有必要提出一个可以统系全省各个中医学术流派的名称。范永升教授为此提出命名的四个原则：一是体现地域特色，即能反映浙江全域范围的中医药特色；二是包容各家学术，也就是能够涵盖浙江各种学术流派；三是契合他学称谓，即与现有的浙江学术或艺术流派的名称相一致；四是发音朗朗上口，就是音韵协畅，平仄相和。为此，专家们查阅相关历史文献资料，调研各地学派名称，经过反复讨论，提出了多个待选名称，专家们意见逐渐统一到“浙派中医”之名上，最后经过浙江省中医药学会第六届理事会第五次会长会议表决通过，正式确定下来。2017 年 7 月 1 日，在浙江杭州举行的第六届“之江中医药论坛”上，浙江省中医药学会正式发布了浙江中医学术流派的统一称谓——“浙派中医”。

范永升教授总结“浙派中医”有如下特点：其一是源远流长；其二是学派纷呈；其三是守正出新；其四是时病诊治；其五是学堂论医；其六是本草增辉；其七是善文载道；其八是厚德仁术。这八个特点兼具文化性、社会性和学术性，体现了“浙派中医”的丰富内涵。

本书主要介绍“浙派中医”的历史文化与学术特色。在资料与内容方面参考了范永升、朱德明、刘时觉、张承烈、竹剑平等许多学者的成果，特此说明。

目录

第一章

两浙人文

浙江，地处中国东南。因境内最大的河流钱塘江蜿蜒曲折，古称之江、折江，又称浙江，省即以江得名。唐代设有浙江东道和浙江西道，浙东、浙西合称『两浙』，宋代曾设两浙路，故『两浙』又成为浙江的代名词。

浙江自古人文荟萃，医药繁荣，在我国文化史和医药史上都占有重要地位。

第一节 自然地理与行政沿革

古代浙东、浙西与现代的浙江省在地理区划上变化不大。自然风土和历史变迁孕育着独特的浙江文化精神。

一、自然地理概况

现代浙江省的地理区划位处北纬27°02′～31°11′，东经118°01′～123°10′之间。东临东海，西为江西、安徽，南接福建，北邻上海、江苏。陆域面积为10.55万平方千米，占全国陆域面积的1.1％，是中国面积较小的省份之一（图1－1）。其中山地和丘陵占70.40％，平原和盆地占23.2％，河流和湖泊占6.4％，故有“七山一水两分田”之说。海域面积为26万平方千米，大陆海岸线约2000千米，面积大于500平方米的海岛有2878个，是全国岛屿最多的省份，其中面积502.65平方千米的舟山岛为中国第四大岛。

在古地质时期，浙江区域发生地质构造运动，山地呈断块状缓慢抬升，平原及海区缓慢沉降，构成由西、南向东、北的阶梯状地貌，形成了由西、南向东、北倾斜的浙江地势。全省地形复杂，可细分为浙北平原、浙西丘陵、浙东丘陵、中部金衢盆地、浙南山地、东部沿海平原及滨海岛屿6个区域。其中，浙北平原包括了杭州湾以北的杭（州）嘉（兴）湖（州）平原和杭州湾以南的宁（波）绍（兴）平原，地势低洼，水网密布，土地肥沃，农业

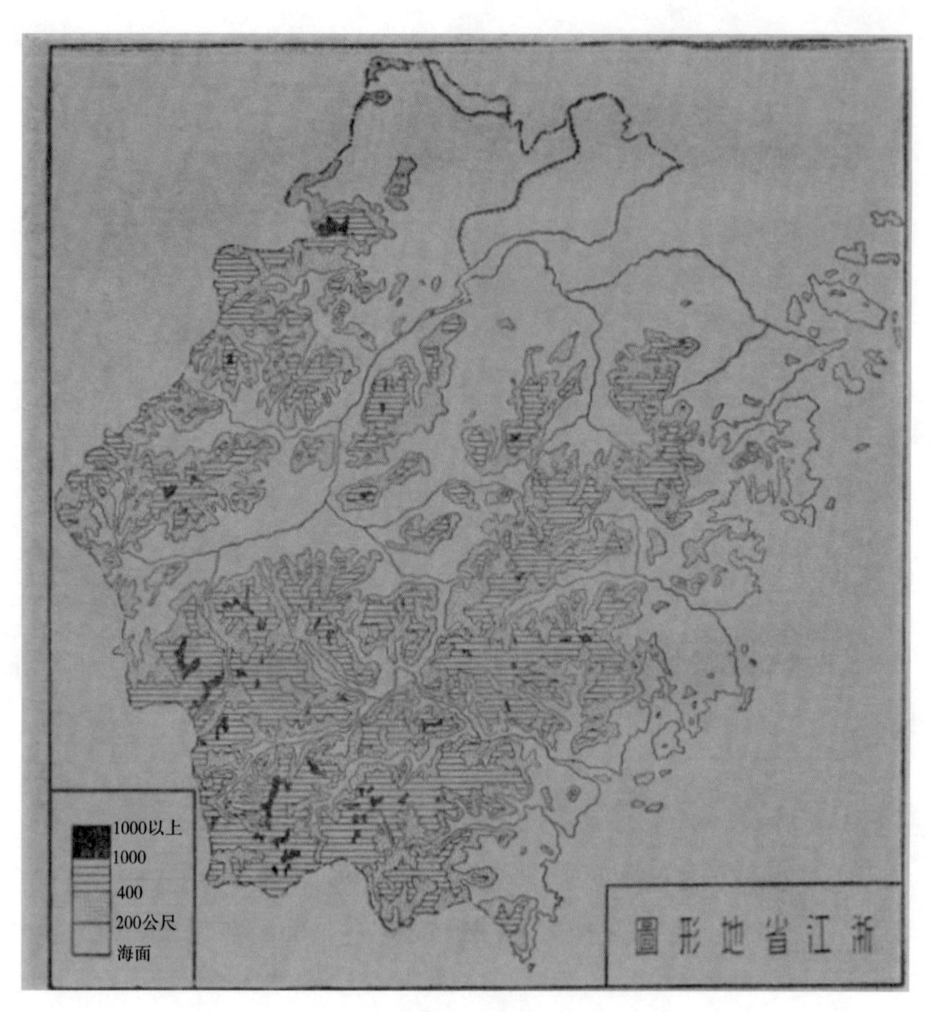

图 1－1　浙江省地形图（葛绥成《浙江》，1939 年）

发达，素为“鱼米之乡”。

全省主要山脉自西南向东北成大致平行的 3 支。西北支从浙赣交界的怀玉山伸展成天目山、千里岗山等；中支从浙闽交界的仙霞岭延伸成四明山、会稽山、天台山，入海成舟山群岛；东南支从浙闽交界的洞宫山延伸成大洋山、括苍山、雁荡山。浙江最高峰为龙泉市境内海拔 1929 米的黄茅尖。

浙江主要水系有钱塘江、瓯江、灵江、苕溪、甬江、飞云江、鳌江、曹娥江 8 大水系和京杭大运河浙江段，除苕溪、京杭大运河外，其余均独流入海。民国《重修浙江通志》“地理考”形容本省特点说：“平原区大部地平如砥，水流密如蛛网。古人所谓以船为车，以楫为马者，并非虚语。”钱塘江是浙江省内第一大江，有南、北两源，北源从源头至河口入海处全长 668 千米，其中在浙江省境内 425 千米；南源从源头至河口入海处全长 612 千米，均在浙江省境内。湖泊主要有杭州西湖、绍兴东湖、嘉兴南湖、宁波东钱湖 4 大名湖。1957 年新安江水电站建成后，形成了全省最大人工湖泊——千岛湖。

在气候方面，浙江处于欧亚大陆与西北太平洋的过渡地带，属典型的亚热带季风气候区。本区受东亚季风影响，四季分明，气温适中，光照充足，雨量丰沛。无霜期 8～9 个月，年平均气温 15℃～18℃。1 月、7 月分别为全年气温最低和最高的月份，极端最高气温 33℃～43℃，极端最低气温-17.4℃～-2.2℃。全省降水量的季节分布不均匀，大多集中在 5 月、6 月份的梅雨期和 8 月、9 月份的台风雨期，全省年平均雨量在 980 毫米～2000 毫米，雨量充沛、空气湿润有利于农作物的种植。年平均日照时数 1710～2100 小时。7 月、8 月间有伏旱。

浙江的春季天气晴雨不定，冷暖空气交锋频繁，有“春雷三日雨”“春雷十日阴”等民谚。夏季梅雨季节降水量较大，常常为降水次数频繁的连阴雨天气，由于这时温高、湿重、雨多，器物非常容易受潮生霉。出梅之后就是盛夏时节，天气晴热干燥。民间谚语说：“夏东风，燥松松。”又有“小暑南风十八朝，晒得南山竹也叫”的说法。但是“大旱不过七月半”，随着农历七月半副热带高压开始南撤，水汽充沛，初秋易出现淅淅沥沥的阴雨天气，俗称“秋拉撒”，又有民谚说“一场秋雨一阵凉”，标志着凉空气不断南下；仲秋，受高压天气系统控制，易出现天高云淡、风和日丽、秋高气爽的天气，即所谓“十月小阳春”；深秋，北方冷空气影响增多，冷与暖、晴与雨的天气转换过程频繁，气温起伏较大。冬季晴冷少雨，空气干燥。总体上，浙江气候有四季分明、气候湿润的特点。民国《重修浙江通志》“地理考”称：“本省当北温带之南端，兼以濒临海洋，得海洋空气之调剂，故气候和煦，祁寒酷暑之日甚少。南部瓯江流域，又近亚热带，即霜雪亦不多见。”

浙江拥有多种多样的资源，如土地资源、植物资源、动物资源、海洋资源等。土壤类型较多，红壤、黄壤占 70％，多分布于丘陵山地；平原、盆地和河谷多为水稻土；沿海则有盐土和多盐土；低丘、缓坡、荒地、河滩等均有很好的农业价值，为不同植物的生长提供丰富的条件。浙江省植被资源在3000种以上，属国家重点保护的野生植物有45种。浙江的森林覆盖率为60.5％，树种资源丰富。

浙江的粮食作物以水稻为主，其次有小麦、大麦、豆类、番薯、玉米等；经济作物有棉花、黄麻、蚕桑、茶叶、油菜子、蔗糖、花生、芝麻等，其中蚕桑、茶叶为浙江省特产。浙江的山核桃、香榧等干果占全国产量的70％以上，乌桕、厚朴、山茱萸等为全国重点产区，毛竹产量居全国前列。动物资源相当丰富，有123种动物被列入国家重点保护野生动物名录，占全国野生保护动物的1/3。野生动物有兽类80多种，鸟类300多种。

浙江海域渔业资源丰富，舟山群岛是中国最大的海洋渔业基地，以大黄鱼、小黄鱼、带鱼和墨鱼（乌贼）为主要渔产。

丰富的动植物资源为浙江农业、工业的发展提供了有利环境。民国《重修浙江通志》“地理考”说：“平原区以农桑为大宗本业，产丝额本省几居全国之半。”茶则“以杭州之龙井、绍兴之平水为最有名”。濒海地区除种植、渔盐外，近代以前商业也很发达，人们“多贸易于国内诸埠，或远涉重洋，而与外人竞利”。

二、早期文明

据考古研究，旧石器时代，至迟在距今45.5万年左右，浙江境内已有人类的生息和繁衍。至今发现的最早的人类化石是5万年前的“建德人”。浙江新石器时代的文化有上山文化（距今11400～8600年）、跨湖桥文化（距今8200～7000年）、河姆渡文化（距今7000～4900年）、马家浜文化（距今7000～6000年）、东太湖文化（距今6500～5600年）、崧泽文化（距今5900～5300年）、良渚文化（距今5300年）、好川文化（距今4300～3700年）和广富林文化（距今4300～3900年），其中以河姆渡文化和良渚文化为代表。

跨湖桥遗址位于杭州萧山湘湖，地处钱塘江、富春江与浦阳江三江交汇处，因古湘湖的上、下湘湖泉之间有一座跨湖桥而命名。跨湖桥遗址的发现，将浙江的人类文明史提到了8000年前，打破了长江下游原来所认识的史前文化格局，证明了浙江的文明史是由多个源流谱系组成的。“跨湖桥文化”的命名，意味着它与河姆渡文化、良渚文化、马家浜文化等史前文化并驾齐驱，成为浙江年代最早的考古文化概念之一。

河姆渡文化是中国长江流域下游地区古老而多姿的新石器文化，其年代在公元前4000年～公元前5000年，第一次发现于浙江余姚河姆渡（1973年），因而命名。河姆渡文化是目前世界上最古老、最丰富的稻作文化遗址，考古学者认为河姆渡可能是中国乃至世界稻作文化的最早发源地。同时，人们一直认为中华文明的发源地归根到底是黄河流域，只有黄河文明才是历史的主流。但河姆渡文化表明，长江下游地区的新石器文化同样是中华文明的重要渊薮。它是代表中国古代文明发展的另一条主线。

良渚文化为中国新石器文化遗址之一，分布地点在长江下游的太湖地区，其中心在浙江省良渚，是为良渚文化，存续时间为距今5300年～4200年前（图1－2）。考古研究表明，在良渚文化时期，农业已率先进入犁耕稻作时代；手工业趋于专业化，琢玉工业尤为发达；大型玉礼器的出现揭开了中国礼制社会的序幕；贵族大墓与平民小墓的分野显示出社会分化的加剧；刻画在出土器物上的“原始文字”被认为是中国成熟文字出现的前奏。良渚文化已出现文明迹象，表现在社会等级化、礼器和礼制、政教中心、神权独占、人牲人殉以及文字萌芽。社会复杂化程度已高于中原的河南龙山文化。

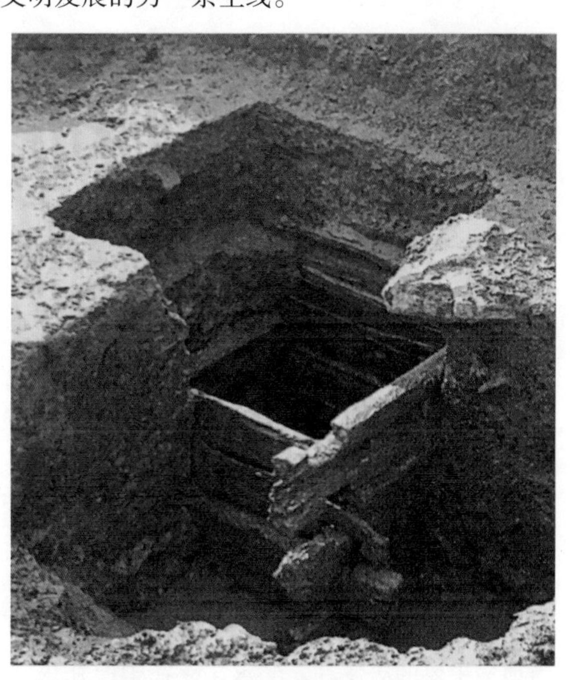

图1－2　良渚遗址中的水井

三、区域发展沿革

明代嘉靖《浙江通志》说“两浙古荒服地”，在禹定九州时属于扬州地域。4000 多年前，洪水为患，出身古越人（百越族群）的大禹北上中原成为部落联盟领袖，受命治水，司马迁《史记·夏本纪》载："劳身焦思，居外十三年，过家门不敢入。"据载禹帝末年南巡，狩致群臣于苗山，于是得名为"会稽"，在今绍兴一带。

少康封庶子无余于会稽，国号于越，即为越地。周武王封泰伯五世孙勾章于吴，即为吴地。《山海经》中提到"浙江出三天子都"，《史记·秦始皇本纪》记载了"至钱唐，临浙江"，其中提到的浙江还不是政区名称，而是指今天的钱塘江。浙江处"百越"之地，百越诸族，按其种族分布和时代变迁，有勾吴、于越、东瓯、闽越、南越、西瓯、骆越、山越等，于越文化和勾吴文化是浙江文化的源头。

春秋时期，吴、越两国大致以今天的嘉兴、桐乡为界，北属吴，南属越，后来都属于越国。吴、越两国以"剑楫文化"先后跻身"春秋五霸"。《汉书·地理志》载："吴、越之君尚勇，故其民至今好用剑，轻死易发。"到了战国时期，越被楚灭，浙江之境并入楚国。

秦统一六国，推行郡县制，浙江分属于会稽、闽中二郡及鄣郡的一部分。秦末废闽中郡，会稽郡南扩至今天浙江的全省以及福建省。汉武帝时鄣郡改为丹阳郡。西汉时置 13 州，浙江隶扬州刺史部，为会稽、丹阳二郡地。东汉时又将会稽郡分为两郡，以浙江为界，西为吴，东为会稽，于是今天的浙江在当时分属于吴、会稽、丹阳三郡。这是历史上第一次以浙江（即钱塘江）作为界河划分政区，此后有了"浙东""浙西"的概念。自汉至隋，浙江均分属于扬州属下的几个郡。在这一历史时期，大量汉人南下，取代越人成为当地最主要的居住者，吴越文化在中原礼乐文化的影响下得以重塑。稻作文化和青瓷文化等古代越人的风貌依然保存的同时，古越文化的痕迹逐渐消退，最终被汉文化取代。汉语方言的吴语取代了古越语，政令和教化改变了浙江人的生活方式和价值观，浙江文化成为华夏文化中的一种区域文化。

唐太宗时分天下为 10 道，今天的浙江省隶属于江南道。唐玄宗将 10 道改为 15 道，江南道被分成了江南西道和江南东道，今天的浙江在当时属于江南东道所辖 19 州中的 10 个州。唐肃宗时又在江南东道下分置浙江西道和浙江东道两节度使，浙江西道后定辖润、苏、常、杭、湖、睦 6 州；浙江东道治越州（今绍兴），辖浙江以东越、睦、衢、婺、台、明、括（处）、温8州。

宋初沿用唐道之名，设两浙道。宋太祖时改道为路，浙江属于两浙路。宋室南渡后，又分成了两浙西路和两浙东路，两浙西路治临安府（今杭州），辖今杭州、嘉兴地区以及上海、江苏镇江、金坛、宜兴以东地区；两浙东路治绍兴府（今绍兴），辖绍兴、宁波、舟山、台州、温州、丽水、金华等地区。

元代置各行省，今天的浙江属于江浙行省，该省辖境还包括今天的江苏、安徽两省长江以南的地区以及上海、福建兼江西东北隅地。明代置各行中书省，其中浙江行中书省处于杭州，这是“浙江”作为省名的开始，版图也基本定型。不久后行省之名又被改成了“浙江等处承宣布政使司”，直至清代康熙初年又改成“浙江行省”。民国元年称浙江省，沿用至今。

第二节 文化和教育

浙江文化底蕴深厚，历来重教兴学，士风浓厚。早在汉唐时期，浙江学术已经发轫。《越绝书》和《吴越春秋》是浙东文献的源头，有较高的史料价值。东汉著名思想家王充在其代表作《论衡》中，对当时的谶纬神学和迷信思想提出了激烈的批判，在思想界有重要影响。晋唐时期浙江宗教兴盛，宋代以后儒学学术取得了快速发展，出现金华学派、浙东学派等名称。明清以来，许多艺术领域如画学、琴学、印学、词学等均有“浙派”之说。

一、汉唐时期的浙江宗教

道教是中国的本土宗教，约形成于东汉中后期，一般以“五斗米道”及“太平道”的出现为基本标志。在道教的形成及其发展历史上，浙江是最为重要的区域之一。东汉中叶魏伯阳的《周易参同契》是现存最早的专论炼丹的道教经典，被称作“万古丹经之王”。

佛教传入中国，在晋代衍为“六家七宗”。晋朝高僧支遁在晋室南渡后隐居于余杭山，成为“即色宗”的代表。南北朝时期，吴兴东迁（今浙江吴兴东）人陆修静（406—477）成为道教上清派宗师，他广泛搜集道教经典，首创“三洞四辅十二类”的分类法，为后世编辑《道藏》所沿用；同时改革南朝天师道，整顿道教组织。陈、隋之际，僧人智顗创立了中国第一个大乘佛教宗派天台宗，以《妙法莲华经》为依持的根本经典，成为佛教在中国发展并走向其自身成熟的最早标志。

隋唐时期与浙江关系密切的佛教宗派有华严宗。该宗成立于盛唐，以《华严经》为根本经典，浙江僧人澄观为华严宗思想体系的进一步深化与完善作出了重大贡献。禅宗盛行后，在浙江极为发达。建于晋唐时期的宁波雪窦资圣禅寺、杭州灵隐寺、天台国清寺、宁波天童寺等名刹兴盛一时。

道教方面，唐代括苍（今浙江松阳）人叶法善以符箓见长。与他同时期的温县（今河南温县）人司马承祯止于浙江天台山，善于内丹修炼。唐末五代时处州缙云（今属浙江）人杜光庭对道教的教理教义、神话传说、斋醮科仪等，进行了系统的整理和阐发。

二、宋以后的浙东学术

古代浙江地区的学术，有“浙学”“浙东学术”“浙东学派”等概念。这些概念一般都是指浙东地区的儒家思想、学术或学问，其发展可以分为4个阶段。

第一阶段是北宋时期，主要代表有“明州杨杜五子”和“永嘉九先生”。北宋理学形成，庆历年间，“明州杨杜五子”把“宋初三先生”特别是胡瑗的思想引入浙东。“明州杨杜五子”又称“庆历五先生”，指杨适、杜醇、王致、王说、楼郁5人。元丰年间“永嘉九先生”把洛学特别是程颐的思想引入浙东。“永嘉九先生”指周行己、许景衡、沈躬行、刘安节、刘安上、戴述、赵霄、张辉、蒋元中9位学者。以明州、永嘉两地为中心，浙东学术取得了初步的发展。

第二阶段是南宋时期，这时形成了浙东诸学派，有4个中心，形成了相应的学派：以吕祖谦为首的金华学派，以陈亮为首的永康学派，以叶适为首的永嘉学派，以“甬上四先生”为代表的四明学派。

金华学派也称“吕学”或“婺学”，代表人物是吕祖谦。吕祖谦继承了家学中明显的理学特征，但在主张理学的同时他又吸收了永康、永嘉的“事功之学”，并侧重研究史学文献，从史学中引申出治国安邦的道理。吕祖谦与弟弟吕祖俭共同创办了丽泽书院，授徒讲学。丽泽书院曾与岳麓、白鹿洞、象山书院并称为南宋四大书院。

永康学派的代表人物是陈亮。陈亮倡导经世济民的“事功之学”，提出“盈宇宙者无非物，日用之间无非事”，与朱熹进行过多次“王霸义利之辩”。他在永康创办了具有书院性质的“保社”，在此进行讲学与学术研究。

永嘉之学也可归结到“事功之学”上，薛季宣、陈傅良、叶适是核心人物和杰出代表。薛季宣对儒家的“道统说”提出异议；强调义利关系的一致；在学与用上主张学以致用。陈傅良在继承传统儒学思想的同时，将孔孟之学作为“事功之学”的理论基础，将重事功、求功利与儒家学说结合起来。叶适受学于陈傅良，进一步发扬了薛、陈的学术宗旨，成为永嘉学派的集大成者（图1-3）。

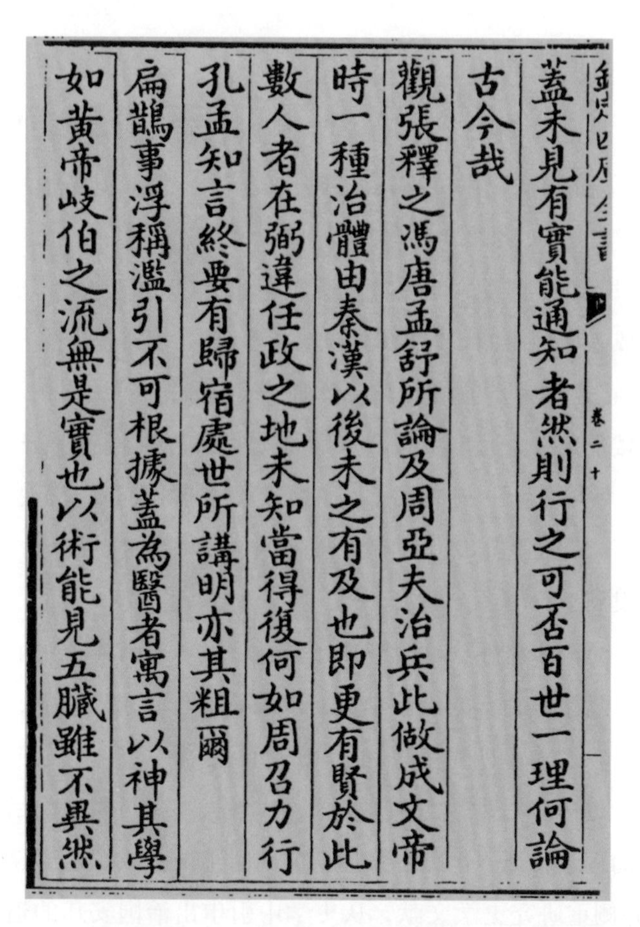
蓋未見有實能通知者然則行之可否百世一理何論
古今哉
覩張釋之馮唐孟舒所論及周亞夫治兵此做成文帝
時一種治體由秦漢以後未之有及也即更有賢於此
數人者在弼違任政之地未知當得復何如周召力行
孔孟知言終要有歸宿處世所講明亦其粗爾
扁鵲事浮稱濫引不可根據蓋為醫者寓言以神其學
如黄帝岐伯之流無是實也以術能見五臟雖不異然

图1-3　叶适著作《习学记言》中对《史记》扁鹊传记的评论

以“甬上四先生”为代表的四明学派以传陆九渊心学为主要内容，舒璘、沈焕、袁燮和杨简继承并阐发了自孟子到陆九渊的心学本体论和修养论，为明代阳明心学的兴起埋下伏笔。

第三阶段是明代，以阳明心学的兴起为主要内容。其中又包括以王阳明为首的姚江学派，由王学传播而形成的浙中之学，试图修正王学的以刘宗周为核心的蕺山学派。王阳明提出了知行合一，提倡静坐、致良知，强调人的主体精神，要求发扬人的主观能动性。因王阳明是余姚人，余姚有条江叫姚江，所以阳明心学也被称作“姚江学派”。

王阳明门人众多。浙中王门是王学后学中人数较多、思想特异的一支，代表人物有王畿、钱德洪、黄绾、张元忭等人。而以刘宗周为首的蕺山学派，在对阳明心学继承的基础上作出了改造与修正。

第四阶段是清代的浙东学派，以浙江史学为代表，主要人物有黄宗羲、朱舜水、万斯同、全祖望、章学诚、邵晋涵等。黄宗羲可以说是浙东史学的鼻祖，曾举办甬上证人书院，培养万斯同等经史人才。全祖望晚黄宗羲八九十年，他经史兼治，尤重乡土文献考据，在文献考据上具有自己的学术观点和治学风格。章学诚则一生专心于史学，他提出“辨章学术、考镜源流”的史学研究观念，主张“通经致用”“六经皆史”，把治经引向治史，他的思想学说是浙东学术发展史上的里程碑。

三、教育事业

浙江历来人才辈出，文化繁荣，这和浙江自古以来重视教育有很大关系。

有史记载的最早的浙江教育活动可追溯至春秋时期。越王勾践兵败于吴，在吴为臣仆三年，回国后进行社会改革，实行富国强兵的政策，经过“十年生聚，十年教训”的努力，终于灭掉吴国得以报仇雪恨。关于“十年生聚，十年教训”，晋代杜预在《春秋左传经传集解》中的注为“生民聚财富而后教之”，包括了举办教育。

三国时期浙江属吴，吴国国君重视教育，曾下诏称：古者建国，教学为先。南齐时龙游徐璠之、颜延之在蒙山创建蒙山精舍，已具后代书院性质。

唐代出现了私人创办的教学机构“书院”。据不完全统计，唐代 17 所书院中有 2 所是浙江的，分别是越州（今绍兴）的丽正书院和寿昌的青山书院。

两宋是浙江教育的兴盛时期。北宋时，浙江的一些地方长官十分重视教育。范仲淹在任睦州知州时曾在建德创办龙山书院，还亲自讲学；后来调任越州知州时兴办州学，并邀请著名学者李觏前来讲学。王安石在鄞县任知县时，创建县学。北宋胡瑗在浙江教育史上的影响卓著，他主持湖州州学教学工作，在办学形式、教学内容、教学方法等方面进行了全面的改革，将州学分成了经义、治事两斋，经义斋教授儒家经典、六经经义；治事斋设农田、水利、军事、历算等诸科，规定学生学一主科，学一副科，以敦实学。其时湖州州学成为全国知名学府，四方学子闻风而至。庆历中，兴太学，取湖州教育法为太学令。

南宋定都临安后，城内陆续建起太学、宗学、武学、医学、算学等国学，浙江成为全国文化事业的中心。书院讲学更盛，当时的浙江涌现了一批书院，大儒与著名学者诸如朱熹、吕祖谦、叶适、陈亮等人受邀纷纷在浙江各地讲学，学术氛围浓厚。元代浙江的书院亦有发展，在全国著名书院的数量中占比不小。明代书院于成化年间逐渐兴起，尤其在嘉靖后大兴于世。王阳明在浙江绍兴稽山书院讲学时，从全国各地赶来听课的人多达 300 人以上。

清初统治者出于巩固统治的考虑曾禁止书院活动，直到雍正时期禁令才得以解除。杭州的敷文书院（即万松书院）、崇文书院、紫阳书院、诂经精舍为清代浙江四大书院。近代著名的思想家、教育家俞樾曾任诂经精舍山长达 31 年之久，著名学者章太炎即出自俞樾门下。

清末杭州求是书院的创办，标志着浙江新式高等学校的诞生。求是书院由光绪年间浙江巡抚廖寿丰创办，延聘美国人王令赓教授西方自然科学，又聘请其他老师教授算学和外语。求是书院后改名为浙江求是大学堂、浙江大学堂、浙江高等学堂，是浙江大学和杭州大学的前身。民国时期浙江著名的教育家有王国维、蔡元培、经亨颐、马叙伦、竺可桢、马寅初等。

四、各种浙派艺术

浙江历代文艺人才辈出。在诗歌方面，典籍中所记载的“越吟”“越歌”等词，表明早在上古时期浙江便已出现了诗歌。在书画方面，三国时期吴兴人曹不兴画技高超，又是最早接受西域佛像画的一位画家，被称作“佛画之祖”。东晋王羲之曾定居于会稽山阴，在这里创作了“天下第一行书”《兰亭序》，他本人被奉为书圣。其子王献之的书法造诣也十分之高，与王羲之并称“二王”。南朝之时，山水文学勃兴，谢灵运成为山水诗派的开山鼻祖。唐五代，浙产文人群星璀璨。南宋定都杭州后，浙江成为了政治、经济、文化中心，自北宋以后，浙江的文学艺术空前繁荣，许多领域中都出现了浙江地域色彩流派。

（一）浙派诗词

南宋中后期，浙江曾出现了两个诗歌中心，一个在永嘉，一个在临安。南宋中叶，“永嘉四灵诗派”以多写田园生活情趣和永嘉山水景色、朋友之间的酬唱应答为特色。比“永嘉四灵诗派”人数更多、声势更大的是临安的“江湖诗派”，该派诗人来自各个阶层，甚至来自全国不同的地区，在浙江进行创作。

元明时期，诗坛有“越诗派”之名，刘基、宋濂等为其中关键人物。清代，浙诗派成为延续时间最长、阵容最大的一个诗歌流派。该派肇始于清初的黄宗羲、朱彝尊，兴盛于清中叶的厉鹗、钱载，到了近代的沈曾植、金蓉镜时再次兴起，在清代诗歌史上占据了重要地位。

在词学方面，明末清初的杭州和嘉善分别有西泠词派和柳州词派。之后出现了浙西词派，是清词史上为时最长、影响最大的一个词派，朱彝尊是开创者，厉鹗是优秀继承者，其正式形成以《浙西六家词》的问世为标志。

（二）浙派画学

南宋时，皇室汇集了北宋宣和画院的画家，建立了绍兴画院，后改称南宋画院。南宋院体山水画最高成就的是刘松年、夏珪、马远和李唐四大家，尤其是马远、夏珪，史称“马夏山水”，是明代“浙画派”的先祖。

元代，浙江湖州与杭州的画家最多，钱选与赵孟頫等人共称为“吴兴八俊”。黄公望、王蒙、倪瓒、吴镇为元季画坛成就最为卓著的四大家。明代前期，以杭州戴进为首的浙派画左右着山水画坛。明代末期，以蓝瑛为首的“武林派”影响很大；陈洪绶深得“武林派”画旨，更以人物画尤其是版画人物享誉于世，《水浒叶子》是他一生最精心的佳作。此外徐渭的花鸟画开了大写意画之风，一直影响到近代画坛。

清代日本人纷纷来浙学画，浙人也不断东渡扶桑传授画艺，使得浙江的绘画艺术开始走向世界。

（三）浙派印学

清代前期，“西泠印派”形成。西泠印派的创始人丁敬（1695—1765），浙江杭州人，淹通金石书画，精于诗文。乾隆《杭州府志》载其“分隶皆入古，而于篆尤笃，善摹印，然非性命之契不能得一字”。丁敬刻印取法秦汉、宋元印式，但又不为其所囿。他吸收朱简、魏植初创的切刀法，进一步强化其特征，形成个性化的成熟的切刀技法，所刻线条古拙苍茫。丁敬的印法面目一新，以杭州地区为中心的浙籍印人相继效法，支脉延绵近两百年未衰，被称为“浙派”或“西泠印派”。丁敬与弟子蒋仁、黄易、奚冈被合称为西泠前四家，陈豫钟、陈鸿寿、赵之琛、钱松则被称为西泠后四家。近代的浙江印坛大家辈出，赵之谦创造的“新体”表现出细圆朱文的结体和风格特征，被徐三庚、王禔等人所继承（图 1－4）。1904 年，浙派篆刻家丁辅之、王福庵、吴隐、叶为铭等召集同人发起创建西泠印社，吴昌硕为第一任社长，以“保存金石，研究印学，兼及书画”为宗旨，发展成为海内外研究金石篆刻历史最悠久、成就最高、影响最广的国际性的民间艺术团体。

图 1－4　浙派印学名家赵之谦印

（寿如金石佳且好兮）

（四）浙派古琴

古琴艺术是中国历史上最古老、艺术水准最高且最具民族精神、审美情趣和传统艺术特征的器乐演奏形式。浙派古琴艺术起于南宋，创始人为郭楚望。郭氏传艺于刘志方，刘志方又传毛敏仲、徐天民，他们编著了《紫霞洞琴谱》，世人称为“浙谱”，形成了琴坛的“浙派”。毛敏仲创作的《渔歌》《樵歌》《山居吟》《列子御风》《庄周梦蝶》等琴曲影响极为深远。徐天民门下在元明时期传承四代，将浙派古琴艺术推向顶峰，一时有“浙操徐门”“徐门正传”之目。入清以后，浙派古琴艺术渐趋衰微。现代琴家徐元白1939 年在南京与徐芝荪等组建“清溪琴社”，1945 年与杨洁武等人在重庆组建“天风琴社”，1946 年又返回杭州与张味真等人组建“西湖月会”，与此同时还编撰了《天风琴谱》并撰写琴论多篇，以自己的艺术实践和理论极大推动了浙派古琴艺术的复苏和繁荣。

浙派古琴演奏追求“微、妙、圆、通”的音色，以“清、微、淡、远”的艺术境界为指归，追求文雅、恬静、简洁、洒脱的意境。

第三节 文化名人与医药

古代学者注重博求学问，多能淹贯百家。很多浙江文化名人对医药养生有一定研究，他们的成就有的还影响了医药学术的发展。本节选取不同时期10位名人，通过介绍他们在医药养生方面的见解或实践，以见浙派中医文化土壤的丰厚于一斑。

一、王充

王充，字仲任，会稽上虞（今浙江绍兴）人，东汉时期杰出的思想家（图1-5）。自小喜欢博览群书，精通百家之言。在汉章帝元和三年（86）完成《论衡》85篇。此书的目的为"冀悟迷惑之心，使知虚实之分"，细说微论，辨明是非，得到后世的高度评价。

《论衡》中多处谈到养生。《论衡·自纪篇》中，王充自述将近七十岁时，因为有感于发白齿落，于是开始注意养生和养生术。他的养生经验是"养气自守、适时则（节）酒、闭明塞聪、爱精自保"，然后再适当地辅以服药导引，认为这样"庶冀性命可延，斯须不老"。王充七十岁左右，还曾写作《养性书》16篇，倡导节制欲望，守住原神，可惜已经失传。不过在《论衡》一中的其他篇章中，还可看到他对养生的一些观点。

王充客观地指出，人的寿命受很多因素影响，有的人因战争、灾害而死，属于无法预知的结局；有的人先天过于孱弱，"始生而死，未产而伤"，也是无法避免的。他根据古来记载，提出一般情况下，可以用"一百"作为寿命

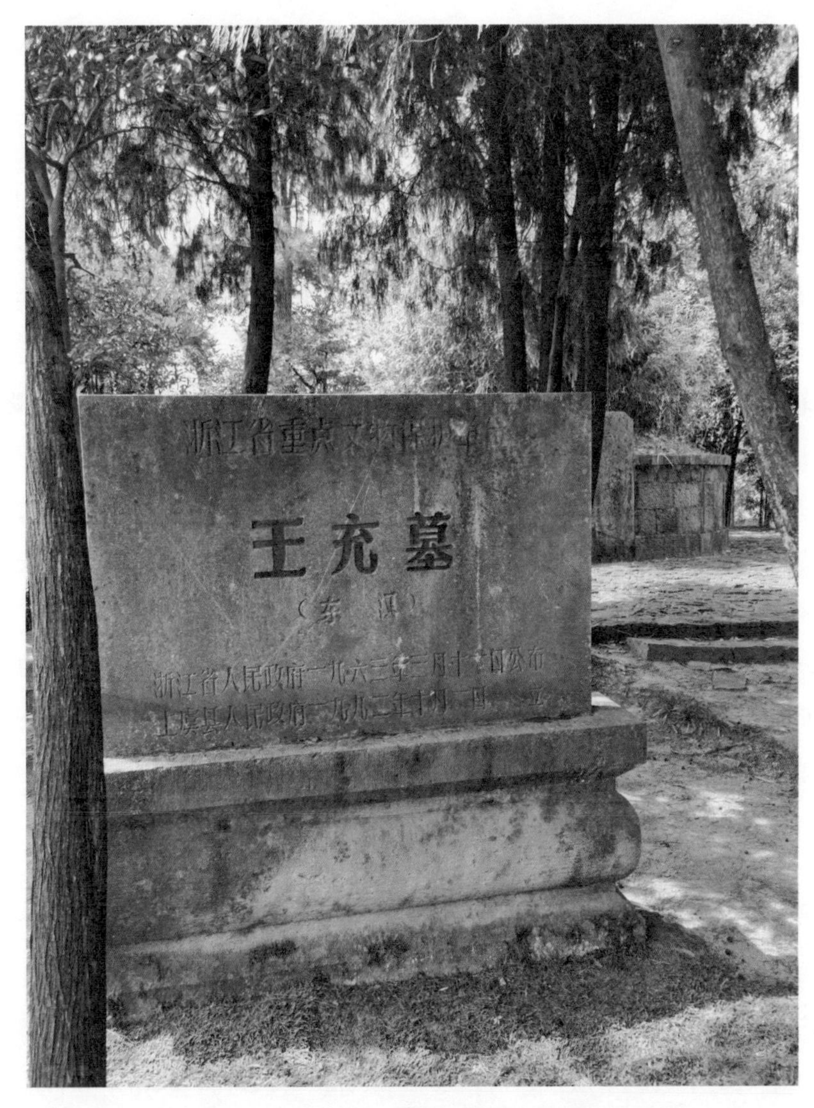

图1－5 位于绍兴市上虞区章镇镇杭浦村的王充墓

的指标。他说：“若夫强弱夭寿以百为数，不至百者，气自不足也。”这里他强调“气”是生命最重要的指标，提出“夫禀气渥则其体强，体强则其命长；气薄则其体弱，体弱则命短。命短则多病，寿短”（《论衡·气寿》）。他的观点源自中国古代的“气一元说”。这种哲学生命观认为，万物都由气所构成，所以生命的长短，很大程度上取决于禀赋中“气”的盛衰。

在王充生活的时代，各种神仙方术广泛流行。有的方士主张通过努力可以羽化成仙。王充针对这些思想，注意以理性精神来批评，提出形体之不可变和长生不可为的观点。《论衡·无形篇》说，人从自然界禀受的元气各有不同，所以有高矮胖瘦的不同。一旦出生之后，基本条件就已确定了，就像制陶者加工陶器，冶金者制作铜器，“器形已成，不可小大”。人体也是一样，“人体已定，不可减增”，而且基本上体质也固定了，“体气与形骸相抱，生死与期节相须。形不可变化，命不可减加”。

方士又说服食药物可以轻身益气，长生不老。王充说，服食药物的确能够轻身益气，因为“百药愈病，病愈而气复，气复而身轻矣”，也就是能令人身轻体健。人体本来功能健全，都是身体轻快的，但是受各种病痛影响，所以身体沉重，行动不利，服药能够改善这些情况，但又怎么能令人不死呢？他说：“有血脉之类，无有不生，生无不死。以其生，故知其死也。天地不生，故不死；阴阳不生，故不死。死者，生之效；生者，死之验也。夫有始者必有终，有终者必有死。”（《论衡·道虚》）这是非常客观的生命观。

王充生活的年代相当于现行《黄帝内经》成书的时期。他的讨论也反映出当时思想界对生命的存亡有着理性的认识，这是《黄帝内经》具备深刻哲理的思想基础。

二、王羲之

王羲之（303—361），字逸少，东晋时期著名书法家，有“书圣”之称。原籍琅琊（今山东临沂），后迁会稽山阴（今浙江绍兴），晚年隐居剡县（今浙江新昌）。

王羲之的书法广采众长，精熟隶、草、楷、行各体，风格平和自然，笔势委婉含蓄，遒美健秀。其代表作《兰亭序》被誉为“天下第一行书”。他与其子王献之在书法史上被合称为“二王”。在他们的书法作品中，有不少与医药相关的法帖，反映出当时文人普遍关注生命。

王羲之早年所作《遂初赋》中提到：“余少慕老庄之道，仰其风流久矣。”老子和庄子的道家思想都有贵生的一面。到东汉末道教形成，更加采用各种服饵和药物来养生和治病。《晋书·王羲之传》说“羲之雅好服食养性”，可见他也有这种习惯。在他的书法作品中也体现了这一点。

今存王羲之书《择药帖》搨本，该帖四行共44字，草书，被收录于

《淳化阁帖》《二王帖》《宝晋斋帖》。其文字如下：

> “乡里人择药，有发（简）梦而得此药者。足下岂识之不？乃云服之令人仙，不知谁能试者。形色故小异，莫有尝见者。谢二侯。”

帖末“谢二侯”三字，应当是此函收件人的称谓。帖文大意为：乡里人采药，有人发梦得到此药，您难道不认识吗？说是服了这种药可使人成仙，不知谁能试之。形色因此稍异，还没有人见到。这里所说的药物是什么不得而知，但信奉道教的王羲之对其功用十分感兴趣，不过也谨慎地研究，未轻易服药。

王羲之的《服食帖》则反映了他曾服食的情况。此帖又名《服食而在帖》，有两种残本。据唐代张彦远《法书要录》卷十《右军书记》所收《十七帖》录文，此帖的文字如下：

> “计与足下别，廿六年于今。虽时书问，不解阔怀。省足下先后二书，但增欢慨。顷积雪凝寒，五十年中所无。想顷如常。冀来夏秋间，或复得足下问耳。比者悠悠，如何可言。吾服食久，犹为劣劣。大都比之年时，为复可耳。足下保爱为上。临书但有惆怅。”

帖中说“服食久”，但“犹为劣劣”，可见获益不大。

王羲之又有一种传世名帖《治头眩方》，记载了一首治疗头眩头痈的方剂。其文字如下：

> “治头眩脑闷，或患痈肿头不即溃者，以此药帖之，皆良。蜱麻（蓖麻）、巴豆、薰陆（乳香）、石盐、芎穷（川芎）、松脂六物，粗捣如米粒许，其巴豆三分减一，松脂先少加其分。头闷处，先剃去发方寸，以帛帖涂药。当病上帖之，周时帖，刮上烂皮，以生麻油和石盐涂上，当有黄水出为佳。羲之上。”

这里不但清楚写明了药方组成和剂量，还介绍了据这张药方配制药物的方法以及用法。药物制好后，把药末涂在布帛上，贴在头晕或痈肿处。如果是贴在头部，还提到先要把头发剃去方寸大小再贴。药贴上一段时间后，可以刮去溃烂皮肤，涂抹上生麻油和石盐，如果有黄水渗出，说明就快好了。

王羲之还有《上虞帖》（图1－6），另一名称叫《夜来腹痛帖》，也反映了他的日常生活中的病痛。该帖说：

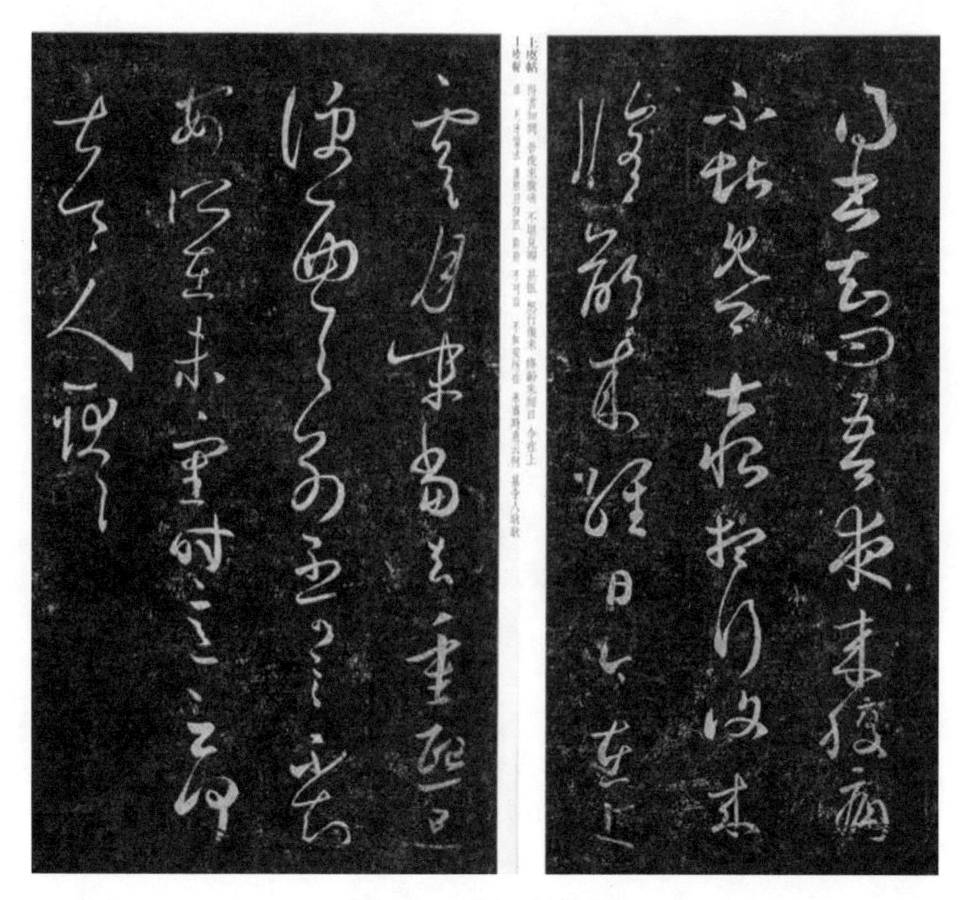

图1－6　王羲之《上虞帖》

> “得书知问。吾夜来腹痛，不堪见卿，甚恨！想行复来。修龄来经日，今在上虞，月末当去。重熙旦便西，与别不可言。不知安所在。未审时意云何，甚令人耿耿。”

王羲之由于夜来腹痛，未能去见朋友一面。这封信提到的上虞，就是现在浙江绍兴的上虞区。

王羲之儿子王献之的书法名帖《地黄汤帖》也提到了中药方剂。该帖又名《新妇服地黄汤帖》，现存墨迹是唐人摹本（又传为米芾临本）。正文内容如下：

“新妇服地黄汤来似减。眠食尚未佳，忧悬不去心。君等前所论事，想必及谢生。未还可尔？进退不可解，吾当书问也。”

信中提到，妻子服用地黄汤以来，病情似乎有所减轻，但睡眠和饮食仍然不好，令人忧虑无法消除。此地黄汤具体组成虽不知，但可能属于补益类方剂。

王羲之父子的这些书法作品是日常生活的记录，因此较真实地反映了晋代文人生活中的疾病与医药状况。

三、智顗

智顗，南朝陈、隋时代的僧人。俗姓陈，字德安，荆州华容（今湖北潜江西南）人（图1－7）。他先是在金陵讲经，在陈太建七年（575）离开金陵，初入天台山，于北面山峰，创立寺庙。又往寺北的华顶峰，昼夜禅观。后来他又先后到金陵、扬州等地传戒。隋开皇十五年（595）春，智顗从扬州返天台山，重整山寺。两年后晋王杨广遣使入山迎请，他勉强出山，到石城后疾重不能前进，不久入寂。杨广依照他的遗愿在天台山另行创建佛刹，后于大业元年（605）题名为国清寺。

智顗是中国佛教天台宗的创始者。天台宗是中国佛教史上第一个独立的佛学宗派，其思想源于印度的大乘龙树学，经后秦鸠摩罗什的翻译、引进，六朝慧文、慧思特别是智顗的再创造而最终形成。又因以《妙法莲华经》为主要教义根据，也被称为法华宗。

止观译自梵文，“止”原为śamatha，音译作奢摩他，意为平静。“观”原为vipaśyanā，音译作毗婆舍那，义为观觉无常。止观的意思是在“止”的基础上发生智慧，辨清事理。智顗著有《摩诃止观》《童蒙止观》等来说明止观之理。其中《童蒙止观》比较简明，又名《小止观》和《修习止观坐禅法要》，是对止观禅修法的简易说明。

佛教的坐禅虽然是宗教修习方式，但其内在精神与养生相通，对传统气

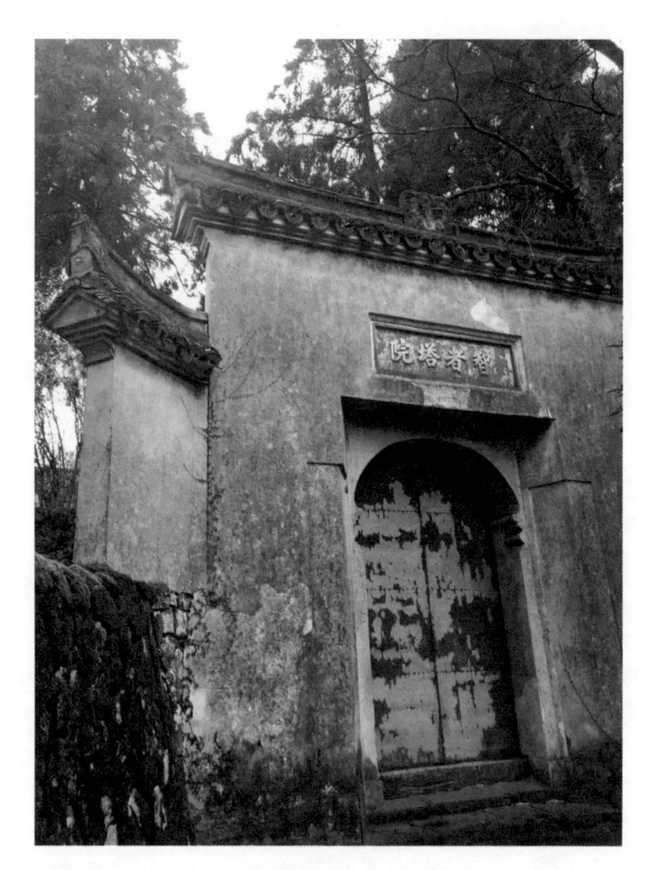

图1－7　浙江天台的智者塔院，内有智顗的六角形肉身塔

功颇有影响。如《童蒙止观》中的《调和》一节提出了坐禅的调身、调息和调心等原则，对静坐养生有积极意义。

“调身”，指身体的安放与调整，书中提出单盘（半跏坐）、双盘（全跏）的坐禅方法，同时要求身体“端直，令脊骨勿曲勿耸。次正头颈，令鼻与脐相对，不偏不斜，不低不昂，平面正住”，呼吸则要求“开口放气，不可令粗急，以之绵绵，恣气而出”，要避免风、喘、气三种情况：“坐时则鼻中息出入觉有声，是风也。”“坐时息虽无声，而出入结滞不通，是喘相也。”“坐时息虽无声，亦不结滞，而出入不细，是气相也。”这些叫“调息”。

“调心”，指禅定时思维的集中与调整。书中指出：“若坐时心好飘动，身亦不安，念外异缘，此是浮相。尔时宜安心向下，系缘脐中，制诸乱念；心即定住，则心易安静。举要言之：不沉不浮，是心调相。”

总之，坐禅的关键是调整“身息心三事”。书中指出：“此三事的无前后，随不调者而调适之，令一坐之中，身息及心三事调适，无相乖越，和融不二。”对坐禅的作用，书中概括说：“夫坐禅之法，若能善用心者，则四百四病自瘥除。”

《童蒙止观》对打坐静养中应注意的问题及调整方法论述得透彻细致，十分便于学习，推动了坐禅的流行。

四、陆羽

陆羽（约733—约804），字鸿渐，唐朝复州竟陵（今湖北天门）人。唐朝上元初年（760），为避安史之乱，隐居苕溪（今浙江湖州）。他精于茶道，撰《茶经》三卷，对茶的性状、品质、产地、种植、采制、烹饮、器具等皆有论述，成为世界上第一部茶叶专著。陆羽被后世尊为茶神和茶仙。

《茶经》分三卷十节。卷上包括：一之源，论茶的起源、形状、功用、名称、品质；二之具，谈采茶制茶的用具；三之造，论述茶的种类和采制方法。卷中包括：四之器，叙述煮茶、饮茶的器皿。卷下包括：五之煮，谈烹茶的方法和各地水质的品第；六之饮，述讲饮茶的风俗、历史；七之事，叙述古今有关茶的故事、产地和药效等；八之出，谈各地所产茶叶的优劣；九之略，论采茶、制茶用具的简略之法；十之图，教人用绢素写茶经。这些论述中，包含了不少与养生有关的内容。

在“之源”一节中，陆羽谈到饮茶的功效：“茶之为用，味至寒。为饮，最宜精行俭德之人。若热渴、凝闷、脑疼、目涩、四肢烦、百节不舒，聊四五啜，与醍醐、甘露抗衡也。”茶性偏于寒凉，故适合于一些热症。他也指出如不讲究用法，茶也足以为害，即“采不适，造不精，杂以卉莽，饮之成疾”。

对于茶与健康的关系，陆羽以人参为对照，进一步论述说：“茶为累也，亦犹人参。上者生上党，中者生百济、新罗，下者生高丽。有生泽州、幽州、檀州者，为药无效，况非此者，设服荠苨，使六疾不瘳。知人参为累，则茶累尽矣。”这里特别强调茶的出产与品质情况与健康关系尤为密切。

在“之煮”中，还讲到煮茶用水注意事项，提出：“其水，用山水上，江水中，井水下。其山水，拣乳泉石池漫流者上，其瀑涌湍漱勿食之，久食令人有颈疾。”文中“颈疾”可能指山区碘缺乏的水多饮导致甲状腺肿大。因此茶的用水情况也与健康密切相关。

在“之饮”中，陆羽还谈到茶的生活功用。如说“救渴饮之以浆，蠲忧忿饮之以酒，荡昏寐饮之以茶”；还介绍了一些“或用葱、姜、枣、橘皮、茱萸、薄荷之等”同煮的药茶。此外，在“之事”中，也收录了一些有关茶与健康的论述，如“华佗《食论》：苦茶久食益意思”，“壶居士《食忌》：苦茶久食羽化，与韭同食，令人体重”等。可见当时社会生活中饮茶已经相当普遍。

五、陆游

陆游（1125—1210），字务观，号放翁（图1-8）。宋代越州山阴（今浙江绍兴）人，南宋孝宗时赐进士出身。陆游官至宝章阁待制，晚年退居家

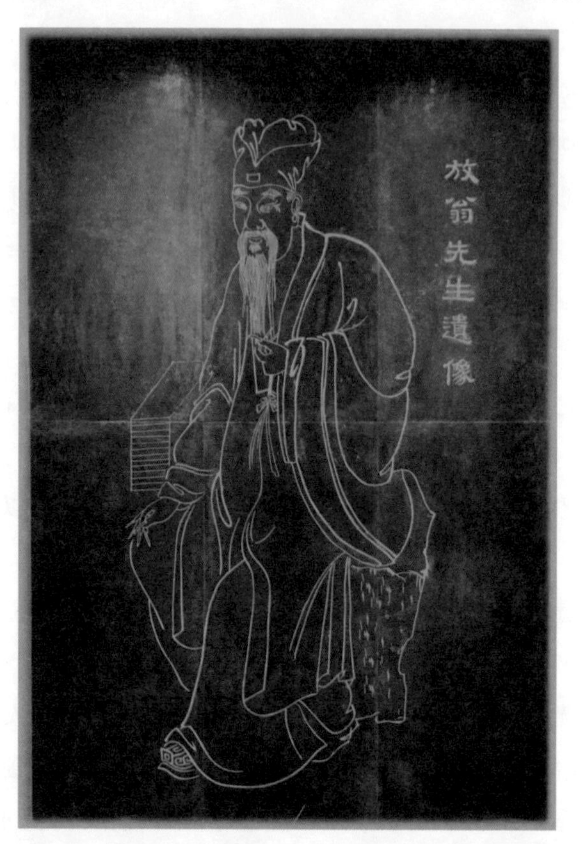

图1-8　浙江绍兴沈园陆游后人重刻的“放翁先生遗像”

乡，著有《剑南诗稿》《渭南文集》《老学庵笔记》等。其诗作今存9000多首，内容极为丰富。当中有许多涉及到医药与养生，是宋代文人知医的代表者之一。

陆游精通医术，常常带药出行。他作《山村经行因施药》组诗五首。其中一首说："驴肩每带药囊行，村巷欢欣夹道迎。共说向来曾活我，生儿多以陆为名。"可见他平时常施药给贫病民众。第三首还描述了一个事例说："儿扶一老候溪边，来告头风久未痊。不用更求芎芷辈，吾诗读罢自醒然。"而第五首则说："逆旅人家近野桥，偶因秣蹇暂消摇。村翁不解读本草，争就先生辨药苗。"这些诗既写实，又带有情趣。

陆游平素还种养药材。其《药圃》诗说："少年读尔雅，亦喜骚人语。幸兹身少闲，治地开药圃。破荒斸瓦砾，引水灌膏乳。玉芝移石帆，金星取天姥。申椒蘼芜辈，一一粲可数。次第雨苗滋，参差风叶举。山僧与野老，言议各有取。瓜香躬采曝，泉洁谨炊鬻。老夫病若失，稚子喜欲舞。余年有几何？长镵真托汝。"

此外，陆游在养生方面也很有心得，注重思想修养，又兼习导引、行气、内丹、坐禅等。他的《寿考如富贵》诗中说："予少多疾恙，五十已遽衰。齿摇颔鬚白，萧然蒲柳恣。俛仰忽二纪，卧病实半之。富贵不可求，寿亦岂汝私？万事付自然，孰为乐与悲？惟当老益学，易箦以为期。"以一种平和的心态对待生老病死。他著名的《铭座》诗也表达了这一思想，诗中说：

> "天下本无事，庸人实扰之。吾身本无患，卫养在得宜。一毫不加谨，百疾所由滋。人生快意事，噬脐莫能追。汝顾不少忍，杀身常在斯。深居不妄动，一动当百思。"

受道家思想影响，陆游在晚年的养生中注意"啬"这一原则。其《东斋杂书》云："吾闻诸先贤，养生莫如啬。"《次韵李季章参政哭其夫人》云："养生尤要啬精神。"《独学》一诗说"秋风弃扇知安命，小炷留灯悟养生"，这是道教关于珍惜元气观念的体现，形容生命如灯油，火大则油易尽，小炷则灯留较长。

陆游还认为生活起居要处处留心，防止疾病。他的一首《养生》诗中说："起居饮食间，恐惧自贵珍。一念少放逸，祸败生逡巡。所以古达者，训诫常谆谆。不死正尔得，成真非有神。"强调起居饮食，均不可一念放松。在饮食方面，他晚年主张少食肉，《杂感》诗说："肉食养老人，古虽有是说。修身以待终，何至陷饕餮？晨烹山蔬美，午漱石泉洁。岂役七尺躯，事此服寸舌？"认为从健康着想，不要为"寸舌"诱导而过多食肉。

他主张饮食清淡，提倡食粥，有《食粥》诗说："世人个个学长年，不悟长年在目前。我得宛丘平易法，只将食粥致神仙。"诗前小序云："张文潜有食粥说，谓食粥可以延年，余窃爱之。"此诗也成为养生名诗。

陆游有《小疾自警》一诗说："老来土弗强，举箸辄作病。造物盖警之，何啻三下令。而我不自珍，若与疾竖竞。岂惟昧摄养，实亦阙忠敬。颠踣乃自诒，何用死不瞑？自今师古训，念念贵清静。羔豚昔所美，放斥如远佞。淖糜煮石泉，香饭炊瓦甑。采蔬撷药苗，巾幂相照映。膨脝亦宜戒，仅饱勿惮剩。隐书有至理，要使气常胜。因之戒友朋，苦语君试听。"从诗中看，他脾胃功能不好，所以特别注意饮食。此诗可以说对脾胃调养的相关事项论述得相当全面。从陆游的事例可以看到，宋代文人具有相当丰富的医药养生知识。

六、宋濂

宋濂（1310—1381），字景廉，号潜溪，祖籍金华潜溪（今浙江义乌），后迁居金华浦江（今浙江浦江）。元末明初著名政治家、文学家、史学家、思想家。

宋濂作为明初著名文人，曾为许多医师作传，反映出他与许多儒医有密切往来，同时也具备一定的医药知识。他的名篇《赠医师葛某序》辨正了古代"医不三世，不服其药"中"三世"的含义是三种医学典籍，而不是指三代相传。文中说：

"古之医师，必通于三世之书。所谓三世者，一曰《针灸》，二曰《神农本草》，三曰《素女脉诀》。《脉诀》所以察证，《本草》所以辨药，《针灸》所以祛疾。非是三者，不可以言医。故记《礼》

者有云‘医不三世，不服其药’也。传经者既明载其说，复斥其非，而以父子相承三世为言，何其惑欤!”

文中还对医师应当具备的素质进行概括说：“夫医之为道，必志虑渊微，机颖明发，然后可与于斯。”正因为如此，他认为如果不具备素质，医道“虽其父不能必传其子也”，所以世代相传也不代表必然医术高明。

宋濂所作名医传记中，最著名的是为朱震亨所作的《故丹溪先生朱公石表辞》，文中形容朱震亨的性格特点说：“先生受资爽朗，读书即了大义，为声律之赋，刻烛而成，长老咸器之，已而弃去。尚侠气，不肯出人下，乡之右族咸陵之，必风怒电激求直于有司，上下摇手相戒，莫或轻犯。”“先生孤高如鹤，挺然不群，双目有小大轮，日出明，毅然之色不可凌犯。而清明坦夷，不事表，精神充满，接物和粹，人皆乐亲炙之。语言有精魄，金锵铁铿，使人侧耳耸听，有蹶然兴起之意。”十分生动。

他为名医戴原礼作《送戴原礼还浦阳序》，既记载了戴原礼的生平与医案，又有精辟言论说：“夫医之为道，本于《素问》《内经》。其学一坏于开元，再坏于大观，习俗相仍，绝不知究其微指，唯执一定之方，类刻舟而求剑者。人訾之，则曰我之用此，不翅足矣，又何事《内经》为？宋之钱仲阳，独得其秘于遗经而扩充之；金之张刘李诸家，又从而衍绎之，于是《内经》之学大明。刘之学，朱先生得之最深，大江以南，医之道本于《内经》，实自先生发之。”对《黄帝内经》的重要意义和历代医家的阐发进行了论述。

宋濂的《赠贾思诚序》《赠医师贾某序》都是写给他的亲戚贾思诚的，贾思诚是朱震亨的弟子。两文也都突出了《黄帝内经》的价值，反映了丹溪学派传人的医疗活动情况。他还作有《赠郑院判序》《赠医师周汉卿序》，记述了医者治疗种种疑难杂症的故事，赞扬他们的高超医术。他为针灸名医滑寿的著作《十四经发挥》作序，对人体经络有深入的了解，并提出“学医道者，不可不明乎经络。经络不明，而欲治夫疢疾，犹习射而不操弓矢，其不能也决矣”的名言。序中还提到“金之张元素、刘完素、张从正、李杲四家”，成为后来“四大家”说的滥觞。

七、王阳明

明代大儒王守仁（1472—1529），字伯安，浙江余姚人，早年读书于绍兴会稽山阳明洞，故世人称之为“阳明先生”（图1－9）。他于弘治十二年（1499）举进士，历任刑部主事、贵州龙场驿丞、庐陵知县、右佥都御史、南赣巡抚、两广总督等职，晚年官至南京兵部尚书、都察院左都御史。因平定宸濠之乱军功而被封为新建伯，隆庆年间追赠新建侯。

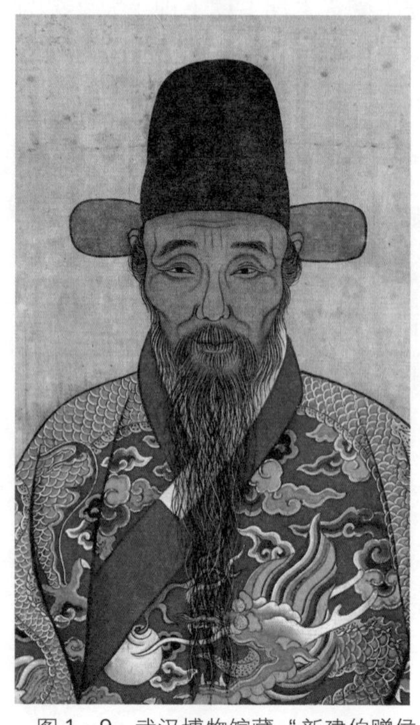

图1－9　武汉博物馆藏“新建伯赠侯王文成公像”（王阳明）

王阳明虽然是大儒，但对道教神仙之道也曾有探求。他在《答人问神仙》一文中说，自己“八岁而即好其说，今已余三十年矣，齿渐摇动，发已有一二茎变化成白，目光仅盈尺，声闻函丈之外，又常经月卧病不出，药量骤进，此殆其效也，而相知者犹妄谓之能得其道”，认为不存在仙术。但他认为“盖吾儒亦自有神仙之道”，“足以欲闻其说，须退处山林三十年，全耳目，一心志，胸中洒洒不挂一尘，而后可以言此”，其用意，是强调修心养性。他听闻陆原静“以多病之故，将从事于养生”，于是作《与陆原静》，提到自己的经历说：“区区往年盖弊于此矣。后乃知其不必如是，始复一意于圣贤之学。大抵养德养身，只是一事，原静所云‘真我’者，果能戒谨不睹，恐惧不闻，而专志于是，则神住气住精住，而仙家所谓长生久视之说，亦在其中矣。”

王阳明在37岁时，谪居到地处边远的贵州龙场，悟道而创立“心学”，注重静坐功夫，其论述对于养生也有启迪。如说：

“一日，论为学工夫。先生曰：‘教人为学，不可执一偏。初学时心猿意马，拴缚不定，其所思虑多是人欲一边，故且教之静坐、息思虑。久之，俟其心意稍定，只悬空静守如槁木死灰，亦无用，须教他省察克治。’”（《传习录·陆澄录》）

他又对弟子说：

“心何尝有内外？即如惟濬，今在此讲论，又岂有一心在内照管？这听讲说时专敬，即是那静坐时心，功夫一贯，何须更起念头？人须在事上磨练做功夫，乃有益。若只好静，遇事便乱，终无长进。那静时功夫，亦差似收敛，而实放溺也。”（《传习录·陈九川录》）

可见，王阳明是用静坐来澄清思虑，从而“致良知”。在说明道理时，他也经常借用医学道理来说明。如说：“凡饮食只是要养我身，食了要消化。若徒蓄积在肚里，便成痞了，如何长得肌肤？后世学者博闻多识，留滞胸中，皆伤身之病也。”（《传习录·陈九川录》）又说：“良知明白，随你去静处体悟也好，随你去事上磨练也好，良知本体原是无动无静的。此便是学问头脑。我这个话头自滁州到今，亦较过几番，只是致良知三字无病。医经折肱，方能察人病理。”（《传习录·钱德洪录》）

王阳明在任庐陵知县时，适逢疫病流行，他发出《告谕庐陵父老子弟》，指出：“今灾疫大行，无知之民，惑于渐染之说，至有骨肉不相顾疗者。汤药饘粥不继，多饥饿以死。乃归咎于疫。夫乡邻之道，宜出入相友，守望相助，疾病相扶持。乃今至于骨肉不相顾。县中父老岂无一二敦行孝义，为子弟倡率者乎？”批评了疫病中离弃亲人的行为。他在劝导民众的同时，又“思所以救疗之道”，要求“洒扫尔室宇，具尔汤药，时尔饘粥”，并宣布“贫弗能者，官给之药”，并遣医师巡视。在《告谕庐陵父老子弟》中还强调：“病者宜求医药，不得听信邪术，专事巫祷……不得大会宾客，酒食连朝。夫良医之治病，随其疾之虚实、强弱、寒热、内外，而斟酌加减。调理补泄之要，在去病而已。初无一定之方，不问证候之如何，而必使人人服之也。”

可见王阳明不但在思想上以静坐以佐致良知，更在实践中利用医药来行仁政，做到了知行合一。

八、黄宗羲

黄宗羲（1610—1695），浙江余姚人，字太冲，一字德冰，号南雷，别号梨洲老人、梨洲山人。世称“梨洲先生”，与顾炎武、王夫之并列为明末清初三大思想家。

黄宗羲是清代浙东学派的开创者，尤其是浙东史学的鼻祖。清代浙东学派的开创是从绍兴、海宁、宁波三地的讲学活动开始的，尤以甬上证人书院影响最大。黄宗羲在证人书院大力提倡研读经史，以复兴经学为己任，培养了大批的经史人才，如万斯同、万斯大等等。由甬上书院弟子及其后学所形成的学派称作南雷学派。其本人亲著及门生整理的著作多至50余种、300多卷，重要的有《明儒学案》《宋元学案》《明夷待访录》《孟子师说》《四明山志》等。

黄宗羲的医学认识与造诣主要反映在其《张景岳传》《高旦中墓志铭》中，涉及到对张介宾、赵献可及高斗魁等浙东医家的评论。这3人都属于后世所说的温补医家。

黄宗羲曾与温补学派的代表人物张介宾（字景岳）有过一面之缘。后来寓居绍兴甬上证人书院时，遇到了蒋一玖为他的舅舅张景岳求传，于是他作《张景岳传》。传中，黄宗羲对张介宾的医学事迹、著述和思想等进行评介，并与赵献可作比较说：“二十年来，医家之书盛行于世者，张景岳《类经》、赵养葵《医贯》。然《医贯》一知半解耳。《类经》明岐黄之学，有王冰之所未尽者，即学士大夫亦必累月而后能通之。”“其所著《类经》，综核百家，剖析微义，凡数十万言，历四十年而后成。西安叶秉敬谓之海内奇书。”可见黄宗羲对张景岳与他的代表作《类经》的评价十分之高。

黄宗羲也对温补学派滥施温补之害有所批评，其主要批评对象为赵献可的《医贯》，指出该书过于贬斥伤寒之论，不辨经络，偏重一经。可见黄宗羲对医理有一定造诣。

另一版与上述不同的黄宗羲著《张景岳传》收录在万斯同《明史》抄本之中，可能是入史，较少论医，主要是称颂张景岳等有别于明人空谈而务求经世、明理慎行的实学倾向。

黄宗羲还为高斗魁撰写墓志铭。浙东鄞县人高斗魁，字旦中，著有《四明心法》《四明医案》等医著，并与吕留良相熟。黄宗羲曾被请去吕留良家开馆讲学，黄宗炎、高斗魁也常来。他们一起在水生草堂雅集，时以诗文相唱和。但后来吕留良、黄宗羲二人交恶，在购买祁彪佳所遗的澹生堂藏书时矛盾凸显，由亲至疏。因吕、高关系密切，这影响到后来黄宗羲作《高旦中墓志铭》时的态度。《高旦中墓志铭》称，高旦中的病人非常多，甚至患者一个月都不能获得一次找他诊治的机会，“盖旦中既有授受，又工揣测人情于容动色理之间，巧发奇中，亦未必纯以其术也。所至之处，蜗争蚁附，千里拿舟，逾月而不能得其一诊”。他称高斗魁病人多并不全是因为他医术高，也因为其善于揣测人心。时人万斯大认为这么说稍有贬抑，请黄宗羲改易其辞以稍就圆融，但是黄宗羲坚持不改。

不过黄宗羲对高旦中的医术还是信任的。1658 年，黄宗羲的内弟叶华滋患了寒疾，极畏寒，饮食要煮沸加胡椒才能下咽。黄宗羲觉得似是火极似水病症，但是拿不定主意，就请高旦中确认，高旦中诊断为内热。但叶华滋始终不信，不久就去世了。

黄宗羲还注意应用人痘接种术。据其子黄百家《天花仁术·序》记载，1681 年，浙东一带天花盛行，黄宗羲请金华浦江来此的傅商霖为其孙辈 7 人种痘，遂俱得安全。而那些不信接种术的邻里同舍，却大多罹患上了此疾。

九、俞樾

俞樾（1821—1907），字荫甫，号曲园，浙江德清人，长期寓居苏、杭，清末著名学者、文学家、经学家、古文字学家、书法家（图 1 - 10）。俞樾中进士后受咸丰皇帝赏识，放任河南学政，但之后被御史曹登庸劾奏“试题割裂经义”，因而罢官。遂移居苏州，潜心学术达 40 余载。他治学以经学为主，旁及诸子学、史学、训诂学，乃至戏曲、诗词、小说、书法等。世人尊之为朴学大师，海内及日本、朝鲜等国向他求学者甚众，章太炎、吴昌硕、日本井上陈政等皆出其门下。著作有《春在堂全书》。其中重要的如《群经平议》50 卷、《诸子平议》50 卷、《茶香室经说》16 卷等。他还修改《三侠五义》，使这部小说得以广泛流传。

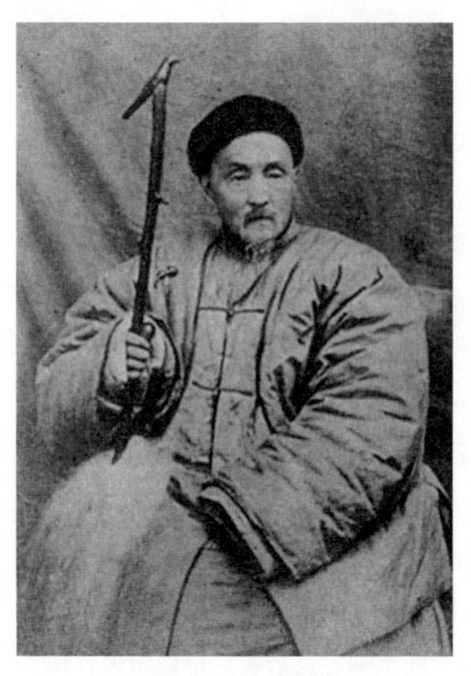
图 1－10　俞樾像

俞樾在治经之余，对中医药学颇有研究，且能处方治病。在医药方面，俞樾著有《内经辨言》《枕上三字诀》《废医论》《医药说》等论著。《内经辨言》是用考据学方法对中医经典著作《黄帝内经》进行“探赜索隐”，“辨讹正误”。《枕上三字诀》介绍具体的养生方法，还对“塑”“锁”“梳”三字作了详尽的考证和诠释。他在《春在堂尺牍》致彭玉麟的信中对这三字作通俗的解释说：塑指“力制此身，如泥塑然，勿使有毫发之动，此制外养中之要道也”；锁指“谨闭其口，如以锁锁之，勿使气从口出，则其从鼻出者亦自微乎其微，有绵绵若存之妙矣”，即将尽量闭气减少气的呼出；梳指“存想此气，自上而下，若以梳梳发然，不通者使之通，不顺者使之顺，徐而至于丹田，又徐而至于涌泉穴，则自然水火济而心肾交矣”，即用意念调理气息。

他对社会影响最大的一文是《废医论》。作此文前，俞樾屡遭离丧。先是母亲病故，继而他夫人俞氏去世。他将夫人归葬杭州右台山，自己在墓侧筑室三间，和夫人日夜相守。此时“精神意兴日就阑衰，著述之事殆将辍笔矣”，唯“杂记平时所见所闻，以销暇日”。其母亲姚氏病起于外感风寒，或许不应是不治之症，故俞樾愤而觉得医药无用，遂作《废医论》。其文分 7 段，分别是《本义篇》《原医篇》《医巫篇》《脉虚篇》《药虚篇》《证古篇》《去疾篇》。他认为《黄帝内经》诊脉注意三部九候，而后人独取寸口，“古法变坏”；又认为古代医巫不分，巫既可废，则医亦可废。总之他痛斥“脉也虚、药也虚、医亦虚”，“医不可恃”，“药不可恃”，故要全盘废医。这与后来那些主张采西医而废中医的观点不同。他的学生章太炎说他《废医论》的核心思想是“救时俗之违经，复岐黄之旧贯，斯起医，非废医也”。（章太

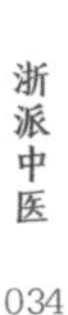

炎《医术平议》）

俞樾的废医言论自然是激愤之言，其说法颇难令人信服。他晚年体弱多病，又认真钻研医药，作《医药说》。文中仍认为医不可信，称“医生切脉处方杂书药”可废，只有“丸散之类由来已久”，则不可废。其中还提出：“医之良不良，余不知也，必历试而后知焉。身岂可试乎哉?”（《医药说》）这实际上提出了医师资格认证的问题，与晚清社会的医学改良倡议相呼应。

十、章太炎

浙江余杭人章太炎（1869—1936），原名学乘，字枚叔（以纪念汉代辞赋家枚乘），后易名为炳麟（图 1－11）。因反清意识浓厚，慕顾绛（顾炎武）的为人行事而改名为绛，号太炎。世人常称之为“太炎先生”。他是俞樾的学生，是民主革命家、思想家和著名学者，其研究范围涉及小学、历史、哲学、政治等，著述甚丰。知名弟子有黄侃、钱玄同、吴承仕、鲁迅等人。

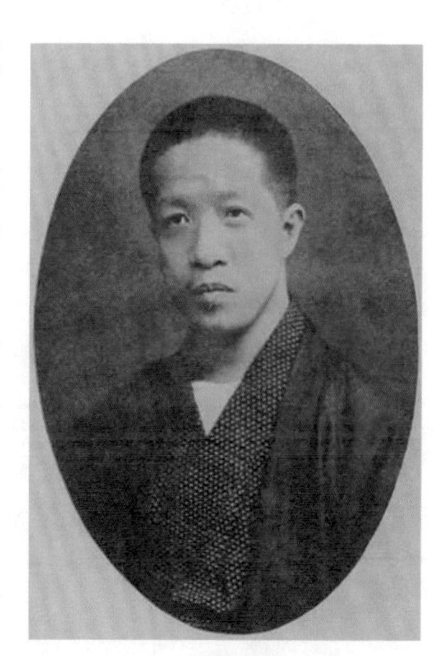

图 1－11　章太炎像

章太炎又精通医学。他本出身于世医之家，自幼受祖父章鉴、父亲章濬之庭训，又随兄章篯问学于曾为慈禧太后治病的钱塘仲昂庭先生。随俞樾问学时，受其薰陶，也泛涉医籍。他著有《霍乱论》《章太炎医论》（原名《猝病新论》）和许多医学论文。曾有人问章太炎：“先生的学问是经学第一，还是史学第一?”他答道：“实不相瞒，我是医学第一。”

章太炎在医学上尊崇仲景、重视实践；提倡中西汇通，主张废止五行；并将史学研究、训诂求证等方法运用于中医学，强调“语必征实，说必尽理”，主张以实证为准绳，少虚言、妄言。他在赴日本参加同盟会期间，曾搜求各种医书精本，对古代医学验方加以归类，编著《古方选注》一书。被袁世凯幽禁于北京的 3 年，他口述《菿汉微言》，内有张仲景、王叔和考等 3 篇医论。他对《伤寒论》一书研究尤深，也有一定临床实践，曾为自己治好了黄疸，也时常为他人治病。如他得知汤夫人罹患瘅疾，痛楚难以终日，其他医家治疗没效果之后，开了温白丸，汤夫人服用半个月后疼痛消失。在上海霍乱流行之时，他考古今治霍乱之经验，结合西医的治法与当时疫病实情，写出《霍乱论治》《再论霍乱之治》等非常有影响的文章，区别真假霍乱，提出用“四逆汤、通脉四逆汤”的治疗措施。很多诊所依此法诊治，活者甚众。

近代中西医论争激烈，章太炎认为中医不应纠缠在与西医的争辩上，而应谋求自身的发展，取西之长补己之短，从而发展有自己特色的新医学。他致力于兴办中医教育，先后担任了中国医学院、上海国医学院院长，苏州国医学校名誉校长和国医研究院院长。

章太炎晚年定居苏州，与名医恽铁樵、陆渊雷、徐衡之、章次公、王一仁等过从甚密。恽铁樵因患病曾在苏州章氏寓所休养数月之久。恽氏逝世后，太炎先生亦作挽联以示悼念。其云：“千金方不是奇书，更赴沧溟求启秘；五石散竟成末疾，尚怜甲乙未编经。”近代名医陈善余先生逝世，章太炎所赠挽联云：“论文在卅载以前，盛德若虚，未就厉乡窥藏史；学医自中工而下，圣儒长往，始知元里有方书。”

章太炎还作过与医学相关的诗歌，如《题陈无择三因方五言一律》：“子去近千载，留书为我师。持将空宇读，不共俗工知。大药疑蛇捣，良方岂鬼遗。清天风露恶，何处不相资。”《防疫诗二首》：“高柳日光赤，飞尘暗度墙。济生无橘井，隐背向藜床。灶上苦新药，阶前抒酢将。何当赴龙窟，一写百金方。”“少壮日以去，员舆存旧人。暴书常苦执，裹药暂宜春。汤暖浮筒桂，盆坚捣细辛。频频如可度，焉用坐庚申。”

作为国学大师，章太炎自称“医学第一”，其实是学问方面的自谦之词。但他的确对医道有极深造诣，也是士人精通医学的典范。

第二章

浙地医脉

浙江中医药的发展脉络，与地区的经济文化进程相似，呈前缓后兴的格局。即南宋以前虽然日趋进步，但相对于当时的政治文化中心三秦河洛来说，分量较轻。而宋室南渡并定都临安后，浙江的社会经济文化得到飞速发展，医药学术随之勃兴，奠定了元明以后跃升为医药文化中心之一的基础。

对于浙江医药的历史，本章分为远古至隋唐五代、两宋、元明及清（前中期）、近代四个阶段进行概述。

第一节 远古至隋唐五代

远古至隋唐时期，有关浙江的文献远不如后世丰富。但从中也可梳理出浙江医药发展的早期脉络。一些浙江医家和医著的成就也有较重要的价值。

一、汉以前的早期医药卫生

在我国地域文化版图中，浙江属于南方文化区域。在中原汉族文化为主要基础的中华文化传布到此地之前，这里属于百越民族生活的区域。

而在考古中发现，比有“百越”之称更早的时期，浙江区域内已经有相当发达的远古文化。距今近万年的浦江上山文化时期，已经种植水稻，会用石磨棒和石磨盘磨稻谷脱壳。与上山遗址同时期且相邻的义乌桥头遗址，出土多件精美的彩陶，其中一件上有形似八卦卦象的白色线条，引起我国学术界对于象数文化起源的高度关注（图 2－1）。

距今 7000～8000 年的萧山跨湖桥文化出土有大量的陶器、骨器、木器、石器、石纺轮，发现了人工栽培的稻谷颗粒，还出土了菱角、核桃、酸枣、芡实等多种后世入药的野生植物果实。距今 7000 年的余姚河姆渡文化遗址，也发现有大量可供入药的植物枝叶、果实及动物遗骨。遗址中还出现了水井，说明有较干净的饮食用水。距今 4000～5300 年的余杭良渚文化出土多种石器、玉器，同样也有动植物、水井等遗存。良渚文化的水井远离作为粪坑的灰坑，说明注意到避免水源污染。1983 年，在上海市青浦福泉山良渚文化高台墓地出土一件竹节纹带盖陶熏炉，是我国迄今发现的时代最早的熏炉，体

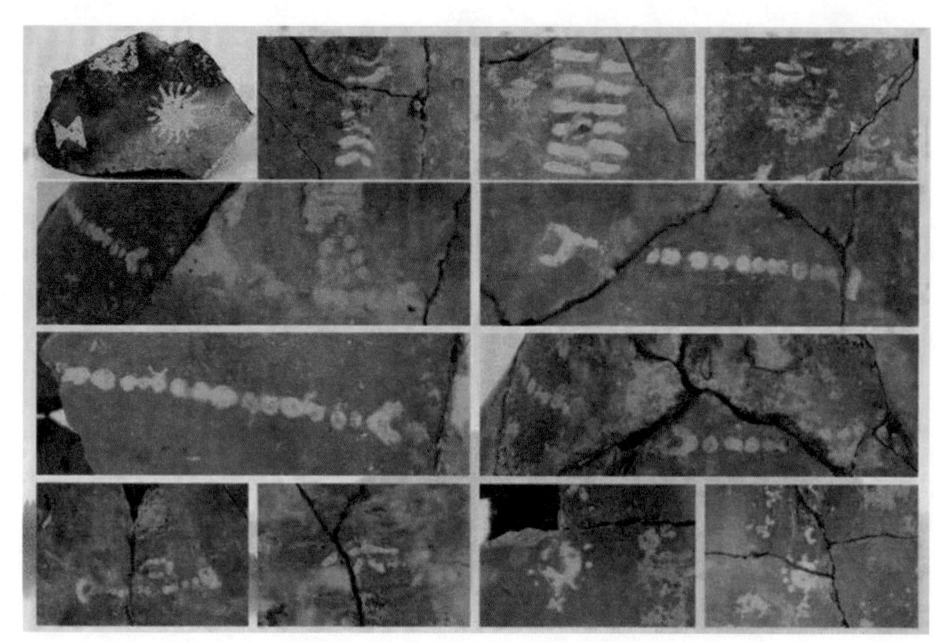

图2-1 义乌桥头出土的彩陶纹饰

现出当时已有焚香防病的医药卫生习俗。良渚文化还出土多件上粗下细的长柱状“玉锥形器”，学术界对其用途说法不一，有学者认为属于医用砭石。

大约距今5000年前的黄帝时期，浙江有了与医药相关的传说。据传黄帝臣子来到今浙江桐庐的桐君山结庐采药。时人问其姓氏，于是指庐旁桐树为姓，世称桐君。桐庐、桐君山的得名均源于这一典故。据传桐君作有《采药录》等书，对药性理论作了阐发。又据说黄帝也曾“南浮于江，登会稽至天台，受金液神丹之方，炼九鼎之丹于缙云”，而且“丹经藏于委羽山”，后来“夏禹得此书，全员庆成道，藏于会稽山”（《委羽山志》卷2）。

禹定九州，今之浙江属于扬州，《蔡氏书传》说：“扬州之域北至淮南入海，是东南滨海之地，皆扬州之域也。”各地进贡方物，扬州贡物有橘柚羽贝、瑶琨筿（小竹）荡（大竹），这些都是浙江等地的物产，有的具有药食用途。

浙江天台山在后世道教中被称之为“金庭洞天”，是桐柏真人之居所。所谓桐柏真人，传说是周灵王太子乔，字子晋，成仙后受封为桐柏真人。这时期还有关于李八百的传说，他是蜀人，修长生之术，至周代已有八百岁，曾游历浙地的括苍山、天台山、委羽山。委羽山的得名也在此时，据说周代刘奉林在此修炼得道，“但服黄连得不死”，后依山炼丹，丹成后控鹤飞升时，鹤翮（大羽毛）委坠，由此山名委羽。

春秋时期的名医扁鹊又名秦越人，一说可能为越地人氏。春秋后期，吴越争霸。越王勾践败后积聚力量，发展军力，注重医药。《吴越春秋·勾践伐吴外传》记载，越王勾践说：“士有疾病，不能随军从兵者，吾予其医药，给其糜粥，与之同食。”在妇女分娩时又“令医守之”，可见当地有职业医师。越王勾践灭吴取得胜利后，其手下大臣范蠡弃官经商，成为巨富。现存一书《范子计然》，据说即范蠡所著。书中记载有86种药材，详载品名、产地和优质标准，有的还有等级价格，药材产地包括黄河流域和长江流域，可以说是最早的关于药物商品学的记录。

秦汉时期，浙江区域以百越民族为主。《汉书·地理志》注引臣瓒曰：“自交趾至会稽七八千里，百越杂处，各有种姓。”地方上崇尚巫文化。《后汉书·第五伦传》记载：第五伦曾任淮阳国医工长，后出任会稽太守，见会稽民众信鬼神，大废财物，他严禁祭祀，保百姓平安。在瘟疫流行时，朝廷和官员致力推广医药，有助于改善民风。汉建武十四年（38），会稽郡发生大疫，督邮钟离意“身自隐亲，经给医药，所部多蒙全济”（《后汉书·钟离意传》）。元初六年（119），“会稽大疫，遣光禄大夫将太医循行疾病”（《后汉书·孝安帝纪》）。

史料中还记载了发生在浙江的一些医药传说和方士事迹。《搜神记》记载：东汉明帝永平五年（62），剡县（今浙江新昌）人刘晨、阮肇入天台山采药，遇见二女子，被邀至家中，留居半年，及至二人还乡，子孙已过了七代。当地建有刘阮庙，万历《新昌县志》载：“在二十一都采药径，祀刘晨、阮肇。”（图2-2）又据载汉时齐人蓟子训游历各地，曾到会稽集市卖药，他保养有道，《搜神记》载：“时有百岁公说：小儿时见训卖药会稽市，颜色如此。”

又有浙江东阳人赵炳，字公阿，能为越方，即禁咒巫术，时逢乌伤（今浙江义乌）疾疫流行，他施行禁术，“所疗皆除”（《后汉书·方术列传》），后世将他奉为赵侯、白鹤崇和大帝，建白鹤庙、灵康庙、赵侯祠等供奉。委羽山有司马季主、鲍叔阳、刘讽、黄子阳等术士，其中司马季主“道成颜如

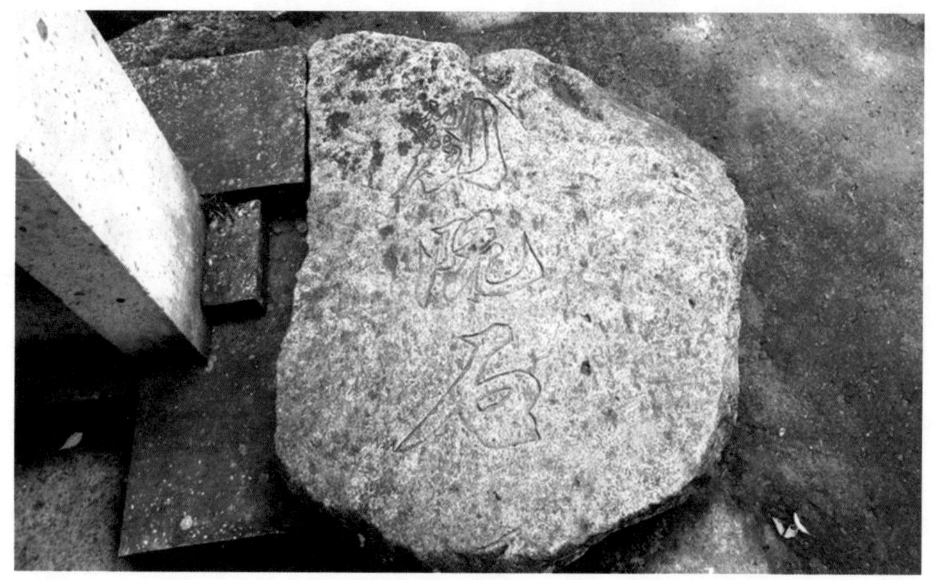

图2-2　浙江新昌刘门山刘阮庙遗留的“刘阮石”刻石

少女，须三尺黑如漆”，鲍叔阳“好养生，服桂屑”（《委羽山志》卷2），据称均得道成仙。

东汉末年，道教形成，其创始人之一张道陵曾多次在浙江活动。张道陵父亲桐柏真人张大顺由江苏沛县迁居浙江西天目山，张道陵在此出生。早年他曾在周围讲学。据记载，浙江“天目山南三十里，西北八十里，皆有讲诵之堂。临安定神山观，余杭通仙观，即其地也”（《汉天师家世》卷2）。后来他入四川，创立早期道教组织，当时就是以给人治病为招徕之术的。《神仙传·张道陵》载他“能治病，于是百姓翕然奉事之，以为师，弟子户至数万”。东汉末年还有著名道教人物魏伯阳著《周易参同契》，对外丹炼制和内丹养生都有重要影响。

二、三国两晋南北朝

汉末三国时期，我国医药学术有重要发展，标志性的人物有“建安三神医”张机（字仲景）、华佗（字元化）、董奉（字君异）。其中董奉曾往来于浙江、江西、福建等地行医。

三国时，富阳人孙权建立吴国。浙江地区设4个郡，县共44个，隶属扬州。两晋南北朝时期东扬州的郡治在会稽。江南地区的社会经济得到较大发展。三国时期著名文人嵇康原籍会稽，后避居谯郡（今安徽宿县）。嵇康精于养生，曾作《养生论》《答难养生论》，提出“形恃神以立，神须形之存”的“形神合一”养生原则。

三国两晋时期，释道二教在南方活跃，他们当中不少人兼通医药。道教如上虞人淳于斟，汉桓帝时曾任徐州县令，好修道术，服食胡麻黄精，三国时入东吴乌目山中，注《参同契》。最知名的道教学者则属葛洪，字稚川，号抱朴子，丹阳句容（今属江苏镇江市句容县）人，生于晋武帝太康四年(283)，卒于东晋哀帝兴宁元年（363)。他的祖父葛奚曾担任过东吴大官，父亲葛悌曾任东吴会稽太守、西晋邵陵太守等。据说葛洪曾与母亲逃难至今宁波茅洋寺，后在此驻留，葛洪在隔山灵峰普定禅寺炼丹。后葛母在此过世，茅洋寺仍供奉葛仙圣母，民众有疾多来求签（图 2－3)。葛洪的从祖葛玄(164—244)，字孝先，是灵宝派祖师，后在天台山立坛授道，其入室弟子郑隐是葛洪的老师。葛洪本人在浙江多地留下身影。如曾到杭州西湖北侧的葛岭山上，结“抱朴庐”修道炼丹，故山得名葛岭，后世建抱朴道院以纪念。

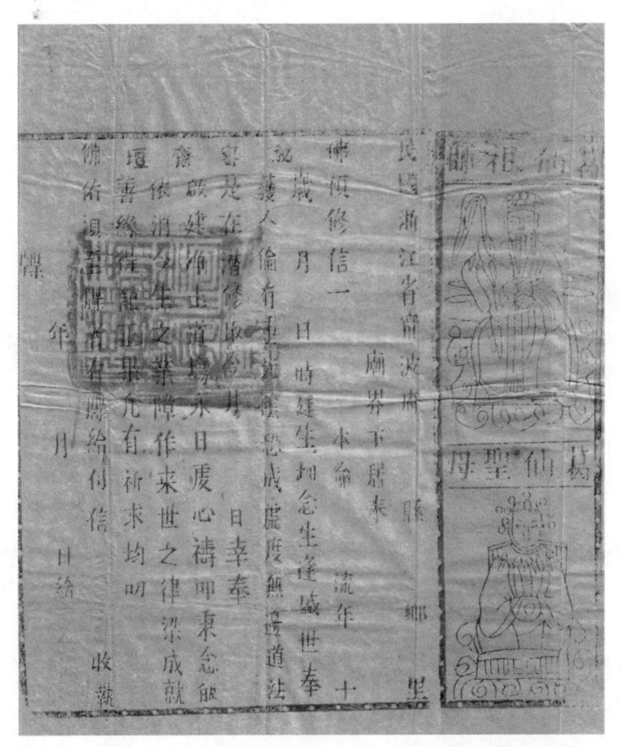

图2－3　民国时期宁波茅洋寺的“葛仙祖师”“葛仙圣母”牒

又曾到达委羽山、天台山等。至今浙江台州的临海、天台、仙居等仍有多个据说是葛洪后人的聚居村落。葛洪著有《金匮药方》，后将部分内容精选成《肘后备急方》（原名《肘后救卒方》），对后世医药学有重要影响。

佛教知医僧人中以于法开最为有名，他是东晋剡县（今浙江嵊州）人，“祖述耆婆，妙通医法”。时人问因何行医，他说：“明六度以除四魔之病，调九候以疗风寒之疾，自利利人，不亦可乎？”（《高僧传》卷4）一次他在旅途中碰到妇女难产，于是先让产妇食羊肉羹，乘机针刺，须臾胎儿娩出。《隋书·经籍志》载于法开著有《议论备豫方》一卷，已佚。另一位医僧竺法旷，原籍江苏，寓居吴兴，“善神咒，时东土多遇疫疾，遂游行村里拯救危急，百生疾者多祈之致效”（《高僧传》卷5）。

东晋南渡以来，不少北方士人来浙江居住，留下医药遗迹。如高阳人氏许询，东晋时为避难南渡，隐居永兴（今浙江萧山）镜台山种植各类药材，该山后得名百药山。王羲之的侄孙王宏之，居于上虞，不好俗物，王敬弘赐他貂裘，他却穿着上山去采药。当时的浙江也注重道教医药。居于会稽的谢氏家族多病，谢庄“禀生多病，天下所悉”（《宋书·谢庄传》），谢述“有心虚疾，性理时或乖谬。除吴郡太守，以疾不之官”（《宋书·谢述传》），谢安“雅志未就，遂遇疾笃”（《晋书·谢安传》），谢灵运也“抱疾就闲”，故他颇留心医药，并记载所居的会稽一带“此境出药甚多”（《山居赋》）。他们加入钱塘人杜昺的五斗米教。杜昺，字子恭，“师余杭陈文子，受治为正一弟子，救治有效，百姓咸附焉”（《洞仙传·杜昺传》），“东土豪家及都下贵望，并事之为弟子”（《南史·沈约传》）。这种情形是地方医药不发达的一种反映。

南北朝时期，浙江医药得到发展，并出现一些著名医家。

南朝刘宋时期，吴兴（今浙江湖州）人陆修静（406—477）隐居云梦山修道，并广集道书。刘宋元嘉末年，他在京师建业（今江苏南京）卖药，被宋文帝召见，但他不肯留在朝中，仍游历各地。后来整理道经，形成《三洞经书》，即将道书分为洞真、洞玄、洞神三部，其中包括不少方药著作。陆修静在目录中说：“道家经书，并方药、符图等，总一千二百二十八卷。”明确地将方药著作作为道经的一个门类，后世《道藏》相沿为例。宋文帝时有上虞人孙溪叟，“破宿疾，治人头风，流血滂沱，嘘之便断，疮又即敛”（《上虞县志校续》卷15）。宋元嘉时钱塘有徐秋夫，善治病，据说一夜有鬼前来，自称是东阳人，患腰痛死，死后仍痛，故前来求治，徐秋夫缚茅作人形，按穴施针，结果治愈（《续齐谐记》）。

《南史·齐武帝诸子传》记载，齐武帝儿子竟陵王萧子良留心医药，永明九年（491），“都下大水，吴兴偏剧，子良开仓振救贫病不能立者，于第北立廨收养，给衣及药”。当时的吴兴太守谢瀹曾“使典药吏煮汤，失火”（《南齐书·谢瀹传》），说明地方官府中也有医药官吏供职。

梁时，浙江出现了一位著名医学家，即吴兴武康（今浙江湖州）人姚僧垣（499—583），他幼通文史，并精医术，历任朝廷重要医官之职，先是在梁大同九年（543）领殿中医师，十一年（545）转领大医正（图2-4）。他医术高妙，曾治武帝发热病，说大黄乃是快药，不宜轻用，武帝不听，结果

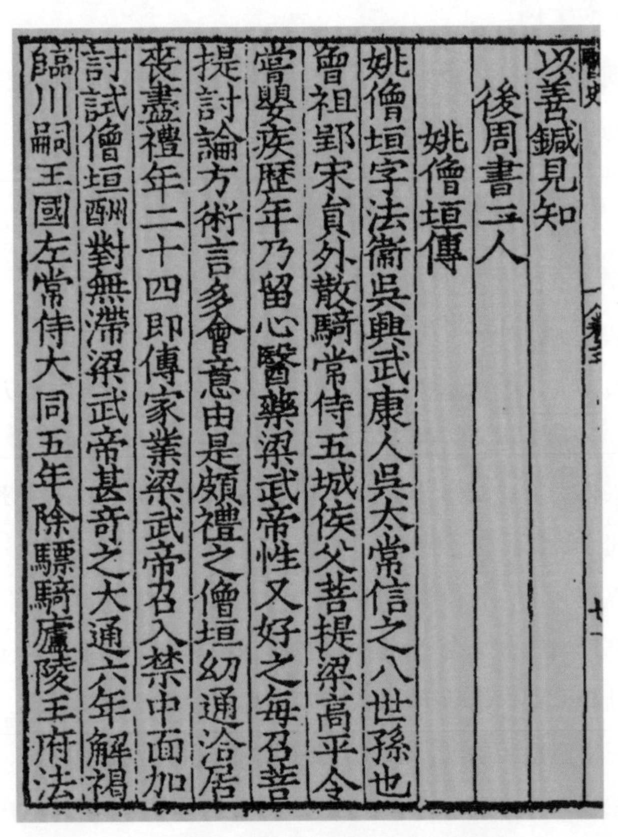
以善鍼見知
後周書二人
姚僧垣傳
姚僧垣字法衛吳興武康人吳太常信之八世孫也
曾祖郢宋員外散騎常侍五城侯父菩提梁高平令
嘗嬰疾歷年乃留心醫藥梁武帝性又好之每召菩
提討論方術言多會意由是頗禮之僧垣幼通洽居
喪盡禮年二十四即傳家業梁武帝召入禁中面加
討試僧垣酬對無滯梁武帝甚奇之大通六年解褐
臨川嗣王國左常侍大同五年除驃騎廬陵王府法

图2-4　明代李濂《医史》中的“姚僧垣传”

导致病势危笃。梁元帝得病时，众太医均力主用平药，但姚僧垣根据病情，主张“非用大黄，必无差理”，服后果愈，获赐钱百万。后来姚僧垣入仕北周，于天和元年（566）加授车骑大将军、仪同三司大将军，大象二年（580），任太医大夫。周静帝嗣位后，又迁上开府仪同大将军。隋开皇三年（583），姚僧垣去世。著有《集验方》12卷，现存辑佚本。

南朝陈时，其国主陈霸先是吴兴（今浙江湖州）人，陈朝的医药卫生设施虽缺乏系统记载，但也有相应的官职。如在太建十四年（582）陈宣帝去世时，其子始兴王陈叔陵意图争夺帝位，“命典药吏砺切药刀”（《南史·宣帝诸子传》）。陈叔陵以药刀砍中其兄陈叔宝颈项，不过后来失败，陈叔宝继位成为后主。他的兄弟陈叔安在陈亡后，于隋开皇十一年（591）从浙江桐庐迁居到赤山镇（今安徽祁门），以医济人。

三、隋唐五代十国

隋唐时期国家统一，唐末又分裂为五代十国。这一时期浙江经济文化逐渐繁荣，医药事业也有新的发展。

（一）医药行政与学术的发展

唐代首次在全国各道的州府成立医学教育机构。《新唐书·百官四下》载各地方上设“掌疗民疾”的医博士一名，此外，“三都、都督府、上州、中州各有助教一人，三都学生二十人，都督府、上州学生二十人，中州、下州十人”。据《新唐书·地理志》，唐代江南东道中属于现今浙江的州郡如下：湖州吴兴郡，上；杭州余杭郡，上；睦州新定郡，上；越州会稽郡，中都督府；明州余姚郡，上；衢州信安郡，上；处州缙云郡，上；婺州东阳郡，上；温州永嘉郡，上；台州临海郡，上。

这些州郡均属于“上”州或中都督府，按规定每地除设医博士1名外，还可设医学助教1人，招学生20人。不过据唐中期的资料反映，很多边远州郡并未能真正实施这一制度。浙江各州郡这时期的记载也缺如。唐代初年曾诏令苏敬等编《新修本草》，为此“普颁天下，营求药物”，但在同时期孙思邈所记的各州道地药材中，来自浙江的不多，其中仅提到越州（今浙江绍兴）出榧子，睦州（今浙江淳安）出黄连（《千金翼方》卷1《药录纂要·药出州土第三》），稍后的王焘《外台秘要》中记载的“药所出州土”仅多越州所出刘寄奴一种。在马端临《文献通考》记载唐朝各地的进贡物品中，浙江所贡的药物类仅有会稽贡朱砂、余姚贡附子、临海贡干姜（《文献通考》卷22《土贡一》）。这也说明地方上医药发展缓慢，知医的官员不多。至唐中后期始真正有医官记录，如唐代书画家程修己的祖父曾于唐大历（766—779）年间任越州（今浙江绍兴）医博士。

唐代浙江官员治病，多得外来方药之助。如《外台秘要》中收录了会稽太守进献陈元膏的奏章。陈元是苍梧（今广西梧州）道士，所制药膏组成使用丹砂等药物，外用极为有效。当时会稽太守因居于潮湿的越地，“身病苦痹，饮食衰少，医疗不瘥，命在旦暮”（《外台秘要》卷31《古今诸家膏方四首》），后见“苍梧道士陈元卖药于市”，取其药膏外用，很快痊愈。后来又给多个亲友、臣下使用，均获良效，于是特地上书进献给皇帝。

另外《外台秘要》还记载一首“疗风毒及一切肿涂散方”，源自“天后（指武则天）赐会稽王岑十六”。武后于690年封多名武氏为王，其中封武攸望为会稽王，岑十六可能是他手下的官员。另外《外台秘要》还记载一首治疗疟疾的药方，名为“崔氏疗疟会稽赖公常山汤方”，此赖公不详何人。

这一时期浙江在外仕宦的官员中，诞生了一些医药名家。如唐中期的陈藏器（约687—757），原籍四明（今浙江宁波），唐开元年间出仕任京兆府三原（今陕西三原）县尉（图2-5）。他认为本草虽经陶弘景、苏敬补集，但尚不完备，于是汇集前人遗漏的药物，于开元二十七年（739）撰成《本草拾遗》10卷，明代李时珍评此书“博极群书，精核物类，订绳谬误，搜罗幽隐，自本草以来，一人而已”。惜该书已佚，不过《证类本草》等后世本草中引录颇多。此书的一大特点是将中药的药物性能归纳为宣、通、补、泄、轻、重、滑、涩、燥、湿10类，对临床应用颇有价值。

唐后期又有名相陆贽（754—805）著《陆氏集验方》，可惜此书已佚，但对后世文士集方之风产生重要影响。陆贽，字敬舆，嘉兴（今浙江嘉兴）人。唐代宗大历八年（773）进士，曾任翰林学士、兵部侍郎，后拜中书侍郎、同平章事，即宰相，后被贬忠州（今重庆忠县）。时人说他“避谤不著

纪念唐代杰出医药学家陈藏器诞辰一千三百三十周年
国医堂
中国邮政
邮政编码

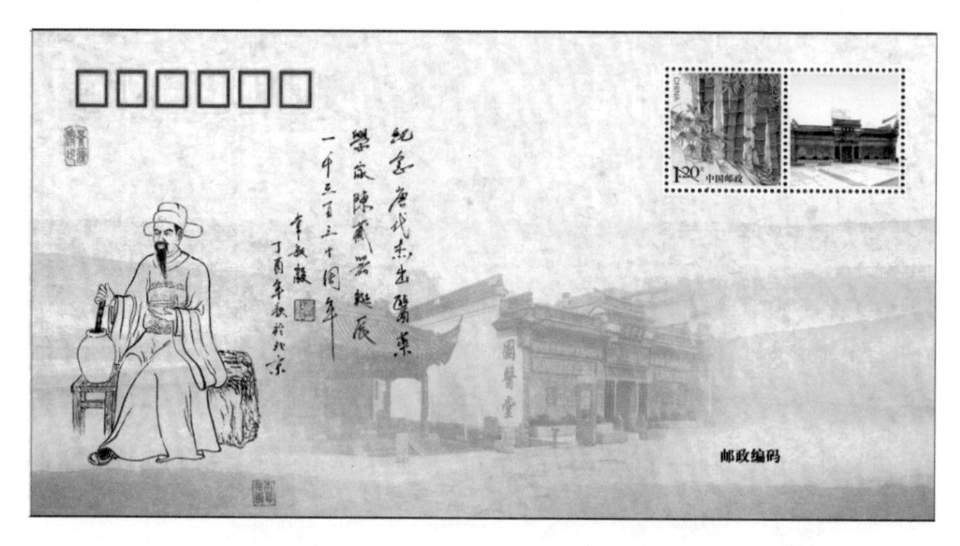

图2－5　2017年，宁波市医药行业协会、宁波邮政邮票公司和宁波国医堂联合发行的《陈藏器诞辰一千三百三十周年》纪念封

书，惟考校医方”（权德舆《唐陆宣公翰苑集序》），“家居瘴乡，人多疠疫，乃抄撮方书，为《陆氏集验方》五十卷，行于世”（《旧唐书·陆贽传》）。

五代时期，浙江还有另一名著名药学家，即日华子，其真实姓名不详（一说姓名为大明，字日华子），四明（今浙江宁波鄞县）人。其生活年代有多种说法，一说为北齐时人，一说是唐代开元时人，一说是五代十国吴越时人，还有认为是北宋开宝年间人。据著名医药文献专家范行准、尚志钧考证，当系吴越时人。他著有《日华子诸家本草》20卷，原书虽佚，但在中国和日本的医药著作中均有引用。

（二）道教、佛教与医药文化

隋唐时期，道教与佛教人士在浙江从事与医药养生相关活动的记载屡见不鲜。

道教服食炼丹文化对唐代帝王及文人颇有影响。如唐肃宗时，遂昌人刘处静是当时丞相李泌的朋友，“遇异人授以吐纳之术”（雍正《处州府志》卷13），后得肃宗召见，赐绯衣。刘处静隐居仙都，据说于咸通十四年（873）解化。宿松（属今安徽）人闾丘方远曾来仙都跟随刘处静学修真出世之术，精守一行气之术。后来越王钱镠访请他到余杭大涤洞居住，唐昭宗多次征召

不就。

唐宪宗也笃颇信神仙之事，元和年间诏求天下方士。大臣皇甫镈举荐方士柳泌，“自云能致灵药，言：天台山多灵草，君仙所会，臣尝知之，而力不能致！愿为天台长吏，因以求之”，由此竟直接获任为台州刺史。他在任时驱使吏民上天台山采药，严加苛责，却无所获。柳泌畏罪潜逃后被捕，但被皇甫镈保举，仍得待诏翰林院。韩愈《太学博士李君墓志铭》记载，太学博士李于“遇方士柳泌，从受药法，服之往往下血，比四年，病益急，乃死。其法以铅满一鼎，按中为空，实以水银，盖封四际，烧为丹砂云”。后来柳泌向宪宗进贡“灵药”，“宪宗服泌药，日益烦躁，喜怒不常”（《旧唐书·皇甫镈传》）。宪宗性情大变，为近侍陈弘志等弑杀，成为影响中唐政局的一大事件。

后来的唐敬宗也有“遣中使往湖南江南等道及天台山采药”（《旧唐书·敬宗本纪》）之举。

唐代文人习道术也不在少数。如唐前期，著名会稽籍诗人贺知章据说精通道术。许鼎撰《通和先生祖贯碑》载：“贺监（即贺知章）得摄生之妙，负笈卖药，数百年不死，后于天台山升仙。元和中，（祖）贯尝遇之，授断谷丹经”（《嘉定赤城志》卷35）。又有钱塘人徐灵府，居于天台山修炼，拒唐武宗之召。苏州士人王可交“挈妻子往四明山二十余年，复出明州卖药，使人沽酒得钱，但施于人。时言药则壶公所授，酒则余杭阿母相传，药极去疾，酒甚醉人，明州里巷皆言王仙人药酒，世间不及。道俗多图其形像，有患痁及邪魅者，图于其侧即愈”（《太平广记》卷20）。晚唐时天台人（一说括苍人）杜光庭，有“巨儒”之称，后入天台山为道士，著有《杜天师了证歌》和脉学著作《玉函经》等。

佛教“五明”中有“医方明”，佛教僧人知医行医者也为数不少。唐代安吉人释大光，俗姓唐，在乌程（今浙江湖州）驻锡，后来曾任相国的李绅此时刚出生不久，“乳病暴人和，而不啼不鉴者七辰”，大光为其诵经，又“授饮杯水令强乳哺之，疾乃徐愈”（《宋高僧传》卷24）。义乌人释神智，俗姓力，唐大中年间在暨阳（属今江苏江阴）时，“恒咒水杯以救百疾，饮之多差，百姓相率日给无算，号大悲和尚焉”（《宋高僧传》卷25）。越人释全清用密宗禁咒之术，曾治好“王家之妇患邪气”（《神僧传》卷9）的疾病。衢州人释惟宽，俗姓祝，“度黑白众殆及百千万，应病授药安可”（《宋高僧传》卷10）。台州人释代病，俗姓陈，“尝发大愿尽一报代众生之病”，故名代病，人有疾“止给与净水馀之必瘳”（《宋高僧传》卷26）。还有天台山国清寺的释封干，为闾丘胤治头疼，“索净器吮水喷之，斯须觉体中颇佳”（《宋高僧传》卷19）。唐代武义县有牧牛和尚，为普宁寺僧人，以医济世，无论贫富均授以药方，不图报酬。相较之下，佛教僧人治病的神异色彩更浓，很多时候依靠精神力量。

唐代还有伊斯兰教士来华，今杭州清波门旧址有石棺，为出自卜合提亚里家族的教士，其碑文说，传说在唐朝或宋朝，伊玛目自西土而来，卜合提亚里与两位随从来到了杭州。他传播伊斯兰教，并以医术济民。

第二节 北宋和南宋

北宋和南宋合称两宋，这一时期在我国区域范围内还有西夏、辽、金等政权，但因与浙江关系不大，故无须述及。在两宋时期，浙江的社会经济和科技文化有重要发展，尤其南宋定都临安，更带来重要的发展契机。两宋时期浙江的医药文化处于跃升阶段。

一、医政和医学教育

公元960年，赵匡胤陈桥兵变，黄袍加身，建立宋朝，史称北宋。北宋王朝建立后，向南方用兵。978年，占据浙江一带的吴越国主钱俶献土并入北宋。北宋在此设两浙路。

（一）北宋

北宋皇帝重视文教，并以医学为仁政之一，设置医政机构，兴办医学教育，创办官营药局，多次大规模征集和编撰医方、本草。

北宋初年，地方州府即有医博士等医官设置。宋太宗淳化三年（992）颁布《太平圣惠方》时，曾下诏说："应诸道州府各赐二本，仍本州选医术优长治疾有效者一人，给牒补充医博士，令专掌之，吏民愿传写者并听。先已有医博士即掌之，勿更收补。"（《宋大诏令集》卷219）宋仁宗庆历年间，京城设立太医局，嘉祐六年（1061）诏令各地比照太医局例，召习生徒学医以充州县医，各地学生名额如下："大郡以十人为额，内小方脉三人，小郡七人，内小方脉三人。"宋神宗元丰六年（1083），又按随人口增长增加医学生名额，各县客居少于万户者补充医学生1人，万户以上2人，每增加达万户增1人，最多5人。宋哲宗元符年间又“置医博士、助教，京府及上、中等州医博士、助教各一人，下州医博士一人。医生人数，京府节镇一十人，余州七人”（《宋会要辑稿》）。

按《宋史·地理志》，当时两浙路辖包括现江苏部分地区在内的二府十二州（平江府、镇江府，杭州、越州、湖州、婺州、明州、常州、温州、台州、处州、衢州、严州、秀州），应有不少医学官员和学生。文献中可见一些实例。如四明（今浙江宁波）人李交，字敬之，精于医术，曾诊治名臣舒亶及其仲兄，均有效验，后被举荐为太医助教。又如宣和元年（1119）明州知府楼异奏称：“医学助教臧师颜供应本学汤药，治病有效。臣契勘明州最为地远濒海，少有谙知药脉之人。今来臧师颜是艺业优长，治疗有效。在学十年所，有劳绩，欲乞补充翰林祗候。”（《宋会要辑稿》卷36）臧师颜任医助教达10年之久。

宋徽宗时期，又将医学教育提升了一个层次。他下令在太学中设立“医学”，又称“太医学”，作为国家最高医学教育机构，在各地州县均设立地方“医学”，实行三舍升降制。地方医学教育机构分三级，路级设立提举学事司，设上舍；各州医学设外舍、内舍；县级设医学。医学生逐级上升，最后由上舍按贡额推荐往太医学应试。各路的太医学贡额数有所差别，如政和八年（1118）两浙路有6个贡额，与福建路并列全国最多。而且宋徽宗还将《黄帝内经》《易经》等作为国家科举考试的出题范围，如宣和六年（1124）科举殿试题目如下：

“在昔圣人，以道御气，以气御化，以化御物，而弥纶天地，经纬阴阳，曲成万物，因其盛衰奇偶多寡盈虚之数，左右之纪，上下之位，而范围裁成之道，著焉。后世蔽于末俗，浅闻单见，不足与明。朕承天休宪，法上古，思所以和同无间，以惠元元，然物生而后有象，象而后有数，数之不可齐也久矣。夫天数五，地数五，而有曰天以六六为节，地以九九制会，又曰三而成天，三而成地，三而成人。此天地之数，错综之不同，何也？《易》曰：当期之日凡三百有六十；《书》曰：期三百有六旬有六日；《内经》曰：七百二十气为一纪，岁纪之数可坐而致。乃不一，何也？夫道生一，一生二，二生三，三生万物。而《传》曰：万有一千五百二十，当万物之数，数之不可胜穷，不可齐，不可一也。如此将何以原始？要终合其同异，一其旨归，通其变，极其数，以尽天下之道，朕将有所施设焉。子大夫详言之，毋忽。”

这一年高中魁首的是秀州崇德（今浙江嘉兴）人沈晦（1084—1149），成为北宋最后一名状元（图2-6）。

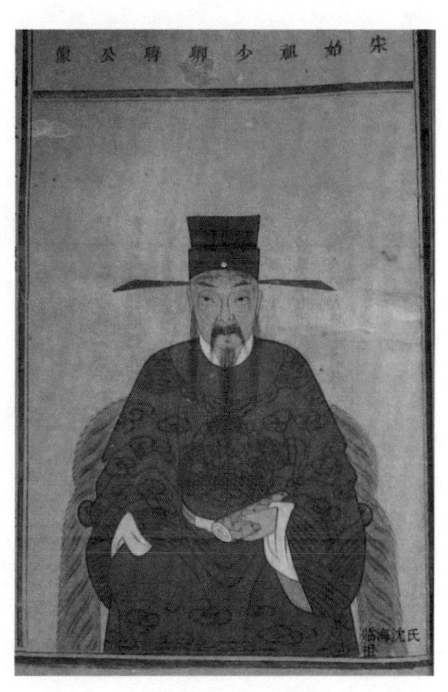

图2-6　沈氏宗谱中的沈晦像

政府培养的医官除了在朝中任职，还分派各地。如宋徽宗时，太医令裴宗元奏称在京无职事的医官有700余人，建议拟定条例向地方派出医官“驻泊”，得到宋徽宗同意。裴宗元原籍不详，《古今医统大全》称他“以医名越”，与他一起编《校正太平惠民和剂局方》的陈师文同样“为越名医”，说明这一时期活跃在浙江的医药学家已有相当高的水平。医官“驻泊”制度在南宋仍在实行，如庆元（今浙江宁波）人陆榅就曾为“翰林医学特差充庆元府驻泊医官”。

（二）南宋

宋高宗南渡定都临安后，国家医学管理机构翰林医官司局和国家医学教育机构太医局都落在了临安，这大大促进了浙江地区的医学发展（图2-7）。

南宋太医局依北宋制度设置。太医局判局何大任说：“六飞南幸，修举旧章，乃复局学，设判局以为之长，列教授以分其教，又有长谕职事纲领，其徒三岁取士，与科举同；月书季考，与文武二学同。大方脉至书禁凡十三科，然俱以七经为本，亦如六艺之文，皆圣贤之格言大训，学者所当笃意也。”（《太医局诸科程文格》序）即三年举行一次大考，平时则每月、每季有大小

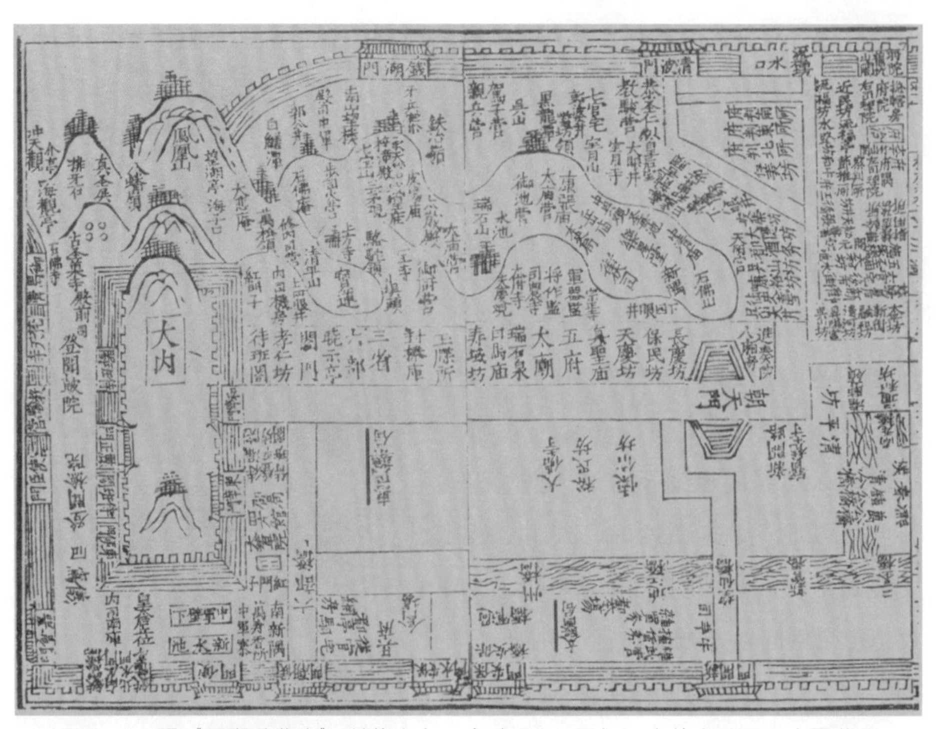

图2-7 明《西湖游览志》所载南宋“京城图”（局部）中的太医局、惠民药局

各种考试，共设13科进行教学。学生早期有一部分是随朝廷南渡而来的，后来主要来自临安附近的百姓子弟。在浙江湖州吴兴区飞英塔内石塔南宋题记中，有绍兴二十五年（1155）一个医生家族的铭文，两位女性施财造佛像，张氏四九娘“追荐亡夫王九太医，亡男周三四太医”，任氏十四娘“追荐亡夫周三四太医”（《湖州市志（1991—2005）》），可见在浙江培养了不少太医。

由于时局不宁，南宋前期太医局招生人数严重不足。太医局学生额数为300人，但孝宗隆兴元年（1163）实际只有99人。乾道三年（1167），宋孝宗一度废除太医局，光宗绍熙二年（1191）重新恢复，名额缩减到100人，宁宗庆元四年（1198）只有58人。到了宁宗和理宗时期，太医局又渐渐发展起来。宋理宗时期有“教授四，生员二百五十，冠带出入，月书季考，大略视学校”（《咸淳临安志》），皇帝还为太医局御书赐匾。太医局中有堂长、斋长、斋谕、司书、司门等职位，均由学生担任。堂长从大方脉、风科学生中选任，类似于班长。学生8座斋舍中每座选斋长一人，斋长类似于宿舍长，另有斋谕协助斋长进行管理。司书负责掌管医书的保管和借阅。司门负责管理大门。担任这些职务的学生另有月钱补贴。

除临安外，南宋各州也开展医学教育。宋孝宗乾道年间除规定各地医学教职及学生人数外，还明确了学习内容："所习方书，大方脉：《难经》、《素问》、张仲景《伤寒论》各一部，巢氏《病源》二十四卷；小方脉：《难经》一部、巢氏《病源》六卷、《太平圣惠方》一十二卷。"（《医经正本书·本朝医政第二》）嘉定年间，太医局判局何大任鉴于太医局所取"率皆京邑辅郡之人"，少有外地州县人士，他认为原因是"自来诸科所习篇目课试之文，未尝流布，远方之士无所指南，虽欲从之而不可得"。所以编成《太医局诸科程文格》一书，希望"庶使外方之士知所矜式，翕然肯来，上可无负朝廷待遇之意"。

值得一提的是，不少北方名医随着皇室南渡前来，对浙江医药水平的提高起到了不小作用。如原籍汴梁（今河南开封）的何公务，随宋高宗来到杭州，在高宗传位退居德寿宫时曾出任德寿宫太医院使。后来他辞官隐于镇江，宋孝宗又任其子何朝柱袭为太医院使。何朝柱子何君荣在宋宁宗朝也担任御医。同从汴京南来的还有翰林医官李信，南来后居于临安羲和坊，以儿科闻名，宋高宗有疾时诏他入侍，因年老行走不便，特赐"安车"，时人称为"李车儿"。汴京人邢澄（1114—1193），以医入仕，南渡后居临安万松岭，号草庵邢郎中。出任医官，出入禁廷，赏赉殊渥，五十岁时出家入灵隐寺，法名智融。洛阳人张永，为翰林医学，有功受封为驻泊郎，因排行第八，人称"八伯驻泊"，随高宗南渡，定居于余姚，著有《卫生家宝》。宛邱人王俣，字硕夫，南渡后先居于余姚，后到临安任职，曾为工部尚书，精于医药，编有《证类本草单方》35 卷。此外还有精于儿科的蕲傪，原籍山西；骨伤科的嵇清，妇科的陈沂，针灸的沈某（迁杭后被称为"沈铁针"）均原籍汴梁，他们都是在南宋初年迁到临安的。

周边地区的名医也有入值太医局的，如丹徒人张元珪，在建炎年间任太医院御监。宋高宗太子患疳疾，张元珪诊为"虾蟆疳"，一药而愈，于是宋高宗赐他一具金虾蟆，并有勅文称赞他"业由世授，术贯天人，神功圣巧，悉皆备焉"，高度评价他"非怪证无以显奇效，非奇效无以著神功"（《镇江府志》）。

二、瘟疫防治与慈善医疗

两宋时期政府重视医药，设置官医和开办医学教育，这也使政府建立了一支医药队伍，成为应对瘟疫、开展医药救济的医疗力量。

（一）瘟疫的流行与应对

宋代浙江地区多次发生瘟疫流行。如北宋元祐二年（1087）“两浙疟疾盛作”（《苏沈良方》卷3）；南宋绍兴元年（1131）六月，浙西大疫，平江府以北，流尸无算。秋冬，绍兴府连年大疫；隆兴二年（1164）“浙之饥民疫者尤众”；乾道元年（1165）“行都及绍兴府饥，民大疫，浙东西亦如之”；乾道八年（1172）夏，行都民疫；淳熙八年（1181）“行都大疫，禁旅多死”；淳熙十四年（1187）春，都民、禁旅大疫，浙西郡国亦疫；庆元二年（1196）五月，行都疫；嘉定元年至四年（1208—1211），临安连年多疫死；德祐元年至次年（1275—1276），流民患疫而死者不可胜计（《宋史·五行志》）。

宋代朝廷和地方政府积极调动力量，救济受疫及贫病民众。如北宋元符三年（1100），“诏诸路遇民有疾，委官监医往视疾给药”（《宋史·徽宗纪一》）。浙江有关的一些事例多见于南宋，当时大量北方流民南下，带来了很大的医疗救助压力，政府积极采取各种措施。如绍兴三年（1133），诏令淮南江浙转运司量给钱米赈济，其病患者差官医治；乾道二年（1166）诏临安府：“见行赈济饥民，访闻其间多有疾病之人，切虑缺药服饵，令医官局于见赈济去处，每处各差医官二员，将病患之人，诊视医治，其合用药于和剂局取拨”（《宋会要辑稿》）；淳熙八年（1181），以临安疫，分命医官诊视军民（《宋史·孝宗纪三》）；庆元五年（1199），民多疫，命临安府振恤之；嘉定二年（1209）命浙西及沿江诸州给流民病者药；嘉定四年（1211）临安府振济病民，死者赐棺钱（《宋史·宁宗纪》）。

南宋时施医散药注意对症，并且采取合理的方法进行防疫。如南宋绍兴二十六年（1156）初伏准备差医官给散夏药，宋高宗宣谕说：“比闻民间春夏中多是热疾，如服热药及消风散之类，往往害人。唯小柴胡汤为宜。令医官揭榜通衢，令人预知。颇闻服此得效，所活者甚众。”（《宋会要辑稿》食货59）说明赵构对辨证论治颇有认识。

乾道二年（1166）二月临安赈济饥民时，监察御史程叔达上奏指出“自古饥荒之余，必继之以疫疠”，朝廷进行施粥、施医，虽然是好事，但如果饥民聚集，担心“众之所聚，疾势易成，转相渐染，难以复治”（《宋会要辑稿》食货68），建议尽快疏散饥民回乡，由地方进行食物和医药施济。还有会稽人石塾在乾道年间任尤溪（今属福建三明）知县时，“岁大疫，多治药饵，遣医散之村落，赖以活者甚众”（《嘉庆重修一统志》卷430）。这些说明人们已经注意避免人群聚集，符合防疫原则。

在南宋临安，公共卫生也受到重视。吴自牧《梦粱录》记载：“杭城户口繁夥，街巷小民之家，多无坑厕，只用马桶，每日自有出粪人瀽去，谓之‘倾脚头’，各有主顾，不敢侵夺。”“亦有每日扫街盘垃圾者，每支钱犒之。”“遇新春，街道巷陌，官府差顾淘渠人沿门通渠；道路污泥，差顾船只搬载乡落空闲处。”清理厕所、清扫垃圾、淘浚沟渠也成为常规。

（二）慈善救济机构的设立

宋代在应对瘟疫的过程中，还建立起建制化的医疗机构，其发源地即在浙江。北宋熙宁八年（1075），越州（今浙江绍兴）大旱，次年发生大疫，当时知州赵抃（图2－8）（1008—1084，衢州人）“为病坊，处疾病之无归者。募僧二人，属以视医药饮食，令无失所恃。凡死者，使在处随收瘗之。……给病者药食，多出私钱”（《元丰类稿》卷17）。他的这一做法，随即被苏轼效仿和发展。元祐四年（1089），苏轼以龙图学士出知杭州，当年遇上饥荒和疫灾，“轼请于朝，免

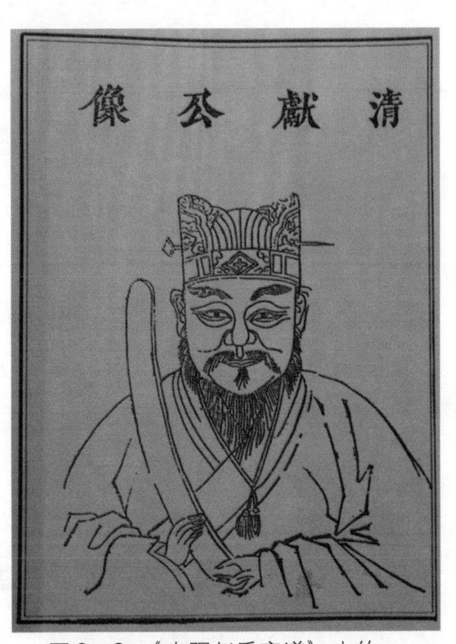

图2－8 《南阳赵氏家谱》中的赵抃（谥清献）像

本路上供米三之一，复得赐度僧牒，易米以救饥者。明年春，又减价粜常平米，多作饘粥药剂，遣使挟医分坊治病，活者甚众。轼曰：‘杭，水陆之会，疫死比他处常多。’乃裒羡缗得二千，复发橐中黄金五十两，以作病坊，稍畜钱粮待之”（《宋史·苏轼传》）。苏轼所建的病坊取名为安乐坊，并有相应的管理制度，“以僧主之，三年医愈千人，与紫衣”。苏轼离开后，浙江官员继续执行这一制度，如崇宁二年（1103）两浙转运司上书因“管勾病坊僧三年满所医之数”，为僧人们请求“赐紫衣及祀部牒各一道”（《宋会要辑稿》食货68），得到宋徽宗准许，并下令将安乐坊改为安济坊，同时“诏自京师至外路皆行居养法及置安济坊”，在全国推广这一机构，并规定由政府的常平息钱支付相关开支。

安济坊收容病人，给以医治。其他慈善机构还有居养院、漏泽院、福田院、慈幼局、保寿粹和馆、病囚院等，各有相应的制度和功能。如黄畲“知台州……为济粜仓，为抵当库，葬民之栖寄暴露者为棺千五百，置养济院，又创安济坊以居病囚，皆自有子本钱，使不废”（《宋史》列传第182）。

有的机构的条件相当优越，据载：“居养院最侈，至有为屋三十间者。初遇寒，惟给纸衣及薪，久之冬为火室给炭，夏为凉棚，什器饰以金漆，茵被悉用毡帛，妇人小儿置女使及乳母，有司先给居养、安济等用度，而兵食顾在其后。”但是朝廷如此重视，却被底下官吏用来中饱私囊。据说有的高明医生不愿去安济坊行医，“乃共雇一俚医之无赖者，冒名以往，多给库钱治药，吏肆为奸”，病人死去，官员则声称是“坐化”，请朝廷给予封赏。后来“徽宗皇帝察其弊，乃诏：居养、安济、漏泽之法本以施惠困穷，有司奉行失当，资给过厚，常平所入，殆不能支……可裁立中制。自是居养、安济之法寝废不举”（《嘉泰会稽志》卷13），这类慈善机构均被取消。

南宋时期，由于客观需要，朝廷又重视兴办起慈善医疗机构，改称养济院。绍兴元年（1131）绍兴府大疫，宋高宗从绍兴通判朱璞之奏，下诏“无依倚流移病患之人，发入养济院”，“仍差本府医官二名看治，童行二名煎煮汤药、照管粥食”，“所有医官医治过病患人痊愈分数，比类支给”，如果医官治满1000人，死亡者不及百分一，还特地给予嘉奖，对于死亡者，则令会稽、山阴县尉负责埋葬。绍兴十四年（1144）又下诏说：“此乃仁政之先，可令临安府先次措置，申尚书省行下诸路州军，一体施行。”并且规定：“在法，病无缌麻以上亲同居者，厢耆报所属，官为医治。”（《宋会要辑稿》）至淳祐年间，临安府有养济院1所，辖下的余杭县、於潜县和昌化县也各有1所。

民间的医药慈善机构也有发展。如北宋治平年间，杭州清平山下有寿春庵，“有扫帚僧开山，药丸治痢甚验，杭人争集其门”（《郭西小志》卷5）。南宋理宗时杭州有寿圣接待寺，“在龙山下闸头，宝祐二年，医僧保和大师得宁建”，据载，其师法海在三衢以医药济人，后来弟子得宁到临安行医，传与弟子正果，再传弟子大成，“三世皆益以药医济人”，建寺“以医药之赢为之成”（《咸淳临安志》卷77），该寺接待流寓人士，并以医药济人。

三、香药贸易和药业发展

两宋时期，随着造船工业的发达及指南针的应用，“海上丝绸之路”繁荣，许多国外香药大量传入中国，对医学用药也带来影响。

北宋政府在广州、杭州、明州、温州、泉州、密州、华亭海，共设7个市舶司，专门管理海外贸易，其中浙江就占了3个。当时海外贸易中，入口以香药为大宗，北宋神宗熙宁十年（1077），“明、杭、广州市舶司博到乳香计三十五万四千四百四十九斤”，“其内明州所收惟四千七百三十九斤，杭州所收惟六百三十七斤，而广州收者则有三十四万八千六百七十三斤”（《粤海关志》）。浙江的贸易额不如广州，但也是当时的重镇。

北宋于太平兴国二年（977）设置“榷易院”管理香药贸易，南宋时积极加强贸易。如绍兴三年（1133）诏广南东路提举市舶司官：“今后遵守祖宗旧制，将中国有用之物如乳香药物及民间常使香货，并多数博买。内乳香一色客算尤广，所差官自当体国招诱博买。”（《宋会要辑稿·食货四六》）香药在市面上广受欢迎。宋代笔记《萍洲可谈》说，当时人们待客，“客至则啜茶，去则啜汤”。所谓汤是“取药材甘香者屑之，或温或凉，未有不用甘草者。此俗遍天下”。《西湖老人繁胜录》记载在南宋市面上有“沉香水”作为饮品出售。南宋周密《武林旧事》里描述当时市面供应的汤饮有“如沉香水、雪泡缩脾饮、五冬大顺散、香薷饮、紫苏饮等”。

北宋时期，开设有官办成药局。熙宁九年（1076）宋神宗诏令在京城设置太医局熟药所，又称修合卖药所，通称药局。宋徽宗崇宁二年（1103），熟药所增加至5所，政和四年（1114）改称“医药惠民局”。南宋时期改为“太平惠民局”，所编制的成药手册《太平惠民和剂局方》中，就有不少以“蕃药”为主的药剂，在绍兴（1131—1162）以前有10种，绍兴时续添3种，宝庆（1225—1227）新增4种，以后续增18种。

惠民药局作为官办的成药机构，在很多情况下承担下官府的慈善医疗救济功能。宋高宗绍兴年间，在南宋区域的各州、路普遍设置这类药局。今浙江范围内就有临安惠民药局、明州合剂药局、衢州惠民药局等。

南宋定都临安后，继承北宋的制度与办法，据户部侍郎王俣上奏，于绍兴六年（1136），在太府寺内右侧设立太医局熟药所，或称行在和剂局（《建炎以来系年要录》卷97）。绍兴十八年（1148）改名惠民和剂局，“制药以给惠民局，与暑腊药之备宣赐者”（《咸淳临安志》卷9）。据《梦粱录》卷9载，太平惠民局分五局，在城区设三局，一为南局，在三省前；二为西局，在众安桥（图2-9）；三为北局，在市西坊南。京城郊外也设二局，一为南外局，在浙江亭；一为北外局，以北郭外二局以各处税务兼领。另外朝廷派官员“监太平惠民局”，监官有文武二臣，文臣由京朝官充任，武臣由大使臣充任。著名诗人范成大、宰相周必大都曾任过监官一职。此外有修合官一人，负责药材配制。还有专知官1人，手分2人，库子和秤子各1人，书手2人，巡防士兵和节级各10人，搬担药材和熟药少壮兵士各15人，节级1人。

临安惠民药局还有详尽的经营管理制度。药局根据局方严谨配置药物，用料要求足质足量，严禁偷工减料。药品存放时间过长如有变质，还要毁弃处理。为防止造假药，惠民局与和剂局还有“药局印记”和“和剂局记”四个字的大印。临安还在市内分设东、南、西、北四局，形成连锁式的经营。局中由朝廷派官员和士兵管理，负责监督其制药、售卖，并负责守卫、巡逻和护送等任务。

由于惠民药局承担一定的慈善施药机构职能，除了经营收入外，还有相应的拨款补贴。通常一到夏天，朝廷就派出医官到临安城内外施医送药，为贫民诊治。遇到疫情，惠民药局也要提供药物，配合医官在街巷诊治，给散

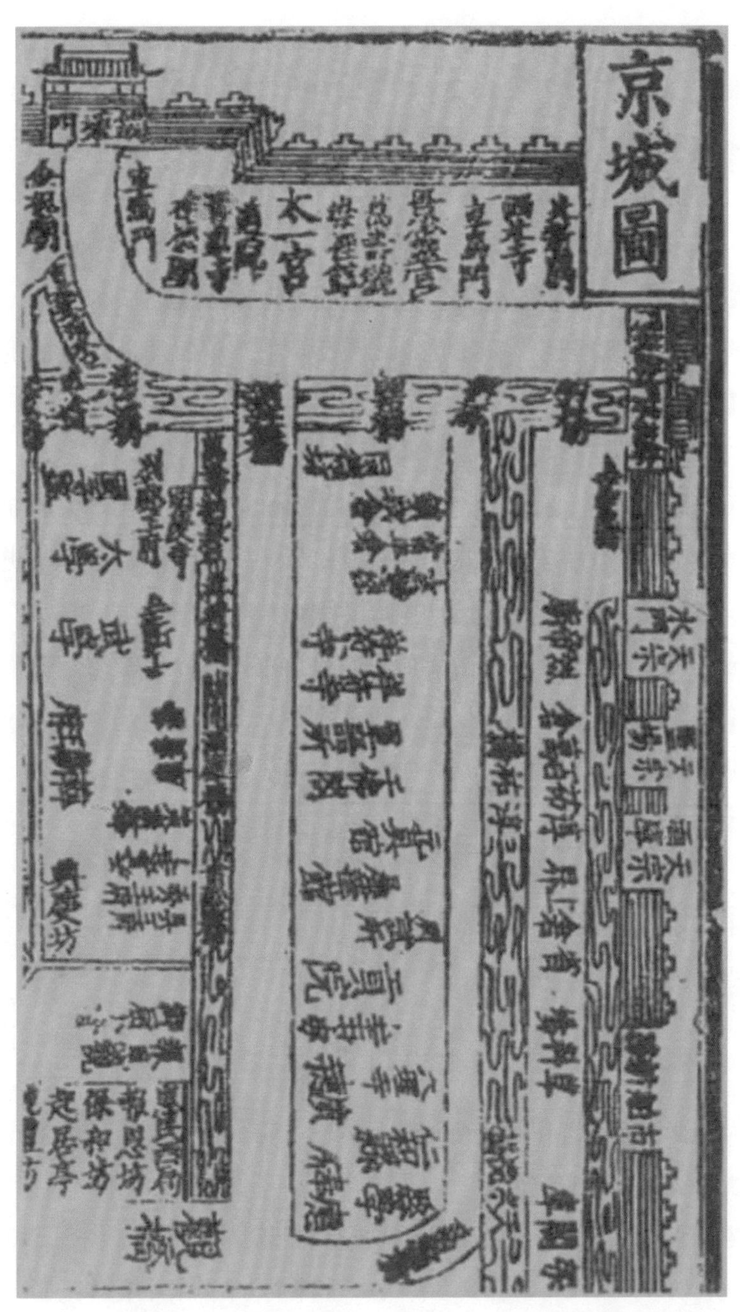

图2-9 《咸淳临安志》“京城图”中的惠民西局

汤药。南宋吴自牧记载：“民有疾病，州府设施药局于戒子桥西，委官监督，依方修制丸散㕮咀。来者诊视，详其病源，给药医治。朝家拨钱一十万贯下局，令帅府多方措置，行以赏罚，课督医员，月以其数上其州家，备申朝省。

或民以病状投局，则畀之药，必奏更生之效。”（《梦粱录》卷18）

明州（今浙江宁波）最早在宝庆三年（1227）由守臣胡矩创立制置司和剂药局，设在鄞县，耗费4000缗，另捐1万缗作购买药材流行资金，“渐收赢钱，以补泛费，其万缗则循环充本”（《宝庆四明志》卷3）。宝祐五年（1257），吴潜知明州，创立明州合剂药局，增置药铺14所，平时正常经营，春夏季则施药救济，如宝祐五年（1257）散药3835贴，开庆元年（1259）散药2493贴。其发展经营颇有成效，截至开庆元年四月盘点，有钱药共计447139贯111文，比创设时增加了433139贯111文，一些药铺每日流水额达800至1000贯（《开庆四明续志》卷2）。

惠民药局是朝廷“仁政”之一，发挥了一定功效。但到南宋后期，药局屡现腐败。当时住在临安癸辛街的周密说：“然弊出百端，往往为诸吏、药生盗窃，至以樟脑易片脑、台附易川附，囊橐为奸，朝廷莫之知，亦不能革。凡一剂成，则又皆为朝士及有力者所得，所谓惠民者，元未尝分毫及民也。”（周密《癸辛杂识》别集上）以致“都人谓惠民局为惠官局，和剂局为和吏局”（《吹剑录外集》）。

四、重要医药著作

两宋时期，浙江医药学术成就进步巨大。一些传世医著至今仍对中医学界产生影响。

（一）方书

这时期浙江医学著作中最多见的是方书。可分为两类：一类是知医文人的集方，另一类是医家的方书。

北宋文人中，曾任杭州知府的苏轼与杭州籍文人沈括（图2－10）各辑有一本《良方》，后人将其合刻，称为《苏沈良方》。书中有些经验来自浙江的实践见闻。如有一种“治筋骨诸疾、手足不随不能行步运动”的左经丸，据载“予至嘉兴，有一里巷儿，年十余岁，两足涌行，以一丸分三服服之，尽四五丸遂能行”；又记载苏轼在杭州治疫所用的圣散子，称“杭州民病，得此药，全活不可胜数”；有长兴（今属浙江湖州）贾耘老传的一首治脾寒疟

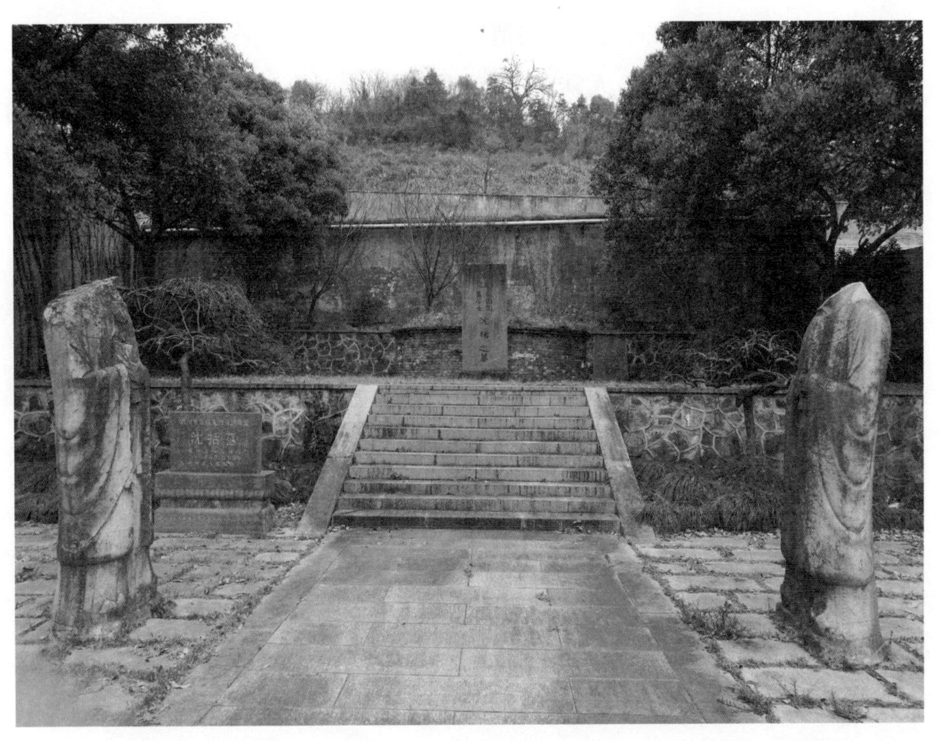

图 2-10　位于杭州市余杭区良渚镇安溪下溪湾自然村北太平坞的沈括墓

疾的七枣散方，采用乌头不炮制而是沸汤泡的独特方法；湖州处士刘某用椒朴丸治愈痢病；两浙提点刑狱病泻用苏合香丸而愈；两浙张大夫病喘 20 年服九宝散得效。

北宋临安府（今浙江杭州）人郎简，也是文士出身，自幼孤贫，借书阅读摘录，后中进士，任工部侍郎。他晚年在城北建造园庐，自号武林居士。郎简注重医学、导引和养生术，汇集有《集验方》10 卷。该书已佚，不过郎简为王衮《博济方》作序提到，曾将 30 余通验方交给王氏附于其“类例”之内。但《博济方》仅存《永乐大典》辑本，已分不清哪些是附方了。

《是斋百一选方》作者王璆，山阴（今浙江绍兴）人，官汉阳守，喜集医方，辑成后初刊于 1196 年。此书所载方剂大多载其来历，其中有些方明确来自浙江医家的经验。如小补心丸介绍为“绍兴府慧应都正方，钱文子传”，椒附健脾散、姜橘丸为“余姚陆医方”，大圣一粒金丹为“浙漕吕仲发传”等。又提到绍熙壬子（1192）会稽时行痢疾，张叔潜之子用治血痢方有效，浙东提举黄郎中施行如圣饮也“颇有效验”，浙东帅赵侍郎子和则施行必效饮子，反映瘟疫流行时同病异治的情况。

山阴（今浙江绍兴）人陆游不仅是著名诗人，还曾效法其先祖陆贽编《陆氏集验方》的做法，编成《陆氏续集验方》一册刊行，惜已失传。

医家所编的方书中最有影响的当属《太平惠民和剂局方》。此书初成于1078年，原名《和剂局方》，成书后迭经修订，北宋大观年间（1107—1110）陈师文、裴宗元等校正成5卷21门，收279方。南宋绍兴十八年（1148），因药局改称太平惠民局，此书也改称《太平惠民和剂局方》，其后又陆续增添绍兴、宝庆、淳祐年间等有效验方，改为10卷，分诸风、伤寒、痰饮、诸虚等14门，共788方。书中许多名方至今流传，如至宝丹、牛黄清心丸、苏合香丸、紫雪丹、逍遥散等。

南宋时温大明的《温隐居海上仙方》辑录了其家族的数世行医经验。温氏原籍南京，从温大明高祖时起居于四明（今浙江宁波）。温大明父亲温制乾随侍南宋丞相魏杞入都城临安，以儒医知名。温大明本人于孝宗淳熙年间从事医学，任保义郎充殿前司提点诸班医药饭食兼和剂局监收买药材官。《温隐居海上仙方》一书每证均有关于病证和治方的歌诀一首，歌后附论述，内容颇有特色。

（二）本草

北宋时期，朝廷多次修订本草，先后有《开宝本草》《嘉祐本草》《本草图经》等官修本。唐慎微《经史证类备急本草》成书后，朝廷又加以校定，先后形成《政和本草》《大观本草》。宋室南迁之后，也曾进行过一次官修本草举动，编成《绍兴校定经史证类备急本草》31卷，简称为《绍兴本草》。该书由医官王继先主持编修。王继先为开封人，为官贪腐，并与秦桧结交，为时论所讥。宋室南渡后，宋高宗指令他到福州居住。宋孝宗继位后不再限定其居住地，但不准进入杭州。1159年，他在《大观本草》基础上校勘文字，补充新药，编写《绍兴本草》，现存日本残抄本，有药图801幅，很有学术价值。

南宋画家王介于1220年撰绘《履巉岩本草》3卷（图2-11），将杭州周边住地周围草药206种绘成彩色图谱，以其堂号“履巉岩”为名，是现存

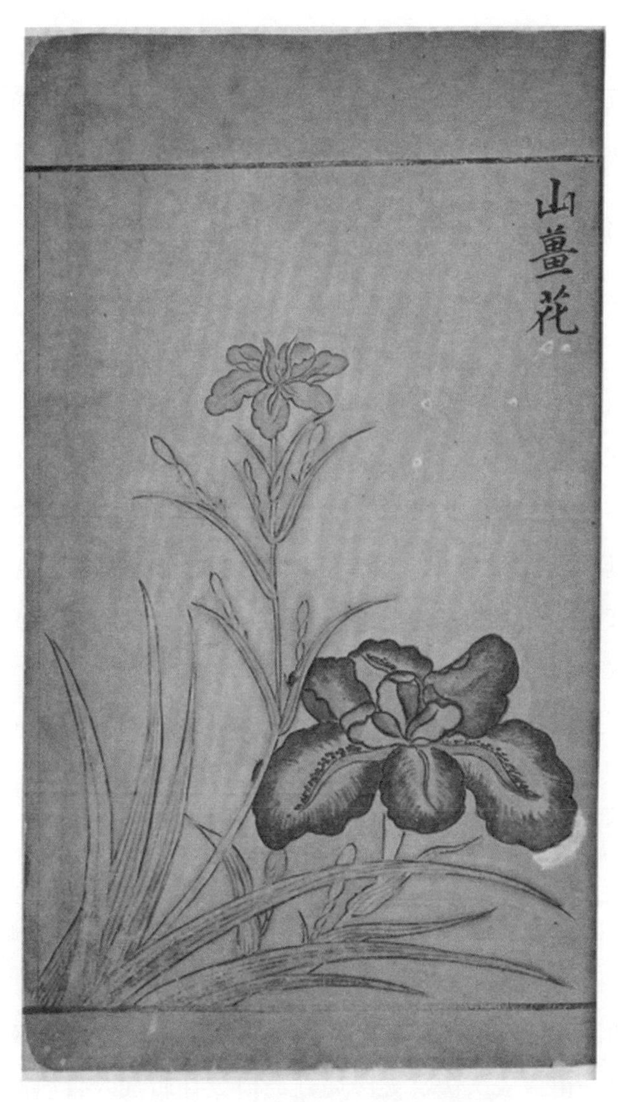

图2－11 《履巉岩本草》明绘本书影

最早的地方本草彩色图谱，其药图精美，现存明抄绘本。

另有南宋黄岩（今属浙江台州）医家陈衍，字万卿，于1248年编成《宝庆本草折衷》20卷。陈衍认为本草书籍“异同杂糅，泛切混淆”，于是参考了南宋诸家本草著作，先是在宝庆三年（1227）写成《本草精华》，后又经20年的反复修订，于淳祐八年（1248）定稿为《宝庆本草折衷》，约于宝祐五年（1257）雕版印行。全书原20卷，载药789种，现存残卷共14卷，药物523种。此书汇集了南宋许多本草书目和药性理论、用药经验等，新增了鹿角霜、麋茸、蛤粉、草果、青皮、罂粟壳等药物，对本草学术颇有贡献。同乡戴复古为其题诗说："本草有折衷，儒医功用深。何须九折臂，费尽一生心。药物辨真伪，方书通古今。有时能起虢，一剂直千金。"

（三）其他医著

祖籍浙江钱塘的儿科名医钱乙，字仲阳，在其曾祖父时已北迁山东郓州（今山东东平）。其父钱颢，擅长针医。钱乙随姑父吕氏习医，元丰年间（1078—1085），长公主女有疾，召钱乙诊治而愈，授翰林医学。次年，皇子仪国公病瘈疭，钱乙用黄土汤治愈，擢为太医丞。其弟子收集钱氏医方及著作，集成《小儿药证直诀》3 卷。《四库全书总目提要》称"钱乙幼科冠绝一代"，评价说"幼科之鼻祖，后人得其绪论，往往有回生之功"。

南宋医家王执中（约 1140—1207）在《黄帝内经》《难经》基础上，参照《铜人腧穴针灸图经》《针灸甲乙经》《千金方》《黄帝明堂经》《外台秘要》等书，考证古代文献中记载的腧穴，重新订正错误，博采各家之长，结合临床经验，于嘉定十三年（1220）著成了《针灸资生经》。

槜李（今浙江嘉兴）人闻人耆年于宝庆二年（1226）著《备急灸法》1 卷，介绍诸发、肠痈、溺水、自缴、蛇咬伤等 22 种急证灸治方，每方均记出处，并有简明图说。原刻本已佚，现存淳祐五年（1245）孙炬卿复刻本。重刊时附有佚名氏《骑竹马灸法》及《竹阁经验备急药方》。

南宋时期，太医局刊行的《太医局诸科程文格》，为当时医学考试试题及答案的汇录，由成安大夫、太医局判局何大任辑成。目前有从《永乐大典》辑出的 9 卷本，载试题 89 道。当时考试题目分为 6 种：其一为墨义，即默写题，内容多为《黄帝内经》《神农本草经》《难经》等原文。其二为脉义，考查对脉学的理解。其三为大义，考查对《黄帝内经》等经文的理解。其四为假令论方义，就设定的某类药物或方剂进行解析，如针灸科、书禁科则各考其专科理论。其五为假令法，就某一假设证候，要求根据所在节气，论述其病候、脉诊、节气、治法、变证、方药等多方面内容，是综合性最高的一类题目。其六为运气，就某一年的五运六气做出论述。这些考题格式完善，综合性强，注重实用，后世考试常常仿效。

南宋钱塘（今浙江杭州）人周守忠于1220年撰有《历代名医蒙求》2卷。此书属以人物小传为主的古代医史，辑集前代医家事迹，编为韵语200句，共载医史人物202人。

南宋时期，还有一种影响较大的食物养生著作，即林洪的《山家清供》（图2－12）。林洪据传为杭州孤山隐士林和靖的后裔，其书完成于南宋景炎元年（1276），共记载膳食方104首，种类有粥、饭、糕、饼、面、馄饨、粉、羹、浆、菜、脯、茶、酒等，不少论及养生功效。如青精饭“久服益颜延年”，用菊花做成的“金饭”则“久食可以明目延龄”，胡麻酒“大有所益”等。

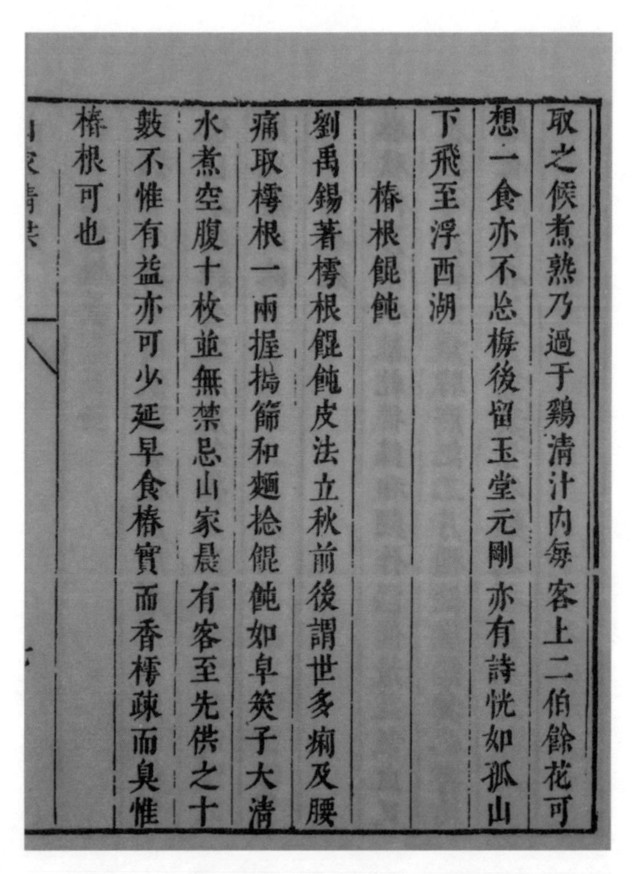
取之候煮熟乃過于鷄清汁内每客上二佰餘花可
想一食亦不忘梅後留玉堂元剛亦有詩恍如孤山
下飛至浮西湖
椿根餛飩
劉禹錫著樗根餛飩皮法立秋前後謂世多痢及腰
痛取樗根一兩握擣篩和麵捻餛飩如皁莢子大清
水煮空腹十枚並無禁忌山家晨有客至先供之十
數不惟有益亦可少延早食椿實而香樗疎而臭惟
椿根可也

图2－12 《山家清供》书影

两宋时期的浙江还有不少重要医著，如朱肱的《南阳活人书》、陈言的《三因极一病证方论》、王硕的《易简方》、周守忠的《养生类纂》、夏元鼎的《黄帝阴符经讲义》《悟真篇讲义》等。详见第三章各节。

此外，日本僧人荣西在宋时来华，曾往天台山学习禅宗，同时也对茶和桑的药效做了深入的研究，学习中国的茶文化与中医养生学，回到日本后，撰有《吃茶养生记》2 卷。该书论述了五脏与五味、五行、五时等配属关系，是受到浙江文化影响形成的茶道和茶疗专著。

第三节 元明清（前中期）

元明清（前中期）时期是浙江经济文化发展的繁荣时期，医药在社会生活各方面的普及程度越来越高，学术上的成就更是影响巨大。

一、医药管理

元、明、清三朝的宫廷医学最高机构均为太医院，不过建制上有差异。元世祖中统元年（1260）正式设太医院，明、清基本沿袭，其主要职能是供奉朝廷医药并负责宫廷医师培训。

（一）医政和医学教育

元朝时对民众实行分行业编籍，医者被编为医户，并实行世袭制。元代浙江各府县的医户情况在方志中有不少记载。如元代《大德昌国州图志》记载该州在至元二十年（1283）时有民户22640户，其中医户有43户，昌国州相当于现舟山市范围。另仙居县在元至正年间有医户35户（光绪《仙居志》卷5）。

近年发现了元印本《礼部韵略》纸背户籍文书，记载了湖州路德清县数名医户的情况。其中丁应龙、盛三九、黄阡九、沈文俊4户，均应医户差役，但其营生是“卖药”；只有钱陆壹的营生是“医药”。说明医户并不一定专职行医，当然在古代卖药者也多通医理，能够给病家一些指导。

元政府在各地设立隶属于太医院的官医提举司管理当地的医户，《元史》载：“官医提举司，秩从六品，提举一员，同提举一员，副提举一员，掌医户差役词讼。至元二十五年置。河南、江浙、江西、湖广、陕西五省各立一司。”（《元史·百官志七》）行省下的路则应设有低级别的提领所。同时元代又要求地方成立医学校，培养当地的医户子弟。元中统三年（1262），朝廷派出太医院副使王安仁为钦差，手持金牌，前往各地监督建立医学。医学校一般与当地三皇庙合一，庙舍平时作为医学教学机构，每年春、秋两季举行大祭。各地也设有隶属于太医院的医学提举司，督促管理医学校的学习情况。

至元二十二年（1285）规定各种医学生应在每月朔望集到三皇庙，各就所执业的科目，介绍相关病案，“各人自写曾医愈何人，病患、治法、药方，具呈本路教授，考较优劣，备申擢用，以革假医之弊”（《元典章》卷32）。这种官府提倡的医学交流十分难得。文人袁桷《庆元路医学记》（图2－13）记载四明路医学的医师交流的情况说：“余幼尝闻长老言，乡里多名医，皆修谨退让，呐呐然若不胜衣，察脉视色，必原于井谷经络之微妙；调制汤液，必通乎风土之宜。甘辛、燥湿、内外，相为表里者，悉参取于经传，故其术百不失一。怀疑审问，求正于胜已，无忌悻之谬。道同而气和，相逊以礼，相处以义。而昔时公卿家激励奖与之道，又能使尽其术而无愧。噫，亦盛矣！”（《清容居士集》卷18）

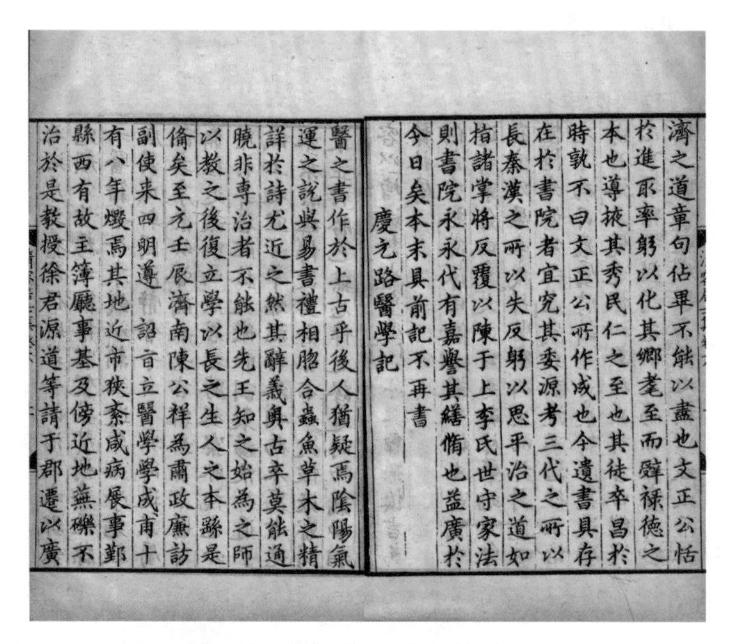
濟之道章句佔畢不能以盡也文正公恬
於進取率躬以化其鄉耄至而辟祿德之
本也導掖其秀民仁之至也其徒卒昌於
時孰不曰文正公所作成也今遺書具存
在於書院者宜究其委源考三代之所以
長秦漢之所以失反躬以思平治之道如
指諸掌將反覆以陳于上李氏世守家法
則書院永永代有嘉譽其繕脩也益廣於
今日矣本末具前記不再書

慶元路醫學記

醫之書作於上古乎後人猶疑焉陰陽氣
運之說與易書禮相脗合蟲魚草木之精
詳於詩尤近之然其辭義與古卒莫能通
曉非專治者不能也先王知之始為之師
以教之後復立學以長之生人之本繫是
倚矣至元壬辰濟南陳公祥為肅政廉訪
副使來四明遵詔旨立醫學學成甫十
有八年燬焉其地近市狹湫咸病展事鄞
縣西有故主簿廳事基及傍近地蕪穢不
治於是教授徐君源道等請于郡遷以廣

图2－13　袁桷《庆元路医学记》书影

明代基本继承了元代的医政系统。明太祖时，全国性最高医药行政机关为“医药提举司”，不久改为“太医监”，后又改称为“太医院”。明代仍继续元代的医户管理制度，《明会典》中规定：“（洪武二年令）凡军、民、医、匠、阴阳诸色户，许各以原报抄籍为定，不许妄行变乱。违者治罪，仍从原籍。”（《明会典》卷19）对医户、医丁的传承管理也很严格。如隆庆五年（1571）规定：“其实在医籍人户，各以正枝一人为户首，备查宗派立册，以后止据现在各户考实造报。”（《明会典》卷103）

有关明代浙江区域内的医户记载，现存有不少史料。如：

浦江：嘉靖元年（1522），有11240户，人68237口，其中医户1户。（嘉靖《浦江志略》卷2）

义乌：万历十九年（1591），有15610户，人71494口，其中医户8户。（崇祯《义乌县志》）

龙游：嘉靖三十一年（1552），有23669户，其中医户8户。（康熙《龙游县志》）

永康：成化八年（1472），有16400户，人77500口，其中医户1户。（成化《永康县志》）

衢州：嘉靖三十一年（1552），衢州路医户137户，其中西安县54户，龙游县8户，江山县35户，常山县24户，开化县16户。（民国《衢县志》）

医户占户数的比例，可以万历《绍兴府志》卷12所载为例列表比较（表1）。医户并不意味着全家都是医师，按要求至少有一人继承医业，则每个医户的医师人数按一父一子统计算2人。

表1　明代万历时期绍兴府各县医户数及比例表

县名	户数	医户数	占比（万分之）	口数	医生数	占比（万分之）
山阴	29152	15	5.14	115409	30	2.60
会稽	18608	37	19.88	65004	74	11.38
萧山	19430	5	2.57	93014	10	1.08
诸暨	18410	5	2.71	38684	10	2.59
余姚	41847	11	2.63	158392	22	1.39
上虞	19311	0	0	35638	0	0

续表

县名	户数	医户数	占比（万分之）	口数	医生数	占比（万分之）
嵊县	11605	13	11.20	58717	26	4.43
新昌	7345	5	6.81	13316	10	7.5

由上表可见绍兴各县的医户占比差异极大，最为发达的会稽县远远高于其他县。当然医户并不能代表当地的全部医师。有不少新从业的医师并未统计在内，包括一些儒医，其身份可能仍然在儒户或民户之内。因此，这种“医户”制度其实并不能反映实际情况，也不适应社会发展。以兰溪为例，万历《兰溪县志》记载了该县4次统计情况，其中弘治十五年（1502）有26055户，万历十年（1582）35830户，万历二十年（1592）35833户，万历三十年（1602）35838户，户数和人口都有增长，但医户始终是6户。

在教育方面，明洪武十七年（1384）曾下令天下普设医学教育机构（图2-14），全国各府、州、县的医学机构中设医官，均由太医院考核委派。但是各地医学管理松弛，多逐渐废弛。以万历时期的浙江淳安县的情况为例，万历《淳安县志》载：“今也学不存址，官不备员，即有习两家（医学与阴阳学）学者，皆无所统摄，而其藉空名以应上者，率市井庸流。”

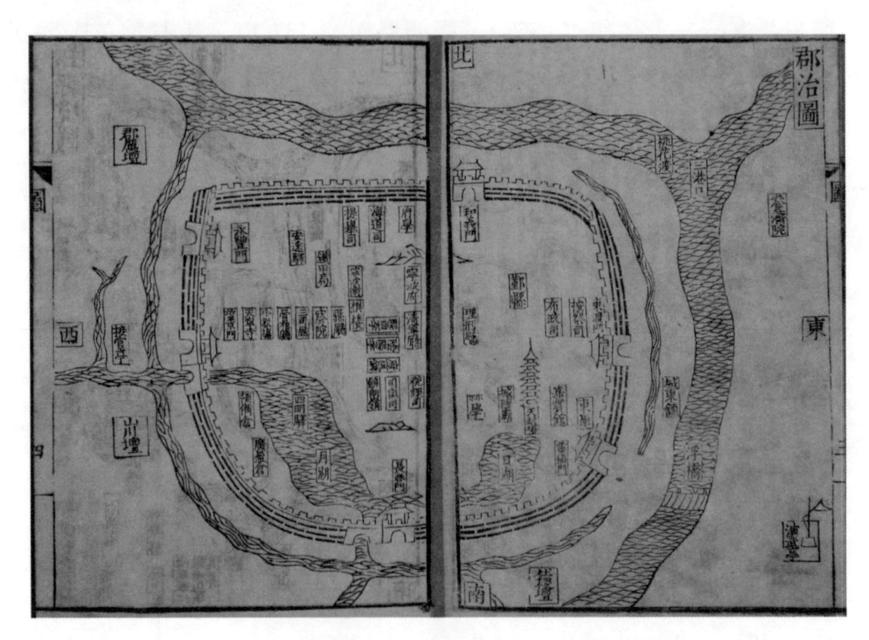

图2-14 明代嘉靖《宁波府志》郡治图中的医学机构

清代的最高医药管理机关也是太医院，是顺治元年（1644）沿明制设立的，以掌医疗和医学教育之事。清朝未再在户口统计时区分医户。另外，清制也有地方医学教育机构的设置，《清史稿·职官三》载："医学：府正科，州典科，县训科，各一人。俱未入流。由所辖有司遴谙医理者，咨部给劄。"但很多地方的医学建置并不健全，如在浙江德清，"医学，署缺建，但寄治药局而已"（康熙《德清县志》卷三），而在清中后期所修的方志中，对"医学"往往标着"今废"。

（二）惠民药局

元代设立惠民药局，制售成药兼贫民治病。《元史》载："元立惠民药局，官给钞本，月营子钱，以备药物，仍择良医主之，以疗贫民。"元太宗九年（1237），"始立惠民药局，自燕京至南京，凡一十路"。惠民药局由朝廷提供本钱，进行经营。但在实践中各地经营不善，腐败风行，致使官本钱亏失，至元二十五年（1288）"悉罢革之"。不过成宗大德三年（1299），复下令"置各路惠民局，择良医主之"，仍根据各地人口多少给予不同数额的本钱，《元史》载："其所给钞本，亦验民户多寡以为等差。"其中江浙行省的本钱是二千六百一十五锭，仅次于腹里。据载，现浙江区域在当时设有惠民药局的有杭州、宁波、绍兴、衢州、台州、海宁州、余杭县、临安县、新城县、於潜县、昌化县、婺州路的浦江县、庆元路的鄞县。

明初沿续惠民药局制度。洪武三年（1370），令各地开设惠民药局。浙江省有许多县相继设立。如洪武三年（1370），瑞安县建惠民药局，洪武四年（1371），余杭设局，洪武十七年（1384），萧山、桐庐、诸暨、新昌各县设惠民药局。明宣德三年（1428）义乌设立惠民药局，正统八年（1443）知县刘同重修。此时的惠民药局多与医学合并，当时制定有财政保障制度，如嘉靖《仁和县志》卷7记载："于各处出产并税课抽分，药材给降不敷，则官为买办。"但这样仍难以维持，杭州府各县所设的8所后来只保留1所，在杭州西文锦坊之南、大街西。

各地的药局是否健全主要视乎主政者的重视程度。如慈溪的惠民药局建成以来就"隘狭不足容"，医官无地居住，历任官员都毫不过问。正德年间曾大显来任县令，认为“朝廷既设官属，无居，曷以称上意?”（光绪《慈溪县志》卷2）遂下令建设房屋，才使“医学”有了专门房间，而惠民药局则附设于“医学”左侧。

清代的地方制度不设惠民药局。

二、瘟疫防治与医疗救助

元、明、清时期，江南地区经济发展，人口集中度高，加以地区水网密布，瘟疫发生频繁。官府和民间大力开展医疗救助，在我国战疫史上留下许多佳话。

（一）瘟疫流行概况

元、明、清时期，浙江的瘟疫流行是相当严重的。《元史·五行志》记载：至大元年（1308）“绍兴、庆元、台州疫，死者二万六千余人”；至正二十年（1360），“绍兴山阴、会稽二县大疫”，二十二年（1362）“又大疫”。

《明史·五行志》载：永乐十一年（1413）六月湖州三县疫；七月宁波五县疫；正统九年（1444）冬绍兴、宁波、台州瘟疫大作，及明年死者三万余人；万历十六年（1588）五月浙江等地大旱疫。

《清史稿·灾异志》载：

> 康熙三十三年（1694）夏湖州大疫，桐乡大疫；四十八年（1709）三月湖州大疫，四月桐乡大疫；四十九年（1710）秋湖州疫；五十六年（1717）正月天台疫；六十一年（1722）七月桐乡疫，嘉兴疫。
>
> 乾隆二十一年（1756）春湖州大疫；二十二年（1757）四月桐乡大疫；二十五年（1760）六月嘉善大疫；三十二年（1767）八月嘉善大疫；四十八年（1783）六月瑞安大疫；五十八年（1793）冬嘉善大疫；六十年（1795）十二月瑞安大疫。
>
> 嘉庆二年（1797）六月宁波大疫；十年（1805）三月永嘉大疫；二十五年（1820）七月桐乡大疫，八月乐清大疫，永嘉大瘟疫

流行，冬嘉兴大疫。

道光二年（1822）夏永嘉疫；十一年（1831）秋永嘉疫；十三年（1833）五月永嘉大疫。

正史所载瘟疫比较简单，而在地方史志和其他史料中则记载更详。有的资料记载了瘟疫的名称，如《永嘉县志》载嘉庆十年（1805）流行痘疫；《鄞县志》载嘉庆十五年（1810）流行痘疫。有的具体记载症状，如道光初年的霍乱大流行，范围远远不止永嘉一地。据研究，这是真性霍乱在我国的初次大流行，当时浙江是重灾区。定海人黄式三记载："天降疠疾，口吐呕、腹痛、肠绞、泻痢、麻木，获此疾者十有七八死，死者速在一二日间。"嘉庆庚辰岁（1820）"此疾初发"（《儆居集》卷5）。费善庆也记载："道光辛巳（1821）六七月间，江浙大疫，初起足麻不能伸，名为脚麻痧，又名吊脚痧，患此者或吐或泻，骤如霍乱，甚至顷刻殒命者日数人。"（《垂虹识小录》卷7）民国《镇海县志》记载："道光元年八月，桃李花开，夏秋闻霍乱盛行，犯者上吐下泻，城乡死者数千，唯僧尼、幼孩少犯。"这些记载有助于判断疫情性质。

（二）官民医疗救助

尽管元、明两朝惠民药局废立不定，清朝未将其列入行政序列，但惠民药局所承担的地方医疗救护职能并没有废除。地方官员均具备医药救灾的意识，在灾疫流行时会启动遗留的惠民药局设施以临时发挥职能，或新建类似的施赠医药机构。包括一些社会人士、普通医者，也都会出钱出力救助民众。浙江地区这类事例极为普遍。

如元代初年（1271），永嘉（今浙江温州）大疫，当地官员聘请世传医学的刘资深主持防疫，"所疗皆愈"（弘治《温州府志》）。元大德五年（1301），衢州路疫病流行，医学提领刘光大之子刘咸创建济民药局，设太子神祠以驱疫。元代新昌人王公显，精于医术，家乡大疫时，与其子王宗兴一起沿门疗治，救治甚众。元代曾任杭州行署路总管府杂造局大使、金玉局大使的官员夏应祥，于杭州寿安坊开设药室，"视贫不能自存者，则施予之"，其制药坚持真材实料，不计价值采购贵重药材，其药剂服者辄效，故此“钱塘地大物众，凡需药剂者，悉趋夏氏之门矣”（《元故将仕郎金玉府军器提举司同提举夏君墓志铭》）。

明初官员王恺在衢州总制军民事务，“时饥疫相仍，恺出仓粟，修惠济局，全活无算”（《明史·王恺传》）。明英宗正统九年（1444），礼部左侍郎王英奉旨代皇帝为浙江疫灾致祭，“英至，大雨，民呼‘侍郎雨’”（《明史·王英传》）。明万历十六年（1588），浙江大疫，处州缙云知县龚延宾请本地人赵仪主持救疫，“夙夜殚心调度，全活者数百户”；明代丽水医家何明鼎，备药济世，不分贫富，“遇孤苦，自携炉炭煎煮”（《处州府志》）。

明代万历时，医家吴元溟，由安徽歙县徙居钱塘。时浙江大疫，他随父亲在道上为患者治病，每天医活者数十百人。后著有《痘科切要》《儿科方要》等。

明代天启至崇祯年间，乌程人卢明铨，精于医术，施药不责报。曾于1617年召集湖州乌程、归安二县医者，议立讲书之会，阐明医师，名之曰：“一万社”。“一万社”成立后，于每月初一、十五午后集会，研讨医学问题。后该社出资在今湖州城南横塘一带建“天医院”，旁设药局，施药济众。天启五年（1625），湖州“瘟疫流行，道殣相望”，“一万社”在官府支持下积极开展救助，2个多月共施药物9532剂，救助难民3862名。“天医院”有一定的宗教色彩，为祈病处所，同时多兼有医药救济功能。明代钱塘名医朱应轸也曾在西湖附近设天医院，供奉陶、吴、许三真君。清初卓业之记载，“陶、吴、许列仙善疗众病”（《栖里景物记》卷7）。

明万历四十四年（1616），余杭县“疫大作，知县戴日强奉文开局施药救疗就医生，药室于城内外分立四处，各乡随地设立，今医生置剂调治。民称便焉”（光绪《余杭县志》）。

明崇祯九年（1636）六月，绍兴瘟疫，祁彪佳昆仲捐设药局，疗治近万人。著名文人张岱为之作诗说：“夏来疫气填村市，亦效市人欺贫子……宰官道念切恫瘝，百草辇来聚若山……医者闻名药闻气，残喘皆能起床笫。须臾全活几千人，仁人见之皆效颦。”（张岱《丙子岁大疫祁世培施药救济记之》）

明崇祯十三年（1640），“岁荒，加以时疫，副史郑碹，奉常金兰，抚军祁彪佳，设立药局，延（孙）燮和主之，全活无数，乡里翕然称焉”（康熙《绍兴府志·孙燮和传》）。

明崇祯十四年（1641），绍兴饥荒，绍兴府推官陈子龙“设病坊，延名医，治癃羸……病坊用药万余剂，所活人千人”（《陈子龙年谱》卷上）。

明崇祯年间，仁和人朱天璧，素工医术，行医于海宁，“时兵荒荐瘥，璧行药剂之，全活者万人，不计值”（《海宁县志》）。

清康熙十年（1671），浙江“水旱亟见，灾疫将兴”，浙闽总督刘瑞图在杭州佑圣观设药局，“征里中名医为单寒请命”（吴农祥《总督刘公瑞图惠民药局碑》）。而衢州则有守道梁万禩设局治疫，聘良医张友英负责。

浙江籍官员到外地任职，也常积极促进当地医药的发展。如明成化十五年（1479）会稽（今浙江绍兴）人章忱任临城（今河北邢台）知县，“乡鄙旧无医药，有疾辄事祷禳以待毙。因疫痢代作，为检方书、修药饵施之”，民众得到救助，“缓急所全活者不可胜计”，他“又买隙地创置社学、阴阳、医学、邮传、养济院各一所”（《两浙名贤录》卷29），促进医药发展。

明代慈溪人王纶（1453—1510），号节斋，举进士后历任礼部郎中、广东参政、湖广右布政使、湖广巡抚。王纶及其父兄均精医，他本人任官时“朝听民讼，暮疗民疾，历著奇验”（嘉靖《宁波府志》），后著有《明医杂著》《本草集要》（图2－15）。此外还流传有《节斋公胎产医案》，于康熙年间由两广运使贾棠刊订，称：“余素与公之家嗣禹九交厚忘形，得公家藏遗本，极胎产化育之妙用，梓以寿世。”内容着重论述产后诸疾之病因、病机以及治疗方法。

桐乡人颜俊彦明末任广州推官，偶然病重，百姓自发为他禳病，颜俊彦反对这种迷信风俗，写文章批评说：“本厅病重……若其无罪，无所用祷；若其有罪，祷之何益？”要求“勿相效尤”（《盟水斋存牍》）。明亡后他弃官而“隐于医”。

清初会稽人陶式玉（1645—1722）在蠡吾（今河北博野）任知县，遇疫疠流行，出箧辑效方三帙，由其侄陶慕庄按方制药，得救治者不可胜计，后其子陶承熹于雍正年间将家藏方和搜集的医方辑集编成《惠直堂经验方》。

浙江平湖人陆光旭在清顺治九年（1652）任保定知县，与民同甘苦，地

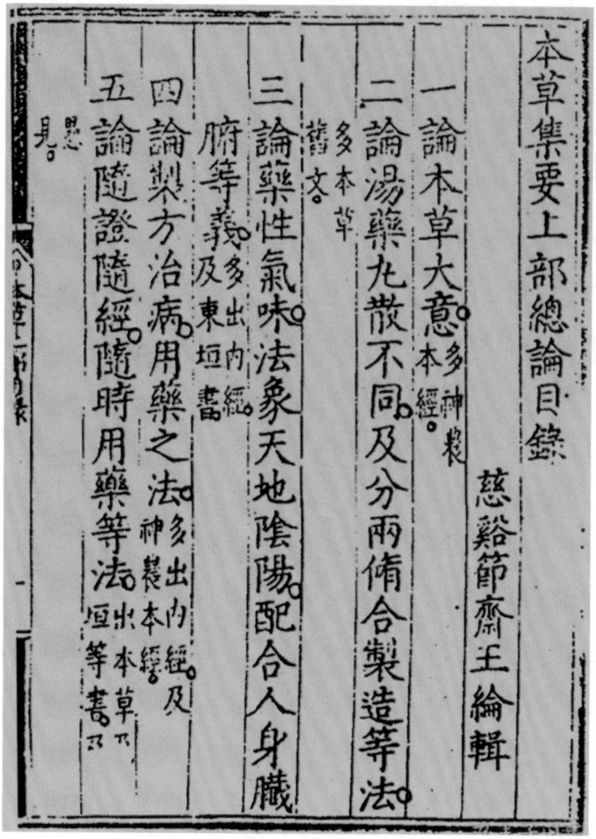

本草集要上部總論目錄

慈谿節齋王綸輯

一論本草大意。多本神農經。

二論湯藥丸散不同。及分兩脩合製造等法。多本草舊文

三論藥性氣味。法象天地陰陽。配合人身臟腑等義。多出内經及東垣書

四論製方治病用藥之法。多出内經及神農本經

五論隨證隨經隨時用藥等法。

图 2－15　明代王纶著作《本草集要》书影

方水灾时，他“请蠲、请赈设粥，活老弱无算。时疫作，施药，罄橐中俸，典衣继之”（光绪《顺天府志·京师志三》）。这类事例不胜枚举。

（三）救助模式成规范

前面提到的祁彪佳，是明末著名的浙江绍兴籍官员，曾担任御史出按苏松诸府（图 2－16）。他对医药救助事业有重要贡献。在 1636 年的救疫中，他“灯下即草募药条款九条”（《祁忠敏公日记·林居适笔》），后来收入他编订的《救荒全书》中的《药局分任事宜》一文就是他实践经验的总结，里面规定了总理、司计、司药、司记、司签等办事人员的职责与工作办法，为办理施药局定下了可供参考的规范。此外祁彪佳还拟订了《药局事宜》规条，对施医制度作了规定：

一、太医每位请诣局三日，每日二位，一期已周，再行邀派。合照另单派定日期。逢期者必辰时初至，未时末散，勿使病人致有怏望，尤见太医普济之仁。

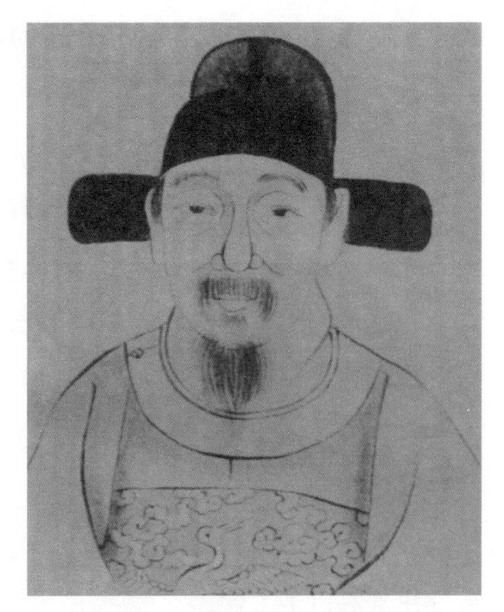

图2－16　祁彪佳像

二、初方服药未效者，持方到局，再行加减。如系前期太医之方，属后期太医值日，务在审病看方，加减得法，以图奏效。

三、取用之药，一照时价，现发纹银。倘不用道地好料，及供用有缺，致误病人者，即呈明（道台）处治。

四、给药止疫痢疟泻等时症。其余痼疾他症，止准给方，不准给药。每次只给药二帖。如服药之后，病尚未愈，许持方加减再给。

五、病人到局，先于寺头门外领签，分东西二号，照序进入（看病），不得混乱。重病卧床、不能扶掖胗视者，许亲属细写症候，到局领签，取方给药。

六、看病写方既毕，病人即将原方赴给药所，人簿与药。亦照方内字号，毋得搀拥。

七、太医并执事每日茶饭点心，俱经各僧房另单包办。荒俭之年，不得不极意简省，但三餐二点，轮值之房，务要精洁应时。至于发银，一听司费料理。

八、妇女看病者，定于巳时在十王殿齐候。烦东局太医到殿前诊脉写方，司记随人誊写医案。（《救荒全书》卷17）

另外《救荒全书》中还收录了明末山阴县令江元兆举办病坊的文件，病坊分设董理、巡行、司粥、司药、司茶、监葬、司净、司记等职务，分工办理。病人痊愈出坊，则给钱20文作路费。由此可见，明清时期浙江地方官员对于实施医疗救助已经形成了一定的规范做法并有效实施。

三、医业发展

古代的“医户”没有发展成现代式的医疗准入制度。在社会生活中，各界人士都重视医药和学习医学，有的人从其他行业转而业医，有的则兼职行医。根据他们的本来身份，略列官医、儒医、僧医、道医、武医、铃医、世医、痘医数类，分别举例如下，以对古代的医界有更全面的了解。

（一）高阶医官辈出

元、明、清三朝浙江医学人才兴盛，出任高级别医官者史不绝书。其中较突出者有以下人物。

元代医家张廷玉，据载为绍兴人，擅长挢引按摩，曾任太医院使，也是名医项昕的老师之一。

元代医家汪斌，原籍江西婺源，其祖父汪镛在南宋时任翰林太医，南宋末定居于杭州。汪斌始习儒，宋亡后以医术为业，被元政府召到江南行省署为官医。至元二十三年（1286）被元世祖召见，“奏对称旨，切脉奇中，用药立效，即日拜太医院官”（邵亨贞《野处集》卷3），官至少中大夫同提点太医院事，大德二年（1298）参与校订《圣济总录》。因其除医术之外多进治道及民间得失，受到重视，后来累迁至昭文馆大学士、太医院使，死后追封徽国公。

元代医家倪居敬，世居杭州，其父亲倪信庵“尝遇异人授以秘方，其法揉剂为膏，用以愈疡，疡者受其剂即愈。杭地大物众，有疡者辄趋倪氏，一时言疡医者，莫不曰信庵、信庵云”（《元故保冲大夫江浙等处官医提举倪公墓志铭》）。倪居敬继承家学，元至正年间荐补杭州路医学正，后升医学教授、浙江官医副提举、官医提举。因受赏识，拟让他转任更高级的江浙行省财赋府事同知，但倪居敬说：“医，吾职者。”固辞不受，继续担任医学职务并行医，入明后辞归乡里。其子倪伯温也被选任为杭州惠民药局提领。

元代东阳人张去非，字实堂，善于太素脉，至元二十六年（1289）治愈尚书左丞相史弼，被授江西等处官医提举。其二子均继承父学，张安道曾出任杭州路医学教授，张至道曾任昌国州（治所在浙江定海）医学教授。

元至正年间，陈公亨任江浙行省医学提领，1292年许若璧任定海医学提领等。

明朝开国，太祖朱元璋定都南京，在礼部下设太医院。成祖朱棣虽迁都北京，但南京仍保留六部架构，于是南、北两京都有太医院。浙江医家中供奉两京太医院并出任高位者不在少数，曾受封太医院最高长官太医院使的浙江人有以下诸人。

王桓，四明（今浙江宁波）人，明初被征召入朝，封为太医院使。《涌幢小品》载其经过说："国初四明人王桓与二儒者同赴召，见太祖于便殿……其一儒对曰：臣业医。上曰：卿为医，亦知蜜有苦而胆有甜者乎？对曰：蜂酿黄连花则蜜苦，猿猴食果多则胆甜。上曰：是能格物者，擢为太医院使。"

许升，浙江嘉兴人，洪武年间以富户实京师，于是迁居南京。以名医荐入太医院，任太医院使（一说为太医院士）。永乐年间又随明成祖迁至北京。

石逵，字良仁，诸暨（今浙江绍兴）人。明洪武中以辟荐至京师。当时王室中人有疾，经举荐让石逵前去治疗，很快有效。于是受赏识，后来任御医院使。

查恕，字仲容，海宁（今浙江嘉兴）人，其父查均宝遇异人授医术，至查恕有"查一帖"之称。据记载，查恕于明洪武十一年（1378）被征辟入朝，"拜郡守，固辞，授太医院正使，赐一品服加蟒玉"（《海宁查氏宗谱》）。

戴思恭（1324—1405），字原礼，号肃斋，浙江诸暨马剑镇马剑村人。幼承父业学医，后继向朱震亨（号丹溪）学习医术20余年，得其真传。洪武十九年（1386）朱元璋病，诏戴思恭诊治，后召其为太医院御医。建文帝登位后，任太医院使。永乐初以年老求归。永乐三年（1405）夏，再次奉召入京。去世时成祖亲撰祭文，派人致祭。

方思敬，浙江建德人，永乐八年（1410）任太医院使。

杨云，原名杨荣，武义（今浙江金华）人。业医有名，明宣德乙卯年授御医，正统年间升太医院使。

许绅，字大绅，是许升的曾孙，祖籍浙江嘉兴，随祖上迁居于北京。许绅父亲许观曾为太医院判，他本人由御医升至太医院使。嘉靖二十年宫婢杨金英等计划缢死嘉靖帝，许绅赶到时皇帝已气绝，他果断以峻药攻下，救治成功。后获加封太子太保、礼部尚书。

黄绶，山阴（今浙江绍兴）人，明宪宗时为太医院院判，明宪宗去世后裁撤太医院医官，黄绶一度被降为御医，后再升院判，弘治十七年（1504）任太院院院使。

徐枢，字叔拱，钱塘（今浙江杭州）人。世代业医，其父在元代曾任海盐路医学教授，遂定居于海盐。徐枢从小习医，“洪武初，以荐为秦府良医正，出丞枣彊（今河北枣强），召为太医院御医，累奏奇绩，升院使”（《两浙名贤录》卷49）。告归还乡时明宣宗赐诗，有句云：“太医老卿八十余，胸蟠千古岐黄书。”

董宿，四明（今浙江宁波）人，曾任太医院使，广集诸家医方，草辑《试效神圣保命方》10卷。

胡廷寅，山阴（今浙江绍兴）人。自幼业儒，后遇异人，得以精通医术。后被征至京师，由御医历升，成化二年（1466）任太医院使。

方贤，归安（今浙江湖州）人，于正统、景泰年间任太医院院判，在董宿《试效神圣保命方》基础上，与御医杨文翰考求医药文献，重予考订。又收采经验之方，增订成《奇效良方》69卷，刊于成化六年（1470）。成化年间召至殿前，考医论三篇俱佳，于成化七年（1471）升太医院使。

丘钰，乌程（今属浙江湖州）人，弘治十七年（1504）任太医院使，历升通政司右参议。

谢鼎，黄岩（今属浙江台州）人，正德八年（1513）任太医院使，历升右通政。

钱寰，钱塘（今浙江杭州）人，精于儿科。嘉靖初年被征至京师，历任医士、御医，由侍皇太子疾有效，嘉靖二十一年（1542）升任太医院使，历升右通政。

蔡楠，钱塘（今浙江杭州）人，嘉靖二十一年（1542）升任太医院使，历升右通政。

朱儒（1515—1591），字宗鲁，浙江嘉兴人。幼时家贫，得僧人杨时升教其医术。嘉靖时，其同族朱恭担任太医院院判，将朱儒招入太医院为医士。后于万历七年（1579）任太医院院判，万历十二年（1584）任太医院院使（图2－17）。其子朱国祚在万历十一年（1583）获廷试第一，后拜礼部尚书兼东阁大学士，入阁参理机务。又加太子太保，进文渊阁大学士。朱儒因朱国祚得赠太保大学士。

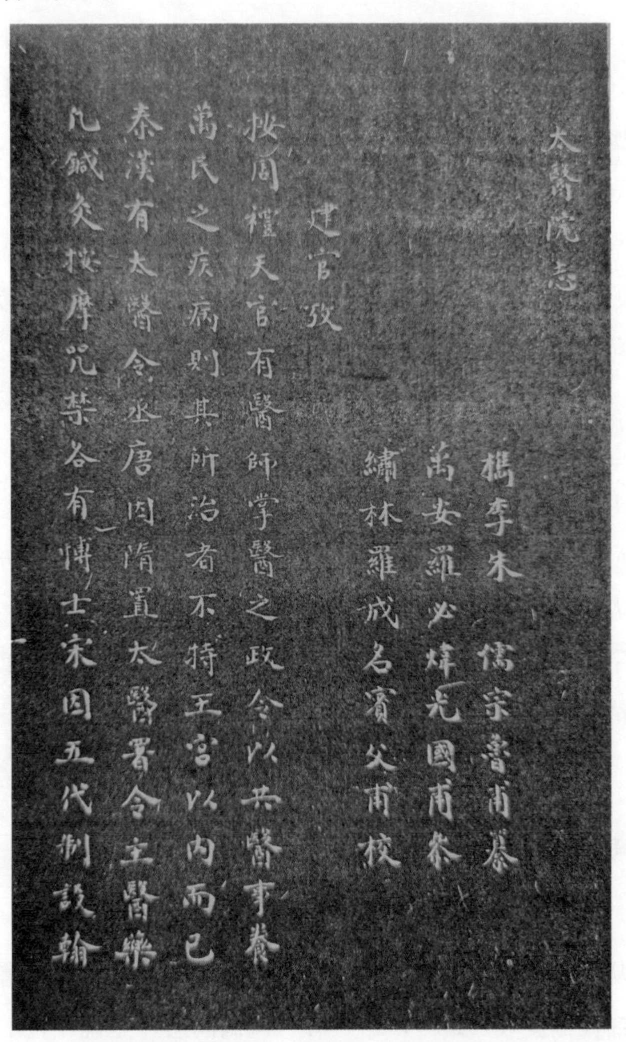
太醫院志

檇李朱　儒宗魯甫纂
萬安羅必煒光國甫參
繡林羅成名賓父甫校

建官致

按周禮天官有醫師掌醫之政令以共醫事養萬民之疾病則其所治者不特王宮以內而已秦漢有太醫令丞唐因隋置太醫署令主醫樂凡鍼灸按摩咒禁各有博士宋因五代制設翰

图2－17　朱儒《太医院志》抄本书影

傅懋光，浙江绍兴人，约生活于明万历至崇祯年间。在京师学医，因救治时疫为人称誉。后供职太医院为御医。万历十七年（1619）升为上林苑右监丞。天启三年（1623）升为太医院院判。次年，升为太医院院使。后又升为鸿胪寺卿（正四品）、太常寺卿（正三品），地位尊隆。

清代太医院中有名的浙江籍医家亦不少。一些知名人物如下。

祁坤，字广生，号愧庵，别号生阳子，清代山阴（今浙江绍兴）人，祁彪佳之子。因明亡后家道中落，于是祁坤弃儒从医，拜戴望之为师。顺治年间被征召为御医，康熙时被升为太医院判。

章文鐀，浙江会稽人，本为儒生，曾任中宪大夫、云南楚雄州知府、常州知府。朝廷编撰春秋时，他取家藏春秋书 21 种送馆采录，并赴京进馆效力。他精于医学，康熙五十四年（1715）直隶总督赵弘燮患病，请其往治，因修书馆不同意，赵弘燮特地上奏，经康熙亲自批准得以前往。赵弘燮具折汇报治疗过程，并赞扬章文鐀“医道素优”。后来康熙曾召其往热河请脉。

傅为格，浙江金华人。康熙《金华府志》卷 19《岁贡》载：“傅为格，授湖广武昌司理同知，逾二年，银载进京候补。”他以善于接种人痘而闻名。康熙十七年（1678）奉诏进宫，为皇子种痘，获得成功。两年后又再被召入宫。《康熙起居注》“康熙十九年（1680）十二月十八日戊癸”载：“武昌通判傅为格善为小儿种痘，曩皇太子喜事，今诊视疗治，获奏痊愈。今宫中小阿哥等欲种痘，已令往取。”他与另一位种痘名医朱纯嘏是清初推广人痘接种术的关键人物。

钱松，字镜湖，浙江绍兴人。自幼学医，因父亲患病，他勤奋学医，终成为名医。清嘉庆年间担任太医院御医，后升任为太医院院使。钱氏擅长于治疗痧胀，著有《痧胀名考》，订正重刊了《脏腑正伏人明堂图》。

（二）儒医影响深远

“儒医”一名起自宋代，指由儒生转而从医者。由于科举一途狭窄，读书人落第后从医者不少。这类医者理论水平较高，许多重要医著出于他们的手笔。元代浦江戴良（1317—1383）有“医儒同道”之说，指出“医以活人为务，与吾儒道最切近”（《九灵山房集》）。明代张邦奇为慈溪医家杨世宪作序说：“知儒而不知医不备，知医而不知儒不精。”（《松谷集要序》）一些有重要医著的儒医将随医著专门介绍，此处略述一些其他儒医的故事。

元代黄岩（今浙江温岭）人林恺祖，字景仁，曾任平江书院山长。元代书院有官立、私立之分，但都需由朝廷任命山长，教学均以传播程朱理学为主，可见林恺祖精于儒学。同时他又精于儿科，“精医小儿杂症，得其诊治无不立愈。相传尝得神授保婴秘方，以幼科名世”（民国《台州府志》卷125）。

元代贯云石（1286—1324），是维吾尔族人。原名小云石海涯，后以贯为姓。他虽然是少数民族，但曾跟从姚燧学习，汉文极佳，在元仁宗时曾任翰林侍读学士，知制诰同修国史。又是著名的散曲家、书法家。后来辞职，“称疾还江南，卖药于吾杭”（《七修类稿》卷下），其后出家为僧。北山栖云庵为其藏修之所。

明代余姚人张驻泊“以医名，世守惇恪”，同邑谢迁为其后人张渊的“古愚斋”题铭时称赞：“业儒用医，居今稽昔。抱仁以施，活幼是力。剂不妄投，力传思邈。药不二价，信慕康伯。”（《归田稿》卷4）

明初赵友同（1364—1418），字彦如，原籍金华，后徙居苏州。曾师从宋濂、戴良等著名文人，兼精医，洪武时为太医院御医。永乐初年被选入史馆，参编《永乐大典》，担任医经方副总裁。又参修《五经四书大全》《性理大会》，兼任文渊阁副总裁，曾选录孟子、韩愈、欧阳修3人之文，编有《古文正原》15卷。

明代赵继宗，字敬斋，慈溪人，进士出身，曾任知县、广东佥事等职。因身体多病，遍请名医无效，于是自行考查历代方书，精研医术而治愈。他后来给同僚军民治病，均获良效。他于1528年著成《儒医精要》一书，认为人难免得病，“若非医药以济之，则父母之所生，君之所养，师之所教者，有不能保也”（《儒医精要》自序），可见医道之重要。其书流传到日本并产生较大影响（图2－18）。

明代四明（今浙江宁波）人李赞化，字与参，业儒而精岐黄。崇祯年间受荐在武英殿获皇帝召见，赐中书舍人，多次奉差江西、浙江等地。晚年寓居于上海，“刀圭年及，沉疴立起”（乾隆《上海县志》）。其子李用粹也是名医，著有《证治汇补》。

明末清初仁和（今浙江杭州境内）人柴绍炳（1616—1670），字虎臣，号省轩。其家族多为知名文人，时称“武林诸柴，声名赫奕”（《郭西小志》

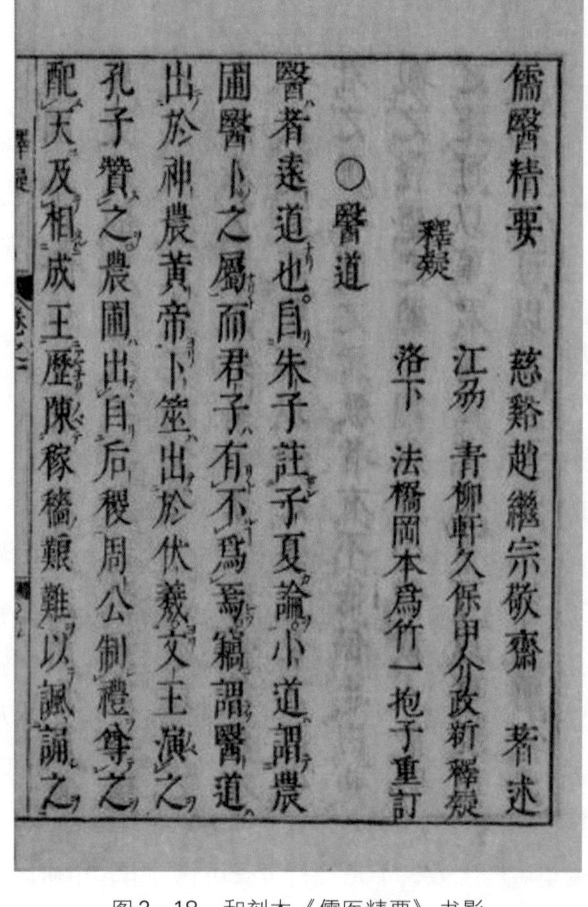
儒醫精要

慈谿趙繼宗敬齋　著述

江戶　青柳軒久保甲介政新　釋疑

釋疑

洛下　法橋岡本爲竹一抱子重訂

○醫道

醫者遠道也。自朱子註子夏論小道謂農圃醫卜之屬而君子有不爲焉竊謂醫道出於神農黃帝卜筮出於伏羲文王演之孔子贊之農圃出自后稷周公制禮尊之配天及相成王歷陳稼穡艱難以諷誦之

图 2-18　和刻本《儒医精要》书影

卷 10)。柴绍炳文才出众，为“西泠十子”之首。明亡后弃诸生而隐居于西湖南屏，拒绝征召，业医自给。自称“卖药而廛，无君卿之游遨”(《柴省轩先生文钞》卷 12)。柴绍炳是音韵学大家，与顾炎武同为清代古音学开拓人之一。

清代开化人余承基，号竹亭，9 岁时丧父，赖母亲将其抚养成人，并跟名师学习。学成将去应科举考试，但余承基以母亲年迈，不能远行，于是不去应试，专尽孝道，“母多病，恐为医误，遂攻岐黄，成良医”(嘉庆《开化县志》卷 5)。

清代张千里（1784—1839）名重，字子方、千里、广文，号梦庐。祖籍嘉兴，先世迁居乌镇东乡后珠村。因家境清贫，以教书糊口，在同村世医眉寿堂沈氏家中设馆，教书之余兼学医。眉寿堂沈嗣龙离世前托孤于他，张千里于是弃教从医，继承沈氏衣钵，主持眉寿堂医务，医名大振。他为沈氏偿还欠债3000两白银，又教沈氏二子医术，使之继承世业。张千里还善诗文，擅长书法，著有《珠村草堂医案》等。

（三）僧医入世济民

浙江佛教发达，佛教中人以医为慈悲之道，故精于医术的僧人亦不少。这时期还有一个特别之处，即明清鼎革之际，一些知医文人遁迹空门，也转变成医僧。这里选介一些代表人物如下。

明代天台人裘清逸，名德相，字休庵，自幼入国清寺为沙弥，后挂锡天台华顶寺、宁海广润寺和精秘庵（在今台州三门县），时人称之为裘活佛。他擅诗善医，民间流传着很多有关他降妖祛邪治病济世的神异故事。明景泰年间暴发瘟疫，他将药方刻在铜印上，对症者即盖印处方，救治病人甚多。

明代释景隆，俗姓陈，原籍苏州，先在虎丘出家，后因其师任杭州灵隐寺住持，遂随来灵隐。正统四年（1439）刻行《慈济方》，十三年（1448）补辑刊行《慈惠方》，均为释景隆广收民间验方编辑而成。《慈济方》收方230多首，均为内外诸证、治伤疗毒等方，书中有《病端说》，从佛家理论提出“病无自性，依心体而后病缘”，《四库全书总目提要》称其“以禅理论病，于摄生持养，原有特见……释氏之说往往有独到之处，而无以赅其全”。书中还载有论炮制的《制度药法》等内容。《慈惠方》书前有景隆自序，称佛教修行“内指明心，外施方便，内外虽殊，利人则一”，因医方为利人之术，故将编《慈济方》后再收集到的医方编为此书，分慈意方、慈义方两部，分别收方218首、124首。

明代嘉兴僧人蕴空，为精严寺住持，后住锡凤桥石佛寺。蕴空精于医理，辑有《大明释教汇目义门》8卷。吴江县孝子吴璋千里往广东寻母，途中患痢垂死，经蕴空治愈。

明代处州卫僧人海淳，俗姓吴。他自幼茹素，后学佛不肯还家，父母去世后入终南山，“遇异僧授以医目方剂”（雍正《处州府志》卷13），游历于江西等地，用方为人治病有效，为人们所敬重。曾多次来到括苍山，为当地人所留，但不肯，后不知所终。

明代湖州还有一位无名僧人，据载曾驻锡于皈云禅院。他精通医学，擅长外科，求治者众。城中有费氏子弟拜他为师，得其悉心传授，并在弥留时将经验方药抄本送给弟子，其书后取名为《方外奇方》。

明末清初释今竟，即著名诗人陆圻，字丽京，号讲山。原为钱塘（今浙江杭州）贡生，精于诗文，为“西泠十子”之一，曾与陈子龙等成立登楼社，其诗世称“西泠体”。清兵入关后陆圻逃难到福州剃发为僧，后奉母命还乡，“雅善医，遂藉以养亲，户屦无算”（《广东通志》卷328）。柴绍炳曾称赞他“所至全活，功比桐雷”（《柴省轩先生文钞》卷10）。康熙二年（1663）发生著名的文字狱庄廷鑨《明史》案，因该书中列有陆圻名字，致使他受牵连入狱，后幸得释，于是入黄山学道。不久其子陆寅前来寻父，奉陆圻返乡，为弟弟陆堦治愈心痛病。其后又南下广东，在丹霞山晤天然和尚函昰，并改名今竟。天然为其赠诗说：“脱却黄冠着锦斓，还丹误服得童颜。真人未必居蓬岛，药草终须到雪山。”（《瞎堂诗集》卷13）后今竟不知所终。著有《本草丹台录》等书。

明末清初释传杰，字子木，号曹溪，俗姓成，原为上虞兰亭（今浙江绍兴）人。10岁父母双亡，依兄习学，后入佛门，在澄江（今江阴）智文禅师门下剃度，继居于无锡万寿庵。他曾从智文禅师得传丸散之方，又从金溪子宣林先生处学得针刺治疗疠疡之法，于是详加考订，于康熙十四年（1675）撰《明医诸风疠疡全书指掌》6卷，是麻风病专书，另附刻《内外杂症要方》2卷。

清代僧人永彻，俗姓吴，名环照，字性恺，嘉兴人。自幼在精严寺出家，曾遇一僧人授其金针拨障术。曾为杨翼皇治眼疾，说“目翳尚嫩，未可治成。归食发物，使其障厚，视日如昏夜，乃可奏功”（卢生甫《东湖乘》），1年后成功施术。可见他精通眼科施治原则。

（四）道医药术并施

道教向来与中医关系密切。元代全真教兴起，逐渐传入东南地区，涌现了一些高道。这一时期道流中精医者有如下可述。

元代浙江永嘉人金志扬，号野庵，常蓬头一髻，世呼之曰“金蓬头”。他从师于全真派道士李月溪，听师命游学各地。延祐年间起居于江西龙虎山，独居草庵20年。四方远近人有疾均来请他治疗，据说“以所供果服之，无不愈”（《历代真仙体道通览续编》），因此信奉他的人数日益众多。著名画家黄公望曾作《金蓬头先生像赞》。

元代钱塘人黄道渊，字孤山，尝遇湖北人卫淡邱授以《修真要法》及医药方技，后来南游闽越，北上燕赵，最后居住于苏州玄妙观。郡中人严德昭久病，医莫能治，于是筑室供奉北极玄武真君，祈求名医。这时得知黄道渊医术高明，求其治疗，果然立愈。严德昭于是改室建殿为道院，拟请黄道渊主持。正好黄的老师金华人潘雷鉴前来，于是由潘雷鉴作为开山主持，并题名为“清真道院”。院中“仍建丹房售药”，以供用度。后人称：“药与道术相通，修真济人，其功一也。孤山既以医鸣，而苏城之人，无远迩少长，咸称黄孤山之药之神”（俞贞木《重建清真观记》）。

元代钱塘人张雨（1283—1350），字伯雨，一字天雨，或作天羽，号贞居子（图2-19）。他于20余岁时在普福观出家，道名嗣真。往来天台、括苍诸名山，30岁登茅山受《大洞经箓》，后入京受玺书。曾主持西湖福真观，后主持茅山崇寿观、元符宫，提点开元宫。张雨工诗词书画，同时精于医术。在他的诗集中，屡屡有关于医药的描写。如赠龟溪医隐唐茂之的一首《梧叶儿》说：“参苓笼，山水闲，好处在西关。”“参苓笼”是带有道教意味的医药代称。如其另一首赠医士沈德诚的《鹧鸪天》也说：“耳孙阴德知何限，都在参苓药笼中。”赠陆子方诗也说“药笼阴功何可数”（《贞居先生诗集》），大意认为业医也是人世牢笼之一，但可积阴功，有助修道。

元代四明（今浙江宁波）人高一清，其祖上高衡孙曾为宋礼部尚书，好方技和道书，至高一清更深通道书，自号通仙子。高一清“慕方外学，尝以为医经为性命之本，若冶金炼石诸秘诡事皆不取”，辑有《医书十事》，文人袁桷为其作序，认为医经方药“惟空林隐窦、刻意缮性之士，必极其本致，而后能知之”（袁桷《高一清医书十事序》），指出修道之士更能通达医学妙理。

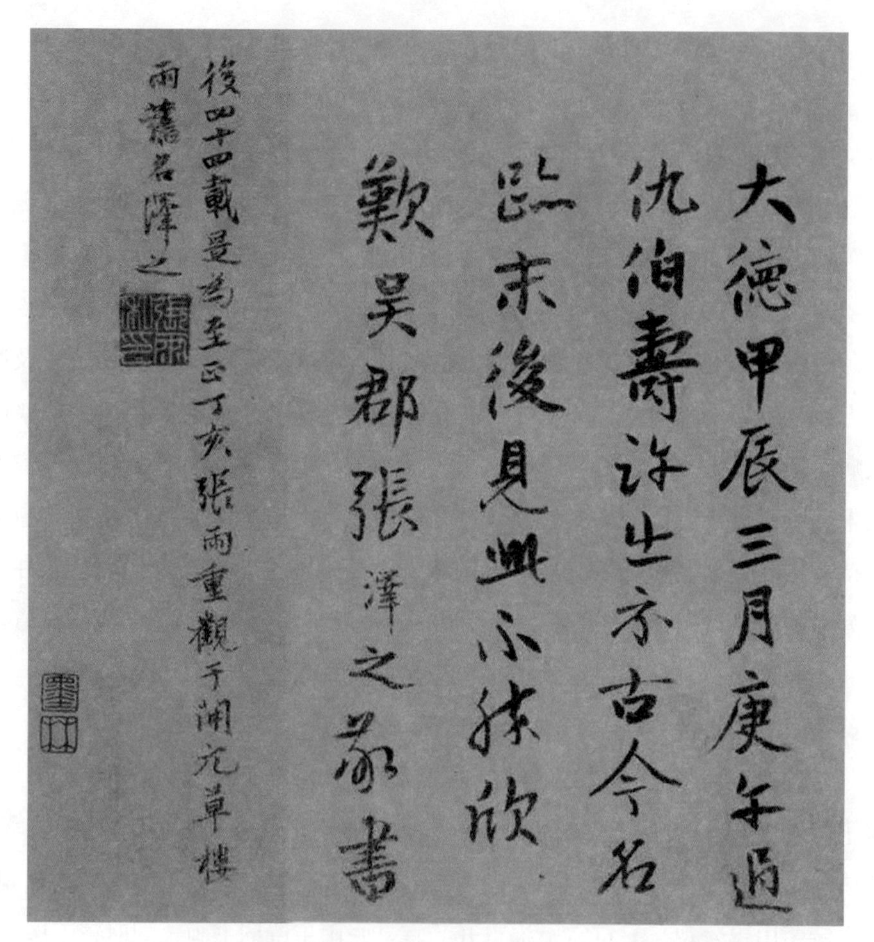

图2－19　张雨书法《跋褚遂良摹兰亭序卷》，故宫博物院藏

明代丽水人王知善，永乐年间出家于三官阁，遇异人传符咒之术，善于治病。大疫时许多人来请他治病，“给符与之饮水，而病者辄效”（雍正《处州府志》卷13）。

明代万历时杭州有凌某，勤事仙道，用针灸为人治病，不计较报酬。一次隆冬时在三茅观遇到一群乞儿聚饮，凌某旁观，乞儿散后遗留数张新鲜荷叶，于是珍藏，后来每次行针时，先针叶上，再为人治病，“疗疾即愈，人拟之徐秋夫。至今其裔以针名世”（《湖壖杂记》）。这或许是对凌氏针法源于道教的一种传说。

清代初年，慈溪人韩贻丰，字芑斋，因自幼多病，常留心医术，后来在杭州吴山的紫霞洞天遇到一无名老人，得其所传的太乙神针。韩氏以此救人，活人无数，因而声名大振，后编成《太乙神针心法》一书，书后附太乙神针传授渊源诚文，具有浓厚的道教色彩（图2－20）。

清代鄞县卢真人，真实姓名不详，康熙十年（1671）著有《疔疮紧要秘方》1卷，载疔疮图谱、穴位图52幅，汤药方37种，外敷药物5种，为当地道家习用之书。

清代全真教大师王常月南来浙江传教，浙江道教兴盛一时。有淮阳人贝本恒（1688—1758），入道后南游浙江，传承全真道，“结茅于武康之高池山，参元静炼”（《余杭县志》卷30）。1729年金华知府朱椿患疟疾，医治不效，服贝本恒书符后痊愈。贝本恒后成为余杭大涤山洞霄宫主持。1747年临安发生瘟疫，狱囚皆病，请他作法医治而平息。杭州榷关使者瑞公得了嗝病，也赖贝本恒书符治愈。

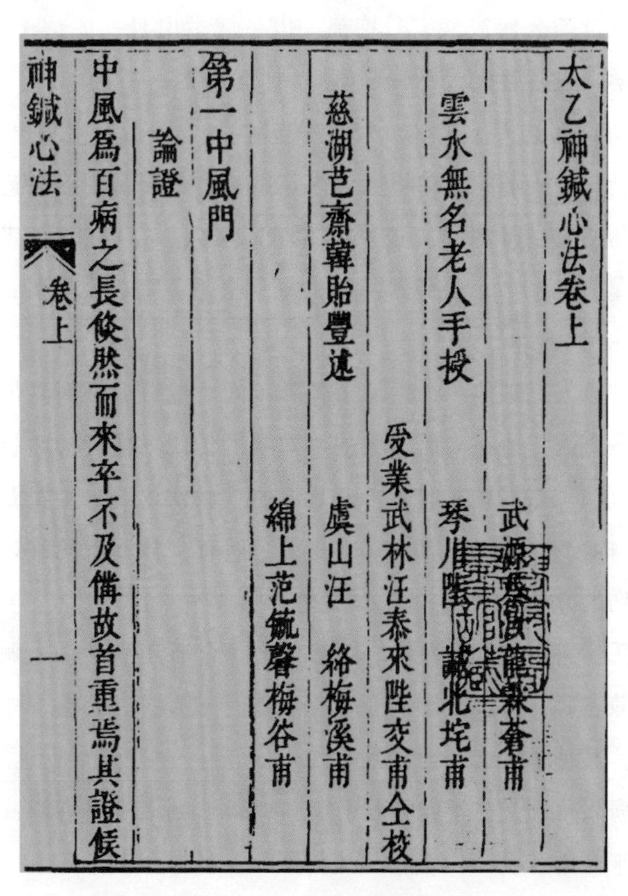

太乙神鍼心法卷上

雲水無名老人手授　武源[illegible]蒼甫

琴川[illegible]北垞甫

慈湖芭齋韓貽豐述　受業武林汪泰來階交甫仝校

虞山汪　緡梅溪甫

綿上范毓馨梅谷甫

第一中風門

論證

中風爲百病之長倏然而來卒不及備故首重焉其證候

神鍼心法　卷上　一

图2－20 《太乙神针心法》书影

此外清代浙江还出现了对导引养生极有心得的名道闵一得，详见下章。

（五）武医善治伤科

儒医为文士出身，精于理论和方药。而中医临床上的骨外伤科，讲究气力、技艺，则往往与习武相关。不少武举出身的武将，或民间习武人士，均精于骨外伤科。

明代鄞县（今浙江宁波）人万表（1498—1556），字民望，号鹿园居士，自幼习武从戎，曾任宁波卫指挥佥事。明正德十五年（1520）举武进士，后历任都指挥、提督漕运等职。曾抗倭作战，后授浙直海防总兵。他精于医学，辑有《万氏济世良方》《灼艾集》等书。其子孙世袭武职，孙子万邦孚也精于医道，整理增辑祖父著作为《万氏家抄济世良方》。

明代鄞县针灸名医高武，号梅孤，也是武举出身。他精于兵法、骑射，晚年研究医学，先后著成《针灸聚英》《针灸节要》等书。

明末清初时鄞县人王来咸（1617—1669），字征南，祖籍奉化，自祖父辈起迁至鄞县，幼年随同乡单思南学内家拳法，曾在军中任海道把总、都督佥事等职。“凡搏人皆以其穴，死穴、晕穴、哑穴，一切如铜人图法”（黄宗羲《王征南墓志铭》），曾在铁佛寺教内家拳法予黄宗羲之子黄百家。后黄百家著有《内家拳法》。

清中期鄞县人王瑞伯，约生活于乾隆年间。他得王征南真传，是著名拳术家，当地一直流传他在天后宫大战福建帮的传说。他善治跌打损伤，著有《秘授伤科集验良方》，未见传世。赵廷海的《救伤秘旨》中辑有《王瑞伯损伤用药论》，内附有辨证用药的方剂 13 首，后有少林寺派的常用方药 9 首及救治各种创伤的方法。

绍兴顾氏伤科也是武医并修。清初会稽（今浙江绍兴）人顾士圣师承少林派跌打，兼习武。据载其“调筋接骨，应手捷效”（道光《会稽县志》），其子顾子兴，其孙顾传贵，均并习武医。

清代临海人蒋开文，于乾隆五十年（1785）到南少林寺习武，学铜人医技之术，后来开创“蒋家山接骨”流传至今，享誉台州。

清代天台人赵廷海，字兰亭，“少好勇，薄游四方，遇技击之良者，必止而请教焉”（《救伤秘旨·黄序》），精于技击和医术，为人尚侠义。清代嘉庆年间种牛痘术传入广东，后流传各地，但未至台州。道光时赵廷海只身千里赴湖北，传来牛痘种苗，后其种断绝，又再次前往，使牛痘术在台州得以传播。著有《救伤秘旨》，详述拳击伤和骨折的处理与论治（图2－21）。

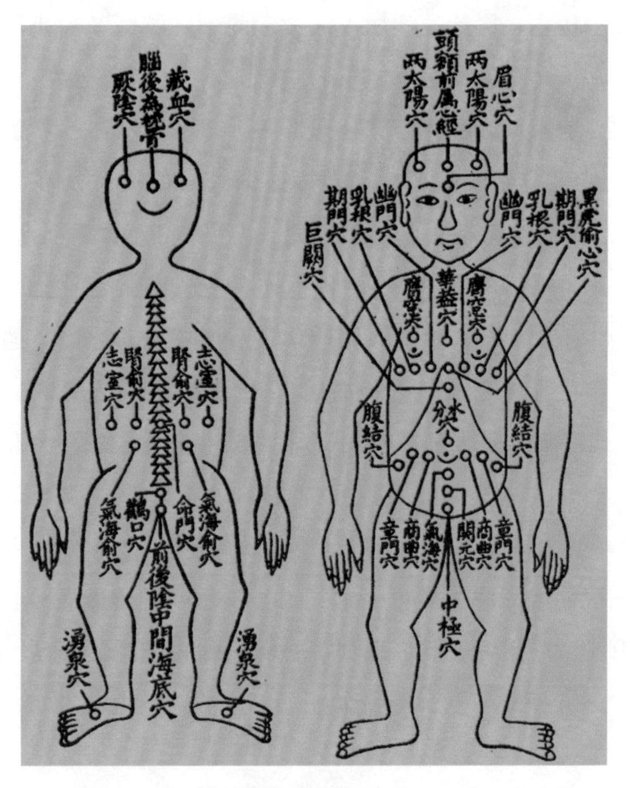

图2－21　赵廷海《救伤秘旨》中的“三十六大穴图”

清代瑞安“医眼仙”，真名不详。据载他从福建少林志静法师学习马坦拳和虎鹤双形拳，云游四海行医，后返乡，将拳法医术传与洪五荣（1779—1879），洪五荣再传傅继淼（1839—1902），傅再传嗣子洪定义（1876—1917），洪定义则一改前规，公开广传武艺和医学。

习武可以增进气力，对于强调手法运用的伤科医者来说是重要的锻炼方式。

（六）铃医良莠不齐

铃医，又叫草泽医、走方医、游医等。他们虽然居无定所，社会地位较低，但不乏有医技绝学者，是一支重要的社会性医疗力量。宋代就不时有草泽医人治愈大臣甚至皇帝的记载。元、明、清三代见于文献的这类医人众多，略举事例如下。

元代严兴贤，字国宾，原为定海白沙人，至正年间游医于奉化，后来定居城内。其精通医术，医治疫病病人无数。此例“游医”后来转变成定居的城市医师了。

元代李生，曾游江海得秘方，凡遇奇病，即用奇方治之，无不立痊。《鄞县志》载，余姚人应某眼睛旁生赘疣，逐渐长大如核桃，李生用药“立平之”。他为人治病，屡获奇效但不图回报，得到人们敬重。

像李生一样的游方医，往往姓名不详。资料中常常称为“异人”“高士”。如《温州府志》载，永嘉人张鸣凤，少随父路过京邸，遇一异人，与语奇之，授以养生导气之术，又出袖中禁方，张鸣凤于是弃举业，游方行医。《嘉兴府志》载，徐待征幼遇“异人”，授予青囊秘术，精于外科，后来成为太医院吏目。《萧山县志》载，名医王应华的父亲王仁，“游学遇高士，授以医术”等。《嵊县志》记载有一位“无名道人”也是此类。他不知从何而来，精于方药，据说能像华佗一样行手术，嵊县长乐乡钱遵道病噎膈将不治，请他手术，服麻沸散后用刀开胸，取痰涎数碗。钱遵道毫无痛楚，苏醒后用药膏摩切口处，四五日即平复，噎膈也好了。这类奇闻中的人物，可以说都是游方医一类。

游方医、草泽医有的医术实不可小觑。明代秀水（今浙江嘉兴）人、著名文人黄承昊说：“予家有仆妇，患小便不通之症，时师药以九节汤，腹渐满而终不通，几殆矣。有草泽医人以白萝卜籽炒香，白汤吞下数钱，小便立通。此予亲见之者。”（《折肱漫录》）绍兴籍文人张岱的父病伤寒，众医无效，后来被一位老医吴竹庭用奇法治好，吴竹庭说：“盖草泽医人，其以丹方草头药活人为多。”张岱受其影响，“遂有意丹方草头药。凡见父老长者，高僧羽士，辄卑心请问，及目击诸病人有服药得奇效者，辄登记之”（《陶庵肘后方序》）。

著名老字号药店同仁堂的创始人，也是铃医出身。乐氏原籍浙江宁波，明永乐帝迁都之际，其初祖乐良才由宁波迁到北京，以走街串巷、行医卖药为生。后来四世祖乐显扬任清太医院吏目，至康熙八年（1669）创办同仁堂药室。类似的，温州老字号叶同仁堂创始人叶心培原籍宁波慈溪鸣鹤，清康熙初年，游医到温州，结识了小药铺业主王某，才得以创办叶同仁堂。

清代杭州人赵学敏首次注重整理铃医的经验，其族人赵柏云是铃医出身，赵学敏对其医术很感兴趣，整理成《串雅》内、外编，记载了顶、串、截3大治病法和贱、验、便3大特点（图2－22）。后来有三桥（今属浙江武康）人鲁照作《串雅补》一书，补充更多资料，收顶方、串方、抵方、色方和皮行通用方5门共195则。

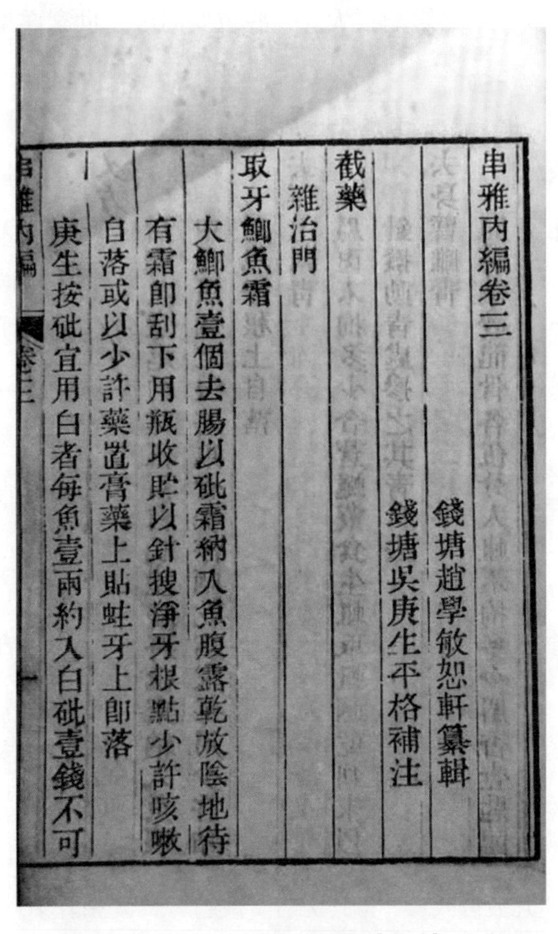
串雅內編卷三
錢塘趙學敏恕軒纂輯
錢塘吳庚生平格補注
截藥
雜治門
取牙鯽魚霜
大鯽魚壹個去腸以砒霜納入魚腹露乾放陰地待有霜即刮下用瓶收貯以針撥淨牙根點少許咳嗽自落或以少許藥置膏藥上貼蛀牙上即落
庚生按砒宜用白者每魚壹兩約入白砒壹錢不可

串雅內編　卷三

图2－22　光绪戊子榆园雕版《串雅》书影

当然，铃医之中也不尽是高人，有些治法也有很大风险。清代桐乡人陆以湉《冷庐医话》记载：“吾里有走方医人治某哮病，以针贯胸，伤其心，立时殒命。”有些人假借走方医之名义作奸犯科，清中期嘉兴人钱陈群说：“浙江泽国易藏匪，最惨毒者采生折割一流，以走方医为名，驾舟出没，术拐孩幼，或断手足，或嚯两目为残废，叫化钱物。得一二岁者，生炙之为药，名胎骨丸，服之能受重刑，可得厚直。”（光绪《永平府志》卷58）并记载了多起此类案例。

（七）世医传承有序

古代有“医不三世，不服其药”之说，医学世家传承的情况相当普遍。其中有的传承至今，仍然影响很大。一些重要的医学世家详见下章，本节仅略述数例。

元代吴观善，字思贤，有的书记载其名为范思贤，号东皋隐者，杭州人。他外祖父一支本姓徐，为汴京（今河南开封）儿科名医，官封防御使，称徐防御。后来因无子，招姓范的为赘婿，称为范防御。范氏又无子，召吴从明为赘婿，继承医业，以范为姓。后来从明迁至杭州，其子德诚曾为平江医学提领；其孙仁荣，曾任杭州路医学录。观善为仁荣子，因效法范仲淹不忘本姓，于是恢复吴姓。他继承医术，“其业益精，其为医务利人不务利于人，名愈显”。如临海（今浙江台州）人陈基有诗说：“钱唐隐者东皋子，读书卖药青门里。云是先朝防御孙，至今住近蒲桥市。蒲桥东头杨柳青，门前好山终日横。承家善起小儿疾，好古不求当世名。韩康之后谁流亚，宋清已矣无来者。世上如今市道人，纷纷见弹思鸮炙。眼明有此东皋生，百年义重黄金轻。江湖放浪诗千首，风月徘徊鹤一声。顾余亦是忘机客，买药青门始相识。为君长啸上东皋，极目千峰倚空碧。”（厉鹗《东城杂记》卷上）

元代钱塘人潘懋华，先祖在南宋时由汴梁移居杭州，其祖父潘悦可、父亲潘仲宁至他三代业医，开设中和堂于青门之西，文人凌云翰专门为他作《赠世医潘懋华序》称：“吾乡医者甚众，求能世济其美若潘懋华，几何人哉！”因而深得百姓信赖，“凡疲癃残疾、颠连无告者咸趋焉”（《拓轩集》卷4）。

元明时期萧山楼塔的楼氏医家，成就突出。元代楼友贤（1298—1360）曾问学于浙东名儒胡思梅门下，因屡试不第，遂隐居教书。晚年究心医学，乐善好施。其子楼英（1332—1401），一名爽，字全善，号全斋。自幼聪颖，博读群书，尤善医理、易理。曾说：“世人得一秘方，往往靳而不以示人，盖欲为子孙计也。吾今反之，将以惠天下而非求阴骘也。”故著成《医学纲目》40卷（图2－23），采用“纲目”的形式，将《黄帝内经》以下医书分门别类整理有序，其间也有不少他的医学经验。楼英子楼师儒（1355—1428），字宗望，幼时诵诗读书，后不忍废父医道，于是专心学医，医名达于京师。永乐十四年（1416）永乐帝患病，楼师儒被召至京师，药石有效，赐官不受，于是厚礼送归。此后楼氏历代还有楼元锜、楼万明、楼光枢、楼淇霆、楼兆政、楼逢栋、楼克明、楼岩、楼洪达、楼启元、楼启仁、楼邦源等人均知医。

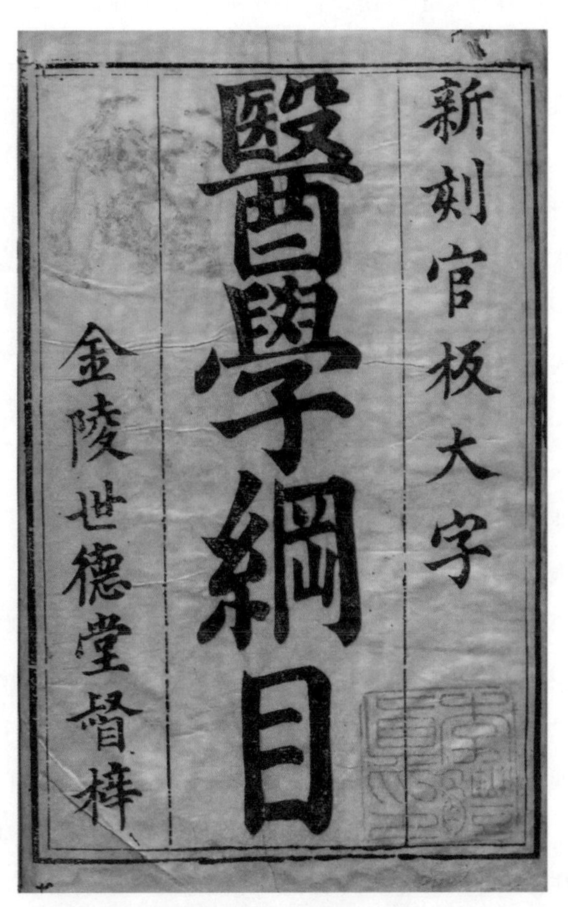

图2－23　楼英《医学纲目》书影

明代鄞县人何一帖，真名不详，约生活在天顺、弘治时期。精治伤寒，外感病常一帖而愈，世称“何一帖”。其子何镛、孙何桧和何恒、重孙何望云，均继承医业不绝。

乌程（今浙江湖州）王氏儿科，始自明成化时的王中立，据称得异人授予秘术，疗儿科疾病有奇验。长子王銮继承父业，医名远扬，于明正德年间辑集家传经验汇纂《幼科类萃》一书。王銮子王以勤，继其医业，曾任安吉县训科；其孙王元吉，曾任德清县训科，清康熙间曾应召到太医院供职。王中立次子王宠也精研医术，著有《或问》记录课徒讲稿。王宠子王时钟，字惟一，号兰田，精于儿科疾病的诊治，且善养生修性，寿逾百岁，人皆尊称为“王太公”。其去世后建有“百岁坊”一座以纪念。

明代杭州人锁万言，字盛松，科举不第，于是业医，据说游天目山遇异人，尽得其医术，归来行医成名。其子锁文良、孙锁干世，均为名医，“今称良医者，人必推锁氏云”（康熙《浙江通志》）。

明代乌程人陆岳，字养愚。自幼习儒，及长洞明医学，医名远扬。晚年集结古代名医方书经验，著成《红炉点雪》8卷。其子陆桂，字肖愚，绍承父学，亦以医术知名。陆岳孙陆士龙，字祖愚，袭承家学，编《陆氏三世医验》，集其祖、父及本人医案，又名《习医钤法》。

清代兰溪人王子英，号石舟，其祖上王开为御医。王子英继承家业，著有医案。其子王师文，号敬舟，继承医术，著《医学薪传》；次子王师武，号侍舟，也精医。其孙王章祖，字叔贞，纂有《桔井元珠》一书。曾孙王兆熊，仍继传世业。

清代松阳人叶起鸿（1810—1868），号秀亭，15 岁开始学医，20 岁即开业，医名盛于松阳、遂昌、宣平（今浙江武义）。宣平知县赠“术继灵素”匾，松阳知县赠“和缓同仁”匾。其子叶书田，字心耕，继承医业而有名，松阳知县赠以“着手成春”匾。其孙叶含辉、叶琼玖也都能继承医业。

孔子第 64 世孙孔尚熠（1663—1739），字子明，清朝康熙二十九年（1690）武举出身，授象山县昌国卫守备。后隐居萧山孔家埠，专心研究医药，为乡人治病，“四方之来就医者，门如市焉”（《南宗孔氏砾山宗谱》），有“再世卢扁”之誉。他的子孙代代都有医名，第 2 代孔衍左、孔衍斌，第 3 代孔兴仪、孔兴枢，第 4 代孔毓潜、孔毓怀，第 5 代孔传熊、孔传甲、孔传襄，第 6 代孔雨丰。至第 7 代孔继林、孔继儒、孔继庸尤其知名，其中孔继儒编著有《稚幼心传》《儿科准绳》等著作，在家族内代代相传，“文化大革命”时遗失。第8代孔广宾，在双桥行医，著有《幼科大成》。其后人孔士元，儿科医术名闻于萧山、富阳、杭州市郊一带。

清代嘉兴平湖人戈朝荣，字瑞斋。其家族原籍河南汴京，随宋高宗南渡。初驻足乍浦，至清代时卜居于平湖。戈朝荣从岳家学习儿科，精研医术，“群医所不能疗者，治之立效”（光绪《嘉兴府志》卷59），奉钱乙学术，倡小儿“纯阳阴虚”之说。乾隆十三年（1748）秋家乡大疫，他倾囊制药施治，活人无算。其子戈恩，字少怀，武生出身，也精儿科，著有《育婴常语》。戈氏第3代有戈镜庐、戈竹圃，第4代有戈秋堂、戈芸岩，第5代有戈杏庄、戈菊庄，第6代有戈似庄、戈恺君等。家族中有《戈氏儿科医案》传世。

（八）痘医贡献突出

这里所说的“痘医”专指进行人痘接种的医者。人痘接种术是我国发明的预防天花的方法，据传在宋朝时丞相王旦得自峨眉山人，但此后没有记载。此前认为最确切的记载是起自明朝隆庆年间（1567—1572），源于宁国府太平县。但近年发现约1522年郑善夫致浙江仙居籍友人应良的一封信，提到“显仁济上种痘事”（《少谷集》卷20），显仁是应良的儿子，此时已经在济南为人种痘。另外归安（今浙江湖州）人茅元仪（1594—1640）称其曾“六岁种痘”（《石民四十集》卷79），即1599年。黄宗羲之子黄百家记载，清初金华人傅政初的曾祖傅思川、祖父傅岐山已经“以种痘术闻远近，父希成、叔希美、为格等继之”（《学箕初稿》卷2），推算起来傅思川种痘时间大约就在隆庆、万历时期。由此可见浙江籍人士在明代中期已经在各地开展人痘接种，并且形成了职业种痘的家族（图2-24）。

同治《湖州府志》卷18又载：“胡美中，名璞，以字行，诸生，崇祯后佯狂弃家，而精于医……时无种痘法，美中托名峨眉山人创为之，后遂传播。”这里所说的“创为之”，可能是指胡璞创设传痘事业，为了使人信服，于是托名得自峨眉山人。后来湖州地区的种痘成为一支新的重要力量。

清代浙江人痘接种术的传播有了更多记载。清初顺治十七年（1660），受聘于杭州石公府邸的蒋亮工记载当时余杭人朱升学到石府种痘，因而得见

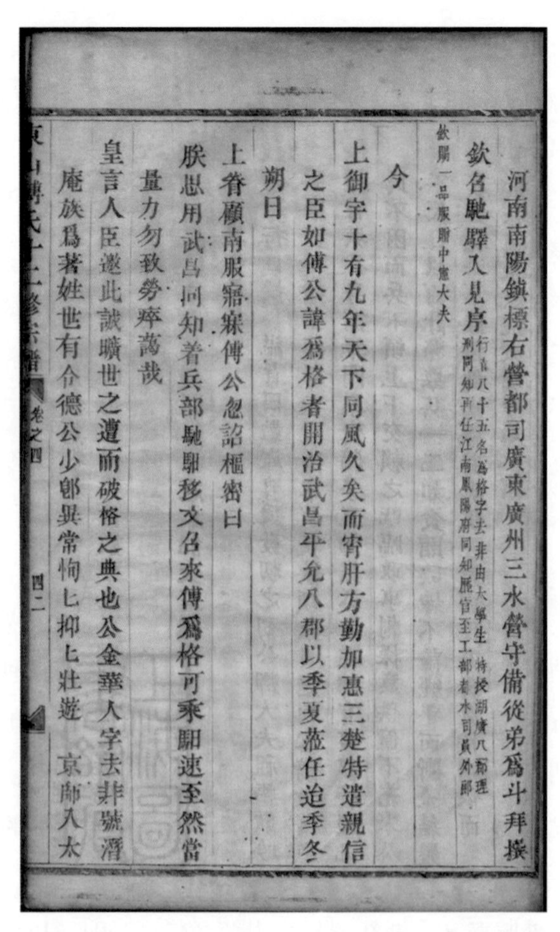

河南南陽鎮標右營都司廣東廣州三水營守備從弟爲斗拜撰

欽名馳驛入見序 行百八十五名爲格字去非由太學生 特授湖廣八郡理刑同知升任江南鳳陽府同知歷官至工部都水司員外郎

欽賜一品服賜中憲大夫

今

上御宇十有九年天下同風久矣而宵旰方勤加惠三楚特遣親信之臣如傅公諱爲格者開治武昌平允八郡以季夏蒞任迨季冬

朔日

上眷顧南服痌瘝傅公忽詔樞密曰

朕思用武昌同知着兵部馳驛移文名來傅爲格可乘馹速至然當

量力勿致勞瘁蕩哉

皇言人臣遘此誠曠世之遭而破格之典也公金華人字去非號潛庵族爲著姓世有令德公少即異常恂乜抑乜壯遊 京師入太

東山傅氏十二修宗譜 卷之四 四二

图 2－24　清代金华《东山傅氏宗谱》记载康熙召傅为格进宫经过

其操作。他说："石公之若子若女，及家属童子，种二十余人。下苗结靥，甚易易也。"他记载朱氏的接种法说："将靥苗用小乳钵擂碎，以小细弯竹筒或银管，约二三厘许，男左女右，吹入鼻中。再用净棉润湿，仍蘸靥苗少许，塞住鼻孔。"（《种痘仙方》）但是他主张用浆苗法更好，此法是得自幕友仁和徐无忝的《种痘仙方》，并于雍正十年（1732）将该书删补后刊行。

康熙七年（1668），黄百家"读书甬上（宁波），由暨阳（诸暨）挟此术至，吾友陈夔献笃奉之，号之同志"（《学箕初稿》卷 2），人痘接种术传到宁波。康熙十一年（1672），台州人洪若皋请人"在家设坛下种，两儿两女俱按期收功无恙"，后来"台城家家种痘矣。每痘疫年，种者不下数百人"（《南沙文集》卷 7）。康熙二十年（1681），金华浦阳的傅商霖来余姚种痘，为黄百家的孙辈7人接种，“俱得安全，其未信者，邻里同舍多罹此厄”（《学箕初稿》卷2）。

由此可见，清朝初年人痘接种术在浙江各地广泛流传。在此基础上，金华人傅为格（1636—1725），于康熙十七年（1678）和十九年（1680）两度被召入清宫为皇室种痘。清中期浙江湖州从事种痘职业者成为一个派别，朱奕梁记载：“种痘之派有二，其一为湖州派，其法选时痘之顺者，取其痂以为苗，是名时苗。种出之痘，稀密不常，时或有失。起于秋分之后，停止于小满之前。盖图利之所为，非仁人之心也。”（《种痘心法·审时熟苗》）另一派为松江派，其方法相对更为成熟。

另外，浙江籍的李仁和、戴笠还将人痘接种术传播到日本。在人类消灭天花的历史上，浙籍医家起到了重要的作用。

四、重要医著

浙江为文献之邦，元、明、清（前中期）的浙江医药著述也极为丰赡。由于明、清时期浙江的分府基本定型，变化不大，本节以明、清所设11府为纲，分述各府的重要医家著作，它们是当地医药文化的精粹。

（一）杭州府

杭州府在元代为杭州路，在明、清两代作为浙江省府治，下属有9个县：钱塘、仁和、海宁、富阳、余杭、临安、於潜、新城、昌化。

元代吴瑞，字瑞卿，曾任海宁医学教授，于元天历二年（1329）著《日用本草》8卷。吴瑞认为“人之所以自养，莫切于饮食”，故详论日用饮食物，共收540种，分为8类，依次为诸水类13种、五谷类32种、五畜类152种、诸禽类64种、虫鱼类66种、五果类98种、五菜类81种、五味类34种。在本草著作中首次出现“诸水类”和“五味类”的类别。

元代海宁人贾铭，字文鼎，号华山老人，著有《饮食须知》。贾铭曾任职万户，精于养生，卒年106岁。《饮食须知》是食疗著作，贾铭指出“饮食藉以养生”，但如果不识物性则反而有害，“是养生者亦未尝不害生也”。于是辑集有关食物的知识，分水火、谷类、菜类、果类、味类、鱼类、禽类、兽类8类，论其味道、性能和食用方法，特别指出其对人体健康的损益、与各种疾病的关系以及食物间搭配的相反相忌等内容。认为“各物皆损益相半”，反对“多食”，包括主食都不宜久食。

明代钱塘人倪朱谟，字纯宇，于天启四年（1624）著成《本草汇言》20卷（图2-25）。据《浙江通志》载，倪朱谟“周游省直，于都邑市，幽严隐谷之间，遍访耆宿，登堂请益，采其昔所未详，今所屡验者，一一核载”，花了大量时间著书。全书共论药626种，分为草、木、金、石、谷、禽、兽、鳞、介、人等14部。书中绘有药图，第18卷还记载了药图的绘制时间和绘图者。《本草汇言》作为资料汇编性著作，最难得在于收集了明代后期浙江上百名医药学家的药物论说和医方资料，见证了其“登堂请益”的辛苦调研。

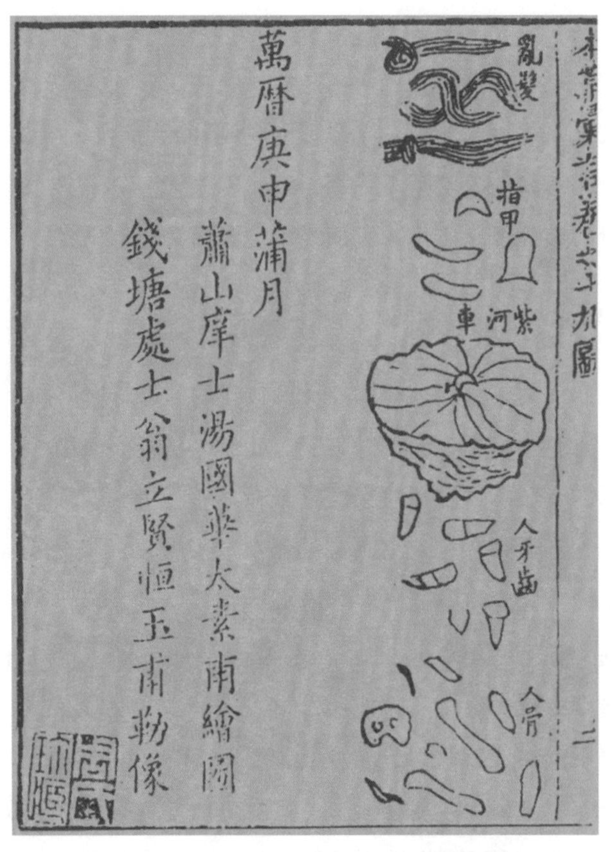

图2-25 《本草汇言》中的药图

明代仁和人叶文龄，字德徵，号石峰子。自幼业儒不成，转而学医，经礼部考试列为优等，以冠带医士入职太医院，因诊皇帝有功，由太医院吏目升为御医，后升院判。著作有《医学统旨》8 卷。叶文龄在序言中说："察脉，医之本也；视症，医之则也；调药，医之用也；立方，医之信也。"该书即按这一思路编集历代医家之论述，卷 1 论脉；卷 2～4 为小儿、疮疡、耳、鼻、喉、口齿病证；卷 5～7 为方剂；卷 8 为药物。

明代仁和人皇甫中，字云洲，著《明医指掌》10 卷，有王肯堂订补本。皇甫中据称为三世良医，本书主要以歌赋体例编成，有病机赋、经络总抄、龚云林"药性歌"，以及内科、五官科、外科、妇人、小儿等病证的歌括，后附论和脉法、方药等。歌括少则 4 句，多则数十句，视病证情况而定。

明代海宁人俞桥，撰《广嗣要语》1 卷。本书着眼于优生优育之法，强调摄养之术，以延续后嗣。包括调理精血、直指真源、男女服药之论，并涉及调元、调精、安胎、便产之法，更附经验方药，及论童壮、论衰论，均切实用。

明代钱塘人方隅，著《医林绳墨》8 卷，内容为其父方谷讲学的材料。方谷为医官，每常训导学生，方隅记录后将其汇集成册，经方谷校正后刊行。主要内容为常见病证的诊治。每病后多总结一二句简练的"治法主意"，为关键要点，如"痹"后的"治法主意"云："治痿莫先于清热，治痹莫贵于行气。"清朝时江宁人周京将其重新整理，成《医林绳墨大全》9 卷。

明末杭州人刘默，字默生，著《青瑶疑问》4 卷，成书于顺治十六年（1659）。刘默迁居苏州，曾师从缪仲醇。此书是刘默和他的门人问答医理的记录。后海盐人石楷加以校订，易名为《证治百问》，又名《证治石镜录》。全书讨论了内科病证 62 种。清代林开燧赞其"问答精详，绝无影响模棱之病"，将其改编为《林氏活人录汇编》。乾隆十八年（1753）浙江温台玉环清军饷捕同知张在浚在玉环设局修合丸散济民，得见其书，捐资刊行。

明代钱塘人梅得春，字元实，撰《新锲药性会元》3 卷。梅得春精于医术，万历二十三年（1594）入棘闱供事，分试刘司理疾笃，微息垂绝，群医却步。他制方进剂，使其起死回生，十余日康复如初。《新锲药性会元》分天、地、人 3 卷，按自然属性分草、木、菜、果、米谷、金、玉石、人、禽、兽、虫、鱼、蛇13部，记载药物约560味，每药叙述性味、阴阳、归经、药效等。

明代钱塘人孙志宏，字台石，著《简明医彀》8卷，刊于明崇祯二年（1629）。卷首有要言16则论养生防病，另有制药、煎药、服药法等专论，各卷分述临床各科病证治法。孙志宏在本书自序中说："其书备而不冗，约而不漏，义类浅显，人人可解，若射必有彀，故命曰《简明医彀》。"彀为把弓张满之意。书中方剂既有前人成方，又"兼以祖传家秘，参酌用之，无不奏效"（《简明医彀》凡例），注重实用。

明代海宁人裴一中，字兆期，号复庵居士，著有《裴子言医》4卷，刊于崇祯十七年（1644）。全书由148篇医话组成，清代王孟英撷选其中一卷加评而名《言医选评》，刊入《潜斋医学丛书》。

清初钱塘人沈李龙，字云将，著《食物本草会纂》，初刊于康熙三十年（1691）。该书有8卷、10卷及12卷本3种，内容相同，分为水、火、谷、菜、果、鳞、介、禽、兽等部。沈李龙在书前《凡例》中说："人为万物之灵，原资万物以养其生。凡天壤间食物有关日用者，细分品类，无不备载，使读之者知有物必有，则庶不负天生蒸民之意。他主要以明代施永图的《山公医旨食物类》为蓝本增补而成。书中最早记载了"烟草"，并指出："今中国遍地有之。闽产者佳，燕产者次，浙江石门产者为下。……多食则火气薰灼，耗气损年，不可不慎。"

清代钱塘人莫熺，辑有《莫氏锦囊十二种》，于顺治、康熙年间陆续刊印。莫氏19岁弃儒习医，"凡临证诊视，兢兢自持，立方处剂，皆获应验"。《莫氏锦囊十二种》收录医书有《医门约理》《难经直解》、《脉学入门四言举要》《濒湖脉学》《脉诀考证》《脉诀汇辨》《本草纲目摘要》等，此外还收录有几种非医学书籍。

清代钱塘人赵学敏，字恕轩，号依吉，编著《利济十二种》，收录有《医林集腋》16卷、《养素园传信方》6卷、《祝由录验》4卷、《囊露集》4卷、《串雅内外编》8卷、《升降秘要》4卷、《药性元解》4卷、《奇药备考》6卷、《本草纲目拾遗》10卷（图2-26）、《本草话》32卷、《药物小名录》4卷、《摄生闲览》4卷。其中最重要的是成书于乾隆三十年（1765）的《本草纲目拾遗》，后于1864年刻印于世。全书10卷，载药921种，分水、火、土、金、石、草、木、藤、花、果、谷、蔬、器用、禽、兽、鳞、介、虫共18类，其中有《本草纲目》未载的716种。例如冬虫夏草就是李时珍所未记载的，赵学敏指出此药“功与人参同”，并介绍其见闻说：“绍兴仲先生言，其尊人曾任云南丽江府中甸司马，其地出冬虫夏草，其草冬为虫，一交春，虫蜕而飞去，土人知之，其取也有期，过期无用也。”（《本草纲目拾遗》卷5）

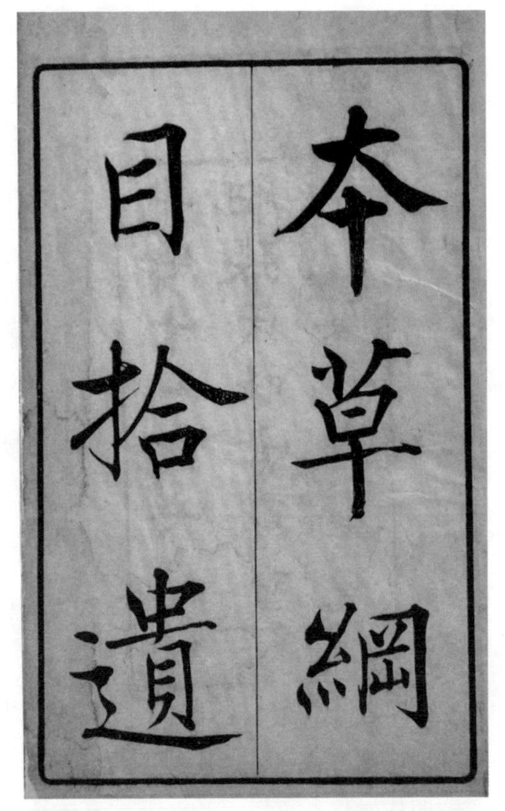

图2-26　赵学敏《本草纲目拾遗》书影

清代钱塘人董西园，字魏如，著《医级》12卷，又名《医级宝鉴》，成书于乾隆四十年（1775）。董西园遵父命学医，辑录历代医著、方论，编此书以作为学医读本。主体内容分伤寒、杂病、女科、类方和脉诀5部分。卷首有“必自集”，卷末有“无问录”，论医学基础理论知识。“必自集”中有他撰写的《先天后天论》，强调“先后二本，实相需为用者”；“类方”中有如杞菊地黄丸，已成为传世名方。

清代钱塘人魏之琇，字玉璜，号柳洲，著有《续名医类案》36卷，成书于乾隆三十五年（1770）。本书为续补明代江瓘《名医类案》而作，增录当代各家医案。全书分345门，包括内科、外科、妇科、儿科、五官科等病类，分类清楚，选案广泛。

清代海宁人王学权，字秉衡，晚号水北老人，著有《重庆堂随笔》2卷，刊于嘉庆十三年（1808）。全书以随笔形式，采录医著有关内容，结合个人临床经验予以发挥。书中论述六气致病、虚劳病证治、方剂分析、药性、望闻问切等专题，较浅近实用。其曾孙王士雄加有详细旁注，并辑入《潜斋医学丛书》中。

（二）嘉兴府

元代为嘉兴路，明、清为府。下属 7 个县：嘉兴、秀水、嘉善、海盐、崇德（避讳皇太极年号，康熙元年改石门）、平湖、桐乡。

明代秀水人朱儒，著《太医院纂集医教立命元龟》7 卷，现存明万历十八年（1590）福建建阳潭城书林余成章刻本。书前有吉州（今江西吉安）人习孔教序，称赞朱儒“君之奏效神，而称国手也”。本书列述了内科、妇科、儿科、痘疹、外科等病证，每病下先述病源病机，再列治方。朱儒曾任太医院使，还著有《太医院志》，现存抄本。

明代嘉善人蒋仪，字仪用，学医于王肯堂弟子张玄暎，协助校定刊行王肯堂《医镜》。后编成《药镜》4 卷，按药性分温、热、平、寒 4 部记载药物，用骈体文概述 344 种药物的主治功用，后附拾遗赋、滋生赋和补遗 3 篇，增补前面未备的药物；又附疏原赋论经络和用药法。

明代海盐人贺岳，字汝瞻，著《医经大旨》。雍正《浙江通志》载，贺岳曾多方拜师学习，“师澉川韩克诚，得脉法；师武林胡翠岩，得针法；又西走吴，得王维雍亲炙王道等方；东走越，得曹靖之延之以归，日与讲求”。所著《医经大旨》刊于明嘉靖三十五年（1556），大部分内容摘引自虞抟《医学正传》与王纶《明医杂著》。

明代海盐人王文禄（1503—1586），编有《百陵学山》丛书，著有《医先》《胎息经疏略》《参同契疏略》各 1 卷。《医先》的书名，即治未病之意。其自序中说，“治未病易而无迹，治已病劳而无功”，故世人多有病方才求医。他强调养生，主张“养生贵养气，养气贵养心，养心贵寡欲”。用药质疑丹溪而重视东垣，称“用丹溪法治者，多坏脾胃。盖痰生脾湿，热生脾虚，必用东垣补脾法为上”。

明代平湖人王銮，字文融，号容湖，汇纂《幼科类萃》28 卷，约成书于明正德十六年（1521）。卷 1 载小儿受胎禀赋厚薄不同、护养论等医论 9 篇；卷 2 载小儿脉证总论、论五脏虚实所主等诊断类 14 篇；卷 3～28 分初生门、惊风门等26门，论儿科病症，先论脉法，再述病因及诊治。本书收载众多专论，包括一些佚失医书的内容。治法针灸与方药并举，用药强调五脏一体，尤重调治脾胃。

明代嘉兴人周履靖，字逸之，初号梅墟，改号螺子，晚号梅颠，辑有《夷门广牍》14种，刊于万历二十五年（1597）。收录养生、导引著作多种。其中由他编集的有《赤凤髓》3卷（图2－27）、《唐宋卫生歌》1卷、《益龄单》1卷、《茹草编》4卷。《赤凤髓》在辑录历代养生功法的同时，由周氏绘图多幅，颇有特色。

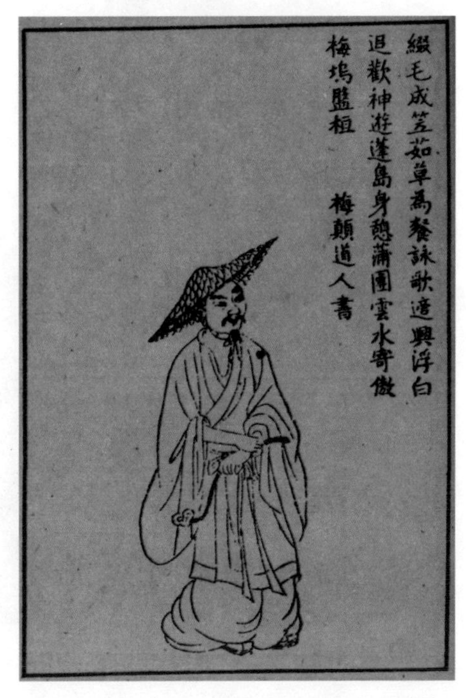

图2－27 《赤凤髓》中周履靖的自画像

明代秀水人黄承昊，字履素，号闇斋，著名学者。著有医学著作《折肱漫录》，初刊于崇祯八年（1635），原为6卷，其中养神1卷、养形2卷、医药3卷。后来清代程永培将《折肱漫录》收入《六醴斋医书十种》时改为7卷本，无养神卷而多续养形、续医药各1卷。黄承昊幼年多病，取“三折肱成良医”之义著《折肱漫录》，书中对医药养生颇多经验之谈。他强调“养生者，先养神，次养形”，又主张“补虚助弱，用药概须温和，久服自能奏功，乃无留害”。

明代嘉善人袁黄，字坤仪，号了凡（图2－28），万历年间进士。他博学多才，著作宏富，其《了凡四训》尤其闻名。医学著作有《祈嗣真诠》，是关于嗣育的专书，分改过、积善、聚精、养气、存神、和室、知时、成胎、治病、祈祷10篇。其中关于养生的聚精、养气、存神3节被后人抽出，取名《摄生三要》，见于《学海类编》等丛书，流传颇广。另著有《静坐要诀》一书，主要论佛教的静坐法。全书分6篇，即辨志篇、豫形篇、修证篇、调息篇、遣欲篇和广爱篇，对静坐养生的方法论述颇详。

明代秀水人殷仲春，字方叔，号东皋子。他好学善问，精于医术，于万

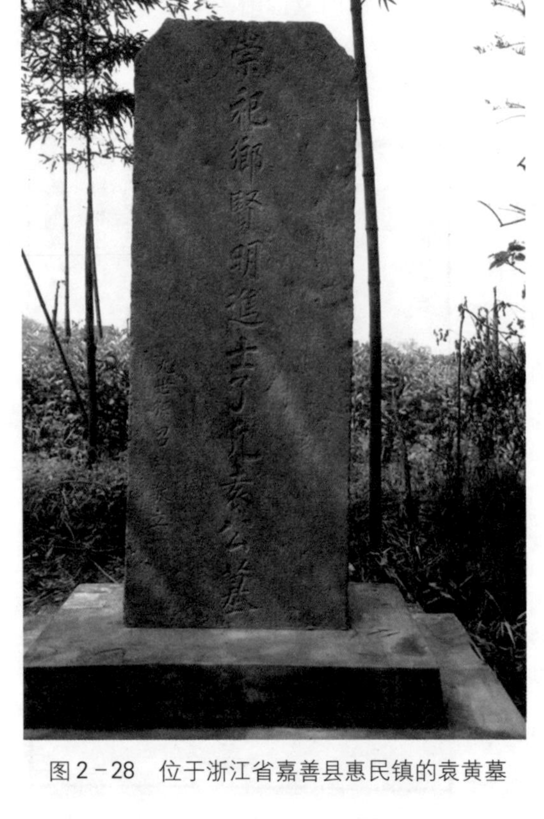

图2-28　位于浙江省嘉善县惠民镇的袁黄墓

历四十六年（1618）著成《医藏书目》，记录了平生收藏及游历各地于藏书家所见的历代医书，仿佛藏之例而名“医藏”。全书共收书499部，分为20类，名之为“函”，参照佛经名词取名为无上函、正法函、法流函、结集函、旁通函、散圣函等。每函冠以小序作介绍。其中正法函为伤寒类书目，是目录著作中首次单列伤寒类别。书后附《痧疹心法》1卷，为其诊治儿科麻痧的经验。

明末秀水人陈文治，字国章，号岳溪，于崇祯元年（1628）辑《疡科选粹》8卷。书前彭宗孟作的序中指出，疾医常为世所重，但“疡医至夷于卜祝星数之徒，仅悬药计钱而售，人固轻视之”，赞扬陈文治此书“兼总百家，抉微聚要”，故为其刊行。全书内容111篇，包括外科、皮肤科、五官科及伤科等内容。又于万历十九年（1591）著《广嗣全诀》12卷，卷1种子；卷2、卷3保胎及保产；卷4产后；卷5～10论儿科杂病；卷11～12痘疹。全书共200余篇，对妇儿科作了较系统的论述。书中反对滥用“涩精壮阳”之剂治疗男性不育，认为应用不当可使男子“肾中有伏火”，容易遗毒胎婴，使后代易患热性病。

明代嘉兴人贾所学，字九如，著有《药品化义》，共13卷，分气药、血药、肝药、心药、脾药、肺药、肾药、痰药、火药、燥药、风药、湿药、寒药13类论述160多种药物，每种药分体、色、气、味、形、性、能、力8个方面进行论述，颇具特色。清代浦东人李延昰寓居平湖，得见此书后相当赞赏，但闾里人却多不识贾所学，觉得十分可惜，后命其子李汉徵校正重梓。

李延昰是名医李中梓之侄，字辰山、期叔。明末时曾追随南明桂王到桂林任官，桂王败亡后遂归隐于平湖，以医为生。医术除继承李中梓外，又曾拜缪希雍、周梅屋为师，广交名医如喻昌、张遂辰、卢子繇、朱彝尊、贾所学等人。著有《脉诀汇辨》10卷，成书于康熙三年（1664）。书中提出诊脉有六要，即辨析相类之脉、对举相反之脉、熟悉兼至之脉、察定平常本脉、准随时令变脉、确认真脏绝脉，汇论各家脉论较详。

清代石门人吕留良（图2－29），字用晦，号晚村，著有《东庄医案》1卷，成书于康熙二十六年（1687），刊于雍正三年（1725）。作者集录30条临症治验笔记。案中夹叙夹议，议论证治，辨析脉义。治法偏于温补，立法处方有独到之处。

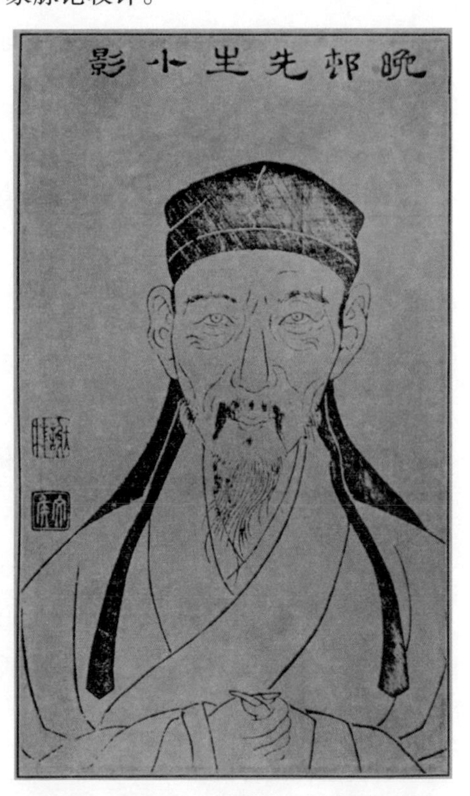

图2－29　清刻本《惭书》中的吕留良像

清代槜李（今浙江嘉兴）人郭志遂，字右陶，于康熙十四年（1675）著成《痧胀玉衡》一书。痧胀主要指患急性疾病后肌表出现痧点，自觉胀闷欲绝，甚则昏厥的一组症状。在急性瘟疫流行时多见。明末瘟疫大流行时，据记载有医师对“羊毛瘟”采用了膝后腘窝放血法来治疗。这种放血疗法，在后世不断发展，被称为“放痧”。郭志遂在本书对急症提出了“刮痧”“放痧”和药物治疗的3步治法。刮痧是用竹片、瓷勺等将皮肤刮至皮下出血，放痧在身体不同部位的静脉放血来治疗。

清代嘉兴人计楠，字寿乔，著有《客尘医话》3卷，刊于嘉庆九年（1804）。其自序言：“予将有远游之志，因作《医话》三卷，皆辑前人之绪论，不敢擅自创作，或亦曾经手试而一效者。”分杂证述略、妇科述略和产后述略3部分，阐述作者诊治经验。后曹炳章将此书收入《中国医学大成》。

清代嘉善人黄凯均，著《友渔斋医话六种》8卷，刊于嘉庆十七年(1812)，内收《一览延龄》《橘旁杂论》《上池涓滴》《肘后偶钞》《证治指南》《药笼小品》6种著作。其中《一览延龄》全书着重阐述养生、保健的重要意义，强调顺其性、顾其理，贵在自然，动静皆宜，养气在先，养身为后，老年当节食，有独到之见。《上池涓滴》全书阐明五脏情状，体用善恶，汇五脏虚实见症，提出调养方法。《肘后偶钞》2卷，内容多为内科杂病、时病重症治验。黄凯均书中颇有新论。如认为"三折肱知为良医"中的"三折肱"是多次取药的意思；"医不三世，不服其药"的"三世"指《神农本草》《黄帝内经》《伤寒论》(或《玄女脉诀》)"三世之书"等。

清代海盐人冯兆张，字楚瞻，著有《冯氏锦囊秘录》49卷，成书于康熙四十一年(1702)，"计共二十余篇，凡历三十载而始竣目"。内容有《内经纂要》2卷、《杂证大小合参》14卷、《脉诀纂要》1卷、《女科精要》3卷、《外科精要》1卷、《药按》1卷、《痘疹全集》15卷、《杂症痘疹药性主治合参》12卷。于医学各科内容论述全面，并颇多个人见解。

清代嘉兴人沈明宗，字目南，号秋湄，师从名医石楷。好佛学，后游历到邗江(今属江苏)定居，专攻医术。著有《医征》，含医书5种，为《金匮要略编注》24卷、《伤寒六经纂注》8卷、《温热病论》2卷、《虚劳内伤》2卷和《女科附翼》1卷，另附《客窗偶谈》1卷。康熙十九年(1680)春夏间，瘟疫流行，沈明宗以所立柴芎香豉汤、香豉散火汤表里二方治数千人，皆得愈。

清代嘉善人曹庭栋(1700—1785)，一作廷栋，字楷人，号六圃，著有《老老恒言》，又名《养生随笔》，主要针对老年人的养生而言(图2－30)。全书共5卷，第1～2卷从日常起居生活的衣食住行各方面叙述老人养生的正确方法；第3～4卷介绍与养生实践相关的日常生活物品；第5卷收录100条粥谱。书中不少是经验之谈。他在书中说："予著是书，于客岁病余，以此为消遣。时气怯体羸，加意作调养法，有出诸臆见者，有本诸前人者，有得诸听闻者，酌而录之。即循而行之，讫今秋，精力始渐可支。"可见养生确有成效。粥谱100方又分为三品，"取气味轻清、香美适口者为上品，少逊者为中品，重浊者为下品"，有上品36种、中品27种和下品37种。

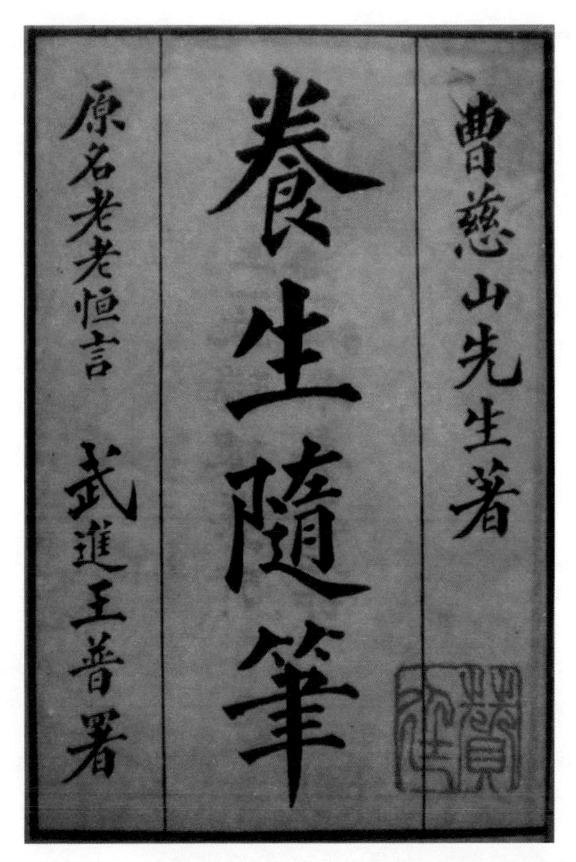

图2－30 《养生随笔》（即《老老恒言》）书影

清代海盐人吴仪洛，字遵程，辑集有《吴氏医学述》丛书，书目计有10种，但仅见刊行3种。一是乾隆二十二年（1757）所著《本草从新》18卷，以广泛流行的汪昂《本草备要》为蓝本，但指出汪昂“不临症而专信前人”，有所欠缺，于是将其内容半数保留，半数增张，共收药720种，分为11部。二是乾隆二十六年（1761）所著《成方切用》13卷，在吴崑《医方考》和汪昂《医方集解》基础上选录古今成方1180余首，分24门，书后附《勿药元诠》1卷专论养生。三是乾隆三十一年（1766）刊行的《伤寒分经》，主要尊崇喻嘉言的思想。

清代桐乡人程鹏程，字南谷，撰《急救广生集》10卷，又名《得生堂外治秘方》，刊于嘉庆十年（1805），为我国现存第一部外治专著。程鹏程好集医方，共积存医方3000多首，后精选其中外治方1500余首，分门别类，刊成此书。他认为诊病需辨证察脉，不易掌握，“若外治之法，按证用方，显而易见，效则捷于汤饮，即或不效，洗而去之，尚无大害”，故值得推广。为救急计，所选均为简便的验方。其中首卷“慎疾法语”为养生内容，包括各种养生要论和功法等；主体部分是第2～9卷，按部位或病证列方；第10卷“防病预诀”，论四时调摄、谨口食、戒色欲等防病原则。

清代平湖人邵澍，字子雨，著有《外科辑要》4卷。邵澍以精于外科著称，于道光七年（1827）去世后，其子邵莘渔、邵松楼等将其经验方进行整理，由其门人周如春校订成书，刊行于道光九年（1829）。有内服汤药36方，丸药52方，外用药140方，外用膏药42方等。每方后简论适应症。

清代桐乡人顾锡，字养吾，著有《银海指南》4卷，刊于嘉庆二十四年（1819），同治六年（1867）扫叶山房重刊。该书详述眼科基本理论“五轮八廓”，阐发六气、七情对眼病之关系，及目疾兼病16种，载眼科常用方186首。

清代桐乡人张千里，字广文，号梦庐，著有《张千里医案》5卷、《珠村草堂医案》和《外科方案》一册，皆为抄本。《张千里医案》分中风、暑温、湿、燥、火等类别编辑，以内科杂病为主。后由裘吉生将此书收入《三三医书》。《珠村草堂医案》为徐国琛所编辑，成书于道光十七年（1837），抄本流传于嘉兴、桐乡一带。该书亦辑录张氏治内科杂病妇科治案等。《外科方案》载录张氏诊治疡证验案，其辨疡症以部位别经络、脏腑、气血，又以内、外兼治为要。

清代嘉善人俞震，字东扶，著有《古今医案按》10卷（图2－31），成书于乾隆四十三年（1778）。卷1～8为内科杂病；卷9为女科；卷10为外科和幼科。俞氏对所选医案均加按语论析，有助于后学。

清代嘉善人沈又彭，字尧封，著有《女科辑要》2卷，又名《沈氏女科辑要》，刊于乾隆二十九年（1764）。内容分为经水、崩漏、带下等12类。

（三）湖州府

元代为湖州路，明、清为府，下属有安吉州以及6个县：乌程、归安、长兴、德清、武康、孝丰。

明代乌程人陆士龙，字祖愚，著成《陆氏三世医验》5卷，载医案168

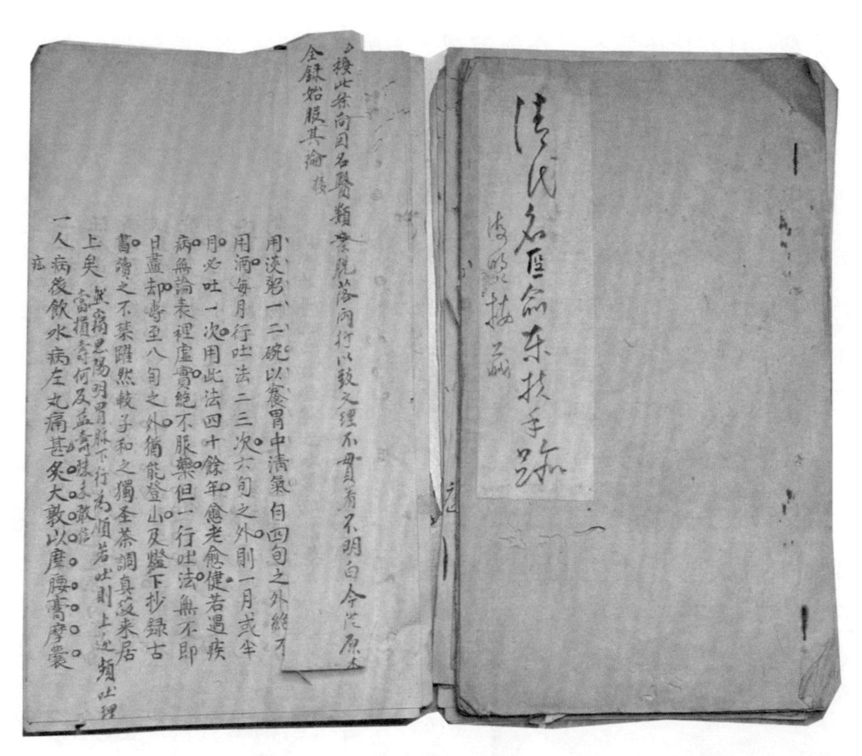

图2－31　俞震《古今医案按》校修稿，广东中医药博物馆藏

则。卷1～2为其祖父陆岳医案，由其父陆桂编校，有医案66则；卷3为陆桂医案，由陆士龙编校，有医案39则；卷4～5为陆士龙医案，并自发明，有63则。医案所述内容完整，记述患者居里姓氏、病因病证、治疗经过、舌脉方药、按语等。

明代归安人周礼，字半山，著《医圣阶梯》。其父周菊潭，以医名于时，但对周礼说："医仅足以济一方，汝其求之孔孟，以大其施乎？"于是周礼习儒，贡生出身，到山东临清县任判官，不三年返乡，转而苦心学医，会通诸书，集成《医圣阶梯》10卷。书名中"医圣"系取"神圣工巧"之意，代表高明医术，认为需要由易入难。书中颇有独到见解，如引其父菊潭翁之语说：吾老医也，从来不见芤脉，此盖眩于诸家谬说，而不求诸古经故也。因《黄帝内经》中无芤脉之说，故有此论。

明代归安人许兆桢，字培元，医学著作甚丰，刊行者有《医四书》，元集为《诊翼》，亨集为《药准》，利集为《方纪》，贞集为《医镜》，各2卷，分论诊断、药物、医方、病证，颇具系统。每册均题称太医院使朱儒鉴定。

此外据载，许兆桢还著有《伤寒解惑》《女科要论》《衍嗣宝训》《痘疹笔议》《外科集验》等，未见刊行。

明代长兴人朱惠明，字济川，万历二十二年（1594）著《痘疹传心录》16 卷。朱惠明精儿科，医名甲于湖州。此书前 14 卷在魏直《博爱心鉴》基础上进一步发明痘疹治法，对顺逆夷险论述颇详；后 2 卷名《慈幼心传》，论小儿杂病证治。本书流传较广，“向推为痘科书之最”（周中孚《郑堂读书记补逸》），曾被收入《六醴斋医书》。

明代乌程人赵金（1492—1580），字淮献，号心山，著《医学经略》10 卷。赵金工诗画，精于医。《医学经略》书前有缪希雍序，称该书是作者 20 年来数易其稿始成。第 1 卷为脉法、药性，第 2～6 卷为内科病证，第 7 卷为五官及内科病证，后数卷为妇科及儿科病证。

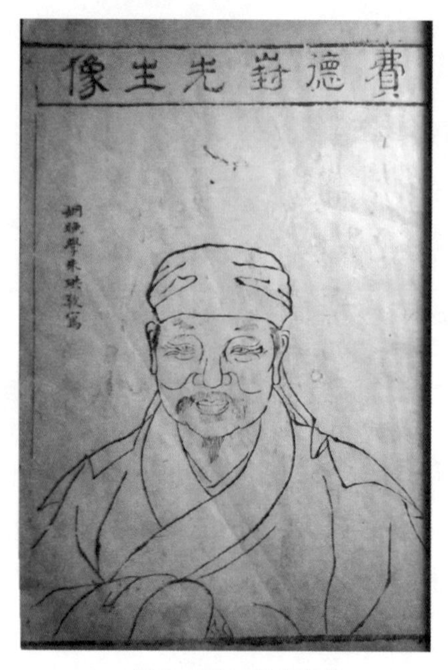

图 2－32　费启泰像

明末清初归安人费启泰，字建中，号德葑（图 2－32）。于顺治十六年（1659）著《救偏琐言》5 卷，主要论痘疹的辨证原则和治法。认为古人治痘之法多有所偏，特别是略于攻下、解毒、凉血、清火诸法，故作此书论个人经验。书中绘痘症怪症图甚多。

清代归安人江涵暾，字笔花，著有《笔花医镜》4 卷，又名《卫生便览》。江氏进士出身，后官广东会同知县。素精医术，见广东医师水平不高，于是著此书行世。卷 1 总论四诊、八纲、伤寒、时疫诸症；卷 2 论内科诸证，按脏腑分部辨证、用药、处方；卷 3 论儿科；卷 4 论妇科。均先论后方，内容简要。

清代吴兴人钱峻，字青抡，著《经验丹方汇编》，成书于康熙四十六年（1707）。钱峻年青时得病濒危，痊愈后，其母对他说，“汝犯此症，功名之念已矣。吾见汝自幼好辑方书，不如留意岐黄，一可以养生，一可以济世”。钱峻于是矢志业医，“一闻灵验奇方，必重礼购求，或遇急症即对症试之，其有效者，辑选取焉”（《经验丹方汇编·原序》），如此累积800多首验方。后因旧病复发，在友人徐芸协助下，刊行此书以积德，并附刻《阴骘注证》等善书。全书按病证分为68门。起首有“贸药辨真假”一篇，论述辨别药物真伪要点，颇有价值。

清代乌程人林之翰，字宪百，号慎庵，雍正元年（1723）撰《四诊抉微》8卷。他指出，“作述家专以脉称而略望闻问，后人因置而不讲，大违圣人合色脉之旨矣”，故著本书，强调四诊合参的重要性。卷1、卷2为望诊；卷3为闻诊和问诊；卷4～7为切诊；卷8附《管窥附余》。林之翰另著有《温疫萃言》，以吴又可《温疫论》为蓝本，强调瘟疫多为阳证。

清代归安杨乘六，字以行，号云峰，著有《医宗己任篇》8卷、《潜村医案》2卷，成书于雍正三年（1725）。《医宗己任篇》为丛书性质，包括清高鼓峰《四明心法》（又名《医家心法》）3卷、《四明医案》1卷、清代吕留良《东庄医案》1卷、清代黄废翁《西塘感症》3卷。《潜村医案》皆杨氏历验之案，多取法高鼓峰、吕留良温养元气治法。

（四）宁波府

元代为庆元路，明、清为宁波府，下属有6个县：鄞县、慈溪、奉化、镇海、象山、定海。

明代鄞县人钱雷，字豫斋，在前人所著的《脏腑证治图说人镜经》基础上补辑2卷（图2-33）。《脏腑证治图说人镜经》一书作者不详，有称是扁鹊所传者。钱雷自称是钱乙后人，后随杭州王宗泉业医，据称王宗泉祖上谷斋先生在洪武、永乐时先后治愈皇太后、皇太子，获封太保、谨身殿大学士，但史料未查得其人。钱雷得王宗泉之学，医术精进，并获《脏腑证治图说人镜经》8卷，遂选辑《灵枢》《素问》等增补2卷，书中一些图像，系照《华佗内照经》及太医院针灸铜人像校正而成。浙江布政使洪启睿学医于钱雷，见此书后，捐资为其刊行。

明代鄞县人万表撰《万氏济世良方》，又名《医学入门良方》。万表字民望，号鹿园，正德十五年（1520）举进士，历任漕运参将、广西副总兵、淮安总兵等官职。《万氏济世良方》原为5卷，后由其子万邦孚增补脉诀和药

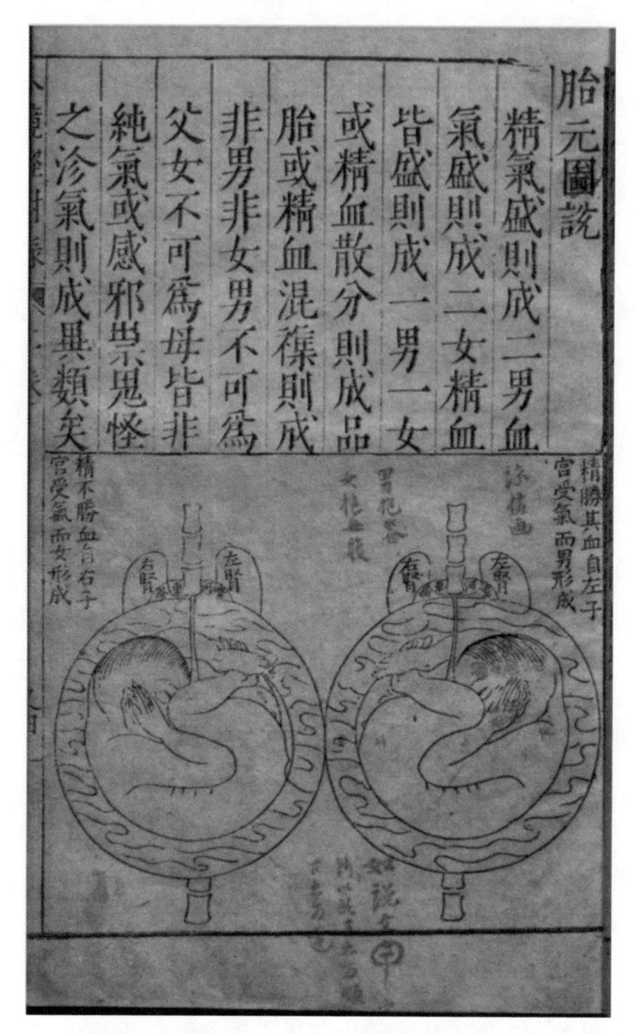

胎元圖說

精氣盛則成二男血氣盛則成二女精血皆盛則成一男一女或精血散分則成品胎或精血混雜則成非男非女男不可爲父女不可爲母皆非純氣或感邪祟鬼怪之沴氣則成異類矣

精勝其血自左子宮受氣而男形成
精不勝血自右子宮受氣而女形成
左腎
右腎

图2－33　钱雷增补的《脏腑证治图说人镜经》附录中的“胎元图说”

性等内容，名为《万氏家抄济世良方》，刊于万历三十七年（1609）。第1～5卷论中风、厥、脚气等90类病证；第6卷为脉诀及症候歌等；第7、第8卷论药物。

明代鄞县人高武，著有《针灸聚英》《针灸节要》，均刊行于嘉靖十六年（1537）。《针灸节要》3卷，有的版本名为《素难节要》或《针灸素难要旨》，集论《灵枢》《素问》《难经》中有关的针灸内容；《针灸聚英》4卷，汇集了《灵枢》《素问》《难经》之后至明代以前的30多种医学著作中的针灸内容，并有评议发挥。两书相互补充，系统阐述了针灸学术源流。

明代慈溪人王纶，字汝言，号节斋，进士出身，曾任广东参政，后转湖广右布政和广西左布政。王纶注重医学，据称他任官时“朝听民讼，暮疗民疾”，著有《明医杂著》《医论问答》《本草集要》。其中《明医杂著》6 卷，原成书于明弘治十五年（1502），后来著名医家薛己加注刊行，流传更广。其内容以医论与医方为主，提出“外感法仲景，内伤法东垣，热病用河间，杂病用丹溪”的观点。

明代四明人张世贤，字天成，号静庵，著《图注王叔和脉诀》4 卷，附方1 卷（图2-34）。但其所说的“王叔和脉诀”一般认为是六朝时高阳生所著，伪托王叔和之名，《四库全书总目提要》称“张世贤不考，误以《脉诀》为真叔和书而图注之，根柢先谬，其他可不必问矣”。但《脉诀》本身也有

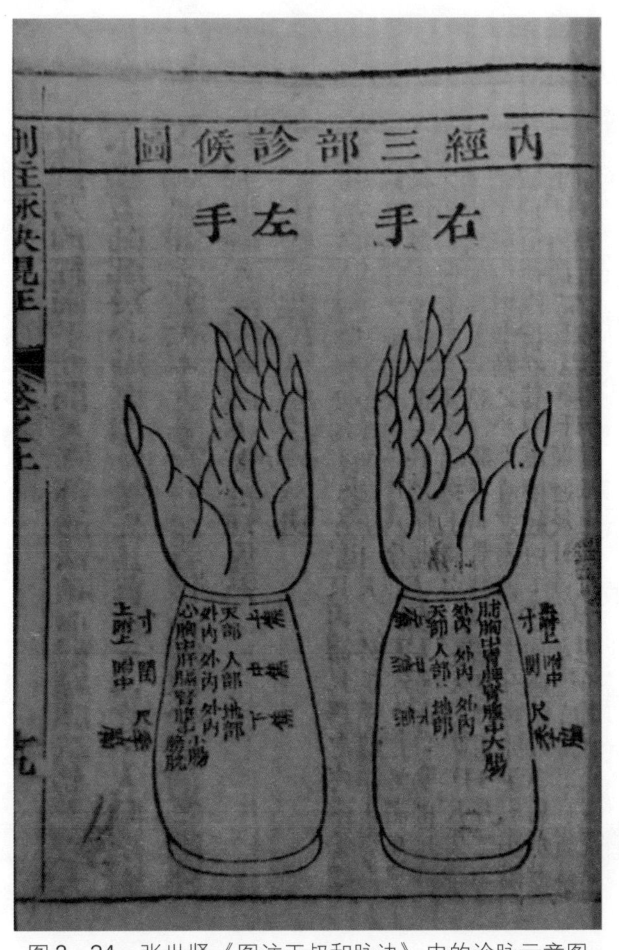

图2-34　张世贤《图注王叔和脉诀》中的诊脉示意图

价值，张世贤善用图解，结合阴阳五行学说来阐明脉理，有可参考之处。不过他的附方仅按脉论病，未结合症状，被认为“非圆通之论”。张世贤另著有《图注八十一难经》。

明代鄞县人宋林皋，著有《宋氏女科秘书》1 卷，刊于万历四十年（1612）。宋氏自宋建炎初南迁，后卜居于四明（宁波的别称），医术世世相承，代不乏人。此书言简意赅，选方 226 首，并注明加减禁忌。

明代鄞县人赵贞观，字如葵，赵献可之子，著有《绛雪丹书》。该书原名《胎产心法》，为妇科专著，分上、下 2 卷，共 90 篇，末附产后诸症秘诀一篇。有道光十一年（1831）刻本。

明代鄞县人张时彻（1500—1577），字维静，号东沙，又号九一，曾为明代福建参政，官至兵部尚书。留心医药，撰有《救急良方》《摄生众妙方》。《摄生众妙方》共 11 卷，分 47 门，对内科、妇科、儿科、外科、五官科、骨伤科等临床疾病都有妙方调治，又重视急症，而单列“危病门”。书中有名方五子衍宗丸，至今临床广泛应用。后来清代王梅增补 1 卷，并将内容有所调整后改名为《摄生总论》。《救急良方》专论急证，共 2 卷 39 方。

明代鄞县人高士，字志斋，著有《志斋医论》2 卷。《四库全书提要》称“是书作于嘉靖中……亦以朱氏（指朱丹溪）为宗者”。此书上卷专论痘疹，下卷杂论阴阳六气、血脉虚实。

清代鄞县人高鼓峰，名斗魁，字旦中，著有《医家心法》3 卷，成书于雍正三年（1725）；《四明医案》1 卷，刊于雍正三年。《医家心法》中，作者据临证经验，阐述诊法、二十五法方论及内妇儿科等常见疾病诊治，共 20 余篇。本书收入《医林指月》时，附入胡珏所写评论百余条。《四明医案》辑录高氏生平所治疑难病症 28 例，颇多独到的临床见解。

清代鄞县人袁氏（佚名）撰《原瘄要论》1 卷，刊于道光八年（1828）。此书简要论述麻疹的诊断、治疗及合并症等，“其论症辨状，甚为了然。对症用药，亦极详慎”。并附同乡虞氏麻疹治法一文。现有《中国医学大成》本。

清代鄞县人郑启寿，字卜年，著有《郑氏瘄略》1 卷，又名《郑氏瘄科保赤金丹》，刊于道光十年（1830）。作者为治麻疹名家，此书前一名居士序称“先生以医瘄名于鄞、奉、象三邑及台郡者数十年矣”。书中对麻疹治法论述颇详。

清代鄞县人包镇鲁，著有《咽喉大纲论》1卷、《喉科杓指》4卷，皆成书于嘉庆二十年（1815）。《咽喉大纲论》详述各种咽喉疾患之治法，并附有图谱。其治法尤重挑治法。凡一切急性喉病，如喉风、喉痹、咽喉肿胀，汤药不能进者，当需急予开关之时，速刺少商穴放血，以除其热，或针内关、合谷，以通其闭；对治疗咽喉疾患有一定指导意义。《喉科杓指》卷1论述喉科疾患之病因病机、脉诀图说、针穴图等；卷2分咽喉门、乳蛾门、喉痹门、喉风门；卷3分为喉痈、大舌门、小舌门、杂喉门、牙齿门。并附刻经验良方。

清代诸暨人张廉，字通源，号霞溪，著有《麻疹阐注》4卷，刊于道光二十年（1840）。本书卷1～2系将《医宗金鉴·痘疹心法要诀》的麻疹治疗作了补充注释；卷3～4为附采诸家麻疹后证治，引述各书中有关麻疹的合并症、后遗症等内容。其在自序中言："《金鉴》言简而赅，非得其言外之意，必疑其略而不详。余所阐发，未必得其奥旨，然悉本前贤，未敢杜撰。"现有《珍本医书集成》本。

（五）绍兴府

元代为绍兴路，明、清为府，有8个县：山阴、会稽、萧山、诸暨、余姚、上虞、嵊县、新昌。

元代医学家滑寿，字伯仁，晚号撄宁生（图2-35）。他祖籍襄城（今属河南），其祖父时迁居仪真（今属江苏），后又迁余姚。滑寿初习儒，后从京口名医王居中习医。著有《读素问钞》3卷、《难经本义》2卷。此外有《十四经发挥》3卷，将督、任二经与十二经并论，

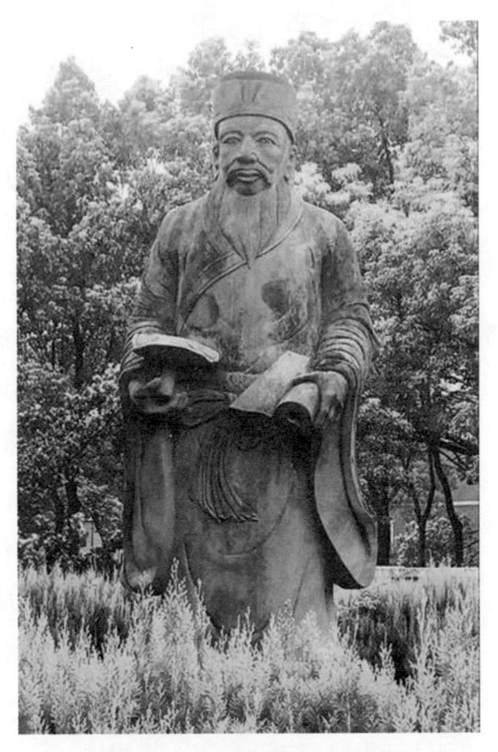

图2-35　位于浙江余姚马渚镇沿山村的滑寿像

首创“十四经”之名，并释名训义，解读经穴理论。他又认为“医莫先于脉”，撰《诊家枢要》1卷，类列29脉，对脉学诊断学颇有发挥。

明代会稽人徐彦纯，字用诚，著有《本草发挥》4卷，卷1～3将药物分为金石、草、木、人、兽、虫、鱼、果、米谷和菜10类，收药270种；卷4为总论。内容多录前人药论。有薛己加注本，收入《薛氏医案二十四种》。

明代萧山人魏直，字桂岩，著《博爱心鉴》，专论痘疹，强调痘本于气血，治痘首先应扶正抑邪，其辨证治疗分顺、逆、险3种情况论治。治法以温补为主，并以保元汤为治痘的主方。

明代山阴人祁坤，于康熙四年（1665）著成《外科大成》一书，共4卷，32部类。外科又称疮疡科，祁坤认为：“疮疡虽曰外科，而其本必根于内，且多针灸、去腐、完肌之技，似治外较难于治内耶。近之世重内而轻外者，由近之医，弃内而治外，是舍本而从末也。”强调外科也应通达医理。

明代余姚人黄济之，字世仁，著有《本草权度》3卷（图2-36），刊于嘉靖十四年（1535）。其内容并非仅论本草，而是介绍临床各科常见病脉、因、证、治为主，并有五脏虚实、脉法、脉体升降图、经络图、十四经穴等内容，治法亦较简要。书后附有王守仁为作者所作的《终慕记》一文，载黄济之以孝子闻名，获朝廷下诏旌奖，“以医术显于京”，始终将堂号称为“终慕”，典出《孟子》“大孝终身慕父母”之语，足见其尽孝终身。

明代余姚人黄河，字星海，著有《医学汇纂济世丹砂》，现存明仁寿堂刻本。该书汇集了明代及其以前许多基础理论、病证、方药、针灸等歌赋精品，如有药性歌括280多首，有各种针灸经穴等歌、五运六气歌括、汤散歌括、妇人科和小儿科歌括，还有关于痘疹、麻疹的词赋，可谓是中医歌赋大全。

元、明间医家吕复，字元膺，晚号沧州翁，原籍河东（今属山西），后徙居鄞县。幼年家贫，拜名医郑礼之为师习医，尽得其传，医术遐迩闻名，且每日记录病案。著作有《群经古方论》，对历代医书均有评论，另著《内经或问》《灵枢经脉笺》《切脉枢要》《难经附说》《长沙伤寒十释》《运气常变释》《松峰斋杂著》等，惜均佚。

清代绍兴人钱松，字镜湖，嘉庆年间担任太医院御医，后升任为中宪大

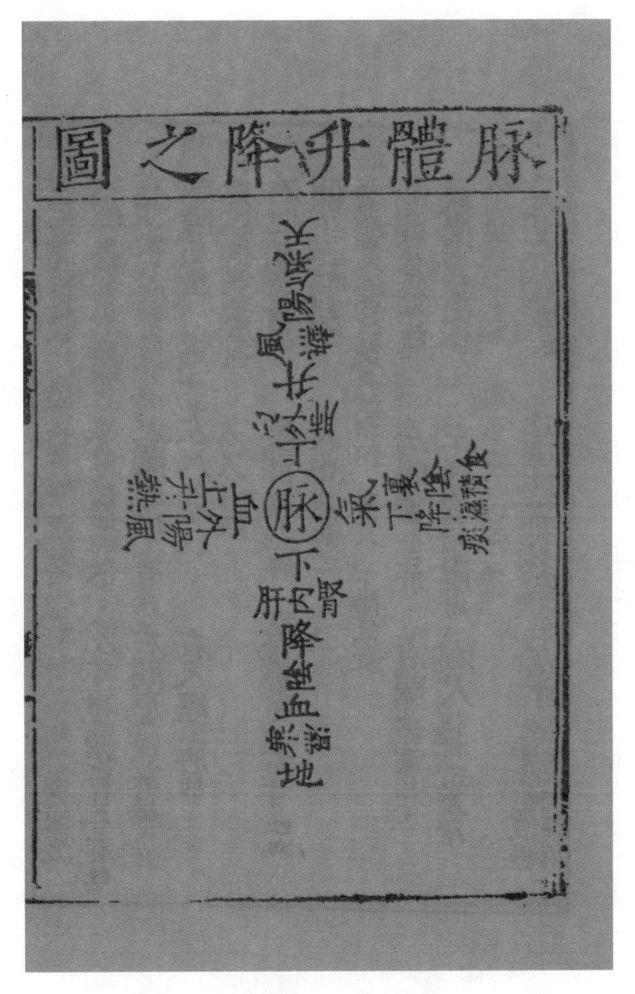

图 2－36 《本草权度》中的“脉体升降之图”

夫、太医院院使。著有《痧胀名考》1 卷，现有道光六年（1826）庆氏金华重刊本。书中记载了 36 种痧症，认为痧胀即古之干霍乱。

明末清初山阴人陈士铎，字敬之，号远公，别号朱华子，又号莲公，自号大雅堂主人。约生于明天启年间，卒于清康熙年间。陈氏少习儒，为邑诸生，屡试不受，后出游京师，复不得志，遂究心于医学。得祖父所遗医学秘本，“喜读岐黄之书卅年于兹矣，于内经治法实能窥奥”，“且性喜好游，足迹几遍历宇内”（《石室秘录・序》）。著作极丰，流传下来的著作有《石室秘录》《本草新编》《辨证录》《辨证玉函》《脉诀阐微》《外经微言》《洞天奥旨》（又名《外科秘录》）等。其著作风格独特，如《石室秘录》以治法为纲，单卷1就有正医法、反医法、顺医法、逆医法、内治法、外治法、完治法、碎治法、大治法、小治法、偏治法、全治法、生治法、死治法等名称，后面还有富治法、贫治法、老治法、少治法、东南治法、西北治法……角度独特。《辨证录》凡例说："是编方法，亲试者十之五，友朋亲出传诵者十之三，罔不立取奇验，故敢付梓告世。"书中列各种病证，一证二方，一主一附，简明而清晰。

清代浦江人倪枝维，字凤宾，著有《产宝》1卷，成书于雍正六年（1728）。本书论产后诸病的证治，并以生化汤为主方，化裁为若干方。

清代会稽人章廷珪，著有《重修针灸大成》12卷。章氏在杨继洲《针灸大成》的基础上，予以重修，填缺正误而更臻完善。全书分12卷，在原著基础上增修2卷。

清代会稽人陶承熹，字东亭，辑《惠直堂经验方》4卷。陶承熹整理其父亲、外祖所集验方，又收集见闻所得，常与同道者修合药物以施舍。后作客广东，以所携膏丹济人，屡获奇效，友人王殷玉请其刊行。于是整理"药味和平、用有成验者"900余方，分为47门，名为"经验方"；又取怪症、急救、救荒3门附于卷末，名为"备急方"。全书合计千余方。成书后王殷玉已去世，另一友人孙聚五捐资于雍正十三年（1735）付刊。书中除论方丰富外，还有"制药门"，详述百药煎、鹿角霜、西瓜霜等药物的制取方法。后人均认为此书切于实用，流传颇广。

清代余姚人严洁（字西亭）、施雯（字澹宁）、洪炜（字缉庵）3人合著《盘珠集》丛书，共有5种，现存最早清嘉庆九年（1804）小贾山馆刻本等。其中《得配本草》《胎产证治》《脉法大成》均为3人合著，《气运摘要》为严洁独著，《虚损启微》为洪炜独著。《得配本草》较为有名，其所谓"得配"，是强调"药之不能独用"，"得一药而配数药，收数药之功，配数药而治数病，数药仍一药之效"而来，在论述药物性味、归经、主治等基础上，重点阐述药物的配伍及其主治病症。全书10卷，收药物647种，分为25部。按药物相配之法，又分得、配、佐、使、合、和、同、君等类别。

清代山阴人姚澜，字涴云，著《本草分经》（图2－37），刊行于道光二十年（1840）。姚澜号维摩和尚，是因为他晚年发落，故以此为号。他担任刑

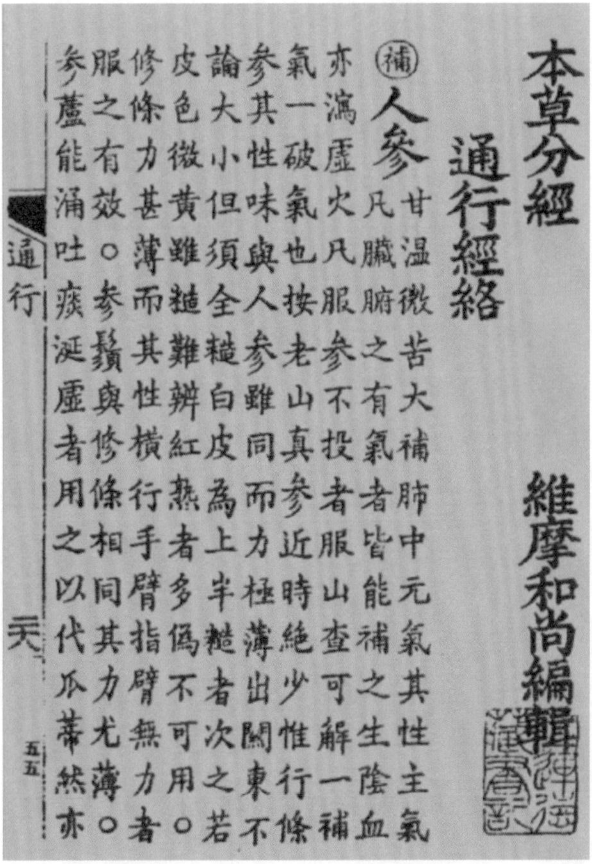
本草分經

通行經絡

維摩和尚編輯

補 人參 甘溫微苦大補肺中元氣其性主氣凡臟腑之有氣者皆能補之生陰血亦瀉虛火凡服參不投者服山查可解一補氣一破氣也按老山真參近時絶少惟行條參其性味與人參雖同而力極薄出關東不論大小但須全糙白皮為上半糙者次之若皮色微黃雖糙難辨紅熟者多偽不可用○修條力甚薄而其性橫行手臂指臂無力者服之有效○參鬚與修條相同其力尤薄○參蘆能涌吐痰涎虛者用之以代瓜蒂然亦

通行 天 五五

图 2－37 《本草分经》书影

名师爷及儒学教官 30 余年，精医，治病疗效甚佳。《本草分经》以经络为纲，以药为目，将药物分成通经络药物与不循经络的杂品，每条经络下简述各种药物的性能与主治，兼入数经的药物则在总目中注明，在第一经内具体介绍，其他经中注明“见某经”。

（六）台州府

元代为台州路，明、清为府，有 6 个县：临海、黄岩、天台、仙居、宁海、太平。

明代异远真人《损伤妙方》1 卷，内容为少林伤科方药，对后世伤科影响深远。作者生平不详，现存最早为黄岩管颂声刻本。

清代黄岩人夏子俊，字云颖，号脱夫，以医名台郡者数十年，著有《医理信述》6卷、《医理信述补遗》1卷，另著有《麻疹秘录》《痘疹秘录》。《医理信述》由柯琳整理，称其书原来只有抄本流传，他屡经采访，在不同人手中集齐6卷，加以整理，后在友人之助下刊刻行世。其书以“定群书之是非、辨证治同异”为目的，选录前人之论。

清代黄岩人李诚，字师林，号静轩。著名学者，曾在云南任官，受阮元之请修《云南通志》。著作众多，其中《医学指迷》1卷，刊于道光七年（1827）。该书首论医学，贵博贵精；次论医家升降源流，以及方脉诸书。其思想取法《黄帝内经》和《伤寒杂病论》，但反对张景岳之温补理论，凡十七条。

清代临海人洪枰，字工持，著有《医论正解》60卷，未见传世。

清代天台人曹光熙，字克安，著有《痘疹真传》，有嘉庆二十二年（1817）刊本。

（七）金华府

元代为婺州路，明、清为金华府，有8个县：金华、兰溪、东阳、义乌、永康、武义、浦江、汤溪。

金华最有名的医家当属元代朱丹溪，著作有《格致余论》《局方发挥》等，详见第三章。

元代兰溪人王开，字启元，曾从针灸名家窦汉卿学习，精通针灸，后任扬州医学教授。其子王国瑞，字瑞庵，精于针灸。父子二人增注窦汉卿《铜人针经密语》，名为《增注针经密语》。王开还著有《重注标幽赋》及《针灸全书》1卷，王国瑞著《扁鹊神应针灸玉龙经》1卷。

明代东阳人卢和，字廉夫，著《食物本草》，后由江陵汪颖增订整理成书。内容囊括食品386味，分为水、谷、菜、果、禽、兽、鱼、味8类，介绍各食品的性味、良毒和功效主治。卢和还辑有《丹溪纂要》。

明代衢州人徐用宣，世代业医。以世传小儿方书浩瀚难辨，于是以钱乙《小儿药证直诀》为蓝本，参考其他儿科方书，择取良方汇成《袖珍小儿方》6卷（图2-38），刊于明永乐年间。卷1诊察法；卷2为初诞、护养、噤风撮口脐风、不乳、胎疾；卷3为急惊、慢惊、急慢脐风、胎惊；卷4为惊风、中风、夜啼客热惊啼、惊痫、诸疳；卷5为方剂加减变化汇总；卷6为伤寒、

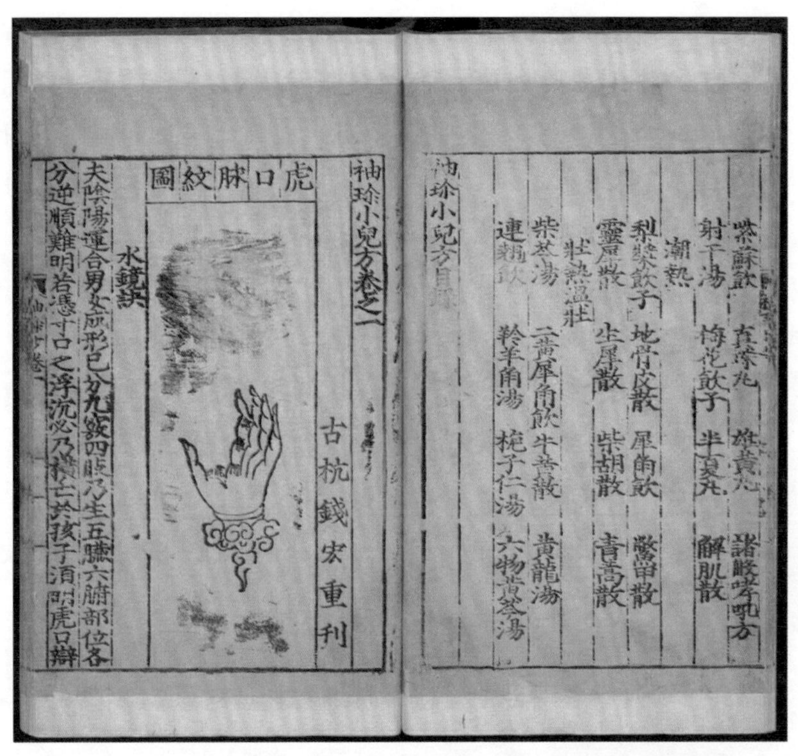
袖珍小兒方卷之一
古杭錢宏重刊
虎口脈紋圖
水鏡訣
夫陰陽運合男女成形已分九竅四肢乃生五臟六腑部位各分逆順難明若憑寸口之浮沉必乃橫亡於孩子須明虎口辯

袖珍小兒方目錄
紫蘇飲 真珠丸
射干湯 梅花飲子 半夏丸 解肌散 諸般哮吼方
潮熱
地骨皮散 犀角飲
靈犀散 生犀散 柴胡散 青蒿散
壯熱溫壯
二黃犀角飲 牛黃散 黃龍湯
連翹飲 羚羊角湯 梔子仁湯 六物黃芩湯

图2-38 徐用宣《袖珍小儿方》书影

痉痓、伤风咳嗽、百晬内嗽、喘急哮吼、潮热、壮热温壮。皆先引医论，然后以病类方。该书后来于嘉靖年间由据说是钱乙后裔的钱塘人钱宏重刊。万历年间由太医院庄应祺等增补重刊，为10卷本。第10卷中载有“秘传看惊掐筋口授心法论”，是较早关于小儿推拿的记载。

明初金华人赵道震，字处仁。自幼学医，师从朱丹溪，曾于永乐四年（1406）奉诏参与《永乐大典·运气书》的编纂工作。精研仲景之学，著《伤寒类证》一书，但未见流传。

明代金华人商大辂，字如松，著《金华药物镜》；赵贤意，字伯顺，著《医药须知》。二书均佚。

清代金华人周镐，字汉峰。精于脉证，强调舍证从脉。自录其诊病经验著《舍从一得录》。未见流传。

（八）衢州府

元代为衢州路，明、清为衢州府，下有5个县：西安、龙游、常山、江山、开化。明、清时期衢州籍医家的一些有特色的医学专著选介如下。

《袖珍小儿方》成书于明永乐三年（1405）。此书在嘉靖年间由杭州籍官员钱宏再度刊刻。钱宏是“杭之世医钱氏小儿之裔，以太医院医士登科第，历任都宪致仕，最精于幼科”（《补要袖珍小儿方论·李棠序》），徐用宣原本出于钱氏之门。后于万历年间，太医院着吏目庄应祺，督同医士祝大年、孟继孔再加校正和增补，成为《补要袖珍小儿方论》10卷，有明万历二年（1574）刻本。

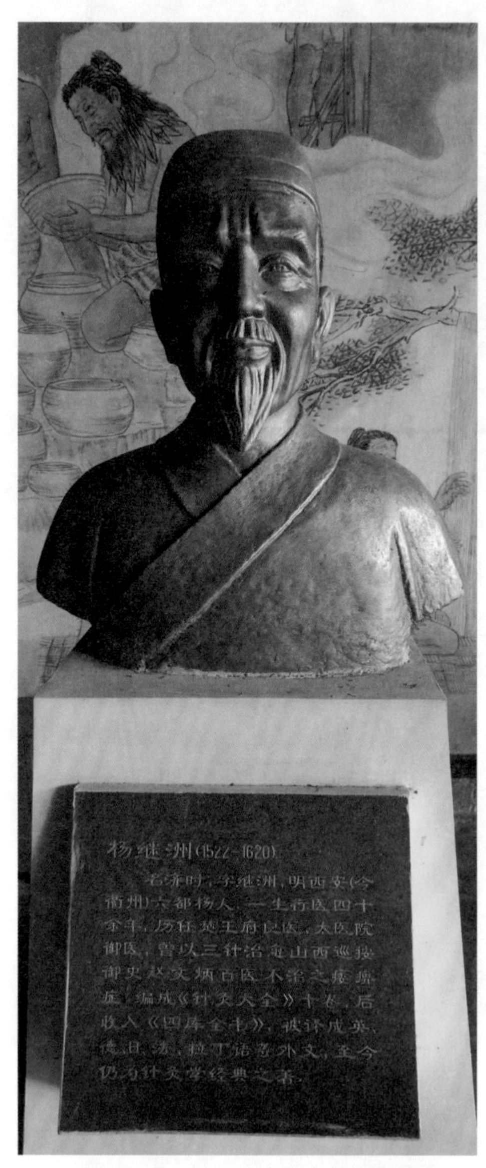

杨继洲(1522-1620)
名济时，字继洲，明西安(今
衢州)六都杨人，一生行医四十
余年，历任楚王府良医、太医院
御医，曾以三针治愈山西巡按
御史赵文炳百医不治之痿痹
症，编成《针灸大全》十卷，后
收入《四库全书》，被译成英、
德、日、法、拉丁语等外文，至今
仍为针灸学经典之著。
图2－39　衢州神农殿中的杨继洲像

明代龙游人童珮，字子鸣，是有名的藏书家。于嘉靖三十七年（1558）、四十三年（1564）先后刻成《奚囊广要》和《奚囊续要》，均为丛书。《奚囊广要》中收录有《保产育婴录》1卷、《丹溪治痘要法》1卷和《备急海上仙方》1卷。《奚囊续要》中收录有《养生延寿节要》1卷、《仙传异方》1卷。其中的《丹溪治痘要法》署名“太医院永嘉侯弼公辅编校”，内容计有21条，论痘症颇精要。

明代衢州人杨继洲（约1522—1620），名济时，以字行，著《针灸大成》（图2－39）。杨氏世代为医，杨继洲祖父与父亲都是太医院医官。他整理家学著成《卫生针灸玄机秘要》，分天、地、人3卷。曾任湖广巡抚的官员赵文炳患顽疾，久治无效，遂求诊于杨继洲，杨继洲用针刺治愈，赵文炳于是捐资请人帮助将杨继洲原书进行增补，遂成为后来流传颇广的《针灸大成》一书。

清代衢州人祝登元，字茹穹，著有《心医集》《茹穹子入道始终》。《心医集》，成书于清代顺治年间，分上、下卷。上卷为“静功”，提出静功修炼的8项原则为静功不生怒、静功不生傲、静功不好诞、静功必寡欲、静功必节劳、静功必慎言、静功必戒杀、静功必及物人，收录了闭息、导引、十六字、八段锦、三字、六字、十二字、七转九还、袁了凡先生禅印坐功共九种功法；下卷为“纪验”，为作者医案，有的是方药与静功相结合。《茹穹子入道始终》也是论练功的专篇，分入手、身法、由外入内之功（此功行一年）、得手、由内入外之功（此功第二年）、由内化内之功（此功第三年）、进步等步骤解说。

清代衢州人陈埙，字声伯，著有《痘科误记》1卷和《医家四诀》4卷。前者为陈埙摘记痘科之误，凡二十三条。其自序云：“道光庚戌，天痘流行，时医多以泻火为治，儿童受害不浅，埙家损折二孙，因阅各家痘书，治法寒温攻补，各抒已见，乃日夜体察，以为痘必由感冒而发，病标是痘，病本属伤寒，治法当宗仲景。”于是据《伤寒论》治其幼孙及里中贫家小儿，多效。后者分为本草诀、经络诀、脉诀、方诀4部分。二者均未见刻本。

（九）严州府

元代为建德路，明初一度更名为建安府、建德府，最终定名为严州，下属有6个县：建德、淳安、桐庐、遂安、寿昌、分水。

明代分水人吴嘉言，其祖父与父亲均为名医。吴嘉言继承医术，据传曾“一针救两命”治好难产假死妇女，为人称颂。后被召至太医院任吏目，著有《医学统宗》3卷、《针灸原枢》2卷、《医经会元》10卷。万历四年（1576）曾在其家乡分水东门外建“三世名医”石牌坊（图2－40）。《医经会元》又名《医药会元保命奇方》，成书于万历八年（1580），为综合性临床方书，包括内外各科以及针灸等内容。

另据记载，明代有建德人戴邦聘，字起萃，精于医术，著有《医学善传》；建德人宋贤，著《岐黄要旨》；分水人王禹道，著《惠济良方》。清代建德人陈日彪，字丽廷，号炳如，著《手批薛氏医案》。以上均佚。

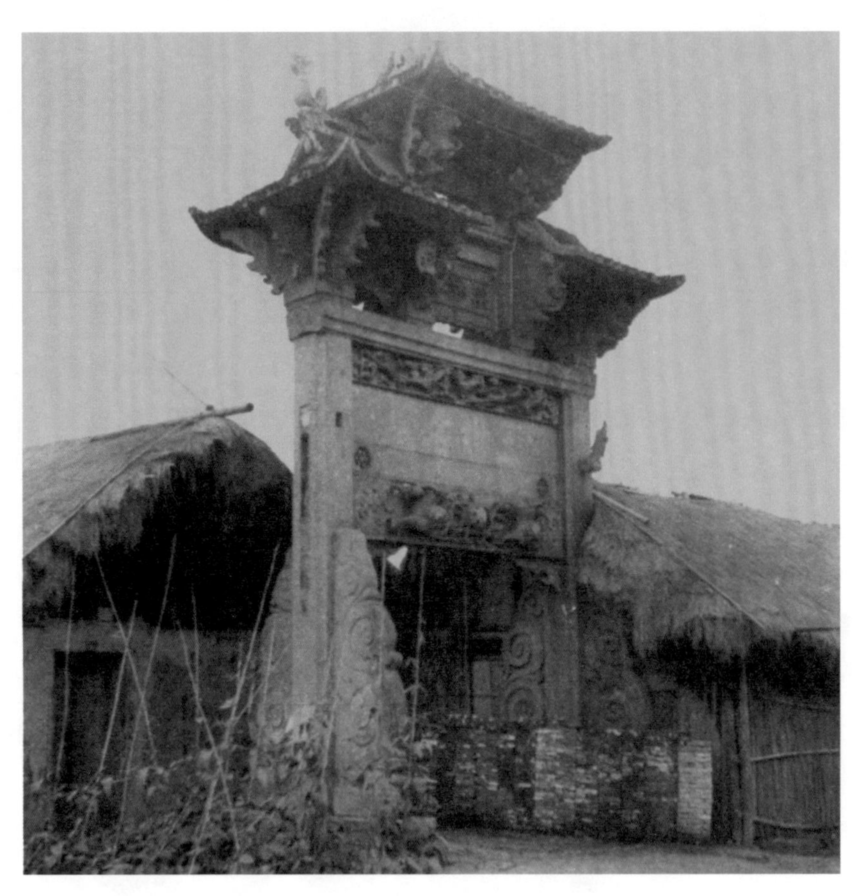

图2-40 “三世名医”石牌坊

（十）温州府

元代为温州路，明、清为温州府，有5个县：永嘉、乐清、平阳、瑞安、泰顺。

元代永嘉人项昕，字彦章，号抱一翁。他后徙居余姚，又曾任杭州府吏、鄞县书吏等职。因母病为庸医所误，立志攻医术，曾得韩明善所藏方论，并从陈白云学医，与名医朱震亨、葛可久等论医学。又向太医院使张廷玉学导引按摩，尽得其传。兼学各家之长，于内科、外科、妇科俱精，行医40余年，活人甚众。撰《脾胃后论》，以补李杲《脾胃论》之不足。另撰《医原》，已佚。

元代东嘉（今温州）人周天锡，字永年，号东嘉一山老叟，至元三十一年（1294），著《图经备要本草诗诀》2卷。该书采录366味药，编成七言诗歌括，另在药名下注明药性。歌括囊括该药功能主治，如大黄诗云：“大黄寒苦号将军，导气除痞散疖痈。逐血消症破积聚，痰停便秘肿能通。”

元初永嘉人王与（1261—1346），字与之，自号正庵。著有《无冤录》，属法医类著作（图2-41）。王与曾先后任杭州路盐官州（今浙江海宁）提控案牍、理问所提控案牍、处州路总管府知事、温州路乐清县尹等职，精于律法。《无冤录》对法医检验论述详细，对后世有较大影响。

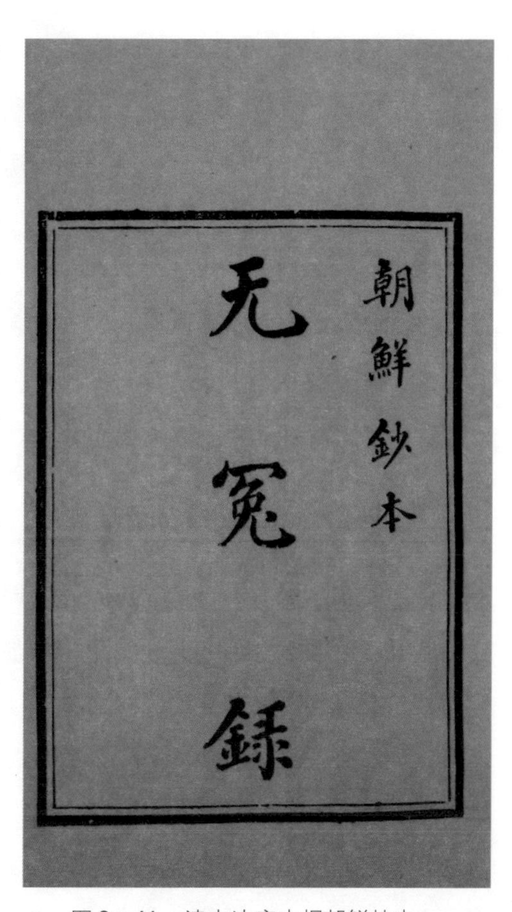

图2-41 清末沈家本据朝鲜抄本刊行的《无冤录》

（十一）处州府

元代为处州路，明、清为处州府，有10个县：丽水、青田、缙云、松阳、遂昌、龙泉、庆元、云和、宣平、景宁。

明代青田人刘基，字伯温，著名学者。现存数种据传是刘基所著的医学抄本有《秘传刘伯温家藏接骨金疮禁方》（又名《处州青田刘伯温先生跌打禁方》《秘传刘青田先生家藏禁方》）和《金疮秘传禁方》《刘伯温先生跌打损伤秘方》《跌打损伤方》。

明代丽水人吴球，著《新锲太医院鳌头诸症辨疑》6卷，存怡庆堂刻本和余秀峰刻本；《新刊方脉主意》2卷，刊于嘉靖四年（1525）。吴球生平不详，有的著作称吴球字茭山（一作茭仙），但据《新刊方脉主意》书末有李端《赠茭山吴天球诗》来看，“茭山”应不是字号，而是指代其家乡，因丽水有山名茭山，天球则是吴球的字。吴球所著两书对临症各科论述较全面。

明代青田人陈定，字以静，自幼习儒，后弃儒从医，精于伤寒，在家乡大疫流行时，用仲景方活人无算。著《伤寒钤领》，但未见流传。

五、药业发展

宋、元时期，浙江以惠民药局为代表的官营药业占据主导地位。而到了明、清，随着商品经济的萌芽与发展，社会性的药业商业开始得到发展。浙江作为经济富庶之地，药业发展在全国居于领先地位。

（一）药材贡赋：特殊流通形式

中医有“一张方开全国”的说法，即“道地药材”来自全国各地。但是在古代经济条件下，市场流通性不足，很多药材价格高昂。明初曾任杭州儒学教授的天台县人徐一夔记载：“药材多出殊方异壤，其不易致者，一药或价直（通“值”）百金，世医往往以近似者代之。坐是多弗效者。”（《始丰稿》卷9）

封建政府则通过征收药材贡赋的方式来满足皇家应用道地药材的需求。明朝开国之后，对包括药材在内的土产均设立定额进贡制度。这个制度贯穿整个明朝。明朝正德和万历时期编修的两种《大明会典》列出了各行省缴纳药材的数量（见表2）。

表2　明代药材解纳数额

地区	正德时期	嘉靖时期	万历时期
浙江布政司	三万一千八百五十一斤七两，金箔一百零八贴，银箔七十二贴	三万一千九百九十斤五两，金箔一百零八贴，银箔七十二贴	三万一千六百一十斤五两，金箔九百零八贴，银箔七十二贴
江西布政司	七千五百五十六斤一十二两	六千一百四十二斤二两六钱	六千一百四十二斤二两六钱
湖广布政司	四千八百四十九斤七两七钱二分六厘，白花蛇九条，乌蛇十条	五千八百九十四斤二钱，白花蛇九条，乌蛇十条	三千七百三十八斤三两八钱（含朱砂、麝香一百零四斤），白花蛇九条，乌蛇十条

续表

地区	正德时期	嘉靖时期	万历时期
福建布政司	二千七百六十五斤一两九钱一分	二千七百五十九斤七两七钱一分	二千七百六十三斤九两三钱一分（含天竺黄五斤）
四川布政司	一万六千四百二十斤八两，天雄四对	一万七千三百二十一斤八两，天雄四对	一万四千五百零一斤十二两（含麝香、犀角九斤，琥珀二十两），天雄四对
广东布政司	九千九百二十九斤三两四钱，蛤蚧一十七对	九千二百三十四斤三两四钱，蛤蚧一十七对	五千七百七十一斤一两四钱（含沉香等药二百三十五斤、片脑三十两），蛤蚧一十七对
广西布政司	九千七百二十三斤一十两	五千八百八十斤	三千八百二十一斤十四两（含山豆根等药二百四十斤、片脑三十两）
山西布政司	八千九百五十五斤四钱五分	八千八百七十斤十两四钱五分	八千八百三十斤十两七钱（含麝香十斤）
山东布政司	八千七百三十八斤六两	八千四百零四斤一两九钱 苍术二万二千四百八十斤	八千四百零四斤一两九钱 苍术二万二千四百八十斤
河南布政司	八千六百四十九斤四两	八千四百九十二斤十二两	八千四百九十二斤十二两
陕西布政司	一万一千七百四十四斤七两	一万二千零九十九斤七两	一万零三百十一斤七两（含雄黄等药五百三斤）
辽东都司	八百斤	八百斤	八百斤
南直隶	三万五千三百八十四斤一两七钱	十万二千八百六十一斤一两二钱（其中苍术六万四千二十一斤）	十万四千九百六十一斤一两二钱（其中苍术六万四千二十一斤）
北直隶	六千五百五十七斤	一万六千八百八十四斤九两（其中苍术八千五百九十四斤）	一万六千八百八十四斤九两（其中苍术八千五百九十四斤）

资料来源：正德时期数字以正德《大明会典》为据；嘉靖和万历时期数字以万历《大明会典》卷224《太医院》为据。其中南、北直隶在原文中所列为各州府数据，本表根据当时区划情况归并，并统计总数。

从表2可见，在各行省中，浙江布政司的药材进贡数额仅次于南直隶。当时南直隶包括现江苏和安徽的部分地区。明清经济史向有“江南重赋”之说，药材贡赋方面也是如此，这给民众带来沉重的负担。虽然相对于粮食来说，药材上贡的数量并不大，但无论多少，均须由承办贡额的民众亲自运输到南北太医院缴交，极为不便。

明朝中后期，出现了“一条鞭法”赋税改革。浙江是率先实行的省份之一，地方上开始将药材征贡数额折算为钱银。与药材有关的税项，分成了两种，即药材贡数折合的药价银（或称药材料价）与解运费用折算的津贴路费（或称“贴役银”“车脚”“水脚银”等）。嘉靖《宁波府志》载，宁波府上贡的药材共折药价银五十四两七钱四分，分派到下属五县，由府里派专业人员采购和集中解送。这样在一定程度节约了解运的人力与费用，缓解了农户的负担。

而这些改革带来的采购业务，也带动了药材市场的发展。当时药材市场价值仍然昂贵，时人记载：“大抵浙民最苦重役，……价高而缘为利者，如药材、颜料类。”（《西园闻见录》）但到明朝后期，药材贸易发展越来越快。明代运河七关之一的杭州北新关的《北新关商税则例》，列出了214种药材类商税标准（图2-42）。经过北新关的药材既可能进入杭州，也有可能沿运河北上运到北方省份。京师附近药材逐渐齐备，到了清初，太医院完全可以在周边市场采购到足够的道地药材了。因此顺治九年（1652）下诏：“各直省应解本色颜料、药材等项，除京师无从备办者仍解本色外，余俱应折银。”（《清世祖实录》）即全国各地均不须解运药材进京，只需缴纳税银即可。这一时期北方的全国性药材市场规模盛大，乾隆帝曾道经鄚州（今河北任丘）药市，作诗并有注说：“凡各处地道药材之至京城及北省市售者，必集于此。”（《御制诗集》）清太医院开始委托同仁堂等药商代为采购药材，实现了药材供应的市场化。同仁堂由此业务兴隆，发展成首屈一指的中药老字号。

（二）商业兴起：药材成药两旺

元代以来，作为港口城市的宁波成为南北药材集散的中心地之一。出现南号和北号船帮组织，运输各地药材。至清朝，药材业进一步发展，从业规

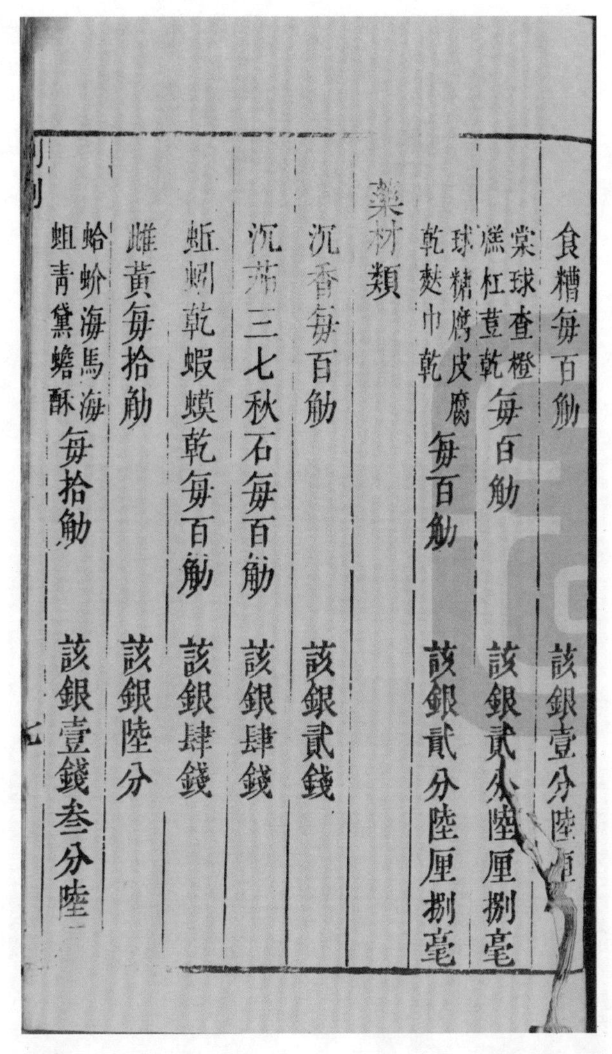
食糟每百觔　該銀壹分陸厘
棠球查橙燕杠荳乾每百觔　該銀貳分陸厘捌毫
球糖腐皮腐乾麩巾乾每百觔　該銀貳分陸厘捌毫
藥材類
沉香每百觔　該銀貳錢
沉茄三七秋石每百觔　該銀肆錢
蚯蚓乾蝦蟆乾每百觔　該銀肆錢
雌黃每拾觔　該銀陸分
蛤蚧海馬海蛆青黛蟾酥每拾觔　該銀壹錢叁分陸

图 2-42　清代杭州北新关药材收税的规定

模扩大，于是在康熙四十七年（1708），药业商人捐资建造药皇庙一座，祀奉神农氏。药皇庙于乾隆六年（1741）、道光五年（1825）两次重修，见证清朝前中期宁波药业的兴盛。

另一个有名的药业重镇兰溪在明代开始兴起。兰溪为浙江中西部水运枢纽，是钱塘江上游重要商埠，因而成为中药材集散地之一。开创于明代的诸葛药业世家尤其显赫。据《高隆诸葛氏族宗谱》记载，自宋代以来诸葛亮后裔一直生活在浙江建德及兰溪一带。从明代起，诸葛族人以经营中医药业为主，祝谏的《高隆诸葛氏重修族谱序》说：“吾兰药业以瀫西为著名，而瀫西药业又以诸葛为独占。”入清以后发展更为迅速，乾隆九年（1744）以诸葛氏为主的兰溪药商在当地建立药皇庙，后又称瀫西药业公所，供奉祖师神农，并成为瀫西药商的会商办事处所。清代中后期，诸葛药业愈加发展壮大，诸葛族人把他们的中医药店开到了浙江各地。《诸葛氏宗谱》卷首载光绪二十三年（1897）刘焜《兰溪隆中诸葛氏重修谱序》说：“其族人多好为商业上之经济，常不惜越千百里以获赢利。南贩北贾，无惮险远，而尤以药业为多。长江流域所在多有诸葛氏之名肆，近更南渡两粤，北及吉黑，商略之策，扩为弥大。”（图 2－43）

……吾蘭藥業以瀫西
爲著名而瀫西藥業又
以諸葛爲獨佔以余聞
之有清中葉蘇州之文
成咸同間揚州之實裕
俱有聲於時除杭州胡
氏慶餘葉氏種德外當
屈一指棠齋韻笙父子
後先濟美長駕遠馭設
祥源莊于滬上南則廣
州香港北則津沽牛莊
運輸貿易半中國……
録自《高隆諸葛氏族譜序》

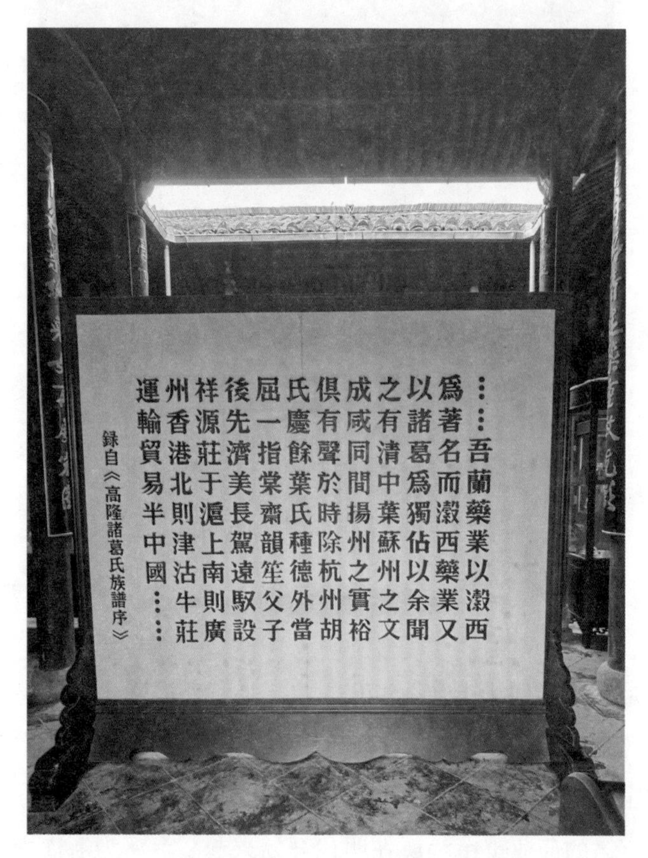

图 2－43　兰溪诸葛八卦村天一堂展示的宗谱记载

宁波与兰溪的药业辐射到各地，如当时成为浙南地区中药材集散地的温州，行商就有“宁波帮”与“兰溪帮”之分，在当地曾建造药皇庙两座。

作为省会的杭州，中成药业随城市商业发达而兴盛。相传嘉靖三年

(1524)，御医许某卸任后在杭州靴儿河下新宫桥堍开设许广和国药号，该号延续至晚清时期。今存清代许广和国号“真不二价”广告包装纸，上面文字载：“本号自运各省道地药材，精制饮片，剔选丸料，发兑一切丸散胶丹、各种沙甑、花露、药酒，患皆诚备。”

明代万历年间，有外伤科医家朱养心从余姚迁居杭州，开设朱养心药室（图2－44）。据载：“杭州大井巷有古井，遇大旱之年，此井亦不竭。闻曾有道士写龙悬在朱养心家壁上，朱故世居巷井侧。今其家画龙犹存。”（《老学后庵忆语》）又有传说称：“杭城多火灾，惟朱养心药铺从不被害，相传初年主人精于医，有丐者遍体生疮，哀求诊救，疑留调治，百日而愈。临行，为主人画墨龙御火患以报德，掷管而去，不知所在。”（《蔗余偶笔》）这些传说反映了该药号在民众心目中的地位。其后人有诗说：“身为韩伯休，惠泽贻后

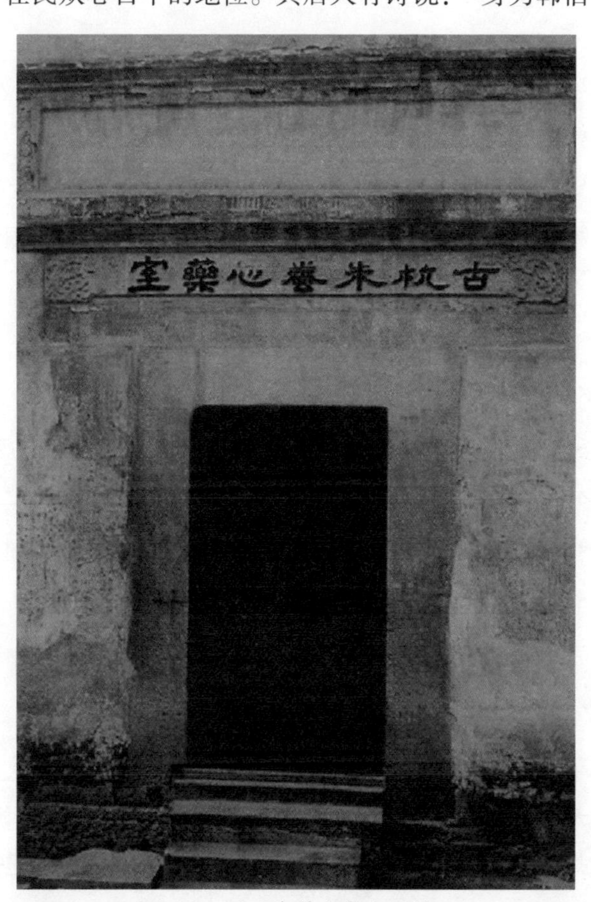

图2－44　朱养心药室现址

世，当其隐壶中，还作养性计。”（《真如室诗》）也反映了其世传药业以济世为怀的心迹。

入清以后，中药商业更为发达。顺治六年（1649），方回春堂国药号创设于清河坊，主营丸散饮片，兼营拆兑批发。嘉庆十年（1805）慈溪人张梅在同春坊盘进沈同泰国药号，名为“张同泰”。其所刻《丹丸全集》序说：“诚以治疾固藉医师，而疗病实需药饵也……彼以济人之物为愚世之资者，功难言矣，罪莫大焉。”抨击以药谋利之举，而强调真材实料。咸丰年间其后人张耐先购地4亩余，扩建药号，发展成为杭城著名大药铺。嘉庆十三年（1808），宁波人叶谱山在望仙桥直街吉祥巷口，购地7亩零，创设叶种德堂国药号，前店后场，规模为杭城之首，生产各门成药不下400种。《杭俗遗风·名铺》载：“清道光、咸丰年间，杭城药店，生意极盛者，数种德堂、许广和、碧苏斋。”

宁波的中成药老字号寿全斋药店开设于乾隆二十五年（1760）。创始人王立鳌、孙将赣因同考举人相识，后同举药业。乾隆三十五年（1770）孙家拆股，改由王家独家经营。乾隆六十年（1795）又在宁波东渡门外小江桥设分店养春斋。寿全斋于乾隆、道光、同治年间3次刻印《丸散集录》，载其所制成药400余种。

温州有叶同仁堂药号，创始人叶心培为慈溪鸣鹤乡人，于康熙九年（1670）开设叶同仁堂，制售丸散膏丹。后来叶心培年老返乡，叶同仁堂遗给儿子叶锡凤经营。百余年时间内日益兴旺。叶氏利用药店盈利，在原籍慈溪购置3000多亩祭田，建造叶氏宗祠敬堂（简称公堂）。

衢州有天福堂药店，在清乾隆二十一年（1756）由宁波籍钱、冯、王3姓商人创办。他们本在广州开设“敬修堂”药店，驰名中外。由于交通不便，所以筹集资金合股在衢州新桥开设天福堂药店，作为宁波和广州的中转点，聘请经理管理企业，发展良好。

绍兴市有震元堂药店，创始于乾隆十七年（1752）。创始人杜景湘，慈溪人。从开业后顾客盈门。店内金字横匾称“配合功通圣、阴阳炼入神”，药材选用注重规格质量，讲究地道药材。成药中以大补药远近驰名，处方由八珍汤加用炙黄芪、焦杜仲、熟玉竹、淮山药12味合成。咸丰初年，该店开设5家分店，业务在绍兴中药业中占居首位。

嘉兴市兰台药局创建于乾隆二十七年（1762），创办人为名医徐大椿（1692—1771）。徐氏祖籍江西，南宋时，徐氏先祖迁居嘉善，明正统年间又迁至苏州吴江。乾隆初年，徐大椿行医至嘉兴，在嘉兴东门将开设于明代的药铺大年堂改建为兰台药局，生意颇为兴旺。后来在太平军与清军交战时，兰台药局遭焚毁。兰台药局名药为“安息葆元贡带”，以水安息香、麝香、鹿茸、上肉桂、丁香、祁艾等名贵中药材制成，将药末夹制于绸缎制成的束带之中，贴肉束于腰部，有温阳行气之功。

浙江药业人士还将药业开办到其他省份。最有名的是康熙八年（1669）在北京开设的同仁堂乐家老铺，创办者为太医院吏目乐显扬（号尊育），“喜阅方书，辨药味地道疑似”，因此开办药号后其宗旨为“尊《肘后》，辨地产”，“购料不惜重资”（《同仁堂药目·序》），把道地药材作为重要卖点（图2－45）。后因得以代办清宫采购药材事务，业务极为兴旺。

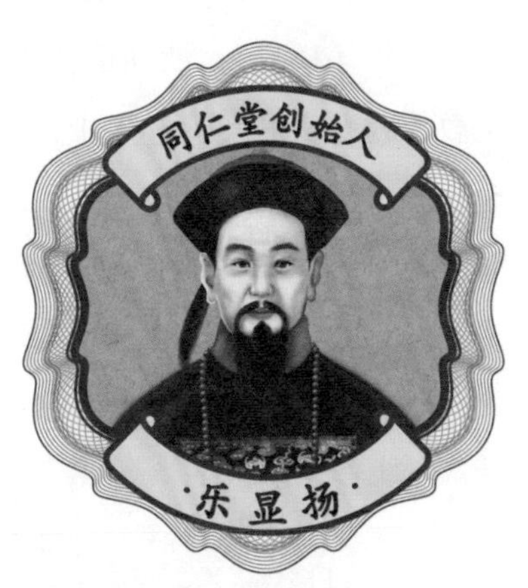

图2－45　同仁堂创始人乐显扬

另一发展至今的中药老字号广州敬修堂，其创始人钱世禄，字宠光，号澍田，浙江慈溪人。其父钱克昌原本在慈溪县城内经营绸缎庄，钱澍田是家中次子，因科举不利，于是南来广州经商。他有一定医药知识，一次救治了广州一位富商的儿子，得到该富商资助，于乾隆五十五年（1790）在广州开设药店。他将药店取名为敬修堂，寓有“敬业修明，广施妙药”之意，所生产的中成药行销一时。

六、中外医学交流

元、明、清时期，在浙江发生或由浙江人参与的中外医学交流活动频繁，浙江籍医家的著作外传也很多，对周边国家或地区产生较大的影响。

元朝时，欧洲航海家马可·波罗来到中国，在其游记中记载，在杭州的一些街道上，住着医师和星占学家，他们向人传授文化和许多其他的技术。

他还记载杭州街道有冷浴澡堂，由男女服务员为客人服务，说明当时人们相当注重公共卫生。元末有回人丁鹤年来到宁波贩卖香药。

明朝永乐年间，多次派遣三宝太监郑和远航，随行医官中就有嘉兴人陈以诚，号处梦。他以太医院医官的身份，“累从中使郑和，往西洋诸国，擢院判归”（《嘉兴府志》）。他临终作诗有句说“九重每进千金剂，四海曾乘万斛船”，记录了一生事业。

16世纪，西方殖民主义开始扩展之时，葡萄牙人曾来到浙江普陀六横双屿港建立居住点，并建有两座西医医院，主要为往来贸易的商人服务。嘉靖二十六年（1547），浙江巡抚朱纨将葡萄牙殖民者逐出了双屿港。后来，天主教传教士取道澳门进入中国，有的来到杭州。瑞士人邓玉涵（P. Johannes Schreck，1576—1630）于天启二年（1622）居于杭州李之藻家中翻译了西医解剖著作《泰西人身说概》。天启三年（1623）意大利传教士艾儒略（Julios Aleni，1582—1649）在杭州编译《性学粗述》，介绍了西方生理学知识。

明、清时期，中国医学对外传播，对周边的日本、朝鲜和越南等国的医学产生重要影响。

（一）日本

中国医学在唐、宋时期就传入日本。元朝时期，因为战事导致中日两国停止往来，至明代中日贸易得到恢复，明、清时期中国向日本输出各种药材，同时也从日本进口硫黄等物。

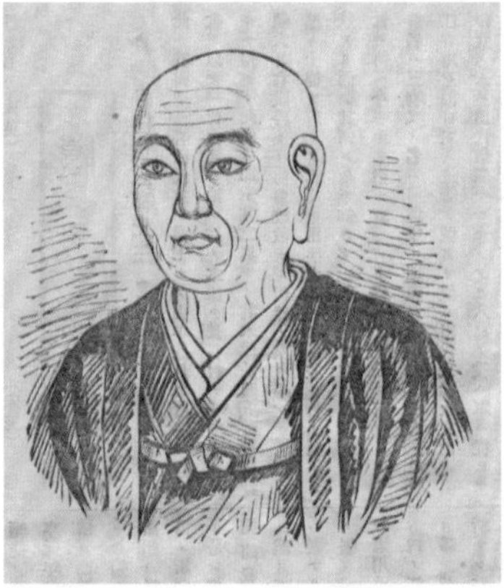

图2－46　日本医学家田代三喜像
（据篠宇生《田代三喜先生》）

明朝时有许多日本学者来华学习医学，浙江是当时主要的栖居地之一。如日本医家月湖，大约于明朝前期来到中国，长期居住杭州，学宗于虞抟（字天民）的《医学正传》，著有《类证辨异全九集》和《大德济阴方》。后来又有田代三喜来华，跟随月湖学习李东垣、朱丹溪之学术（图2－46）。后来田代三喜回国，将医术传与曲直濑道三等人。曲直濑道三创办启迪院，著《启迪集》，发扬丹溪医学，成为日本医学史上重要学派“后世派”的创始人，故“后世派”又称“曲直濑流派”或“道三流派”。《医说》载：“朱丹溪医学由田代三喜导入，曲直濑道三撰著大量医书，由讲授医学，集天下医者为弟子，初开医道，日本国医者大半皆为道三流。”

不少浙江医籍著作流传于日本，产生重要影响。如朱丹溪的著作在日本流传广泛，并出现了《鳌头局方发挥》《鳌头评注格致余论》《局方发挥谚解》《格致余论谚解》《格致余论钞》《格致余论疏钞》等诠释丹溪学术的著作。虞抟的《医学正传》也在日本多次刊行，在日本医家心目中有较高地位。鹿门望《明医小史》说：“世称丹溪学者，有卢廉夫、杨恒斋、方古庵之伦，然亦不及于天民远矣。”

明、清之际张景岳的著作也流行到日本，他与丹溪的学术论争也对日本产生影响。日本医家名古屋玄医（1628—1696），字富润，开创了日本汉方医学古方派。他自称：“因览张介宾类注、薛立斋医案，而三典之义似有所略所得者，又始知《内经》一言一句暗合《易》之抑阴助阳之义。”（《纂言方考·自序》）因此宗张景岳之说，反对朱丹溪的滋阴论，产生较大影响。

此外杭州人陈元赟（1587—1671）（图2-47），通诗文书画，27岁时到河南登封县少室山少林寺出家学习拳术，余暇刻苦研读医书。万历四十七年（1619）东渡日本，在长崎登陆，居留日本12年。著《老子经通考》等。他到日本后，创编柔道，传授给浪人福野正胜、三浦义辰、矶贝次郎。《先哲丛谈》载：“元赟善拳法，当时世未有此技，元赟创传之，故此邦拳法以元赟为开祖矣。”他曾精研《丹溪心法附余》，并在卷末作题记。

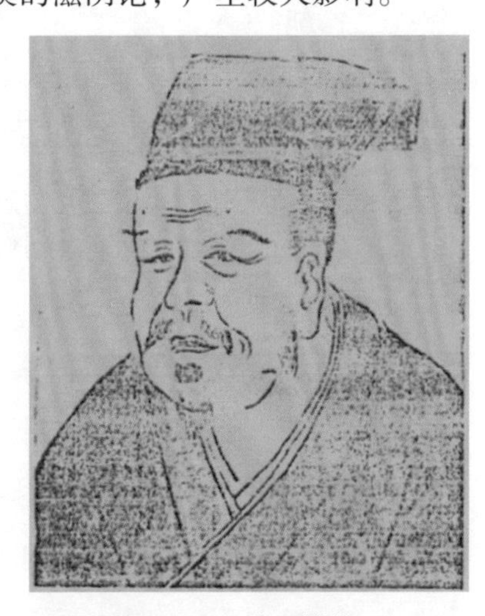

图2-47　陈元赟像

明代杭州人陈明德（1596—1674），因科举不第而业医，精于儿科，旅日后名为颖川入德，“庆安年中（1648—1651），航海来长崎。每投药饵，起死回生。崎人留而不归，居年余……宽文三年（1662），家妹产后病热，淹为蓐劳，遍访良医，了无寸效，身体膨胀，裁延残喘。专人复迎翁。翁察色脉，审标本，治疗随宜，数十剂之后，霍然而已矣”《颖川入德碑铭》。据载他还著有《心医录》若干卷。

康熙六十年（1721）杭州陈振先抵长崎，采集当地药草162种，撰成《药性功用》一书。乾隆十年（1745）杭州人李仁山抵长崎，向长崎医家柳隆元、堀江道元传授痘接种术，并由译员将其所述记录刊行于世，书名《李仁山种痘和解》。明末清初杭州人戴笠（1596—1672），号曼公，于1653年东渡日本，法名性易，他继续在日本传播痘症治法，影响极大，著有《痘科百死形状传》《太极传授》《痘诊论》等书，均有抄本传世。日本痘科著名的医生如池田瑞仙是戴曼公弟子，在痘疫大流行时治疗大效，幕府征至江户，任其为痘科医官。

明、清时不少浙江医家著作流传到日本，如佐田定辑《灵枢三注》，就主要选录了浙江医经学派的注释内容，所谓“三注”即马莳《黄帝内经灵枢注证发微》、张介宾《类经》和张志聪《黄帝内经灵枢集注》。

（二）朝鲜

朝鲜与明代保持密切的来往。成书于万历三十九年（1611），由朝鲜医家许浚主持编撰的《东医宝鉴》，吸收了许多丹溪医派的内容。

万历四十五年（1617），朝鲜派内医院教习官御医崔顺立等来朝，拟请求明太医院解答医学疑义，礼部拟：“查得御医傅懋光，原系教习官，堪充正教。又据太医院开送肆员，内朱尚约、杨嘉祚贰员，堪与原教习赵宗智等副教。如支如升、钱国祚，或备轮流质论。”（《医学疑问》）会稽（今浙江绍兴）人傅懋光作为主要解答者，一一为朝鲜医家阐述疑义，相关问题涉及运气、医理、药物、针灸及各科证治等各方面内容38则，中方向朝方介绍了明太医院在治疗眼疾、气虚、痘疹、痔疾等12种疾病的方剂78首，还讨论了中、朝两国药物品种、炮制、鉴别等，涉及药物近60种。后来傅懋光将问答内容整理成《医学疑问》1卷。后来，浙江山阴（今绍兴）人王应遴也将当时中、朝医学交流的内容辑成《答朝鲜医问》一书，收录医论24条。这两本书反映出中朝医学交流相当广泛和深入。

清代，张景岳的学术思想传入朝鲜，也产生一定的影响。朝鲜医家周命新，号岐下，著《医门宝鉴》8 卷，内容涉及内科、外科、妇科、儿科临床各科，书中引用《景岳全书》方剂为 39 方，尤其多用张景岳的补阵方剂，体现其受到温补思想的影响。

（三）越南

越南医家黎有卓（1720—1791），号海上懒翁，为越南黎朝吏部尚书黎某之第七子。黎有卓曾跟随隐士武先生习阴阳之术，数年后仗剑从戎。母亲病逝后，解甲归隐于香山。后来因身染重病数年不愈，于是学医。自学清代海盐籍医家冯兆张所著《冯氏锦囊秘录》，深受启发，于是尊称冯兆张为先师。黎有卓著《海上医宗心领》，首卷专门绘制的供奉历代名医神位图中，特地将冯兆张摆放在中间显要的位置（图 2－48）。他说：“余业就医十载，苦心求道。然山居穷僻，上无明师可事，下无良友可逢。徒然涉海问津，及

中座列位
左附
右附
天朝先正先師海鹽馮氏號楚瞻神位

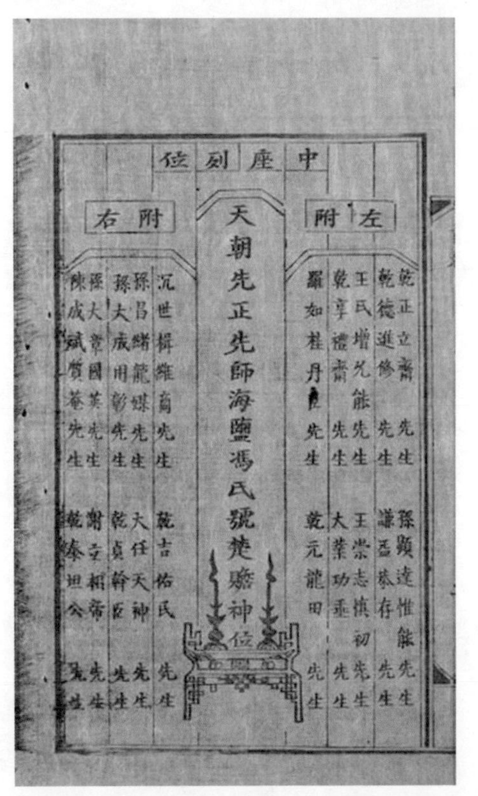

图 2－48 《海上医宗心领》中供奉的中国名医

得锦囊全部，阴阳妙用，水火真机，方能透悟……因感激不尽，以为纸上余师，乃因绘张公神像，净扫一书院，晨夕香灯以报无穷之恩泽。”（《海上医宗心领·附录奉先师礼仪》）可见对冯兆张推崇备至。

（四）菲律宾

清代鄞县人周文楷，字崇仁，晚号苏园，从小跟随名师学医，擅长妇科。乾隆四十六年（1781），因友人邀请，周文楷乘船携药，欲渡海赴台湾。途中遇到风暴，船只漂泊至吕宋（现称菲律宾），遂留居行医。当时吕宋国王病重，聘请周文楷去诊视。周文楷悉心治疗，使国王很快康复。周文楷的医名更盛。一年后，周文楷随同中国商船回国，但途中又遇大风，船触礁沉没，周文楷幸而得人救见，遂再次留居于吕宋行医。这也是中国与菲律宾早期医药往来的见证。

第四节 晚清民国

1840 年鸦片战争后，中国的国门被迫对外打开，一系列不平等条约强制中国开设通商口岸，还规定了列强有在通商口岸建造教堂、医院和学校的权利，近代西方医学开始系统传入中国。浙江开始出现了中、西两种医学并存的局面，传统医药学也因而发生了变革。

一、西方医学传入及卫生行政管理制度的建立

1842 年，《中英南京条约》正式签订，规定中国开放五口通商，此后西方医学陆续传入中国并不断发展。民国时期，我国开始建立卫生行政管理制度，对中西医学进行管理。

（一）西医医院和学校的发展

浙江宁波是最早的五口通商口岸之一，英、法、美等 12 国相继在宁波设领事。1843 年，美国浸礼会传教士医生玛高温（Daniel Jerome Macgowan，1814—1893）（图 2－49）来到宁波，在宁波城区北门佑圣观开设诊所，即后来的华美医院，该院主要收治眼病患者。1844 年春诊所一度暂时关闭，1845 年 2 月又重开并扩建，取名浸礼医局。据记载，玛高温曾向中国医生学习戒除烟瘾的中药疗法，同时又在月湖

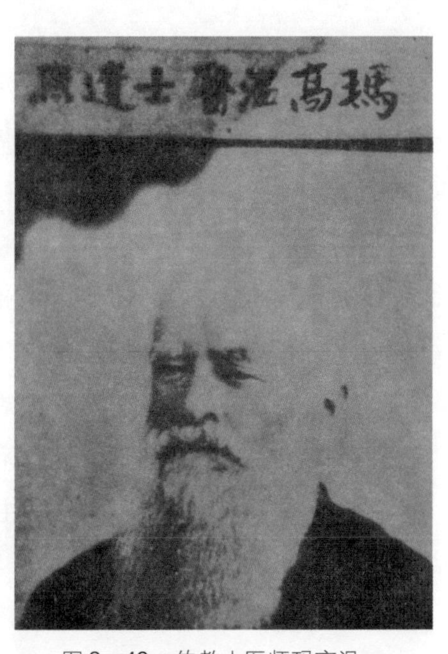

图 2－49　传教士医师玛高温

书院办班，“以西方医师训练本地有志医道之学子，造成医士及药剂师之人才”（章师濂《华美医院历史碑》）。玛高温于1854年离开宁波后，在19世纪80年代又被聘为温州海关帮办兼医务官。宁波的浸礼医局后由白保罗主持，更名为“大美浸礼会医院”。民国时期的主持者加拿人兰雅谷又将医院更名为“华美医院”。1869年，宁波人金韵梅由美国长老会的养父母携往美国，后毕业于美国纽约医院附属女子医科大学，是中国妇女赴洋学医第一人。宁波市创建于1910年的保黎医院，在1919年从美国购置X线机，是我国最早应用X线机的医院。

1869年，英国安立甘会在杭州横大方伯巷建立戒烟所，1871年在此基础上创办大方伯医院，后改称广济医院。1881年传教士梅藤更（David Duncan Main，1856—1934）来杭州掌管广济医院，1885年开设广济医院医科学堂，1906年更名为广济医学堂，1911年更名为广济医学专科学校。广济医院设备齐全，是当时较为先进的西医教会医院。

1910年，浙江巡抚还曾计划在杭州设立省城高等医学堂，其奏称日本维新后“舍汉而学西”，值得效法，并说“大抵中医之长在理论，西医之长在实验。自亚历山大人得割验之法后，发明新理，层出不穷，证脉以表，听肺以筒，皆事事征实，不陷空虚之弊”，认为“是欲图社会之幸福，谋民生之健康，必以设医学堂为要政”（《浙江教育官报》第55期）。浙学提学使为此编制了预算，参考德国医学制度拟定了科目章程，准备实施。只是由于时局变化而未果。

1911年，中国人韩清泉联合汤尔和、厉绥之等，并得到省政府拨款支持，兴办浙江医院，这是国人在杭州自办的最早西医医院。民国时期杭州的西医院不断增多，如国立浙江大学附属医院、浙江省立医药专科学校附属医院、省立传染医院、市立传染病医院等。1928年7月，由国民政府教育部在杭州西湖钱王祠成立的热带病研究所，是我国第一所寄生虫研究机构。

在温州，1897年成立了由教会主办的定理医院，1906年改名为白累德医院。1906年成立的董若望医院也是教会医院。民国时期还有私立伯兰氏医院、公办的瓯海医院等西医医院。宁波有鄞县中心医院、鄞东公立医院等。

民国时期，浙江各县基本都有政府开办的西医医院、卫生院。

随着打开国门，接触到当时较为先进的西方文化后，国人日益认识到晚清政府的腐败无能，并将中国落后的部分原因归咎于传统文化。一些出国学习西医的人士对中医采取排斥的态度。最有代表性的是浙江镇海人余岩（1879—1954），字云岫，早年赴日本公费留学，受日本明治维新废弃汉医的影响，著《灵素商兑》批评中医，归国后提倡“医学革命”，要效法日本废除“旧医”（指中医），从而在社会上引起广泛的中西医论争。

（二）医药管理与卫生行政

晚清时期，受西方政治和医疗卫生制度的影响，我国一些地方也出现了实施医药管理的举措。1909 年，浙江省咨议局曾草拟《浙江医生营业暂行规则：附医生注册所规则》进行讨论，提出医生执业应进行注册，如不是国内外医学堂毕业者，还需经医生考验所考试合格方可注册营业，准备暂时先在省城杭州实施。不过后来未正式实施。

民国成立后，浙江各县在警察局内设卫生警察，管理公共卫生事项。一些地方逐步开始实施中医考试。1921 年绍兴县警察所组织中医考试，名医何廉臣被选为主考。他发觉不少医者学理肤浅，诊疗乏术，于是在绍兴医学会发起组织提高中医水平的学习和考试，考试两月一次，由他出题并亲评考卷，后编成《绍兴医学会课艺》2 册，发给会员参考学习（图 2－50）。北洋政府在 1922 年出台了《管理医事规则》，因其中一些不合理的规定，引起中医界广泛批评。浙江医界强调：“将来考试，亦须仿浙绍之法，警厅监督，由医会举公正之医士，评定甲乙。”（《绍兴医药月刊星期增刊》第 121 期）可见当时浙江的医学考试走在全国前列。

1927 年 7 月成立了浙江省政府民政厅第 5 科，是全省性的卫生行政机构，内设医政、防疫、保健 3 股，管理范围中也包括中医。

南京国民政府时期，卫生行政法规不断出台。但由于卫生行政由西医主导，对中医带有歧视的观念。如 1928 年南京国民政府卫生部下发全国医药情况调查表中，就有“旧医旧药登记表”。杭州中医首先注意到此点，并在 1928 年 8 月号的《浙江省中医协会月刊》上载文，认为这令人愤懑并且是奇耻大辱。宁波中医协会的王宇高先后发文向杭州市公安局、国民政府卫生部

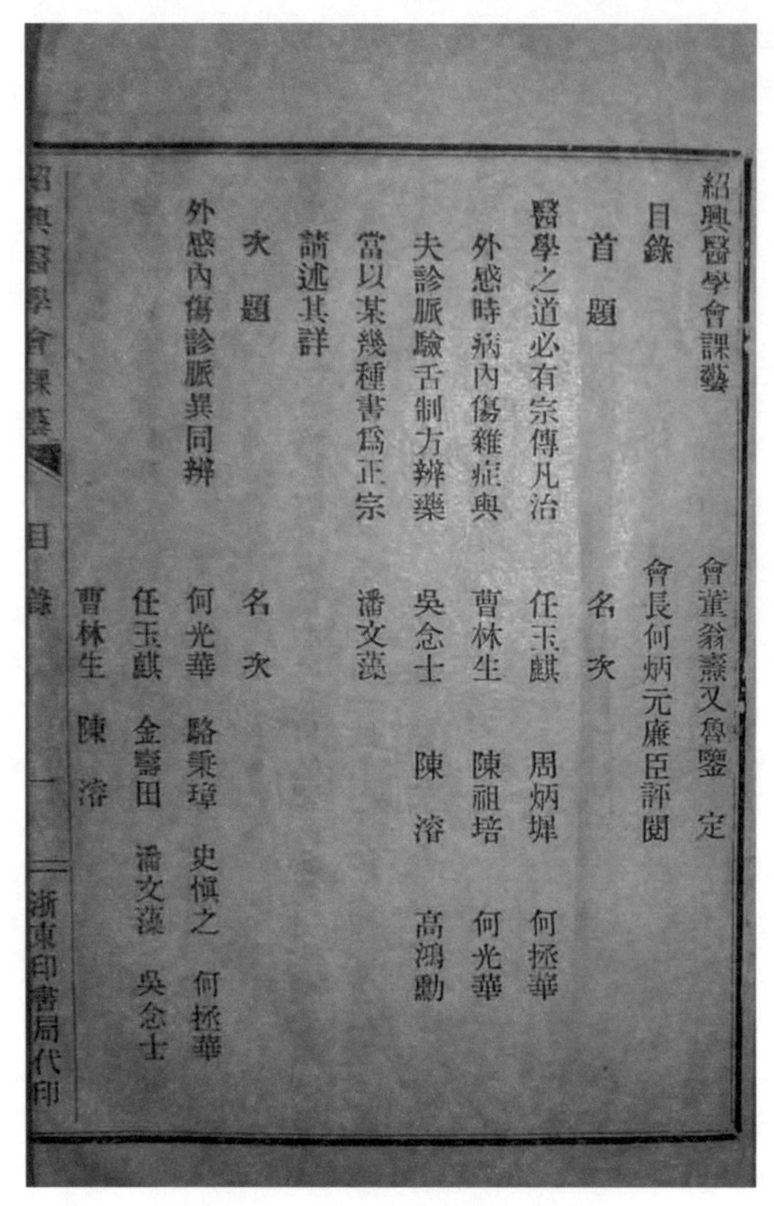
紹興醫學會課藝

目錄

首題

醫學之道必有宗傳凡治外感時病內傷雜症與夫診脈驗舌制方辨藥當以某幾種書爲正宗請述其詳

次題

外感內傷診脈異同辨

會董翁燾又魯鑒定

會長何炳元廉臣評閱

名次

任玉麒　周炳墀　何拯華

曹林生　陳祖培　何光華

吳念士　陳　濬　高鴻勳

潘文藻

名次

何光華　駱秉璋　史愼之　何拯華

任玉麒　金壽田　潘文藻　吳念士

曹林生　陳　濬

紹興醫學會課藝　目錄　一　浙東印書局代印

图 2－50 《绍兴医学会课艺》书影

抗议，并呼吁全国中医界起而抗争："凡我国内中医团体，对于此点，不可视为一字之微，无关重要。……其速据理力争，合并通告。"（《中医新刊》1928 年第 10 期）

然而在 1929 年召开的中央卫生委员会会议上，余云岫又提交了《废止旧医以扫除医事卫生之障碍案》，全面提出废除中医的主张，该提案以《规定旧医登记原则》的名义通过，这激起了全国中医界的愤怒。1929 年 3 月 17 日，全国中医团体代表齐集上海，举行集会，公推代表向政府请愿。在 3 月 17 日的会议上，中医界展现了空前的团结。见此局面，来自杭州市中药业职工会的叶滋芬、陆锦文、王永俭 3 位代表即席联名提出一项“郑重建议”说：“全国医药界的同志和各位代表，今天，是我们全国的中医药团体联合大会正式开会的一天，形势是何等重要。老实说，今天的会，使我们医药界的同志，留了个深刻的印象。……敝会所提出，就是以‘三一七’为我们医药界永远的纪念日。‘三一七’，就是三月十七日一天，是我们医药界永远值得纪念的，值得追念的。”（图 2 - 51）这项动议，得到全场代表一致通过。后来在 20 世纪 30 年代进一步被业界确定为“国医节”。

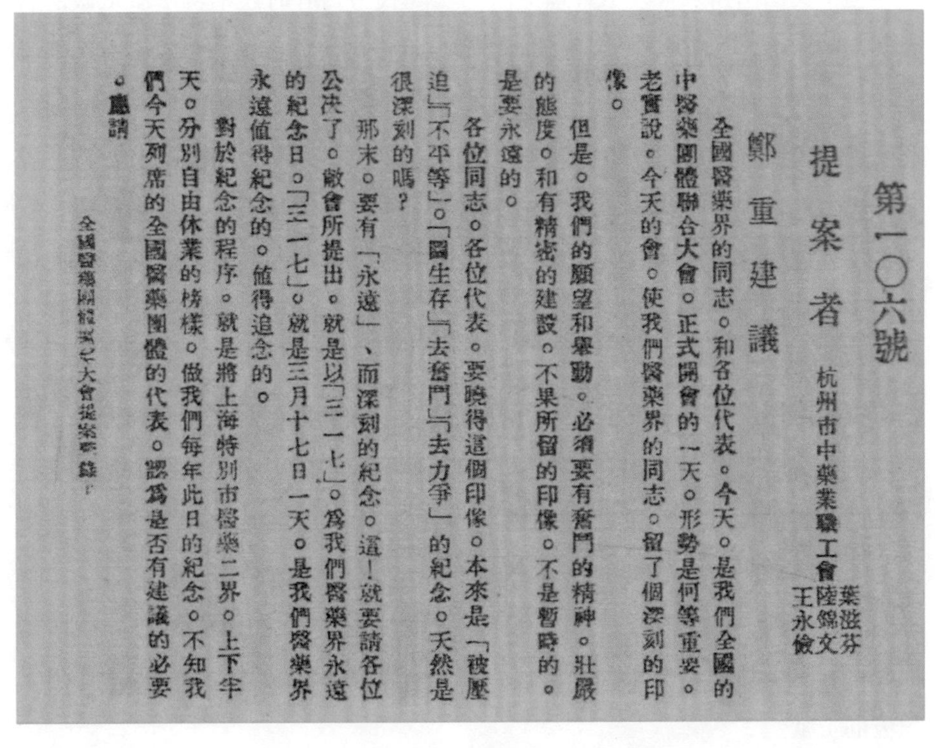

第一〇六號

提案者　杭州市中藥業職工會　葉滋芬　陸錦文　王永儉

鄭重建議

全國醫藥界的同志。和各位代表。今天。是我們全國的中醫藥團體聯合大會。正式開會的一天。形勢是何等重要。老實說。今天的會。使我們醫藥界的同志。留了個深刻的印像。

但是。我們的願望和舉動。必須要有奮鬥的精神。壯嚴的態度。和有精密的建設。不果所留的印像。不是暫時的。是要永遠的。

各位同志。各位代表。要曉得這個印像。本來是「被壓迫」「不平等」。「圖生存」「去奮鬥」「去力爭」的紀念。天然是很深刻的嗎？

那末。要有「永遠」、而深刻的紀念。這！就要請各位公決了。敝會所提出。就是以「三一七」。爲我們醫藥界永遠的紀念日。「三一七」。就是三月十七日一天。是我們醫藥界永遠值得紀念的。値得追念的。

對於紀念的程序。就是將上海特別市醫藥二界。上下半天。分別自由休業的榜樣。做我們每年此日的紀念。不知我們今天列席的全國醫藥團體的代表。認爲是否有建議的必要。鑒請

全國醫藥團體聯合大會提案

图 2 - 51　杭州市中药业职工会的提案

中医的抗争取得了一定成效，废止中医的主张未被实施，但南京国民政府的卫生部（署）、教育部仍然不断出台歧视中医的措施。当时教育系统不承认中医学校的学历，卫生系统不允许中医开办医院。浙江中医专门学校与

全国医界一起发出抗议的呼声。该校就政府要求中医学校改名为传习所之事通电说，“教育部管理全国学术，应负提倡之责，将中医学校列入学制系统之内，实为法理所当然。乃既不予提倡，又复欲将中医学校改称传习所……此就法理而言，认为教育部此举为不合”（民国《医学杂志》第49期），要求教育部收回成命。

1930年1月，全国医药团体联合会浙江籍理事裘吉生、汤士彦与其他同道一起，提议援国术馆成例，成立中央国医馆。经过努力，1931年3月17日，中央国医馆正式成立。国民党元老、吴兴（今浙江湖州）人陈立夫任理事长，理事名单中除陈立夫外，还有施今墨、陈无咎、范耀雯等，以及名誉理事中的陈果夫、祝味菊、曹炳章、裘吉生等均为浙江籍人士。

但中央国医馆未被授予管理中医的实际权力，有时还不得不服从政府行政部门的压力。如1932年国民政府行政院训令中央国医馆，要求所有医药学校一律改为学社，不准立案，不得列入学校系统，中央国医馆通令各地执行。此举引起中医界批评。其中浙江中医专门学校学生自治会通电全国说：“学校名称之不立，即国医药绝命之开始。不有十年，可使绝迹。其计之惨酷，安能不使人惶恐悚惧，痛心疾首也？为此特电联全国医药界，及表同情与我国医药者，作正义之争，以杜文化之侵略，为国粹争存亡，为国家争命脉。”（《医学杂志》1933年第74期）

杭州市还曾在国内较早通过市政府设立中医病院的提案。1934年，“杭州市执委会以二次全代会决议，建议市府速筹设立中医病院以重民命”（《光华医药杂志》1934年第7期），但后来市政府认为这与卫生署《管理医院条例》不符，结果未能落实。

经过全国中医界的努力，1936年国民政府颁布了《中医条例》，中医的地位得到初步确立。在抗日战争中，中医中药为保障中国军民的卫生作出了积极的贡献。

二、中医发展的新形式

近代中医吸收了西方医学的一些学术形式，形成了新的建制化模式，包括成立医学团体、创办中医学校、兴办报纸刊物以及开设中医医院等。

（一）中医团体

1. 1930 年以前的中医团体

近代浙江最早的中医学术团体是绍兴医学会（图 2－52）。该会原名医药研究社，创办于 1908 年，于农历三月十五日召开第一次大会，并订立章程。该社宗旨为："专门研究中西及日本医药科学，以交换知识、输入新理，为阐发吾国固有之医药学。"（《绍郡医药学研究社简章》）翌年，仿照沪杭等地医学会名称，改称绍兴医学会，"以研究东西医药专门科学、输入新理、交换知识，并阐发吾国固有之医药学为宗旨"（《绍兴医学会简章》）。会长何廉臣，副会长赵逸仙、骆保安，书记员曹炳章、吴丽生，会员有裘吉生、胡瀛桥等数十人。该会创办有《绍兴医药学报》，从 1908 年创刊，至 1911 年停刊，共出 44 期。学会还经常组织会员课艺，后编成《绍兴医学会课艺》2 册。1912 年春夏之交，绍兴暴发湿温时疫，何廉臣带领绍兴医学会集体研究，筛选方药，后来出版《湿温时疫治疗法》1 卷，署名绍兴医学会同人。

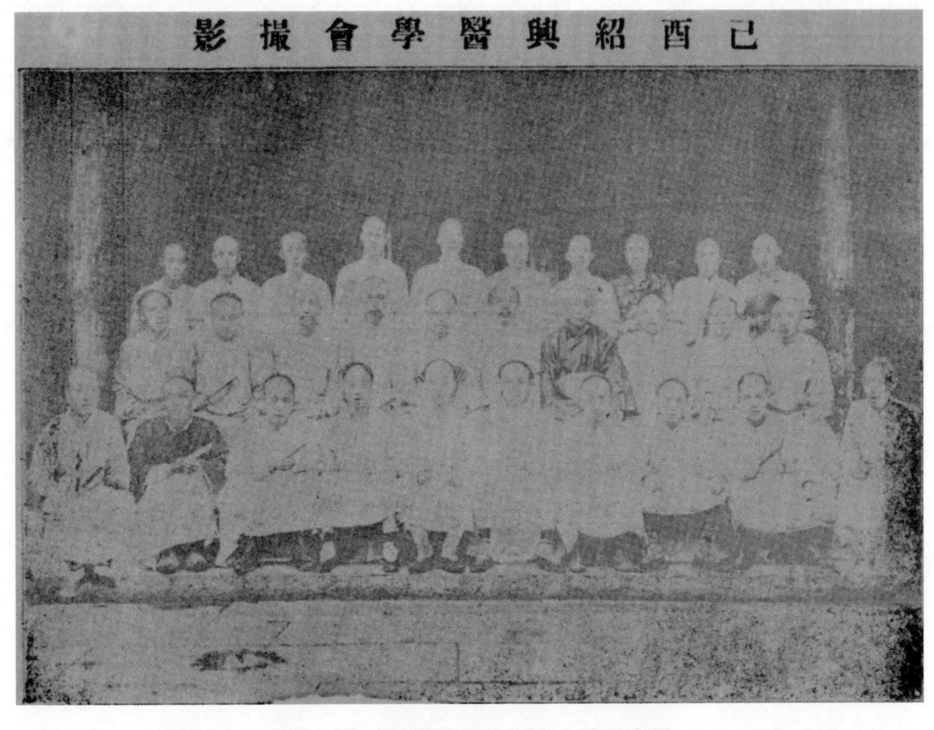

图 2－52　1909 年绍兴医学会成员合影

民国初年，全国中医界为抗议教育系统漏列中医，在上海的神州医药总会领导下团结抗争。该会在各地建立分支机构。1915 年，何廉臣联络吴震、裘吉生、曹炳章等将原绍兴医学研究社和医学会合并成神州医药学会绍兴分会，并复刊《绍兴医药学报》。会所设在绍兴城内诸善弄口钮宅内。该分会选举胡瀛峤为首任会长，裘吉生为医界副会长，宋尔康为药界副会长，何廉臣为评议长。分会一年后更选，裘吉生为会长，胡瀛峤为医界副会长，宋尔康为药界副会长，何廉臣连任评议长。该分会除编辑学报、开展学术交流外，也应卫生行政部门要求承担了医生的登记、考试，药物功效的审定等职责。

杭州医学会成立时间也较早，于 1908 年由贵林向浙江巡抚增韫呈请创办。贵林字翰香，号中权居士，满族人，举人出身，精通文墨，曾任杭州清军满营驻防协领、前锋营翼领、正蓝旗三佐领，又是《浙江日报》的创始人。增韫对呈请批示称："研究医学，有裨卫生。该员等热心公益，深堪嘉尚，察开章程，亦属切当。应准如禀立案。仰提学司转饬广、钱二县，给示保护，以垂久远云。"（《浙江日报》1908 年 10 月 2 日）随后医学会于 1908 年 9 月 15 日在下后市街开成立大会，到者约有 40 余人，会董贵林报告成立、提议事件，继有会员进行医学演讲。该会成立后定期组织学术活动，如 1908 年 10 月 20 日开会，会董贵林报告成立一月来，特别请会诊之二人的病情治法，并提议应行之事宜；陈子宣演讲戒烟之策，并评讲林文忠公之方，及市上出售之方；周锡光评议言戒烟药，指出决不可用烟膏烟灰，并述其立局制方的成效。该会还创办了《医学报》，贵林指出："医学为强国卫生之本……今者学部定章以医学列为专科。该会之组织及出医报，可谓得风气之先，知强国之本者矣。"（《惠兴女学报》1909 年第 11 期）辛亥革命杭州光复后，贵林被军政府处死，会务停顿。

1912 年杭辛斋、李云年等发起复办医会，呈请浙江教育司备案，1912 年 10 月 10 日获批复允准，定名杭州医学公会，杭辛斋被推举为会长。1913 年至 1927 年间，李藏洲、汪曼峰、杨见心等先后接办会务。公会积极开展活动，每月定期召开两次会议探讨中医问题。该会还奉杭州市公安局之命，承担中医同行审查的职责。1924 年发布《杭州医学公会审查部暂行办法》规定："凡欲在本市行医之医生，业奉杭州市政府公安局函饬本会负责证明，兹特厘订查办理之。"该会成立审查委员会，定期举行会议，接受申请，按以下内容进行审查：调查资格及履历、设症处方、问答。在民国政府教育系统不接纳中医的情况下，该会与全国同行一起力争，先后发出《力争中医加入学校系统致教育部电》《呈请设立中医学校》和《筹备中医药学校通知书》等文件。1924 年 10 月 12 日，杭县知县陶镛赠给公会"以友辅仁"的匾额，并赐给部分会员誉称匾额。1927 年，该会改为杭州市中医协会（图 2－53）。

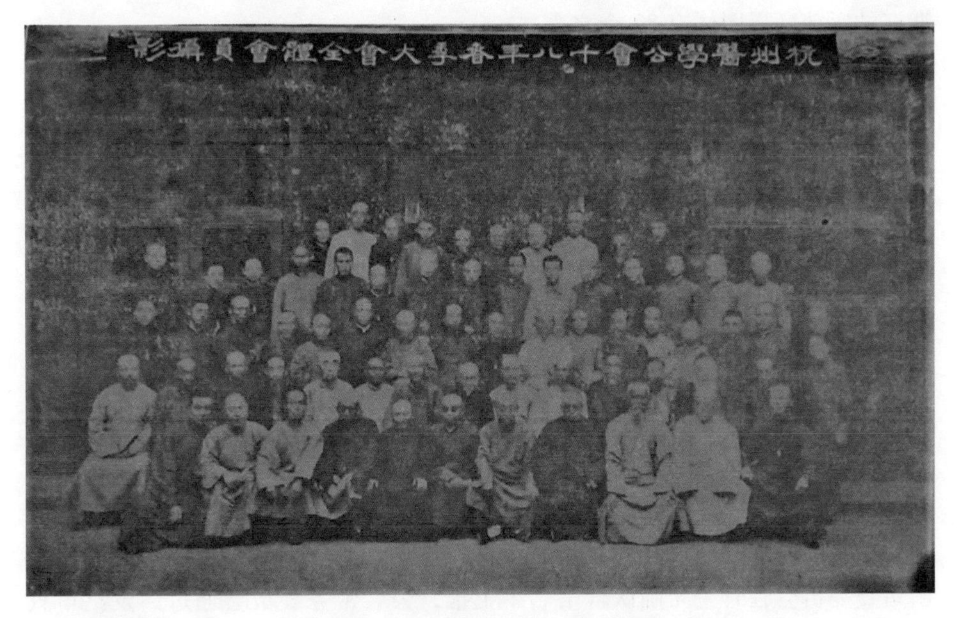

图 2－53　1929 年杭州医学公会会员合照

湖州医学会成立于 1910 年，由吴莘田、陈清荷等人发起，民国后更名为吴兴中西医学会、吴兴医学会，1927 年改组为吴兴中医协会。其宗旨为"联合吴兴中医，组成有系统的团体，以互助的精神研究医学义理，策励医学进步，并谋民众之健康，求公共之卫生"（《吴兴中医协会章程》）。该会定期开展中医学术讨论，每月举行两次学术研究会，内容包括报道临症治验和专题讨论。1912 年医会设立施诊所施诊。该会也承担办理国医检定考试，举行各医室学生甄别考试，统一各诊所方笺诊疗簿等行政性事务。同时也设立有补习班、研究班来提高医学水平。还曾创建景行轩图书馆，由医界同仁捐献和购藏医药书籍。

其他重要的医学团体，还有1912年裘吉生在杭州设立的三三医社，1922年成立的平湖县医学会，1923年成立的嘉善医药学会，1927年汤士彦和裘吉生等在杭州成立的浙省中医协会等。1927年杭州怀德堂经理应鉴清发起组织杭州市商民协会参药业分会，杭州市中医协会也拟成立参药团联合会，后改为独立组建杭州市药团联合会，“以研究参药，改进制法，适合于卫生及治疗病家之需要为宗旨”（《医学杂志》1929年第51期）。1929年为抗议中央卫生委员会的“废医”案，全国中医药界组织了医药团体总联合会，其中来自浙江的医药两界团体有82个之多。

2. 1930年以后的其他中医团体

1931年，杭州医学公会与浙省中医协会合并，由叶孟陶、陈绍裘、李天球、汤士彦、裘吉生、华则民6人发起，共同申请成立杭州市国医公会，获浙江省批准。1931年3月22日，该会举行成立大会，选举出首届执行委员汤士彦、裘吉生、李天球、王泽民等15人。《杭州市国医公会章程》称该会宗旨包括：保障同道业务；策划学术进化；提倡公共卫生；增进市民健康。该会也承担杭州市审核医生资格并发给证书的职能，为此成立了审查委员会。《杭州市国医公会审查委员会暂行规则》规定的程序如下：受审查人到该会事务办公室报名及填表，须有该会会员2人介绍。审查有3个环节：设症处方；测验问答；将被审查人日常所研究之书籍及其历来经验加以考询。然后由审查委员会临时主席确认合格名单上报，公会常务委员会通过后发给审查合格证明书，并向杭州市政府证明申领开业执照。由此可见，杭州市国医公会承担了中医师资格审查的职能。

但是浙江省国医分馆在行使管理职能时，与杭州市国医公会相冲突，造成医界纷争。媒体报道说：“杭州市国医公会，自浙省国医公馆成立后，会员意见纷岐，风潮迭起。”以致1936年浙江省国民党部要求杭州市国医公会暂停活动，派员整理。该会会务受到影响。

吴兴中医协会也于1930年改组为吴兴国医公会，1931年该会成立国医检定委员会，主要委员由吴兴国医公会推选，负责检定当地中医资格。

药业团体方面，1930年，原来杭州市商民协会参药业分会根据要求分拆为药业公会和参药业公会，随后又成立了杭州市国药业同业公会，由应鉴清任会长，药业公会由宋德铭任会长。

3. 中央国医馆的浙江分支机构

1931 年中央国医馆成立后，颁布《中央国医馆各省市国医分馆组织大纲》，令各省市早日成立分馆。1932 年 11 月 6 日，中央国医馆第 12 次理事会常委会又通过了《各县市设立国医支馆暂行办法》，由此各省市纷纷建立了国医分馆或支馆。1933 年 1 月 27 日，浙江省国医分馆成立，范耀雯任分馆长，王泽民、应鉴清任副馆长，下设秘书、医学、药学、推行 4 个处。中央国医馆无行政权限，虽饬令各地政府给分馆经费支持，但 1933 年浙江省政府称："本省财政近更异常竭蹶……委无余款足资拨补该分馆经费"（《国医公报》1933 年第 4 期）。这使分馆的活动难以得到保证。1936 年许祖谦任馆长，旋即因牵连到鸦片案被判刑，随即由邢熙平代理馆长之职。邢熙平对浙江省国医分馆进行改组，撤销原有 4 个处，改为在秘书下分设总务、医学、药学、推行 4 股，秘书由方亦元担任。又推举俞绣章为董事会董事长兼副馆长。俞绣章为慈溪人，时任胡庆余堂经理，在重振胡庆余堂业务，有"江南药王"之称。邢熙平积极参与国民大会代表选举，当选为中医界代表之一。他主持下的浙江省国医分馆因应抗战前的形势，制订 6 个月工作大纲，开设医务人员训练班（图 2－54），培养战地救护人才。医务人员训练班教授党义、国文、政治、卫生行政、医学纲要、药学纲要、战地救护、看护、防毒等课程，每期 3 个月，每个月进行一次考核。学生兼参加军训。但是由于医界纷争，邢熙平被人举报，称其办班是"籍学敛钱"（《光华医药杂志》第 3 卷第 8 期），浙江省政府派员调查后令其停办。后来经过争取，才得以成功开

中央國醫館浙江省分館附設浙江省醫務人員訓練班開學典禮

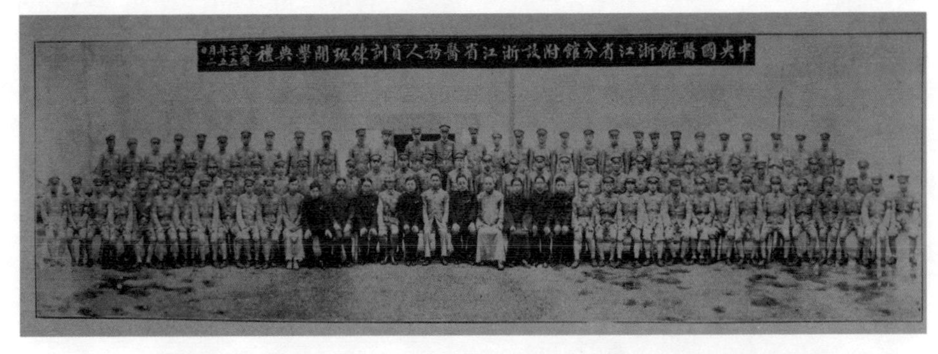

图 2－54　浙江国医分馆开办的医务人员训练班全体人员合照

办。报名140余人，最终录取91人，于1936年8月举办。该班办理颇有成效，得到中央国医馆馆长焦易堂认可，多次亲临训话。浙江省多地还建有国医支馆。参见表3。

表3 浙江市县国医支馆概况

市县	馆长	成立时间
平湖县	奚可阶	1935年5月26日
寿昌县	李在和	1935年10月
嘉兴县	陈骏八	1936年8月7日
崇德县	李枚臣	1936年8月7日
平阳县	陈士彬	1936年8月7日
金华县	翁文教	1936年8月7日
萧山县	华然青	1936年8月7日
淳安县	方引之	1936年10月6日
海宁县	汪之良	1936年10月6日
余杭县	尚松森	1936年10月6日
安吉县	金月龙	1936年10月6日
新昌县	卜国芳	1936年10月6日
诸暨县	赵启堂	1936年10月6日
临海县	王作孚	1936年10月6日
汤溪县	盛世英	1936年10月6日
义乌县	张心景	1936年10月6日
常山县	璩耀华	1936年10月6日
桐庐县	章济苍	1936年10月6日
建德县	汪藻文	1936年10月6日
青田县	陈小琴	1936年10月6日
武义县	陈荣福	1936年10月6日
遂安县	姚华青	1936年10月6日

此外，杭县、孝丰、兰溪、东阳、长兴、仙居、奉化、象山等49个县在1936年都先后任命了国医支馆筹备主任，着手组建。只是全面抗战随即爆发，许多县未能落实。

抗战后，根据国民政府有关行业团体组织的要求，浙江各市县均组织了中医师公会，1948 年在杭州成立了浙江省中医师公会联合会，汤士彦任理事长。药业则有杭州市国药商业同业公会、参药商业同业公会等（图 2－55）。

杭州市中醫藥研究社第一屆成立大會全體社員攝影

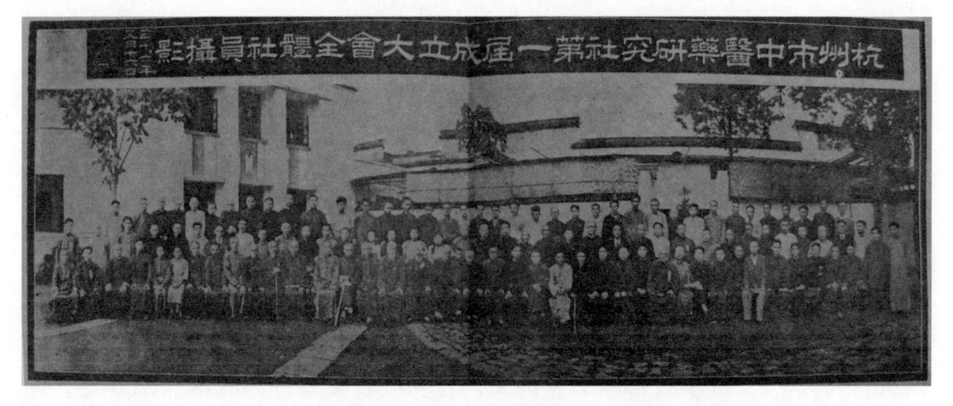

图 2－55　1947 年杭州市中医药研究社成立合照

（二）中医学校

近代西医在中国兴办的学校式教育，对以师承为主的传统中医教育产生了一定的影响。晚清时期，浙江瑞安人陈虬在瑞安创办首间新式中医学校利济医学堂。民国时期，各类中医学校纷纷兴起。其中浙江中医专门学校与兰溪中医专门学校影响较大，堪称双璧。

1. 瑞安利济医学堂

利济医学堂主要创始人陈虬（1851—1904），字志三，号蛰庐（图 2－56）。陈虬早年中举进京，参加了康有为组织的“公车上书”，著有《治平通议》8 卷，提倡变法。1898 年，与蔡元培等在北京筹立保浙会。

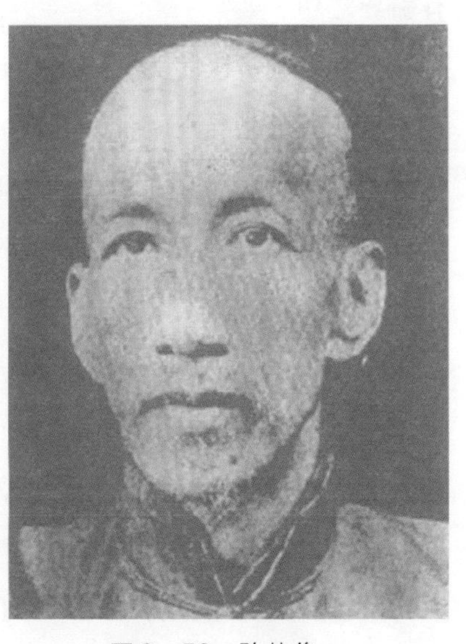

图 2－56　陈虬像

陈虬平素留意医学，曾跟随孟河费氏学医，并于 1880 年著有《蛰庐诊录》2 卷，记录临症心得。1885 年，他在瑞安设立近代第一所中医学校“利济医学堂”和

“利济医院”，设于瑞安城东杨衙里，“前进五楹，左廓筑药房，右廓筑诊室，各三楹，中座以设学堂”（《新建利济医院碑记》）。

利济医学堂创办后，陈虬手订16条《习医章程》，规定了有关年龄、注册、学费、年限、课程、考试、毕业等事项。学生入学需满14岁，学习年限6年，均需寄宿，不得回家眠食。学习时每季度均有考试，依成绩高下分为3班，次第转课。教学内容分普通课与专业课。普通课有国文、历史、音韵、书算、术数、制造、种植、体操、辞章著作、时务游历等，可见其受到维新思想的影响。专业课则注重学习经典医籍。陈虬认为，“历代医流，竭其知见，互有撰述，寒热攻补，树帜分途，然管窥蠡测，不过自贡所得而已，其能综括经旨，提要钩玄，使轩岐心法昭若揭日月而行者，实亦未多觏焉”（《元经宝要》），故学校自编不少讲义，有利济教义8种和利济文课6卷，内容多上溯经典，重要的有《利济医学讲义》《利济本草》《利济选方》《利济验方》《利济新方》《利济新案》等。其他还刊行了不少医著，如《利济元经》《蛰庐诊录》《元经宝要》《瘟疫霍乱问答》等。

学堂还设有心兰书馆、生药局和鲜药圃等附属设施。学堂制订“医藏书目录表”，把医书分为必读、必阅、必备3类，提出“必读之书当循序渐进，必阅之书当择善而从，名家则观其独到处，专家则观其独异处”，对学生颇有引导之功。

学堂以利济医院为实习基地。学生从第4年开始“试医”，相当于见习。第5年在教师指导下临证，并有一定津贴。最后考试合格者准予毕业。

由于办学影响日益增大，各地求学者多，1895年学校陆续在温州市、永嘉瞿溪、平阳等地设立分校。1896年学校编辑出版了《利济学堂报》。但1898年戊戌变法失败，陈虬被清廷通缉，学堂停办。陈虬匿居乡间，仍断续行医，1901年发行瑞安利济医院股票，在温州郡城拓地重建利济医院。1902年温州瘟疫流行，陈虬著《瘟疫霍乱问答》行世。1904年陈虬去世后，温州利济医院由其女婿胡润之维持，曾开办医学校。瑞安的利济医院在1920年得以复建，但抗战时解散。

利济医学堂总共办学近19年，先后培养学生300多人，佼佼者有陈葆善、林獬、池志澂、郑叔伦等人。利济医学堂的师生不少有著作问世，如陈葆善著《白喉条辨》、陈侠著《陈季子医案》、池志澂著《卧庐医案》、刘玉如著《金匮注释》、胡鑫著《古三学之源流》、郑叔伦著《修正丸散膏丹配制法全集》、郑缉甫著《乞法全书》、周焕枢著《保种首当医论》等。毕业生池仲霖在1928年还创办了温州国医国学社，继承办学。

2. 浙江中医专门学校

1916年，杭州中药界指出“查上海中医学校业已成立，吾浙允宜急起直追”，于是筹办浙江中医专门学校，校址在杭州四条巷，后迁柴木巷。学校于1917年春正式招生，由傅崇黻首任校长兼教务主任。该校办学宗旨为“精研历代医学，考究国产药品，保国粹，重生命，挽权利”（《浙江中医专门学校简章》）。

傅崇黻（1861—1931），字篦笙，号嬾园，绍兴人（图2－57）。精于文章书画，亦长于医学。他主持校务，尽心尽力。曾为学校礼堂撰联云：

“纵观二千年历史，岐黄坠绪，若绝若存，续旧学以辟新知，问此职何人克任？

横览四百兆同胞，疾病疮痍。待拯待救。出痛苦而登寿城，舍吾党小子其谁!”

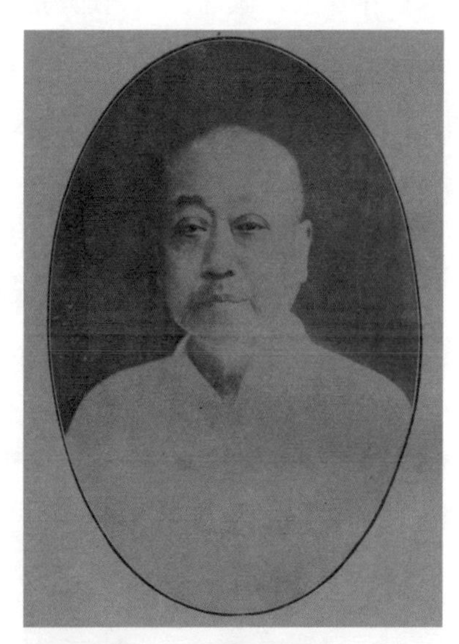
图2－57　傅崇黻像

浙江中医专门学校学制5年，分预科2年与本科3年。后期参照上海等地的中医学校改为4年。学生入学须有初中毕业学历，已学中医者可以凭同等学历参加考试。学校的经费源自杭州市药材行业提捐和学生学费。

学校课程，在预科阶段主要设国文、伦理、医纲、国技、博物、内经、中药、方剂、诊断、解剖生理等；本科阶段设伤寒、杂病、温病、运气、外科、妇科、儿科、喉科、眼科、针灸、推拿、名医学说等。每学期每学年均有考试，毕业考分理论和实习两项。学校在杭州元井巷药行公会和清波门直街（后改设校内）两处开设第一、第二诊察所，为民众施医，兼供学生实习。学生实习的表现予以计分，由诊察所常驻医师根据学生平时表现加以评定。

1931年傅崇黻病逝，校长一职由范耀雯继任。1937年因抗战爆发，学校停办。先后办学21年，共招生20班，计425人。学生来源除浙江省外，还来自江苏、安徽、天津、广东及台湾等地。教师先后有傅文跃、傅丙然、傅浩然、徐印香、姚春台、邢颂华、朱诚斋、徐究仁、陈道隆、杨则民、许勉斋、魏子祥、施容川、杨青鸿、王治华、王吉生等。1947年杭州市国药业公会曾有复办学校的打算，但未果。

3. 兰溪中医药专门学校

兰溪中医药专门学校创办于1919年。时任兰溪知县的广东南海人盛鸿焘深感中医人才匮乏，与当地药业界商议办学。兰溪中医联络会和国药业公会商议后，决定筹办兰溪中医专门学校，盛鸿焘征收捐款拨助。兰溪公立中医专门学校经呈请浙江省长准予设立，于1919年春季招生开学，后于1923年咨请内务部备案。

学校校长先后由章德权、诸葛超、诸葛辅、王韵槐、诸葛源生等担任，主要为药业界人士。为求主持医学教育的理想人选，1920年天一堂药业董事诸葛超赴上海求贤，经上海神州医药总会推荐，聘张山雷到兰溪任教。

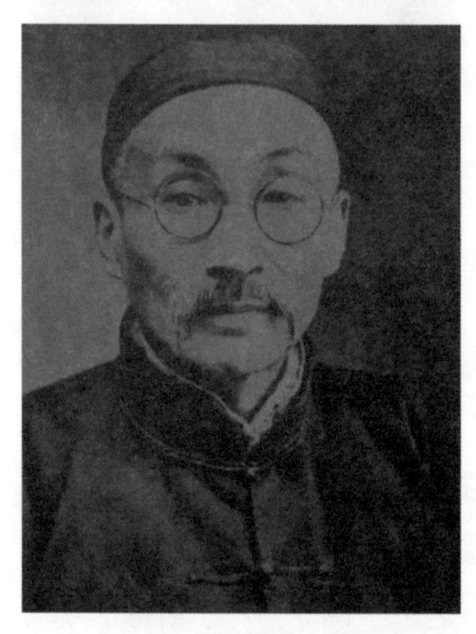

图2-58　张山雷像

张山雷（1873—1934），名寿颐，江苏嘉定人（图2-58）。师从黄墙朱阆仙习医，1914年协助朱阆仙举办黄墙朱氏私立中医专门学校。1916年朱阆仙去世后学校停办，张山雷到上海行医，兼在神州国医学校任教。应聘到兰溪后，他担任浙江兰溪中医专门学校教务主任15年之久。他延聘教师，编写教材，亲任主课讲授。

学校学制先读预科2年，主要讲授《黄帝内经》《难经》《伤寒杂病论》《神农本草》等经典；正科3年（后改为2年），学习生理、脉理、病理、药物、药剂、诊断、卫生7项，加上国文，以及内科、外科、女科、幼科、针刺科5项临床课。学校开设门诊，创办药圃，作为实践基地。其中国文课作为基本素质课，颇受重视，张山雷要求学生每周都要写1～2篇作文，以打好文化基础。1927年学校又成立“兰溪中医求是学社”，以学生为主体，开展学术交流，撰写论文。

兰溪中医专门学校的教材主要由张山雷编纂，包括一些医学参考著述。正式刊行的有《难经汇注笺证》3卷、《脏腑药式补正》3卷、《本草正义》7卷、《重订中风斠诠》3卷、《疡科纲要》2卷、《沈氏女科辑要笺证》2卷、《脉学正义》6卷、《病理学读本》2卷、《经脉腧穴新考正》2卷、《小儿药证直诀笺证》2卷、《重订医事蒙求》1卷、《合信氏全体新论疏证》2卷、《谈医考证集》1卷、《籀簃医话》1卷、《湿温病医案平议》1卷等。可见学校主要采用古代经典或专科医籍作为授课蓝本，书中有许多张山雷的评述，并非仅诵读古书而已。

自1919年至1937年，兰溪中医专门学校共办理8期，毕业正科生159人，加上预科毕业生及正、预科肄业生共计毕业学生556人。1937年因战事停办，前后办学共19年。学校培养人才质量突出，一些优秀学生如蔡济川、邵宝仁、佘枚笔、蒋理书等毕业后留校任教。学生来源早期以兰溪当地青年为主，后来逐渐扩大到浙江全省及周边上海、江西等地。

4. 温州中医学社

潘澄濂，1910年11月出生于浙江省温州市，1929年毕业于上海中医专门学校（图2－59）。1935年，潘澄濂编辑发行《温州中医学社期刊》，并登载中医学社招生广告。同年8月，潘澄濂在温州城其诊所中创办温州中医学社，自任社长，聘浙南名医陆幹夫、金慎之为教授，1937年又聘李明钦任教学主任。该社学制3年，开设解剖、生理、药物、医史、药理、病理、诊脉、处方、内科、妇科、儿科、外科、医案临床实习等课程，后又增设战地救护学。学社设有药物标本室、医学图书馆等。学社先后招生4期，每期约20人，学生主要来自周边市县。1938年潘澄濂被聘到上海中医专科学校任教。医社仍继续举办，1939

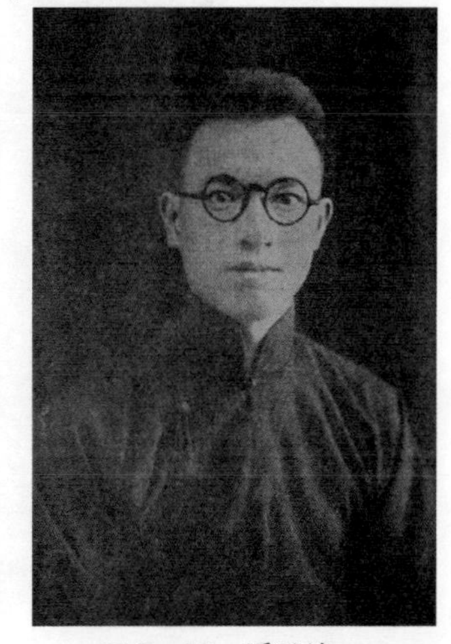

图2－59　潘澄濂

年改设于大士门窦妇桥松台别业，添聘医校毕业的任侠民等人为教授，并开设施诊所。抗战中温州沦陷后中止。

（三）中医报刊

报纸期刊是近现代兴起的资讯与学术交流载体。近现代浙江中医药界创办了多种报刊，成为行业团体、机构交流的平台，也成为学术研讨及争鸣的园地。其中影响较大的有《利济学堂报》《绍兴医药学报》《三三医报》《中国医学研究月报》《医药卫生月刊》等。

1．《利济学堂报》

1897年利济医学堂创办《利济学堂报》，为半月刊，由池志澂任主编（图2－60）。该报以木版刻印，售价4银元。每期100页，约3万字。以二

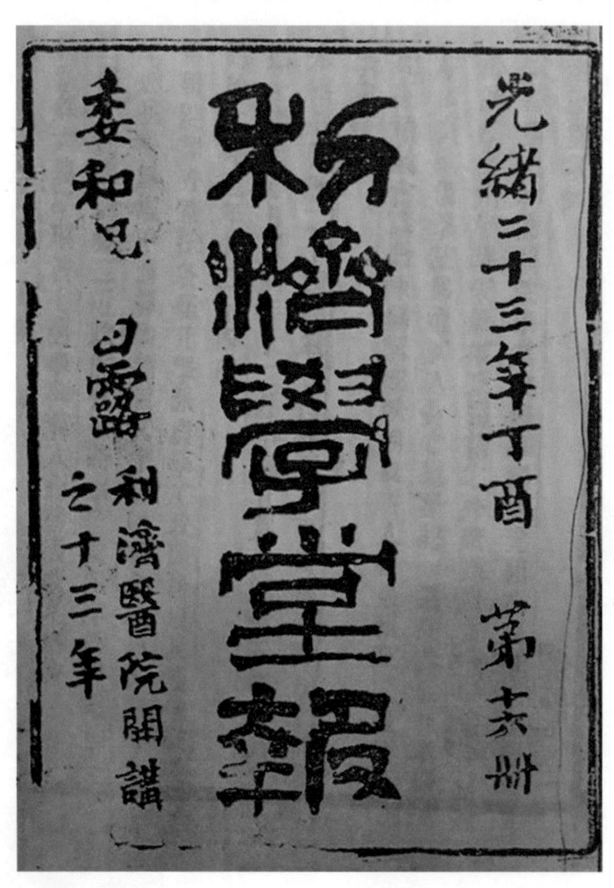

图2－60　《利济学堂报》

十四节气日为固定出刊日，从1897年1月20日大寒创刊，至1897年10月8日寒露为止，现存18期。

《利济学堂报》内容以医学为主，但也有不少时政内容。其“报例”称：“本报院课外，兼采各报，凡学派、农学、工政、商务以及体操、堪舆、壬遁、星平、风鉴、中西算术、语言文字暨师范、蒙学等类，区为十二门：一利济讲义、二近政备考、三时事鉴要、四洋务掇闻、五学蘸新语、六农学琐言、七艺事稗乘、八商务丛谈、九格致卮言、十见闻近录、十一利济外乘、十二经世文传。”具体每期分设文录、院录、书录、报录4部分，分设上述栏目。文录下设医论、政论、各小专栏的开栏弁言、汇编总序等，主要刊医家文章；院录刊载医院的学堂教条、习医章程、利济讲义等；书录下设利济元经、利济卫生经、医历答问、教经答问、算纬前编、中星图略等；报录下辟时事鉴要、洋务掇闻、利济外乘、学蘸新语、农学琐言、艺事稗乘、商务丛谈、见闻近录、近政备考、格致卮言、经世文传等小专栏。刊发的重要论文有陈虬的《利济教经》《利济元经》、池志澂的《书治平通议弛女足章后》、蒋瑞琪的《上医医国论》、胡鑫的《论医家古乏学之原》、陈葆善的《白喉条辨》等。

《利济学堂报》在温州本地的销售点有20多处，在杭州、湖州、宁波、嵊县、萧山、诸暨、台州、金华、兰溪、衢州、黄岩等地均设销售点，省外在上海、苏州、扬州、南京、芜湖、汉口、武昌、福州、广州、北京、天津、澳门等十几个城市有代售处。

2.《绍兴医药学报》(含《三三医报》《绍兴医药月报》等)

《绍兴医药学报》由绍兴医药学研究社创办于1908年，总编辑杜同甲，副总编辑何廉臣，编辑有裘吉生、赵逸仙、骆保安等人。该刊以研究中西医药学，介绍西医学理，阐发我国医药学术为宗旨，兼采中西医学内容。栏目有论文、古籍选刊、学说、医案、杂录、通讯、近闻等。该刊刊行之初，由于经济支出等原因时有中辍，至1914年停办，共出44期。1915年神州医药绍兴分会成立后，杂志复刊，共出141期。该刊有附刊《绍兴医报大增刊》，共发行6期；1920年又加刊《绍兴医药学报星期增刊》，由裘吉生主编，16开，随《绍兴医药学报》发行，主要解答读者来函问题，共发行158期。

1923年春裘吉生迁寓杭州后，将该刊改组为《三三医报》（旬刊）（图2-61），于1923年6月创刊，裘吉生任医报社长兼编辑。刊名取“医者读三世之书，求三年之艾，方能三折其肱”之意，每月3、13、23日出版，逢夏历七月停刊，每年正好33期。该报分为言论、学说、专著、杂纂、通讯、社友俱乐部、医药界消息等。至1929年9月终刊，共132期。

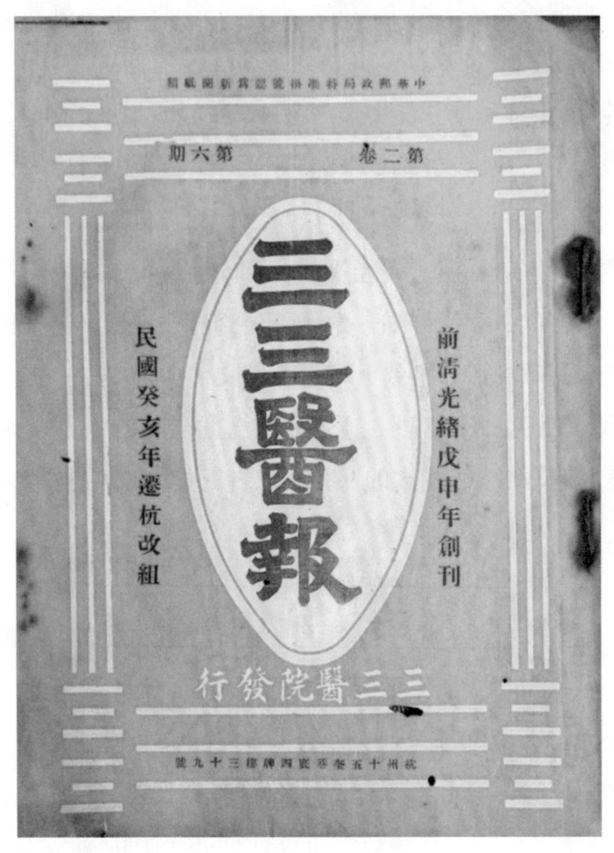

图2-61 《三三医报》

1924年1月，何廉臣、曹炳章、杜同甲在绍兴另行创办了《绍兴医药月报》，并出版《绍兴医药学报汇编》。《绍兴医药月报》主要栏目有论文、学说、医案、遗著、杂录、问答、通讯、专件、新闻、时评等。1927年，何廉臣由于年老体弱，《绍兴医药月报》改由绍兴中西医协会续办，由其子何幼廉及曹炳章、陈仪臣、裘士东4人分任编辑员，自1927年10月15日出刊，至4卷12期终刊，共48期。

3.《中医新刊》

1928年，宁波中医庄云庐、王宇高创办《中医新刊》，王宇高任主编（图2-62）。该刊由宁波中医学会编辑发行，设有论著、研究、学术等栏目。在南京国民政府成立初期，该刊多次对政府歧视中医政策提出批评。如1928年王宇高撰文《质问杭州市公安局何以公然侮辱我国中医中药而妄称为旧医旧药》，后又拟定《拟上卫生部力争不承认更改名称之呈文》，发动全国中医药积极抗议。1929年又刊发以宁波中医协会名义写成的《为西医鉴定中医方药上卫生部转司法部请予纠正呈文》，发声反对在医疗诉讼中由西医来鉴定中医。该报也有学术争鸣之作。如陆渊雷曾作《肝病传脾之研究》一文，王宇高刊文予以批评。后陆渊雷回函再作申论，王宇高也将其登在《中医新刊》上。陆氏评论说："此书去后，王君照登于其主编之《中医新刊》，不复赘一字。其服善之勇猛，态度之光明，中医界中未见其匹。"（《陆氏论医集·答王宇高》）

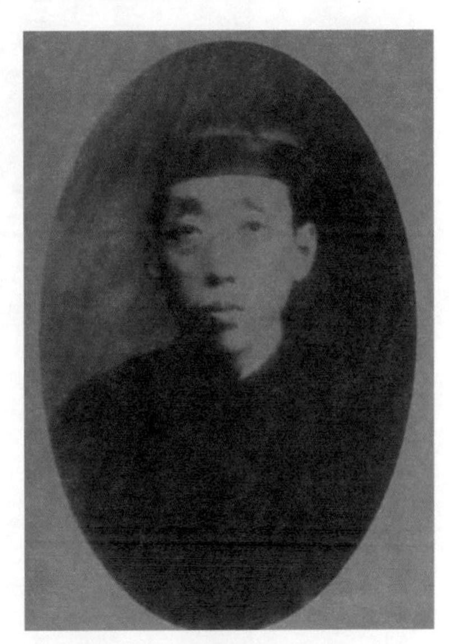
图2-62　宁波中医王宇高

该刊至1929年5月停办，共出14期。

4.《浙江中医专门学校校友会会刊》

1922年浙江中医专门学校首批学生毕业，随即成立校友会，开始刊行校友会会刊（图2-63）。该刊为年刊，原则上是每届1期。1922年年初首届学生毕业，发行《浙江中医专门学校校友会会刊》第1期。因第2届改为秋季入学，故第2期在1923年下半年刊行。此后改为2～3年1期，分别有1926年、1928年、1930年、1933年的年刊，目前共存见6期。每期内容主要包括叙言、老师与毕业生之论文、文苑、该届毕业生照片与名录等。

该刊发表了不少有价值的文章，如1923年第2期章太炎与费泽尧的《国医之心得和观察》、费泽尧的《衢州医药考察谈》，1926年第3期寿之恺的《辨风痹痿》、孔庆莱的《中风真类辨》《近代医派论》，1928年第4期许勤勋

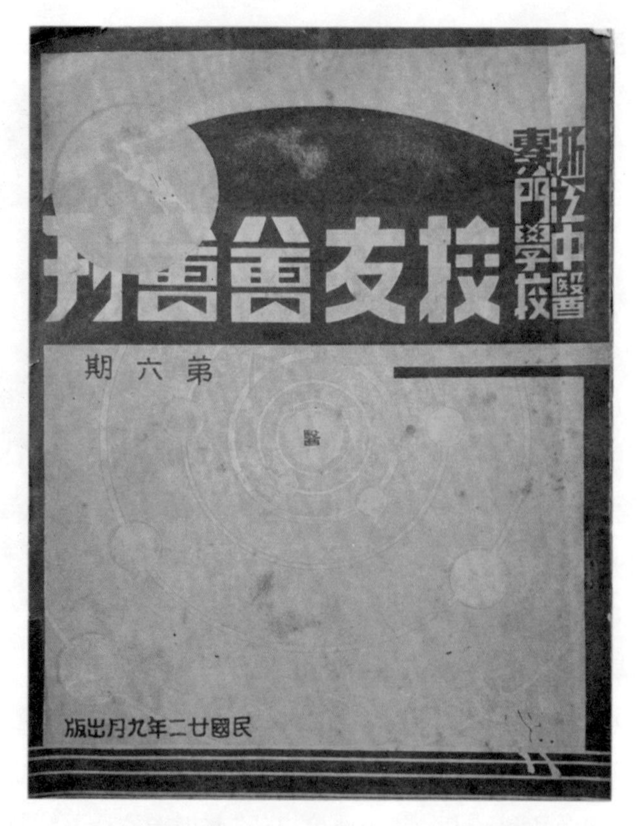

图 2－63 《浙江中医专门学校校友会会刊》

的《对于虎疫所见之一斑》，1930 年第 5 期陈杏生的《中医宜研究细菌学》，1933 年第 6 期杨则民的《内经哲学之检讨》、张忍庵的《中医唯物论》等。刊物中还报道了浙江中医专门学校一些研究互动情况，如 1933 年第 6 期报道学校成立了科学方法讲习会，指出科学方法是研究学术的公器，中医掌握科学方法，可以比西医更好地整理中医学术，“是中华民族莫大的光荣，中医史上无上的奇迹”（《浙江中医专门学校校友会会刊》第 6 期）。该期会刊还报道 1933 年 6 月 30 日校友方亦元、陈道隆等发起组织毕业同学会，杭州及各地 70 余人参加，“即日设立暑期施医局，由会员分任内外科诊务以济贫病”（《浙江中医专门学校校友会会刊》第 6 期）。

5.《吴兴医药月刊》

《吴兴医药月刊》的前身为《湖报》副刊《国医旬刊》专栏。该专栏是吴兴医学会在 1930 年组织国医学社时创办的，先后出刊 105 期。1936 年，朱承汉、吴仲磬等成立吴兴中医药研究社，征得吴兴国医公会和药业公会的同意，《国医旬刊》改为月刊，名为《吴兴医药》，后改为《吴兴医药月刊》。傅稚云任编辑社社长。该刊宗旨是“以阐明国医学术供海内同志互相研究，其学说不分中西，不论新旧，黜虚崇实，去芜存精”。每期设“医学论文”“药物研究”“专著”“杂俎”“释疑”等专栏。《吴兴医药月刊》于1936年9月开始出版，共出11期，抗战时被迫停刊。1946年7月复刊，2年后停办。

6.《医药卫生月刊》

1932年，王一仁、范耀雯、陈鼎丞、蔡松岩、汤士彦等在杭州成立中国医药学社，并创办《医药卫生月刊》。《中国医药学社宣言》称：“夫中医学术，含哲学之精，具科学之骨，虽以机械解剖之缺乏，未能为精细之阐发，然……自有其颠扑不破之精神。”创学社“欲合众擎之力，共图砥柱之方，求学术以立职业”。《医药卫生月刊》创办，“固当阐宏医药卫生之旨，而于医药本身，亦当促其创化，以冀有所树立”（《创刊词》）。

该刊以王一仁为主编，主要栏目有学说、笔记、方药、杂俎、卫生、文艺等，还有中国医药学社社务记载，包括组织学术讨论会的纪要，此外还有一些调查资料，如《杭州市中药业一览》等。至1935年，该刊停办。

7.《中国医药研究月报》

1936年，“中国医药研究社”成立，由当时名中医施今墨、汤士彦、裘吉生、陈杏生、郑琴隐等66人组成，出版了《中国医药研究月报》（图2－64），“以研究中国医药，改进治疗方法”为宗旨。1936年创刊，抗战时一度停办，1946年复刊，至1949年停刊。社长兼主编汤士彦（1901—1977），名泓，原籍诸暨，自曾祖迁杭州。师杭名医施容川，通内、妇、儿、伤各科。历任浙江省中医公会理事长、省中医协会常委。栏目有言论、学说、专著、杂俎、新闻等。汤士彦、杨则民、沈仲圭、董志仁、阮其煜、周岐隐等均是主要作者，如连载汤士彦所辑的《实用外科良方》、阮其煜的《中西医学浅说》等。

其他中医药或中西医报刊，有1911年徐友丞在宁波创办的《卫生杂志》（后改称《卫生公报》），1912年春贵翰香在杭州创办的《杭州医药七日报》，1918年徐友丞在宁波创办的《医学卫生报》，1924年叶汉章、叶劲秋创办的

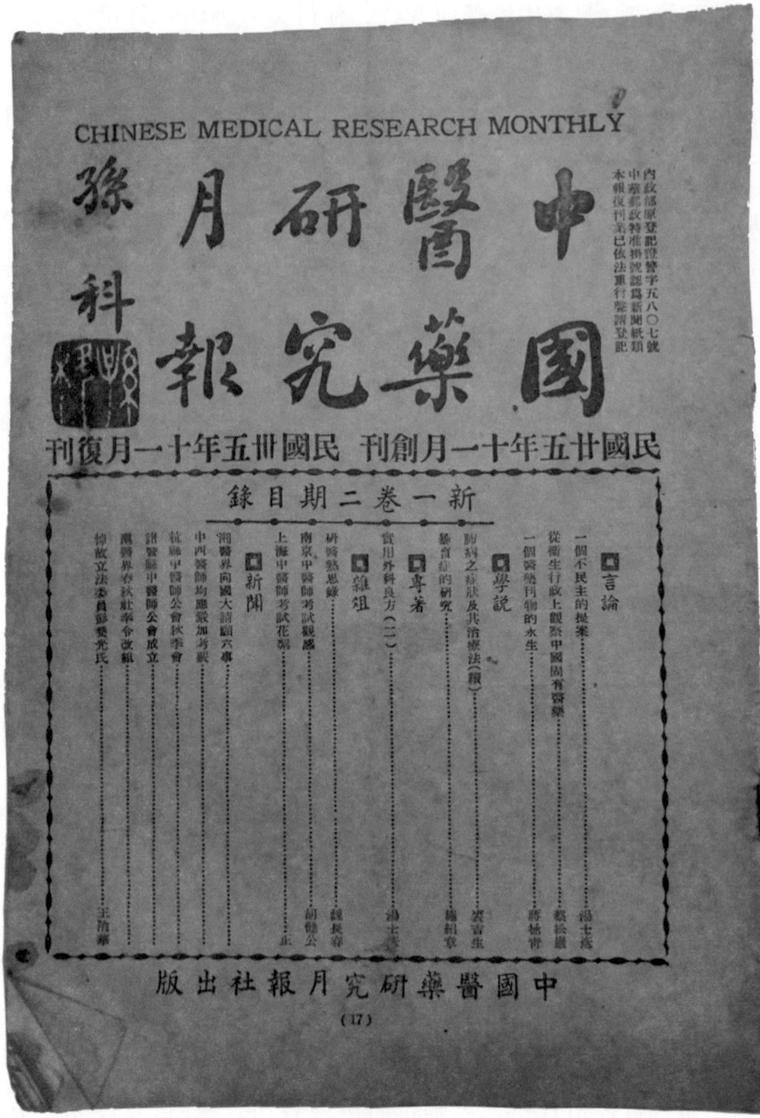
CHINESE MEDICAL RESEARCH MONTHLY

中國醫藥研究月報

孫科

內政部原登記證警字五八〇七號
中華郵政特准掛號認爲新聞紙類
本報復刊業已依法重行聲請登記

民國廿五年十一月創刊 民國卅五年十一月復刊

新一卷二期目錄

中國醫藥研究月報社出版

（17）

图 2－64 《中国医药研究月报》

《嘉善医药》，1925 年慈溪国医公会编印的《慈溪中医杂志》，1927 年汤士彦在杭州创办的《浙江省中医协会月刊》，1927 年吴兴中医协会创办《湖州医刊》，1930 年金秋亭、陆采庭创办的《平湖医药》，1930 年陆冕英等在杭州创办的《浙江医药月刊》，1931 年张俊义等在宁波创办的《温灸医报》，1933 年杭州国医公会创办的《杭州国医公会年刊》、张禹九在吴兴创办的《吴兴医学杂志》、宁波东方针灸学社发行的《东方针灸》，1934 年慈溪国医公会创办《慈溪医药月刊》，1935 年杭州市国医公会创办由董志仁主编的《国医新闻》，1939 年余姚中医公会创办《余姚中医公会会刊》，1946 年董志仁在杭州创办《健康医报》，1948 年鄞县中医师公会创办《鄞县中医师公会会刊》，1949 年吴兴国医学社创办《吴兴国医》等。

正如《吴兴医药月刊》谢啸泉《医报的功效》一文所说："医报是医界的喉舌、宣扬学术的利器……可以勉职员的勤怠督责之，可以纠正办事之公私，复以之流通声气，交换智识，传达消息。医报之功效，诚大矣哉！"（《吴兴医药月刊》1947 年第 15、16 期合刊）浙江中医药界积极利用这一新形式，促进近代中医学术的发展。

（四）中医医疗机构

晚清民国时期，各种团体举办的医疗机构屡见记载，既有传统的施医赠药机构，也有新式的医院，可见中医界充分认识到建设医院对促进民众健康和发展中医学术的意义。

民国时浙江地区较有影响的中医医疗机构，杭州有三三医院、惠孚病院、西湖国医院、祥林伤外科医院、西湖中医虚损疗养院、六通中医疗养院等，绍兴有同善施医局、凌霄社施医局、同义施医局、复明眼科医院等。

1. 芷湘医院

1917 年，浙江嵊县人王晓籁出资 50 万元，在嵊县城内建设芷湘医院，1919 年建成。有西式楼房 4 幢，中式楼房 2 幢，于当年 2 月开诊。该医院中西结合。王晓籁的哥哥王邈达（1878—1968）是知名中医，其弟王孝本则曾留学德国学习西医。医院由王邈达任董事长兼院长、中医部主任，裘东侯任西医部主任。一年后，因王邈达赴杭州行医，该院取消了中医部，主要作为西医医院发展。

经过抗日战争中缀后，医院于 1947 年复院，并于当年将全部院产献给政府，由县参议会接收，更名为芷湘公立医院。王邈达已回嵊县，仍出任该院董事长，钱高楣为院长。

芷湘医院有病床 50 张，分设内科、外科、妇产科、药房、会计室、文牍室等科室。1947 年 2 月至 12 月份门诊人次为 10129 人次，出诊 104 人次，住院 154 人。

2. 绍兴同善施医局

1920 年，绍兴慈善机构同善局的董事长张琴孙发起设立施医局，设在绍兴开元寺内（图 2－65）。施医局向社会各界募集善款，聘请医员有数十人之多，包括曹炳章、裘吉生、何廉臣、杨质安等名医，分设内科、妇科、儿科、喉科等。每年接诊 2 万余人次。贫病多免医资药费。

紹興縣同善局施醫局各醫士暨官紳全體攝影時在民國十年九月

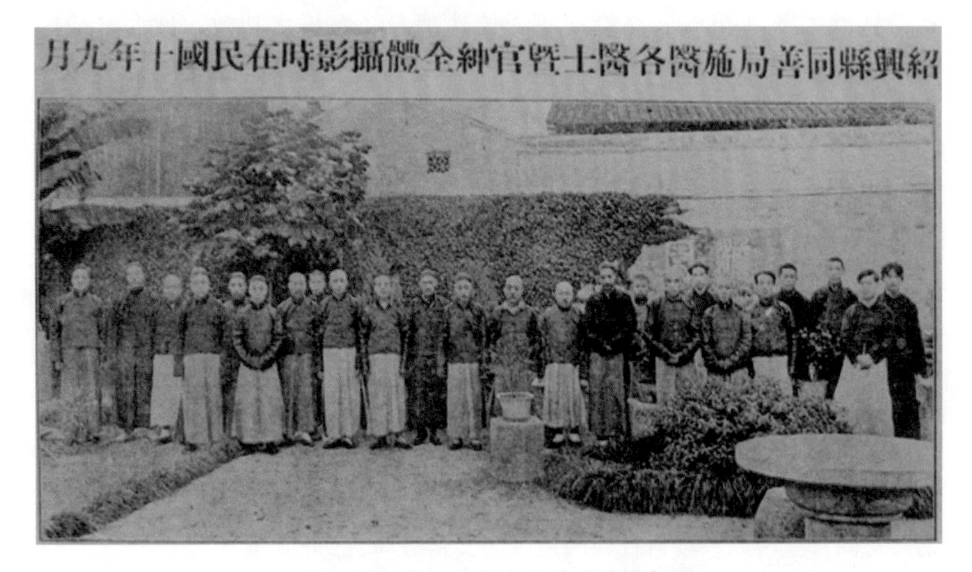

图 2－65　1921 年绍兴同善施医局合照

该局编有《绍兴县同善局医方汇选》，由何廉臣等撰，分内科时症、内科杂症、妇科杂症、儿科杂症、咽喉病 5 门，收录医方 382 首，每方都是实际用方，均详列患者姓名、病症表现和治法，实际相当于医案集。后来何廉臣主编的《全国名医验案类编》中，许多病例也都注明出自“绍兴同善局”。

3. 浙江中医院

1922 年，绍杭医药界同仁发起筹建浙江中医院。主要发起者为浙江中医专门学校第一期毕业生陈道隆、夏良吉、夏选清、余元熙、蒋德华、余元钧、陈灿林等。他们在《创办浙江中医院缘起（附章程）》中指出：“尝考泰西各国，医院林立，平均五百人一医为最少数。今吾杭人烟稠密，医士无多，而医院则尤为缺乏，殊非社会幸福。”他们制定《浙江中医院章程》，并向警察厅申请立案，正式在杭州的皮市巷成立“以中医为主体”“发扬国粹藉策医药进步”的浙江中医院，计划设门诊和留医病房。

浙江中医院于1922年3月30日正式开幕，傅崇黻被推为院长。北洋陆军第四师军医长陈汝舟任内科主任，王心原为外科主任暨名誉医员。其他医员有冯铭三、王邈达、都敬斋、刘瑶斋、金澄甫、魏子祥、马绪卿、钱正卿、谢旦初等。开幕典礼上，有浙江督军、教育厅、广济医院等多个军政机关、学校团体的代表出席。华振基传达浙江省督军卢永祥的训词说：“夫医术之发明，我国实为先进，以世界眼光观察于浙江一方面，本无分界限，但为医术能有益于社会，则阐述而昌大之，刻不容缓。今既以中医为标准，即当就国内固有之医药，日求进步，用心实效而资利益。”（《中医院开幕式志盛》，载《绍兴医药学报星期增刊》第119期）

4. 温州普安施医施药局

1923年，温州工商界人士蔡冠夫、陈子明、陶履臣等筹款创办普安施医施药局，“聘请医士，内设药局。凡遇贫而病者，无论就诊出诊、施医给药，不取分文”（《募办永嘉普安施医施药局初创缘起》），从1924年4月起正式开诊。施医施药局经费来自社会各界的常年捐和特别捐，组织者为保持独立性，1932年还拒绝了永嘉县长的拨款。据该局的《十周年征信录》，从创办到1934年，10年间募得捐款有73747789元之多。《十周年纪念征文录》中统计10年内施诊人次384078号，给药380745剂。

该局开办时只有一座房屋，后因病人增多，1928年新建楼房两进，前设药局，后作医室，另有鲜药圃、医书储藏室、储药所等。所聘医师分为常驻医师、义务医师和特约医师3种，前二者在局应诊，名医有薛立夫、林伯龙、胡润之、潘澄濂等；后者由局派诊，主要是一些特色专科，如针灸科陶渭东、伤科王德宁、外科吴国芬、蛇伤科徐志庭、喉科吴滋生等。该局常驻医师每周定期组织医务研究会议，研讨疑难病症，有时邀请义务医师和特约医师参加。在瘟疫流行时，特设时疫科参与救治。如1931年常驻医师郑平洲、潘棣辉带领药局员工前往各地救治疫证。1932年霍乱流行，郑平洲等4位防疫科医生日夜应诊，随时救治。

从创办到1952年，该局28年间诊疗120万人次。

5. 三三医院

三三院院由裘吉生1923年在杭州创办。院名取义于“医者须读三世之书，求三年之艾，方能三折其肱”之语，故以“三三”定名。地址位于杭州城隍山麓十五奎巷底四牌楼39号（图2－66）。该医院仿效西医医院形制，设有留医。共有病房10余间，病床30余张。医院在《三三医报》所刊广告称：“病房于吴山之麓，周围园林，空气清洁，以便四方远来病家住宿。延聘中西医士，凡病之宜于中者，用中法；宜于西者，用西法；兼有古法灸治一科。无论多年沉疴，皆能根治。”

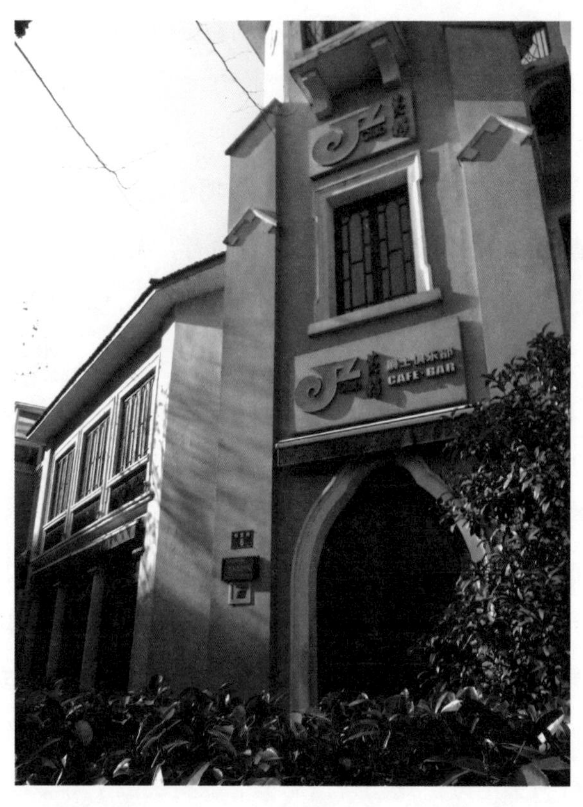

图2－66　位于杭州柳营路的三三医院旧址

三三医院内分设中西医，裘吉生兼任中西医内科，汤士彦任中医内科，王心原任西医内科，虞祥麟任伤科，郭兢志任牙科。还聘请了著名西医师王吉民、叶润石为顾问。医院内除设有内科病房外，还设有产房，并有中西药房，为患者代煎中药。

医院后来在杭州下城地区的两浙旅馆设立分诊所，有内、外科医生于每日下午临诊。1930 年三三医院迁至杭州湖滨将军路柳营巷口，1933 年夏又迁到开元路 46 号。

三三医院还是裘吉生开办三三医社收徒的基地。学生学习时间一般为 3 年，毕业时发给毕业证书。

抗日时杭州沦陷，三三医院停办。院址被日伪占用，改为松田医院。

6. 杭州祥麟医院

1927 年，伤科名医虞祥麟（1893—1943）在杭州皮市巷创办祥麟医院。虞祥麟原籍江苏，15 岁拜浙江德清伤外科名医李明德为师。所开设祥麟医院即为伤外科专科医院，虞祥麟任院长，董志仁为门诊部主任。后因业务扩展，改建新型医院于葛岭山麓智果寺旁。院中设有病床 80 多张。治疗手段中西并用，从上海购买了 X 光机，又引进西医骨科器械，对包扎固定、伤科用药和敷料等均有革新，创制有成药换骨丹。院内还曾举办“中医伤科护士班”。

虞祥麟不但长于骨伤，后来还用外治法治疗内科病症。1929 年杭州举办国术比赛，他担任创伤救护主任，结识不少武术界人士。后经杜心五介绍，从王澄九处学习运气法，练习后身体健壮，于是将其运用于临床，对慢性病患者有很好效果。1930 年他又投师于驻锡杭州二圣庙的少林传人达芦僧，将其聘为医院顾问，并撰文介绍《达芦大师菁华录》连载于报刊。

1936 年该院到上海老闸桥畔开设分院，扩大业务。当时中央国医馆馆长焦易堂岳父骨折，曾急召虞祥麟前去治疗，可见其影响之大。1937 年他号召中医药组织中医救护队支援抗战。抗战时设备被抢劫一空，房舍沦为养马场，后终遭拆毁。

7. 西湖中医虚损疗养院和六通中医疗养院

1934 年，虞祥麟发起建立西湖中医虚损疗养院，位于西湖葛岭山脚。《西湖中医虚损疗养院简章》称“本院为肺病为虚弱贫血、一切身体羸弱者调养而设”，“完全采用中医治疗，及适宜之看护”（《医药新闻》1934 年第 13 期）。该院以虞祥麟任院长，董志仁任医务主任，又聘请上海、杭州两地众多名医为特约医生。该院主要针对肺病、贫血及身体羸弱者，用中医方法进行调养和看护。设有特等、优等、头等 3 种病房，也有门诊应诊。

开业后，为扩大影响，改聘名医裘吉生为医务主任，董志仁改任驻院医务副主任，沈仲圭为驻院医生，并广聘沪杭名医如王仲奇、夏应堂、朱小南、何公旦等前来诊疗。该院与杭州方回春药铺合作，在院内药物部，备办各类上等道地药材和膏丹丸散。为培养护士，该院也附设“中医护士训练班”，并招收实习生。但不久该院遭到杭州市政府卫生科取缔，原因是有人举报院内收留了其他传染病人，且违反政府关于中医不得设医院的规定。

1947年，杭州医药界得到六通寺方丈智行大师的资助，在西湖南山六通寺设立“六通中医疗养院”，余越园为董事会董事长，聘请王邈达、史沛棠为院长，董志仁、毛凤翔为医务主任，杨树棠为药务主任。医院设立特等病房、优等病房和普通病房。1949年智行大师去世，疗养院中止。

8. 上海四明医院

近代有不少浙江人外出营生，其中上海尤其集中。客旅患病无依无靠，往往依赖于同乡组织救助。为此，1905年宁波旅沪商人社团四明公所在上八仙桥宁寿里公所大殿两旁开设施医局，为同乡延医施诊赠药。1906年改造原西厂的九间旧房屋，开办病院，同时于公所的纯阳殿设施诊所，设内科、外科、针灸科、幼科等科，仅向同乡服务。病院有30张床，由施诊所医生轮流诊疗。1922年，朱葆三、葛虞臣、方式如等董事发起募捐，在法租界爱来格路建设新院，将施诊所并入，正式取名为四明医院（图2－67）。

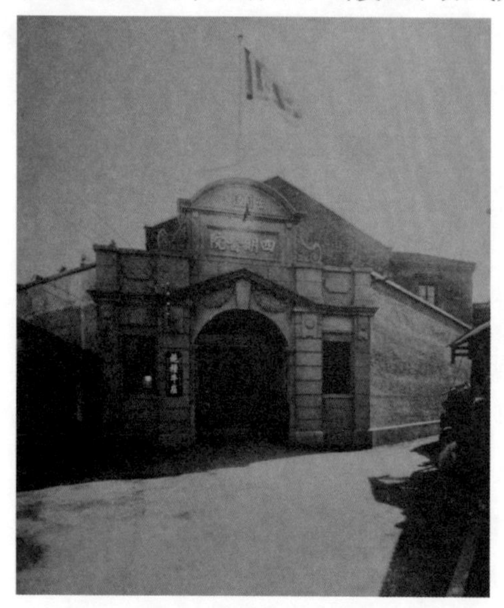

图2－67　上海四明医院

四明医院开始时院长由董事兼任，一正二副。1934年始改为聘任制，董事不再兼任院长。历任院长有朱葆三、葛虞臣、戎明士、吴涵秋等。院长之下设总主任、医药主任及庶务主任，分别掌管所属各项事宜。医师约有17人，其中三分之二为中医。设有内科、外科、妇产科、小儿科、放射科、检验科等科及中西药房，有病床200张，最多时有250张。上海名医吴苍山、陈存仁等均曾在此任医生。1945年该院还开设私立四明高级护士执业医校，培养护理人才。1953年该院改制为上海市立第十人民医院。

三、中医各科新成就

晚清民国时期，浙江中医成就也非常显著。除了一些列入伤寒、温病、汇通等学派的医家见下章外，其他有名的医家医著略介如下。

（一）内科综合类医著

清代钱塘人严燮，字兼三，著有《医灯集焰》2卷，成书于1864年。本书集诸医家之言，取“照医之灯”“光明显耀”之意而题名。卷上医论、阴阳、五行治法、望闻问诊，卷下察舌辨症、脉诀。大多用韵文、歌诀记述，并加注释，内容较简略。

清代衢州人雷大震、衢州人江诚、新安人程曦同撰《医家四要》4卷，成书于1884年。江诚和程曦为雷大震父亲雷丰的弟子，二人都参与了雷丰《时病论》的修订工作。此外，他们还同雷大震一起，编纂了《医家四要》。其序称：“兹又得其门下士程生锦雯、江生抱一，与少逸喆嗣福亭，共纂《医家四要》一编，即脉诀、病机、汤方、药性四类。盖各掇少逸平日选读之书，别类分门，括歌汇赋以共成是编也。”

清代嘉善人吴炳（图2-68），字云峰，著《证治心得》12卷。该书内容以内科杂病为主，兼及妇科、幼科、耳科、鼻科诸科，共录病证107种，每种论其病名、病机、症状和治法方药等。吴炳儒而通医，师从名医张希白，其自序说：“医犹儒也。儒而小人儒，只自形其陋；医非所医，则自误而误人。”其书“详于证治，因临证必先辨证，辨明病源，然后立治法，汇选药品，庶无毫厘千里之失”（《证治心得·凡例》）。书中有特色之处是对于部分病症在脉法之前专立死证一项，介绍死证的病因、表现、有无施救可能等。该书在1922年由其第三世孙吴济民请陈良夫门人孙凤翎校理3年，于1925年付梓出版。

清代山阴人吴小珊，著有《医学辑要》4卷。吴氏博涉经史，旁通医学，

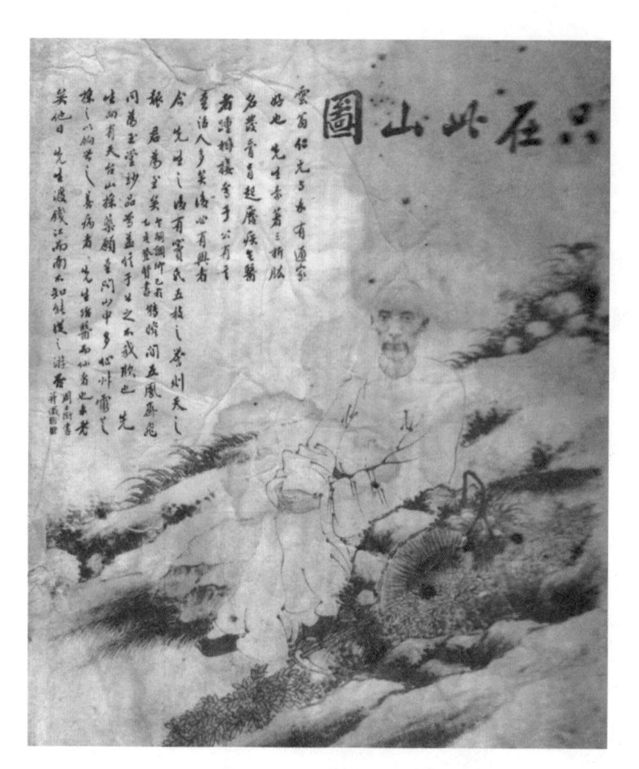

图 2－68　吴炳像

虑脉理精奥，不易领会，爰采名论加以折衷，述为是书。卷一论神色、声气，卷二、卷三详论脉理。全书“综要领以畅其旨，缀杂录以博其趣，则又公之约而明、简而赅也。虽医学不尽于此，然果家有是编，以医行世者，固可备印证之资”。后曹炳章将此书收入《三三医书》。

清代绍兴人张学醇，著有《医学辨正》4 卷，刊于光绪二十二年(1896)。全书阐发己见，提出与前人不同的见解，以辨析纠正医籍中的沿误，故题名《医学辨正》。内容有医论、本草选释、按症列方等项。

晚清平阳（今浙江苍南）人徐润之（1855—1919），字松生，号松龄，著《松龄医铎》，刊于 1911 年。包括徐氏编纂的医著《医界通邮》《全体说略》《新金匮遗珠》《新灵素热论篇》《新三字温热篇》《新三字达生篇续篇》《小儿范》共 7 部，内容广博，通俗易懂。

晚清仁和（今浙江杭州）人姚梦兰（1827—1897），名仁，梦兰为其号，据说中年患瘵病垂死，得瓶窑镇回龙庵老僧招之寺中，授以气功，年余病愈；又授以击技，体格健壮。后行医于世，在杭嘉湖一带享有盛誉，受业弟子颇多，当中其儿子姚耕山、良渚莫尚古、平宅马幼眉，声名尤著，人称“三鼎甲”。其家族代有传人。姚氏著有《医学大成》，惜未刊行。

民国余姚人徐友丞，1918年编《广益良方》，论延医、煎药、病时饮食起居等内容。首列善言，以治心病；继录良药，以治身体之病，重视外治法应用；又附录种子新法、保胎善法、胎产须知。

民国绍兴人祝积德（1884—1951），字味菊，别号傲霜轩主（图2-69）。幼习岐黄，1908年考入四川陆军军医学堂学习西医，曾赴日本学习，后以西医为业。1931年陆续出版《祝氏医学丛书十种》，包括《病理发挥》《诊断提纲》《伤寒新义》《伤寒方解》《金匮新义》《金匮方解》《内经精华新释》《药物经验谈》《外科证治一得》《医案录粹》，强调以八纲论杂病，以五段论伤寒，善用温热药物，颇有独到之见。

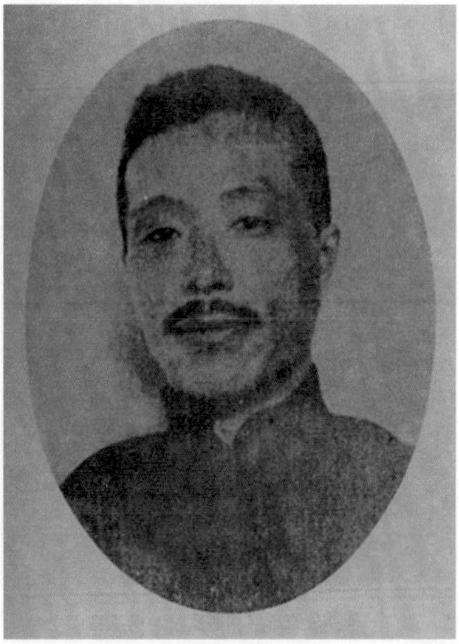

图69　祝味菊像

民国杭州人沈仲圭著《肺肾胃病研讨集》，成书于1947年。该书专谈肺痨、肾亏、胃病等症疗养方法，对肺痨病之咯血，肾病之遗精、阳痿、神经衰弱及肠胃消化不良等症状进行阐述，详载有关饮食疗法、自然疗法及有效方药。书中强调对慢性病须注重调养，不能单靠药剂。

（二）方剂药物类

清代嘉善人张希白，字仁锡，著有《药性蒙求》，成书于咸丰六年（1856）。张希白认为皇甫中《明医指掌》论药性有所不足，于是撰此书。《药性蒙求》选录433种药物，分为草部、木部、菜部、果部、谷部、金石部、土部、水禽部、兽部、虫部、鱼鳞介部及人部共12部，每药以四言歌诀的方式写成，每药四句为一段，段后有小字说明要点。该书是便于初学记诵的入门书。

清代龚自璋、黄统等著《医方易简新编》。广东顺德人黄统于道光二十三年（1843）随父任职杭州，辑录验方700余方，求教于仁和（今浙江杭州）医家龚自璋。龚自璋，字月川，家中也辑有多种医书及良方，于是与黄统所辑的内容合编成此书，共6卷，于咸丰元年（1851）刊行，共有1800余验方。

清代杭州人杨馥蕉、湖州人潘之伟辑《经验秘方》1册，成书于光绪二十年（1894）。载头风、咳嗽、胃气痛等内科64门，经期久闭、白带、保胎、乳汁不通等妇科12门，保婴、出痘、虫积等儿科7门，附杂治跌打损伤、破伤风等方，共收方133首。

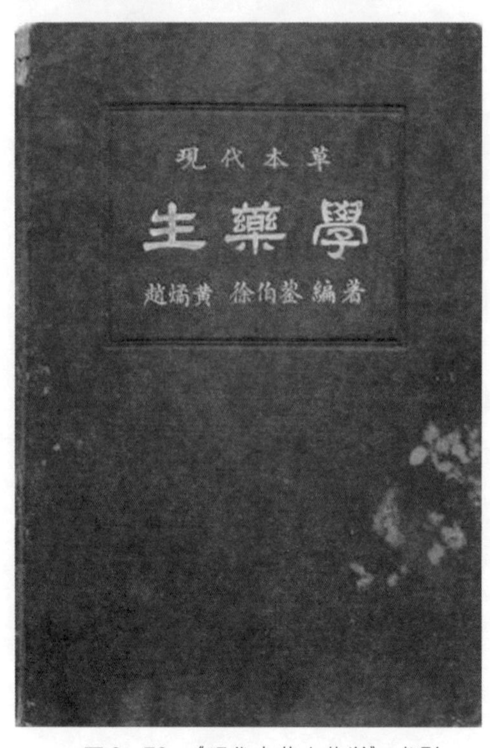

图2－70 《现代本草生药学》书影

民国时期，著名药学家赵燏黄的《现代本草生药学》上、下编均由浙江学者协助编成（图2－70）。上编由浙江省立医药专科学校药科教授徐伯鋆协助，于1934年出版，对生药学的定义、研究方法、研究内容等进行了详细的阐述，并介绍了400余种生药的来历、性状、组织、成分等。下编由浙江省立医药专科学校的叶三多于1937年完成，补充了叶、花、果实、种子、草卉等12类308种生药。该书是我国生药学的奠基之作。

张山雷的《本草正义》编著于1932年。此书收药258味，凡出自《神农本草经》者录其原文于前，但删除“神仙”等言论。每药下列“考证”“正义”“广义”“发明”“正讹”“禁忌”等项，内容则多为探讨药性理论与临床用药经验。尤其“发明”一项，多有作者的心得，如独活条，书中载：“寿颐业师朱氏家法，恒以独活治下，凡自腰及小腹以下通用独活，不仅风寒湿气、痿痹酸痛可以立已，即疡症之发于阴分者，未溃易消，已溃易敛，功绩显然，确乎可信，此古人未尝明言之奥旨也。”经验均切于临床实用。

民国杭州人阮其煜，著有《本草经新注》。阮其煜是广济医校毕业生，1925年又在上海“铁樵函授中医学校”学习，注意用西医药理论研究中医。他与中医王一仁、董志仁合作，于1933年10月编写成《本草经新注》一册，共选取《神农本草经》中的280种药物，加上《神农本草经》未载的46种，每药兼论药理及药性、主治等。

民国嵊县人郭望（1912—1946），字若定，毕业于上海中医专门学校，后回乡行医。著有《汉药新觉》，原定上、下集，上集第1册于1937年由嵊县郭氏医所刊行。该书“主旨在用科学方法，阐明汉药治病之真理”。上集第1至第4章为总论，论述药物学通理、汉药一般知识、调剂要义等。第5至第8章为各论，载药87种，分兴奋药、强壮药（附铁剂）、发汗药、催吐药4章。每章前有概述，介绍该类药物主要作用，而后简述各药性状、主治、用量、制剂、禁忌、处方等。后因抗战，第2册未能出版，其中部分内容在《明日医药》杂志连载。2008年，其子郭华平将遗稿整理，连同上集第1册一起出版。

民国时原籍新安的王一仁，来到杭州行医。他从实践中研究药物，尽购杭州药肆所售之药，一一遍尝，遇可疑者，辄遍查诸书，以明定其是非，自称“乃知尝药小事，是中有圣知功夫”（《饮片新参》自序）。其研究成果于1935年被编成《饮片新参》一书。该书将700余种中药分为平补、清补、温补、辛温、辛凉、清热、通泻、通络、分利、去瘀、重镇、化湿、化痰、理气、消导、止涩、宣通、杀虫18类。又有附录一门，收载草药或民间习用者。每药依次记述形色、性味、功能、用量、用法和禁忌，其中形色、性味两项，多为其实际观察的结果。

（三）外伤五官科著作

清代吴兴人姚觐元，辑有《咫进斋丛书》，刊于光绪九年（1883），包括医书2种，子目为《咽喉脉证通论》及《慎疾刍言》。

清代吴兴人包三鏸，著有《喉证家宝》1卷，附《喉舌备要秘旨》，成书于宣统二年（1910）。此书记录了包氏家传治喉症经验，并录辨治要法、备方候择。

清代四明人陈颐寿，字君诒，著有《有明眼科》，成书于光绪元年（1875）。陈氏认为，眼科乃是五脏精华之气蕴合而成，凡风邪外乘，湿热内蕴，恣食辛辣，肝胆火炽；或先天不足，竭思伤神；或操劳过度，心阴暗损，水不涵木，皆可造成各种眼疾。

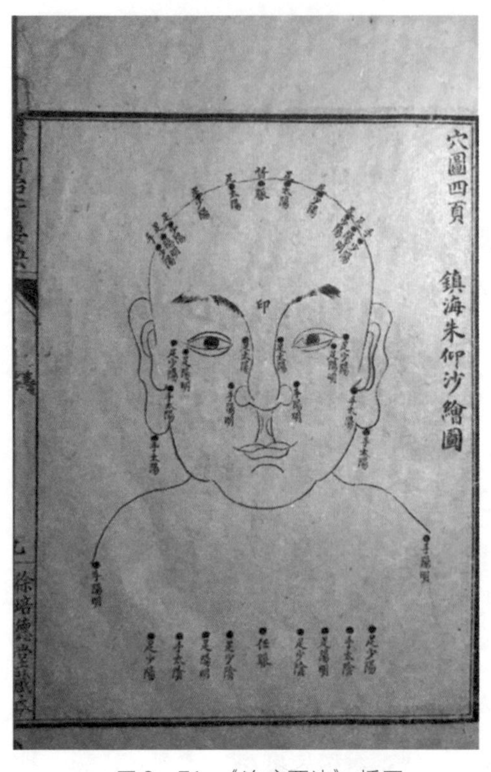

图2－71 《治疔要诀》插图

清代桐乡人沈善谦，字达三，著有《喉科心法》2卷，成书于道光二十六年（1846），光绪二十一年（1895）、三十年（1904）均有刊本。乃喉科专著，辨析细致，列方切实。

清代慈溪人应其南撰《治疗要诀》（图2－71），约于清同治七年（1869）由族侄应遵诲（字味农）整理成书。本书首先有“疔疮论”总述疔疮的严重性，指出“疔疮乃外科迅速之病也”，继述各种疔疮的性状，发病部位上的鉴别要点，用挑疔歌诀简述所应挑治的穴位。将全身易患疔疮部位、经络循行路线、穴位列图7幅列于书前，又将45种疔疮在人身上的表现和部位绘成图谱，附有文字说明其应挑治穴位和治疗方剂。图由镇海朱仰沙绘。又述58种疔疮的症状、部位和挑治穴位、服用方剂。共录方剂58首。该书有的版本名为《疔疮要诀》《挑疔歌诀》，署名为应味农，内容大同小异。

民国绍兴人傅崇黻著《外科要旨讲义》，是浙江中医专门学校讲义。该书从论证、论脉、论治和论诊4个方面选录古代外科医家的文献资料，附作者大段评按，还具体介绍了中医外科制剂的炮制方法。

民国余姚人康维恂于1935年编撰《眼科菁华录》，有总论、各论，各论共17门，分述123种眼科病证，内容多采自《审视瑶函》，又吸收了《原机启微》部分内容。

民国奉化人陈滋，曾留学日本习医，长于眼科，在上海开设眼科医院。1921年出版《陈氏评批〈银海精微〉》，对中西眼科进行对比。后来著有《中西眼科汇通》，经其子陈任整理，上海眼科医院总发行，1936年刊行。全书包括病证、中医眼科处方集、附录3部分。病证分13章，各章病证标题并列中西医病名，内容也兼论中西治法。

傅辟支编《乳病自疗法》，刊于1933年。傅氏序中称，本书原为浙江章氏秘本，章氏以乳科驰名越中。有王姓者以其至戚得获秘方，于是请傅辟支参以新说，编次成此书。全书分总论和各论。总论讲述乳房构造功用，乳病的病因、诊断、用药及开刀手术治疗；各论分乳痈、乳疽两部，共述22种乳病之病因证治。附列乳病用方、针灸法、简易方等。

民国杭州人董志仁，著《国医军阵伤科学概要》（图2－72），刊于1935年。本书分实用、考证2篇。实用篇先述总论、治疗、药物、死症等要旨，次述挫伤、骨折、脱臼、创伤、破伤风等病因、症状、治法，并附药方及王一仁“方解”和阮其煜“伤科药物释义”；考证篇对麻醉法、七厘散、玉真散、接骨药、云南白药进行考究，介绍中西9种肩关节脱臼复位法、4种髋关节脱臼复位法。此书指出军阵伤科与普通伤科有别，故专集适用于军队的内容。

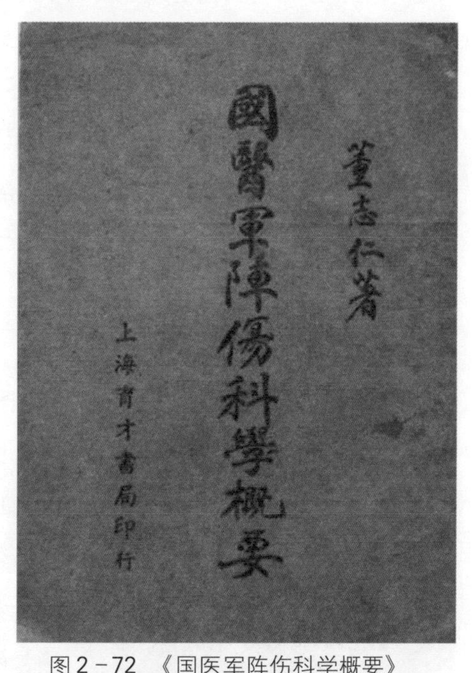

图2－72 《国医军阵伤科学概要》

（四）妇儿科著作

清代归安人凌德，字嘉六，辑有《女科折衷纂要》1卷，成书于光绪十八年（1892），后裘吉生将此书收入《三三医书》，并言此书“为女科中切于实用之书，非徒以议论为事之本所可同日语焉”。

清代鄞县人卜氏，著有《妇科秘方》1卷，成书于同治五年（1866）。是书介绍治疗妇产科病之各种秘方、单方，分调经、带下、种子等8证，及乳门15证、肚生痈等几部分。

清代鄞县人王上达，字春亭，著有《济生集》3卷，成书于光绪二十二年（1896）。全书共6卷，卷1为保胎门，卷2为保产门，卷3为经带门，卷4为胎病门，卷5为产病门，卷6为儿科门，病症分法简明，便于对症用药。

清代慈溪人张子蕃，字芝范，著有《生生要旨》1卷，成书于光绪三十一年（1905）。世人因没有子嗣而到处寻觅奇方偏方，金石杂投，辛温并进，往往导致肾火日积，精液渐枯，嗣未得而害已随之。张氏因此撰写《生生要旨》，是为调经种子、养胎育婴之专著。

清代慈溪人严鸿志，名鸿基，字痴孙。精于医，并勤于著述，所著《女科证治约旨》《女科精华》《感证辑要》等，均刊行于世。《女科精华》广泛引录古今中外医家关于妇科学的论述。《女科证治约旨》全面介绍妇科诊治，尤其对诊断较为注重，详载妇科问诊，记载一问口渴，二问二便，三问经带，四问胎孕，五问产后，还特别介绍按脐间动气以诊冲任脉等经验，颇具特色。

民国绍兴人王慎轩（图2－73），著有《女科医学实验录》，刊于1929年。介绍了作者对于经、带、胎、产及不孕等妇科疑难病的治验病案。

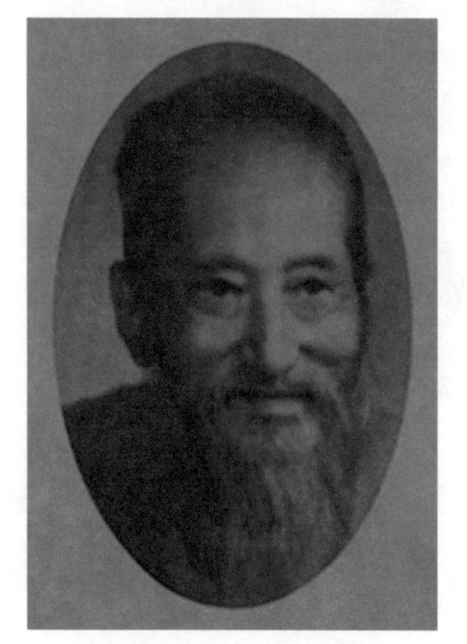

图2－73　王慎轩像

民国鄞县人周岐隐，字利川，于1930年撰成《妇科不谢方》。全书分调经、崩漏、带下、妊娠、半产、临产、产后、杂病及专载，共9章。每章先叙述历代医家理论，然后立方论治，载方100余首。周岐隐认为欲达其变，必守其经。妇人病的生理变化是其经，而病理的复杂则为其变。书末附《怡怡书屋妇科医案》，即周氏临证验案，共23则。

（五）针灸外治著作

清代钱塘人吴尚先（1806—1886）（图2－74），字师机，撰《理瀹骈文》（又名《外治医说》），为外治法专著。吴氏创用内病外治法，以膏药、熏洗等法治疗内科、外科、妇科、儿科等科各种疾病，颇有成效。指出“外治之理，即内治之理，外治之药，亦即内治之药，所异者法耳”。该书内容丰富，重视三焦分治法，如“中焦之病，以药切粗末炒香，布包敷脐上为第一捷法”，记载敷、洗、熨、熏、浸、擦、坐、嗅、嚏、刮痧、火罐、推拿、按摩等各种治疗方法，很重视使用膏，称“膏可以统治百病”。书中许多治疗方法都有很高的临床价值。

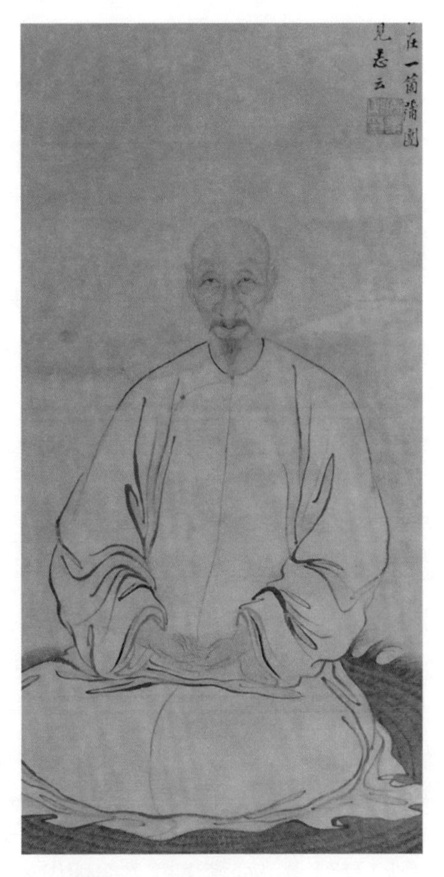

图2－74　吴尚先像，上海中医药博物馆藏

民国嵊县人周复初，字颂爻，撰《嵊县周氏家传秘本针灸秘授全书》，简称《针灸秘授全书》，初刊于1930年。内容为其祖传医术的整理，分上、下卷。上卷载针术手法，下卷载临床治验，列有各科病证153种，每病证列主症、主治穴及随证加减。

民国宁波人张鸥波编《温灸术研究法》，成书于1930年。内容主要宣传宁波的中国东方针灸学社的温灸术。绪言介绍该社宗旨、温灸的优点等，内容选刊译自国外的有关温灸的论文，刊载一年内该学社对外复信答询，以及该社社员的临证医案，并介绍了该社的温灸学讲义的目录和内容。

民国宁波人张世镳，字俊义，著《温灸学讲义》，成书于1930年。该书为中国东方针灸研究社举办针灸讲习班及函授班的辅导教材，内容以日本医家坂本贡氏《温灸学讲义录》、安多继观和本多区显《温灸学讲义录》为蓝本。全书分7编。第1编解剖生理学，第2编诊察学大意，第3编病理学大意，第4编统论介绍灸治术和温灸术，第5编孔穴学，第6编治疗学，第7编附录述温灸应用技术及开业之心得。说理皆取西学，力求通俗易懂。1935年张世镳又编《温灸学讲义补编》，其中论述了温灸器的使用等。

民国宁波人缪召予、张世镳合编《高等针灸学讲义》，初刊于1931年。内容分为6部分，包括《诊断学、消毒学》《经穴学、孔穴学》《针治学、灸治学》《解剖学》《病理学》《生理学》，是当时针灸培训所用教材。

民国慈溪人金仲才，师从钱塘玄都观紫云上人，抄录了《运针不痛心法》，1922年承淡安获此抄本，1936年整理刊行。内容分养生、练针、理针、手法4章，有简要说明。

（六）食疗养生著作

清代海宁人王士雄，字孟英，号潜斋、半痴山人，晚号梦隐，著有《随息居饮食谱》2卷，成书于咸丰十一年（1861）。全书分水饮、谷食、调和、蔬食、果食、羽毛、鳞介7类，共327种，论述了洁水、素食、食疗、忌口等内容，是一部中医营养学专著。

民国浙江吴兴人褚民谊，曾留学欧洲，获法国斯特拉斯堡大学医学博士。他多年练习太极拳，师从吴派太极名家吴鉴泉（图2－75）。1931年著有《太极操》，是他参考欧美的体操模式，编出的一套太极操，共6段，分4个慢拍，简单易学。褚民谊大力推广“太极操”，1933年的全国运动会上还进行了一次大型团体表演。

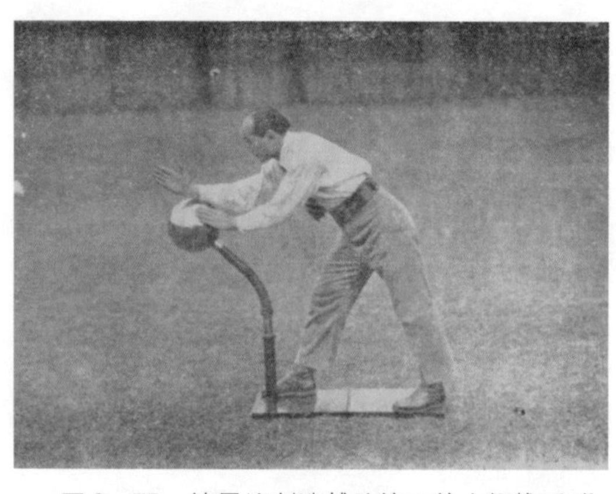

图2－75　褚民谊创造辅助练习的太极推手球

民国海宁盐官人王骧陆（1885—1958），近代佛学家。精于养生，著有《养生论》，内容分7节。书中指出：“凡人精力有限，应适当支配，实行三八制，八小时睡眠，八小时工作，八小时休息。能如是正常，断无多病之理。”养身要诀推崇自我推拿法，提出“养身三大事”为一睡眠、二便利、三饮食。

民国杭州人沈仲圭，于1927年辑《养生琐言》1册，辑录古今养生格言、谚语及经验等百余则。据称“沈君体弱善病，于个人卫生学，颇多心得”（《仲圭医论汇选·提要》）。后来又编有《卫生录隽》1册，成书于1937年。全书分胃之摄生法、卫生碎语、卫生名言、五脏强健法4部分。论述五脏生理病理及其关系、中西医五脏之异同、五脏养生方法等，并强调胃在养生中的重要性。

民国绍兴人张若霞（字拯滋）撰《食物治病新书》1册，刊于1932年。收载食疗简方415首，按流行病、精神病、呼吸病、消化病、全身病、排泄及生殖器病、耳目鼻病、花柳病、外科病、皮肤病、妇女病、急救、美容、杂疗等编次，剂型有汤、酒、丸、粥、糕、膏、油、饮、酥、粉、羹、乳等。

民国绍兴人倪祥川，字淮卿，号养性居士，1946年编有《养生格言》，由绍兴养性医舍刊行。倪氏撷取前贤养生古训而成此书。分精气神图说、精气神保养法、四季摄生法、饮食调摄法、主淡泊、戒恼怒、五志所伤所胜共7篇，并附以“告病家须知”及医案数则。

（七）医案类

清代诸暨人徐守愚，字锦城，号聊尔居上，著有《医案梦记》2卷，刊于光绪二十三年（1897）。作者临证善用经方。上卷载医案54例，下卷附有经验方120方。

清代嘉善人吴树人，著有《延陵医案》4卷。吴氏医验极丰，于光绪年间由门弟子搜录侍诊之笔记，辑成抄本流传，未曾付梓，其抄本广为苏、浙一带医家辗转传抄，尤于嘉善、平湖等地流传更广。此书载案甚丰，其治热病则宗叶、吴、薛、王温病四大家，杂病则师法丹溪，尤擅调肝和胃，别具一格。

清代杜钟骏（1852—1922），字子良，原籍江苏江都，后任职于浙江淳安、诸暨等县。精于医学。光绪三十四年（1908），光绪病重，诏各地抚督举荐良医，杜钟骏经浙江巡抚冯汝骙推荐，进京为光绪帝诊病，历时3月有余。后著有《德宗请脉记》《药园医案》及《药园诗集》等。

清代山阴人张畹香，著有《张畹香医案》2卷，抄本。本书大多为内科杂病、时症治验，兼有妇科医案。畹香先生著作散失，多未刊行流传，曹炳章旅绍四十余年，搜集前哲遗著，后将此书收入《中国医学大成》。

清代普陀僧人心禅，于清光绪十六年（1890）著《一得集》3卷，是一部医论和医案著述。卷一为医论，倡导因证遣方，论述庸医误人之过等；卷二和卷三为医案，治法灵活，提倡汤药、针灸、外治等诸法并用。心禅生平不详，此书前有李鹏飞序说："僧心禅来杭有年，而吾杭奇难之症，赖以全活不少。医案乃摘其尤者，仅十之一二耳。"

清代海宁人王士雄，遗留医案甚多，自编有《回春录》，后张柳吟、赵菊斋等辑其他医案为《仁术志》，经杨照藜整理为《王氏医案》正续编。后徐亚枝等又辑一部分，取名为《王氏医案三编》。1918年曹炳章将以上合刊为《王氏医案三编》，并赞其"审病辨证，能探虚实、察浅深、权缓急，每多创辟之处"，"能以轻药愈重证，为自古名医所未达者"（《重刊王氏医案三编序》）。

清末德清人金子久（1870—1921），世医出身，以用药轻灵著称。民国初在上海开业，医名大振，被称为"医学伟人"，"为人起沉疴，决生死，莫不如桴应鼓，是以名驰南北"（《金氏医案序》）。从金子久游者众，1924年吴兴陈祝三整理其医案编成《金子久医案》。书中以温病医案居多，记述分析较详。对重症、险症多连续记载其病情变化及治法论述较详。

民国医家王一仁（1898—1949），原籍安徽，寓避浙江衢州，于1932年著《三衢治验录》，主要为作者医案，以喘厥、经闭胞寒喘吼、温邪入营、疔毒、血崩等病症名为条目，共有医案41例。后附《柯城土药录》，载当地药物17味，又载有三衢民间治疗法4种。

民国绍兴人何廉臣于1929年编成《全国名医验案类编》（图2－76）。他从1924年起在《绍兴医药月报》上刊登启事，征集全国名医经验医案，在征求而来的千则验案中选录了80余人的治案300余例汇编成书。全书14卷，分上、下2集。每集中以病为纲，上集为四时六淫病案，下集为温疫、白喉、霍乱、痢疫等8大传染病病案。

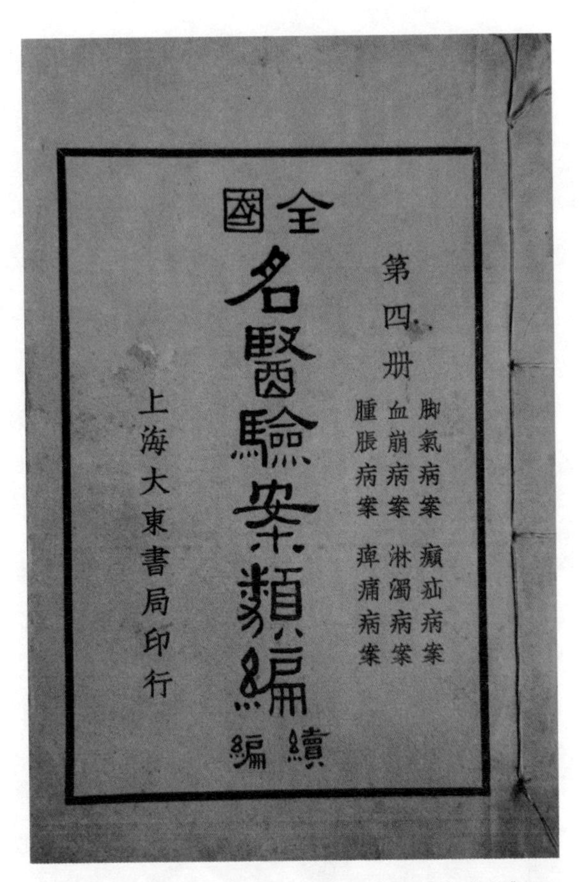

图 2－76　何廉臣编集《全国名医验案类编》

（八）医话杂著类

清代归安人凌奂，著有《医学薪传》1卷，成书于光绪十八年（1892）。与《饲鹤亭集方》有合刊本，曾附见于《新医学妙谛》。该书录凌氏家藏图书目录，并析习医当必读、选读之书名，是一本中医学习方法论的工具书。

清代归安（今浙江湖州）人莫文泉，字枚士。同治九年（1870）中举，精于声韵训诂，后因多病，于是学医。他以治经学之习治医经，著有《研经言》4卷，成书于咸丰六年（1856）。《研经言》对中医经典《黄帝内经》《伤寒论》《金匮要略》《神农本草经》均有涉及，着重于考证和析义，并纠正前人注释中的一些错误。该书并非系统注释之作，而是“解经之作，随成随弃，录其存者得百余首”，属于医话性质的著作。

清代嘉兴人陶葆廉与广东茂名人梁玉瑜，著有《医学答问》2卷，成书于光绪二十三年（1897），有兰州固本堂刊本。此书以问答体例，辩论医学之关键，包括经典医籍、各家著述以及辨治大法，言简意赅，提纲要领。

清代海宁人许梿，字叔夏，号珊林，著有《洗冤录详义》4卷、《检骨补遗考证》1卷。《洗冤录详义》为《洗冤集录》的一种增注本，除校录该书原文外，每段均加眉注小标题，另有评论、释义。作者本人通过多年的验尸实践，根据尸骨实物重新绘制了比较确切的全身骨骼解剖图，并附说明。《检骨补遗考证》亦为中医法医学著作，光绪十二年（1886）曾经刊刻流传。鞠捷昌作序言说："是书为海宁许珊林太守辑著，参见《洗冤录详义》中标而出之，与《刑名图说》同足为读律者指南之助。"

清代海宁人祝源，字复初，号春渠，著有《歌方集论》4卷和《人身谱》1卷，成书于同治十三年（1874）（图2－77）。现存清代光绪十七年（1891）棱春馆版。祝氏在《人身谱》中认为，人身的构成，其内部非图示

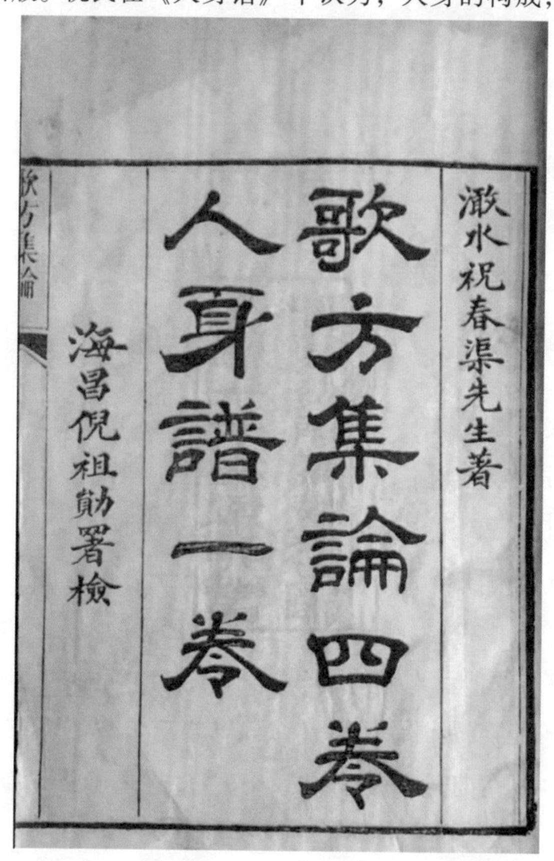
澉水祝春渠先生著
歌方集論四卷
人身譜一卷
海昌倪祖勛署檢

图2－77　祝春渠《歌方集论》和《人身谱》合刊本

无以明其究竟，于是将人身上、下、内、外，分属部位，一一剖析，著为专著。

清代桐乡人陆以湉，字薪安，号定圃，著有《冷庐医话》5卷，刊于光绪二十三年（1897）。作者自称本书为其“涉猎之余，随笔载述，聊以自娱”。卷1论述医范、医鉴、慎疾、保生、慎药、诊法和用药；卷2评述古今医家及医书；卷3～卷5分门搜集历代名医治案，参以己见，对各类病证的辨证论治能推究原委，详其利弊。

清代绍兴人赵晴初（1823—1895），号存存老人，博学多才，精医，著有《存存斋医话稿》，光绪年间曾刊行2卷，收录医话74则。1915年裘吉生重刻，增补部分文章为第3卷，收入《珍本医书集成》。近年发现赵晴初原稿，共有7集，已有校点本出版。

清代海盐人陆汝衡，著有《医学总论》2卷，成书于光绪二十一年（1895），钱氏清风室刊行。内容有习医书单，指导学习中医之方法，并对《黄帝内经》《伤寒论》及历代名医著作加以简要评介，是一部中医入门读物。

清末民国慈溪人张生甫，字国华，1916年著成《虚劳要旨》，1924年著成《医学达变》。《医学达变》分内、外2编，合计166篇，讨论医理内容广泛，颇有独到见地。当时张生甫与张山雷、张锡纯并称“海内三张”。

民国余姚人许勉斋（1900—1982），字勤勋，毕业于浙江中医专门学校，毕业后留校任教。抗战后曾任余姚县中医师公会理事主席。著有《勉斋医话》，成书于1937年，“述其十余年来为人治疗之验案数十则，断病决药，确乎不拔”（杨则民序），对肾炎等症论治颇有独到之处。

民国张山雷著《籀簃医话》1卷，1932年由兰溪中医学校刊印。该书编集陆九芝《不谢方》中的部分医话、张锡纯和商溶哲等人的医论，加上张山雷的医论和评议，内容多有见地。

民国杭州人沈仲圭，著《仲圭医论汇选》一书，1936年由苏州国医书社发行。此书由王慎轩编集，收录了沈仲圭发表的各类文章。编者谓，医界中“欲求苦心研究之作，舍陆渊雷、章次公、谭次仲诸氏及沈君外，纵目医林，实不多睹”（《仲圭医论汇选·提要》）。全书分为论文、药物和证治3部分。

民国黄岩人周子序，嗜岐黄，通日文，寓居杭州行医。后因弘一大师介绍，得见名流马一浮，赠以日本医家汤本求真的《皇汉医学》。周子序将此书翻译为中文，由中华书局出版。后又译有日本原志免太郎的《灸法学研究》。

这一时期，浙江还出版多种普及性中医著作。如仁和洪寿曼著《医学白话》（1907），分4卷，先论脏腑功能、四诊、治法，后介绍内伤、外感、妇科、儿科多科病症，附录杂病简验方，完全用白话写成。萧山谢璇著《中西医学速成法》（1923），采用中西医学说，分为生理、四诊、证治、本草4编，简明易学。张山雷的《医事蒙求》（1934），针对初学医者，以歌诀加注解的方式，述论中医基础知识、妇幼科证治和伤寒方歌括等。

四、医药产业新发展

近代浙江药业极为发达，达到鼎盛时期。地产药材如笕桥十八味、浙贝母、野於术等均在药材市场上占有重要分量。中药堂贸易兴旺，尤其以胡庆余的崛起最为令人瞩目。

（一）药材生产与贸易

浙江特产药材深得社会重视。以白术为例，浙江於潜野生者尤为出名，是重要贡品，但数量逐渐枯竭。光绪十五年（1881）朝廷曾下诏随时采办呈进，至1907年浙江巡抚冯汝骙上奏说，“近来该县产术甚少，野於术尤为难得”，仅得四斤上交。1908年也仅得五斤。

近代，浙江的药材逐渐形成特色品牌，民国《玉皇山志》载：“吾杭药物，素推笕桥十八样，所谓道地药材，他方无以尚也。”关于笕桥十八样，《工商半月刊》1929第20期《笕药之调查》一文有具体说明：“笕桥居杭城东北……农产丰富，可称首屈一指。地宜种药，最著名者凡十八种……十八名药中计植物十四，动物二，冬瓜（冬瓜皮、冬瓜子）、莱菔（萝卜子、地枯娄）各分为二，故号十八。今列诸后：玄参、麦门冬、地黄、薄荷、草决明、千金子、白芷、白芥子、荆芥、牛蒡子、冬瓜皮、冬瓜子、萝卜子、地枯娄、黄麻子、泽兰、地鳖虫、僵蚕。”这些药材经药行挑选后，再转销全国各地，尤其以邻近的上海为多。

药行方面，集中在杭州望仙桥侧的会馆河下，与钱塘江上游兰溪、徽州各港相连，又通过运河转输各省市。宁波自“五口通商”后，外有海运，内有运河，因而各地商帮云集。省内白术、白芍、元胡产地的山货客人，在宁波设立连山会馆。20世纪前期，沿海商贸中心逐渐转往上海。

兰溪市药行中，诸葛家族的药业继续兴旺，1919年诸葛韵笙在兰溪城内经营中药批发，行销省内外。兰溪人足迹遍布全国，在外地开设的药店达500多家。抗日战争期间，上海、杭州先后失陷，海路不畅，工商业纷纷内迁，兰溪成为湘、赣、皖、川、云、贵等地区的药材集散地，药业兴旺一时。

（二）成药字号

近代，浙江经营成药的药堂字号不断增多。除了原有的种德堂、许广和、方回春、叶种德等药号继续发展外，新兴的胡庆余、万承志、天一堂等业务也很兴旺。

1. 胡庆余堂

胡庆余堂创办者胡光墉（1823—1885），字雪岩，以字行于世，原籍安徽绩溪县，寓居杭州。胡雪岩早年在钱庄当学徒，后自行开设阜康钱庄，先依附王有龄，后投靠左宗棠，在全国29处设立阜康银号、当铺，经营生丝、茶叶的出口贸易和鸦片的进口生意，成为巨富。

同治十三年（1874）一月，胡雪岩设胡庆余堂雪记国药号筹备处，在筹备期间即派人分赴各省采办道地药材。光绪二年（1876），又在杭州涌金门外设胶厂、养鹿园。至光绪四年（1878），位于大井巷的庆余堂店屋落成开张。店堂中有两块匾牌，朝外者书“真不二价”，取古人韩康卖药之典；朝内者为“戒欺”匾额（图2-78），为胡雪岩自立，并有跋语说：“凡百贸易，均着不得欺字，药业关系性命，尤为万不可欺。余存心济世，誓不以劣品弋取厚利，惟愿诸君心余之心，采办务真，修制务精，不至欺予以欺世人。是则造福冥冥，谓诸君之善为余谋也可，谓诸君之善自为谋也亦可。”

胡庆余堂制药精益求精。如制作治疗霍乱吐泻的“辟瘟丹”，其中一味药石龙子，限于灵隐天竺一带所获金背白肚者为佳，每年均组织人员上山捕

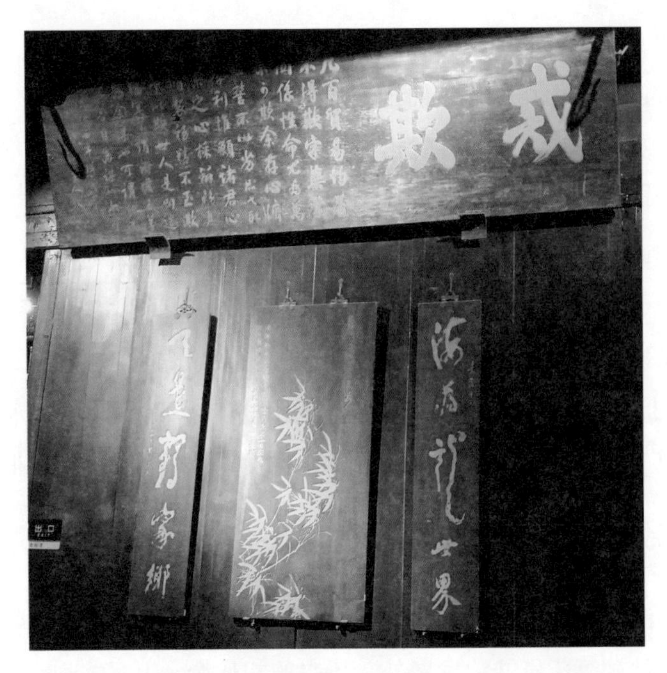

图2－78　胡庆余堂的“戒欺”匾

捉。制“紫雪丹”不宜用铜铁锅熬药，胡庆余堂耗黄金133克、白银1835克铸成金铲银锅以专门制作该药。光绪三年（1877），胡庆余堂印制了《丸散膏丹全集》，计有13门类411种（后又续增40种共计451种）。

光绪九年（1883），胡雪岩的阜康钱庄倒闭破产，次年将胡庆余堂全财产抵给债权人刑部尚书、协办大学士文煜。文煜接办后，仍照旧经营。后来股权关系历经多次改组，总体在不断发展。1914年在上海开设分号。1929年，其所制饮片（如茯苓、象贝、泽泻、麦冬等）在杭州举办的西湖博览会上获得特等奖。1939年，上海分店独立经营，由高志文任经理。

2. 万承志堂

万承志堂创办人万嗣轩（1822—1898），是两浙盐运使万一奇之父，1875年创办万承志堂。始建于杭城清泰街附近。该堂秘制药酒最为有名。《万承志堂丸散膏丹全集》油酒门记载的药酒有6种，分别是史国公药酒、京方加皮酒、养血愈风酒、参桂养荣酒、虎骨木瓜酒、佛蓝洋参酒。《杭俗遗风》载：“杭州药店中，就其最著称者，万承志堂之药材、药酒，皆称一时矣”。1929年，万承志堂的雄黄、鹿角胶、麦冬、川黄连等药材荣获首届西湖博览会金奖。

《万承志堂丸散膏丹全集》记载了补益心肾门、脾胃泄泻门、饮食气滞门、痰饮咳嗽门、诸风伤寒门、诸火暑湿门、妇科门、儿科门、眼科门、外科门、诸胶门、诸膏门、花露门、油酒门、喉症门共 15 大类丸散膏丹 600 多种。

创建于明或清前期的其他药号也不断发展。胡庆余堂、万承志堂、叶种德堂、张同泰、泰山堂及方回春堂并称为六大药堂。

3. 童天成堂

嘉兴童天成堂始建于清光绪十五年（1889），创办者为宁波人童维响。原址在嘉兴北京路北丽桥南塊石库门内。该堂前店后场，前面主要经营中药材、中药饮片、丸散膏丹、参茸燕窝、药酒等；后面是中药及丸散加工、制作场所。

童天成药店因店主为宁波人，故店里员工均为清一色宁波人。所制成药有全鹿丸、八仙长寿丸、杞菊地黄丸、明目地黄丸、石斛夜光丸、辟瘟丹、行军散、知柏地黄丸、八珍糕、京方五加皮酒、虎骨木瓜酒、养血愈风酒、史国公药酒等。

4. 慕韩斋

湖州慕韩斋创建于光绪四年（1878），原名为“叶慕韩斋”，“韩”指韩康。后来慈溪人韩梅轩盘入该堂，定名为慕韩斋。该店前店后场，楼房平房近百间，栈房自店后上羊巷北接开明戏院。员工自经理至学徒有 60 多人。加工药物很有讲究，如刀房有头刀、二刀、三刀、四刀、五刀、六刀，每把刀的切药品种和应做工作都规定清楚，工序严明。购置药材地道，生产成药精良，故生意兴旺。但抗日战争初期，业务亦大受影响。

5. 永康童德和药店

永康童德和药店创建于清咸丰元年（1851），址处永康县城仁政桥头。创始人童培元，原籍兰溪。店名“德和”取义于“德食饮和”，店门内就悬挂金字匾额“德食饮和”4 字，药方单上皆印有“德食饮和”的方印。该店店规规定只收兰溪籍人为学徒。该堂有店屋 100 多间，职工 50 多人，1 个饮片加工场和成药作坊，1 个有几十只鹿的养鹿场。生产光明眼药、百补全鹿丸、回春丸、十全大补丸、杞菊六味丸等。抗日战争期间，药店两次遭日机轰炸，财产损失殆尽，仍勉力维持经营。

6. 兰溪天一堂

兰溪天一堂创设于清同治二年（1863），位于兰溪城关水门上首，创始人诸葛棠斋。该堂分里、外二柜，里柜专营参茸银耳、细料丸散以及膏、露、药酒等，外柜专司配方撮药。另有栈房设货楼、刀房、晒药场，并负责拣选和加工炮制药材。

天一堂业务蒸蒸日上，诸葛家族相继到广州、香港地区开设祥源药号。诸葛棠斋的儿子诸葛韵笙接手经营后，增设养鹿园，相继又开设天一药行、同庆药行，在上海设祥泰药号，杭州设同丰泰运输行，业务扩展迅速。1942年诸葛棠斋曾孙诸葛起鹏接管天一堂，迁往双牌镇。1945年抗战胜利后，迁回兰溪（图2－79）。

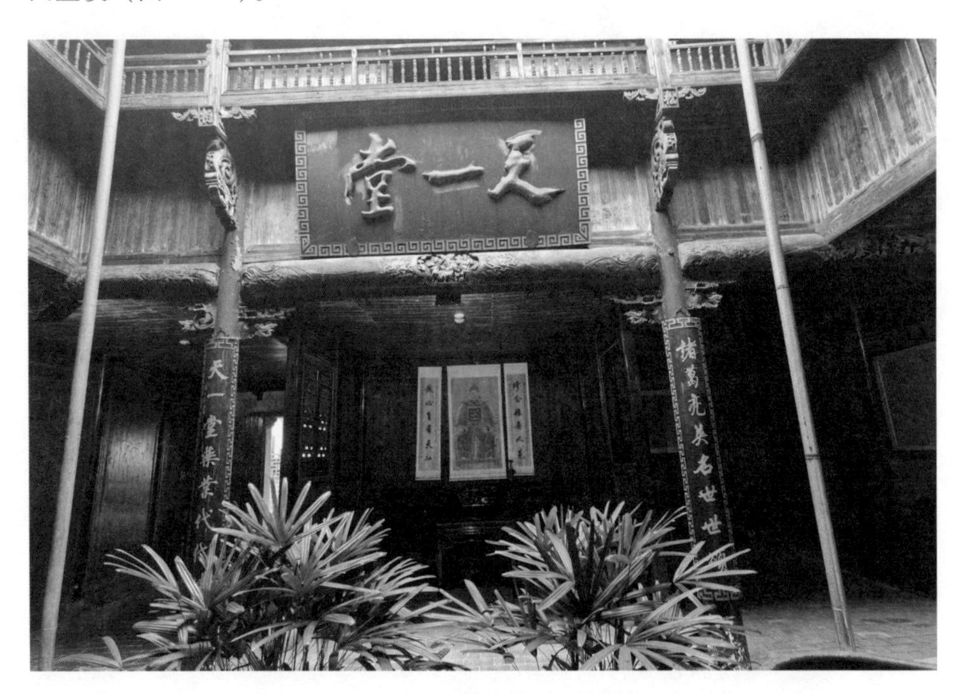

图2－79　浙江兰溪诸葛八卦村的天一堂

7. 台州方同仁堂

方同仁堂是方氏家族式药业之一，创办于1861年，由方庆禄的三子方钟所办。咸丰十三年（1863），方庆禄指派次子方铭为方同仁堂第一任“老大”

（经理），药店业务发展较快。光绪十三年（1886），方庆禄孙子方廷英任经理，业务猛增。光绪二十年（1894），方廷英在海门葭芝创办“方泰来”，宣统三年（1911）又在章安开设“方亦仁”药店，继而又在台州府（临海县城）开办“方一仁”“遂生源”。方氏药业成为台州中药业的中心。

8. 黄岩沈宝山药店

黄岩沈宝山药店由慈溪人沈可田于清光绪六年（1880）创办。沈可田原本开设“宝生药行”，后于1880年购置“沈茂森药店”，改店名“沈宝山”。经理王正汉经营期间未见起色，后改聘杜天麟为经理，大力加强管理，提高药品质量和增加品种，逐步转亏为盈。1926年沈潮增接任黄岩沈宝山药店，1929年选送茯苓、白芍、南星、雷丸等饮片参加杭州西湖博览会，获一等奖。1932年，黄岩大街发生火灾，沈宝山被烧毁，不久由沈潮增重建。1941年日军占领黄岩，沈宝山又被洗劫一空，战后，沈潮增与其子沈钦馥再次复办。

（三）药业经营特色

晚清杭州的各家成药字号在商业竞争中发展，与其他地区相比，体现出明显的区域特色。

1. 重视商德，强调诚信与质量

药品与民生息息相关，药堂虽然是一门生意，但无不强调以德为先，以利为次，争取获得顾客信任。

如胡庆余堂创办人在药堂创办之前即有投身公益事业10余载的事迹。根据《胡庆余堂丸散膏丹全集》序中记载，“同治初年，匪扰省城，挈眷居宁，是时蹂躏余生，多有受邪疫者”，胡雪岩组织工人“虔制诸痧药，施送已及数省，每年秋夏之交，讨取填门，即远省寄书乞药者亦日不暇给”。胡庆余堂极为重视原药材采购，“遍历各省，采办诸药，谓搜罗宜广，抉择宜精，所制饮片，形质宜美，气味宜佳，各种丸散，配料宜均，修合宜诚，兹杜煎诸胶，虎之全副四脚，麋鹿之对角毛角，龟鳖之血版血甲，宜纯乎其纯”，承诺“所修合丸散膏丹胶露油酒皆按古法制，格外虔诚”。

张同泰堂的创始人以“悉遵古法务尽其良，货真价实存心利济”为店训，药堂主人在《胡庆余堂丸散膏丹全集》序中抨击当时制药中修合不遵古法和售药“高下因人、二三其价”的乱象，介绍本药号“所制诸药屡经神验”，所售卖的成药均“择陈方中最有奇效者”，并且“选以良工，择夫佳料，按法修合，务尽其良，而其品类之多寡，分两之重轻，又悉照古方原本，不敢妄加增减”。

2. 经营灵活，促销防伪方式多样

杭州各大药堂销售成药，多有打折促销的方案。以《张同泰堂药目》为例，其打折方案说：“本号银串八折，逐日九五，每逢朔望，现钱九扣，元银无折无扣。”其他药堂的打折方案大致相同，均为平日 9.5 折，每逢朔望 9 折，但顾客使用元银付款则不打折，另外叶种德堂出售的虎骨等胶剂也不享受折扣。从基本相同的促销方案可看出，当时打折促销的力度在各药堂间已形成稳定的行规。由此推测仍以保证各自成药品质的同时，降低成本为竞争力，并在选址区域上划分各自的顾客群体。

在价格方面，以叶种德堂为例，咸丰四年《叶种德堂丹丸全录》的 301 种成药中，到同治五年有 141 种进行了调价，据载因当时原药材和运输成本普遍上涨，不得已调价防止亏损，“本堂丸散膏丹向有议定价目，近自扰乱以来，道路艰难，各货腾贵，通盘计较，亏损甚多。此次重开，不得已于应增者略增几许，其余悉照旧目。识者谅之”（同治《叶种德堂丹丸全录》序）。

此外，由于当时存在假冒大字号的成药在市面上销售的现象，各药堂均注重防伪，体现在药目中，主要方式是标志该药堂所在的详细地址，告知并无分所，同时以独有的企业标志物为记号，忠告顾客谨防上当。如《胡庆余堂药目》的牌记后即详细介绍药堂的地址及标志为“杭城大井巷北口，坐西朝东石库门，中堂供奉天医神便是”。《张同泰堂药目》的牌记后提示该药堂“住杭城孩儿巷口，大街墙门内，坐西朝东”，并嘱咐顾客认清药号的“万象”商标，在《序》后声明：“本号开张有年，只此一铺，并无分处。”叶种德堂在《序》中直接指出“有无耻之徒以假作真，冒称本堂分店，冒名射利，恐误诸商”，提醒顾客并无分号，千万以大厅里“刘海戏金蟾”画为记。

3. 创新成药剂型，引领药业时尚

杭城药堂药目中均有露剂这一类别。露剂指经蒸馏法制取的药剂。根据相关研究，宋代即有露剂，由阿拉伯地区传入中国，属于异域制剂。明代万历年间（1573—1620）意大利传教士熊三拔将露剂的制作工艺传入中国，记载于徐光启记的《泰西水法》卷4中。清代杭州药学家赵学敏的《本草纲目拾遗》中已收录药露20余种，并称："时医多用药露者，取其清冽之气，可以疏瀹灵府，不似汤剂之腻滞肠膈也。"

晚清时杭城各药堂的露剂制售成为一大特色（图2－80），《胡庆余堂药目》载有露剂21种，《张同泰堂药目》17种，《叶种德堂药目》20种。

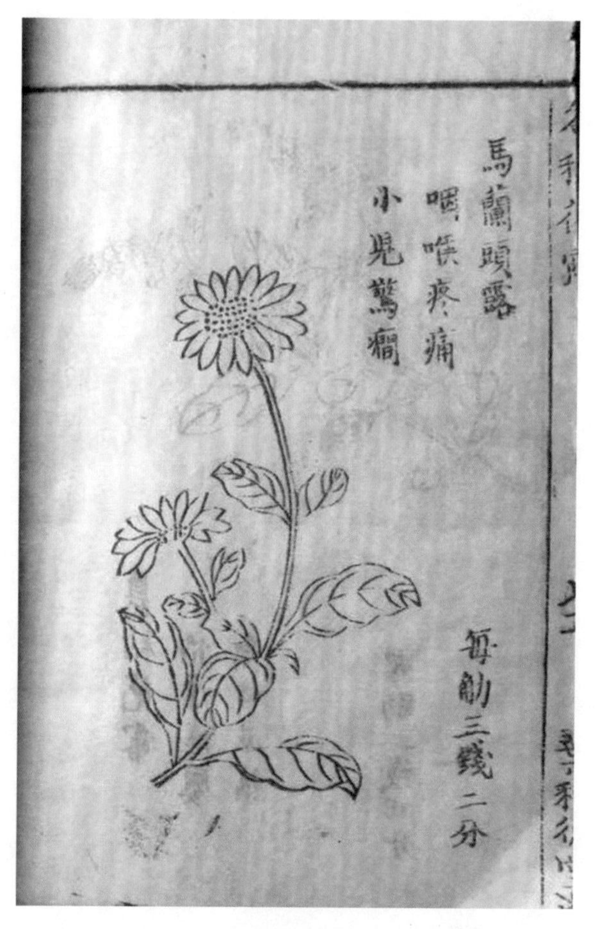

图2－80　叶种德堂生产的马兰头露

对比同时期其他地区的药堂，则较少见这一剂型。如北京的《同仁堂药目》《颐年堂药目》《育宁堂颐世方书》《鹤年堂制药目录》《京都延龄堂皮赞公老药铺丸散膏丹价目》，均无露剂这一品种。究其原因，可能与露剂多用新鲜花类药材有关。江南地区此类资源充足，便于制取。况且露剂的有效期较短，像胡庆余堂就有将夏季未卖完的花露当场销毁的规定。北方就不具备这样的条件。其功效，如薄荷叶露“辛能发散，凉能清利，祛风除热，明目消痰”，鲜藿香露“开壅和中，消暑解热，霍乱吐泻，治之最验”，茉莉花露“能润肌肤，长须发，可以取液，可以煮茗，诚香气扑人之妙品”，也具有南方特点。

第三章

医派世系

学术流派的划分有不同方法。浙江自古医药名家众多，无论采用哪一种学派划分法，浙江都有对应的医家。如以中心人物命名的有丹溪学派，以地域命名的有钱塘医派、永嘉医派，以地域加专科命名的有绍派伤寒，以学术特色命名的有温补派。这些学术流派名称应用多年，已成为习称。同时由于浙江省内各个地区的学术底蕴都很深厚，近年有些地区又提出秀水医派、八婺医学、三衢医学等，或者按专科分类提出针灸学派、本草学派等称谓，也有充足的支撑。这足见浙江中医学术之多彩纷呈。

学派划分与命名没有绝对标准，实际上视研究或推广的目的而定。本章将浙派中医中既往习称的各种学术流派略作归类介绍，主要有医经学派、经方学派、养生学派、丹溪学派、钱塘医派、永嘉医派、绍派伤寒、温病学派、温补学派、汇通学派。此外，医学世家是一种特定形式的流派，在浙江也很常见，也作为一个专题，统名之为『医派世系』。由于有医家兼有多个身份或多方面成就，常常被列入多个学派。为了避免重复，本章一般在能够体现其最主要特点的学派中介绍。如张志聪既属于钱塘医派，同时也是浙江医经学派、伤寒学派中的重要人物，因钱塘医派更有统属性，就只在该派中介绍。有的医家，像张介宾在医经和温补两方面的成就都很突出，两者不能互相统属，就按其不同著作分在两派中介绍。

对以上11个浙江中医学术流派，下面分为四个系列进行介绍。

第一节 基础、养生类学派

医经学派以研究《黄帝内经》《难经》为主，钱塘医派的重要特点也是注释和研究发挥中医经典理论，养生学派的理论和方法与中医基础理论关系密切，故将三者作为一个系列。

一、医经学派阐大道

《汉书·艺文志》说："医经者，原人血脉、经络、骨髓、阴阳、表里，以起百病之本，死生之分，而用度箴石汤火所施，调百药齐和之所宜。"任应秋先生提出"医经学派"之说，定义为"研究《黄帝内经》的一个学派"。因《难经》的许多思想是《黄帝内经》的补充，故本节将浙江医家研究《黄帝内经》及《难经》都统属于医经学派之中。

（一）滑寿《读素问钞》《难经本义》

浙江医家中最早较有系统进行医经研究的，为元代医学家滑寿。滑寿字伯仁，晚号樱宁生，祖籍襄城（今属河南许昌），故其著作自署"许昌滑寿"。其祖父时迁居仪真（今属江苏），滑寿在此出生。后来其家又迁余姚，遂主要生活在余姚、杭州等地。滑寿初习儒，曾应乡试，后来放弃科举，转而习医。京口（今江苏镇江）名医王居中客居仪真，滑寿从其学习，获授《素问》《难经》之学。

在学习过程中，滑寿形成了对医学经典的见解，他对王居中说：“《素问》详矣，多错简。愚将分脏象、经度等为十二类，抄而读之。《难经》又本《素问》《灵枢》，其间荣卫藏府与夫经络俞穴，辨之博矣，而缺误亦多。愚将本其义旨，注而读之可乎？”（《明史·滑寿传》）这就是他开始从事医药研究的起点。

滑寿按脏象、经度、脉候、病能、摄生、论治、色诊、针刺、阴阳、标本、运气、汇萃12项，类聚《素问》经文，集为《读素问钞》3卷。《读素问钞》一书在《素问》进行分门别类研究方面，有其特色。他仅取精义，而不像前人杨上善全部采录，故简明易学。明代汪机评价说：“删去繁芜，撮其枢要，且所编次各以类从，秩然有序，非深于岐黄之学者不能也。”（《读素问钞·汪机序》）所不足者是仅取《素问》，未及《灵枢》。另外注释也不多。汪机说：“然自滑氏观之，固无待于注。后之学者，未必皆滑氏，句无注释，曷从而入首耶？”故为之增注。后来丁瓒亦作补注。

滑寿的注解虽不多，但所注者颇精到。如释“太阳之阳，名曰关枢”之“关枢”，“谓为诸阳之关键枢纽也”，释“少阴之络，名曰枢儒”说：“枢儒，柔顺也。阴从乎阳，故曰枢儒。”对王冰的注解也有批评。如对经文“心主之阴，名曰害肩”，王冰注称：“心主脉，入腋下，气不和则妨害肩腋之动运。”滑寿批评说：“王注于诸经皆言其性用，独心主曰害肩而不言其性用，义不可晓。”后世一般认为“害”当读作“阖”，“害肩”是闭阖和承受的意思。

《难经本义》2卷，是元代影响最大的《难经》注本。《四库全书总目提要》称：“其注则融会诸家之说，而以己意折衷之。辨论精核，考证亦极详审……故其所注，视他家所得为多云。”该书现存元代吕复校正的刻本上卷。吕复，字元膺，晚号沧州翁，鄞县人，据传著有《内经或问》《灵枢经脉笺》《难经附说》等医药著作，但均不存。现存有其《群经古方论》一文，评论古代医经。戴良《九灵山房集·沧州翁传》曾引其观点说：“《内经素问》，世称黄帝、岐伯问答之书，乃观其旨意，殆非一时之言；其所撰述，亦非一人之手。”又认为《难经》虽然效法《黄帝内经》以问答的形式成书，但不是《灵枢》与《素问》的本文。

《难经本义》后世流传颇广，尤其传到日本后，不但多次刊行，还出现多种注本。如玄由氏《难经本义抄》（1644）6卷、贞竹玄节《难经本义摭遗》（1649）10卷、山田业广《难经本义疏》（1872）和森木玄闲《难经本义大抄》（1687）27卷等。

（二）张世贤《图注八十一难经辨真》

张世贤，字天成，号静庵，明代四明（今浙江宁波）人。约生活于明代正德（1506—1521）前后。张世贤家世业儒，同时究心医术，熟习经典，精研伤寒，先后著有《伤寒要诀歌括》、《图注王叔和脉诀》、《图注八十一难经》（后世书商改称《图注八十一难经辨真》）。

张世贤认为《难经》一书，文义隐奥，除诠解文义外，尚需附以图解方式进行说明。前人已有就《难经》内容作图示的先例，张世贤将这一方式大为发扬，对《难经》每一问题均绘一图，同时注文也尽量通俗。《四库全书总目提要》称，“是编于八十一篇，篇篇有图，凡注所累言不尽者，可以披图而解”，不过也说，“其注亦循文敷衍，未造深微”。

以第2难关于“脉有尺寸”为例，从肘横纹的尺泽到鱼际为一尺一寸，掌后高骨处为“关”，正好分开一尺与一寸。

又如第36难关于肾与命门的内容，张世贤图示（图3-1）引入周易卦象，以助说明肾命的功能。

《图注八十一难经辨真》出版后流传较广，影响较大，流传到日本后也有多种刻本。

（三）马莳《黄帝内经素问注证发微》《黄帝内经灵枢注证发微》《难经正义》

明代绍兴人马莳，字玄台，著有《黄帝内经素问注证发微》和《黄帝内经灵枢注证发微》。一般认为，《黄帝内经》即《素问》和《灵枢》。《素问》一书在明代以前有多种注本，而《灵枢》久无全帙。南宋时史崧出家藏本刊行后始有完整流传，但少有注解之作。马莳将此二书合在一起，是最早的《黄帝内经》全注本。

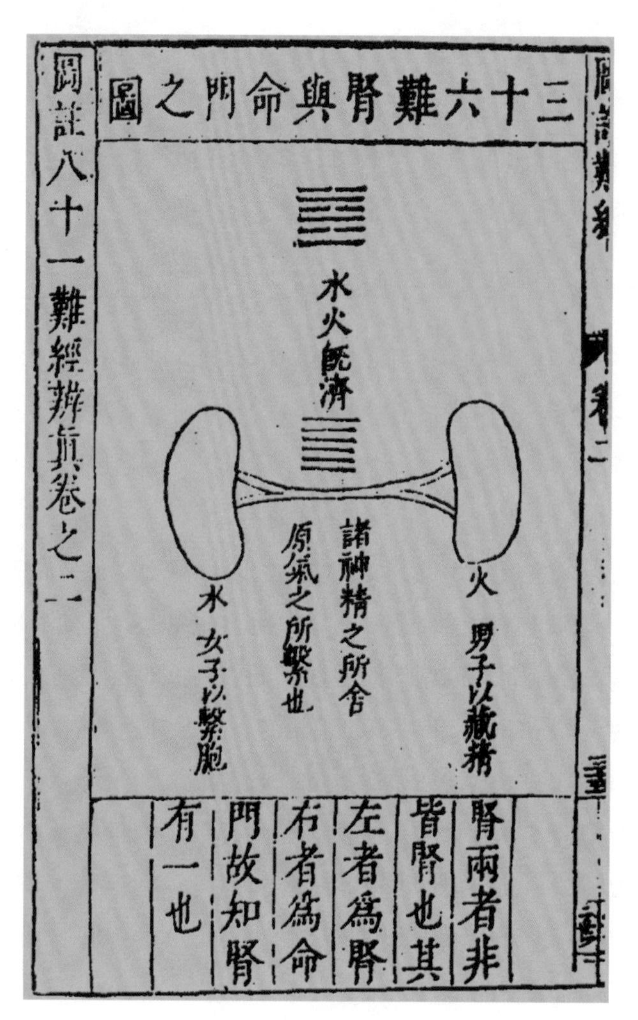
圖註八十一難經辨真卷之二

三十六難腎與命門之圖

水火既濟

諸神精之所舍

原氣之所繫也

火　男子以藏精

水　女子以繫胞

腎兩者非皆腎也其左者爲腎右者爲命門故知腎有一也

图3-1 《图注八十一难经辨真》第36难书影

马莳将《素问》《灵枢》均作了重新分卷和注解。《黄帝内经素问注证发微》9卷最早由天宝堂刊行于明万历十四年（1586），后世版本众多。此书的一大特点是将《素问》重新厘定为9卷，每卷9篇，共81篇。这是《素问》旧载的卷数，但王冰注已将其分作24卷，一直通行。而马莳认为："九九八十一篇，以起黄钟数焉。"他重新定为9卷，"一本之神圣遗意耳"。《素问》旧佚传一卷，王冰补入七篇大论，马莳持肯定态度，认为"凡天时民病人事等义，至详至备，为医籍中至宝"。此外后人以"素问遗篇"补充尚遗失的"刺法""本病"篇，受到宋代林亿等批评，但马莳也予以肯定，认为此二篇补充了《六元正纪大论》等篇的内容。不过相对来说，后世对马莳注《素问》的评价不高，如《四库全书总目提要》说："其证亦无所发明，而于前人著述，多所訾议，过矣!"

《黄帝内经灵枢注证发微》9 卷，以史崧收藏的《灵枢》家传本为基础。同样也将史崧本的24 卷改订为 9 卷 81 篇。后世对此书评价较高。清代汪昂《内经约注》说："《灵枢》从前无注，其文字古奥，名数繁多，观者蹙额颦眉，医率废而不读，至明始有马玄台之注，其疏经络穴道，颇为详明，可谓有功于后学。"认为比起他的《素问》注本"过之远矣"。这或许与马莳精于针灸有关。书中对《灵枢》中的经络腧穴内容注释详明，并附有经络腧穴图解。像《灵枢·四时气篇》中的文字"春取经，夏取盛经孙络，秋取经俞，冬到井荥"，马莳注解指出"春取经"中的"经"字当作"络"字，如手太阴肺经列缺为络；又详解其他三时取穴的原理。这些都体现出他对针灸经络的透彻理解。

马莳还著有《难经正义》9 卷，流传较少，现仅存前 5 卷。从其内容来看，多引《黄帝内经》的内容印证《难经》经文，另外也对各难配以图解 89 幅。另据研究，明代王文洁《图注八十一难经评林捷径统宗》（图 3-2）基本照录

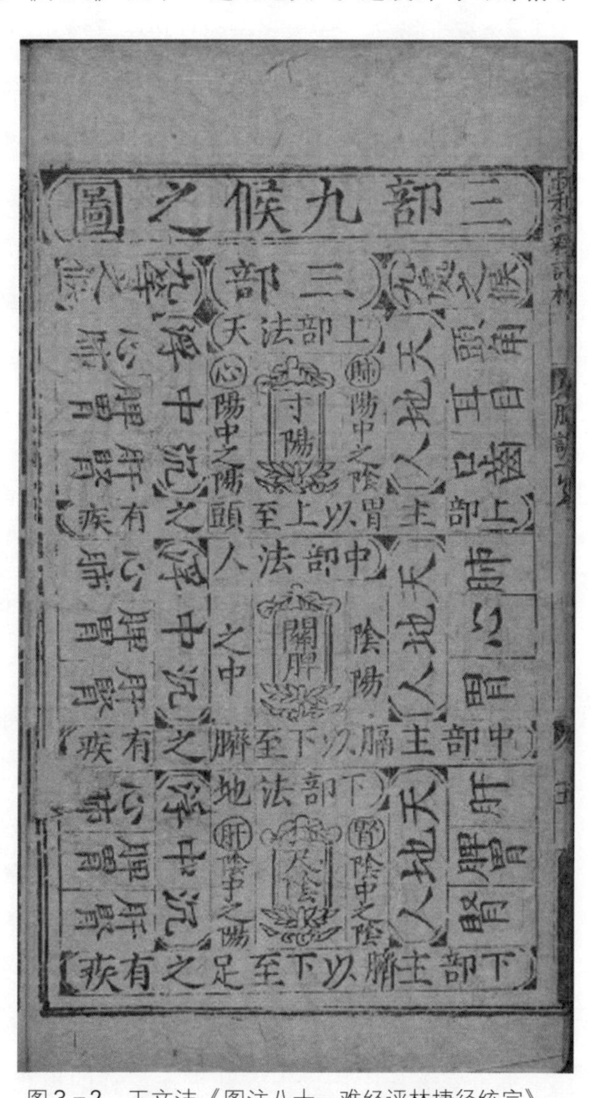

图 3-2　王文洁《图注八十一难经评林捷径统宗》中的三部九候图，源自马莳《难经正义》

了《难经正义》的内容，且保留了图解。

（四）张介宾《类经》《类经附翼》《类经图翼》

明代绍兴会稽人张介宾（1563—1640），字会卿，号景岳。张介宾 14 岁时随其父至京城，拜京城名医金梦石为师学习医学，“尽得其传”。30 多岁张景岳从戎，数年之后弃官归家，以医为业，专心于医学。其著作甚丰，主要有《类经》《类经图翼》《类经附翼》《景岳全书》《质疑录》。

《类经》32 卷，张介宾原意是将摘录《素问》《灵枢》精华，以类相从，便于理解。但后来觉得《黄帝内经》“言言金石，字字珠玑，竟不知孰可摘而孰可遗”，因此将全文尽录，只是“尽易旧制，颠倒一番，从类分门，然后附意阐发”（《类经》序）。他将《灵枢》《素问》的精华合而为一，分为 12 类，即摄生、阴阳、藏象、脉色、经络、标本、气味、论治、疾病、针刺、运气、会通，共 390 条。卷下分节，有的是按原书完整篇目作为一节，如“疾病类”下第二十五节“宣明五气”，就是《素问·宣明五气篇》的全文；有的则汇相关内容为一节，如“针刺类”下第十七节“四时之刺”，就分别采自《灵枢》的《本输篇》《四时气篇》《寒热篇》《终始篇》和《素问》的《水热穴论》。这种方式，确实对理解《黄帝内经》有助益，《四库全书总目提要》认为，“虽不免割裂古书，而条理井然，易于寻览；其注亦颇有发明”，因而深为学者称赏。薛雪在《医经原旨》中称：“诚所谓别裁为体者欤。”

《类经图翼》15 卷，包括运气、经络、针灸等内容。张介宾认为《黄帝内经》“盖以义有深邃而言不能赅者，不拾以图，其精莫聚；图象虽显而意有未达者，不翼以说，其奥难窥”，故绘制结合图象，加以论说。如图 3-3 为《类经图翼》中的“脏腑色见面部图”，与经文对照，即可一目了然。

《类经附翼》4 卷，包括医易、律原、求正录、针灸赋等内容，医易以《易经》哲学思想与医理结合。求正录中有《三焦包络命门辨》《大宝论》《真阴论》等名篇，是景岳学说的重要代表作。

张介宾著作中均体现着其重视温补的思想，在“温补学派”一节再作介绍。

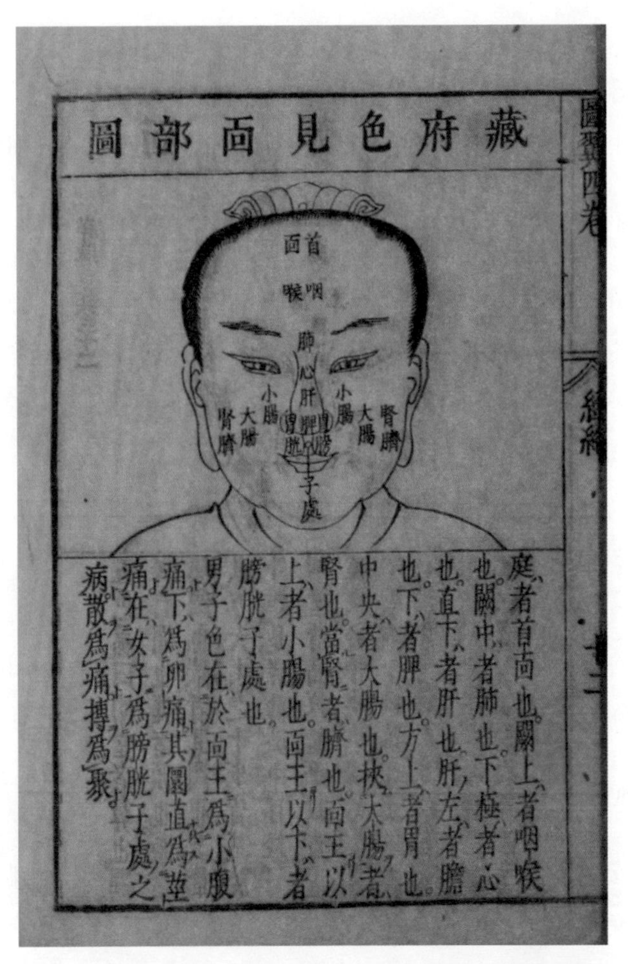

图 3－3　和刻本《类经图翼》中的“脏腑色见面部图”

（五）沈尧封《医经读》

清代嘉善人沈尧封，字又彭，著《医经读》，论述了对《黄帝内经》的认识。明清经学中，有一种观点认为《素问》《灵枢》均为伪托。沈尧封在一定程度上赞同这一观点，只是认为“其中伪者固多，而真者正复不少。第真伪杂陈，指归非一，前后自多矛盾耳”。他认为经典应有一定规范作用，否则“经复言人人殊，则将何所适从耶？则读经复何益耶”。对于如何判断经文真假，沈尧封认为：“彼扁鹊、仲景，非世所称医中之圣而去古未远者耶？其书具在，其所引用者皆可信，其所不引用者为可疑，其所不引用而复与其所引用者相背，定属后人添造。”参此标准，加上他的理解，于乾隆年间摘要著成《医经读》一书。

全书内容精要，故分类也相当简明，共分“平”“病”“诊”“治”4类，分别相当于生理、病理、诊断和治疗，可见所取内容以有助于临床者为主。

（六）俞樾《内经辩言》

清代德清人俞樾，其生平在前面已有介绍。他深研经学，也涉及到中医经典《黄帝内经》。其著作在《群经平议》《诸子平议》都有相关论述。其《读书余录》中对《黄帝内经素问》疑难字句有48条按语，上虞人俞鉴泉将其辑出单独刊行，取名为《内经辨言》。

《内经辨言》通过考据训诂，对疑难字句加以释义。如第一则关于黄帝“成而登天”，俞樾释为“谓登天位也”，认为王冰注解说“白日升天”并非经文本意；第二则释“起居有常”，用音韵学指出当为“起居有度”，与前面“和于术数”押韵，“今作‘有常’，则失其韵矣”（《内经辨言》）。由于俞氏考据精详，引证确切，探赜索隐，辨讹正误，有独到之处，在学界有较大的影响。

（七）孙诒让《素问王冰注校》

清代瑞安人孙诒让（1848—1908），字仲容，别号籀庼。他精于文字训诂研究，是晚清经学大师，与俞樾、黄以周合称清末三先生。其著作《札迻》卷11中载有《素问王冰注》校勘13条。

孙诒让采用“求之于本书”的方法，前后参证，对王冰的注文多所订正。如王冰注“春三月，此谓发陈”，认为“发陈”是“气潜发散”“陈其姿容”之意。孙诒让注指出，“陈，久也”，并引《素问·针解篇》“菀陈则除之”为证，断言“王注失其义”。

孙诒让又提出“就古音以求古义”的方法，如《素问·痹论》说“凡痹之类，遇寒则虫，逢热则纵”，王冰释“虫”为“谓皮中如虫行”，而孙氏指出：“案虫当为痋之借字。”根据《说文解字》《说文注》等指出“痋”即“疼”，这样原文意思为“遇寒则疼”就非常明确了。

孙诒让又善于从字形考释经文。《素问·玉版论要》有“其见深者，必齐主治”，王冰释“必齐”为“必终齐（剂）乃已”。孙诒让指出文意不顺，根据篆书字形，推断“必”为“火”之误，释此句为“火齐（剂）主治”，甚有道理。

（八）其他

除以上医经著作外，清初浙江人张志聪、高士宗对《黄帝内经》也有系列注解，且影响极大。鉴于此二人属于钱塘医派的中坚，故在钱塘医派中介绍。民国时杨则民的《内经哲学之检讨》也有重要价值，将在汇通医派中介绍。

概述而言，浙江医经学派有以下两个特点：

1. 条分类注，注重考证。滑寿、张景岳、沈尧封都采取了分类注解《素问》的做法，均为便于对经文内容的理解，可见他们并没有拘泥于经典的形式，这与儒学的经学相比显得更为灵活。

2. 图解发微，善于发挥。张世贤、马莳、张景岳大量采用图解的方式来阐述经典，这有助于培养应用性思维，且不受限于文字章句。这种写作形式需要作者对经典内容有深刻的理解和很好的概括能力。他们的著作中也有不少思想发挥，张介宾的温补思想，就是在对经典的独特发挥中形成的。

二、钱塘讲学重经典

钱塘医派，是指明清时活动于钱塘（今浙江杭州），以讲学论医、探研经典为特色的一个医家群体。明清时期浙江人文兴盛，士人习医也成为时尚。钱塘医派的主要人物都是学术素养深厚的儒医，如卢复、卢之颐、张遂辰、张志聪、张锡驹、高世栻、仲学辂等。其中以张志聪创侣山堂讲学为鼎盛时期，培养了一大批优秀医学人才，并开创了集体编注医学经典的先河。

钱塘医派的发展可分为三个阶段：第一阶段主要是卢复父子和张遂辰辑经注经；第二阶段主要是张志聪、张锡驹和高世栻讲学论道；第三阶段则是仲学辂的传承发展。

（一）第一阶段

在第一阶段，钱塘医派尚未形成群体，但在学术上已经初步有一定的倾向，成为后来发展的渊薮。

1. 卢复

明代钱塘人卢复，字不远，号芷园。早年习儒，二十岁始攻医学，后与名医缪希雍、王绍隆等交往密切。他历经 14 载研究，于万历四十四年（1616）辑复《神农本草经》一书，是现存最早的重辑本。古代本草学术不断发展，前人多以《神农本草经》为基础增补成新著，因此《神农本草经》内容虽然大多得到保存，但已零散不见全貌。随着晚明时期复古尊经思想的兴起，卢复完成此辑本，有助于对《神农本草经》的研究。后来顾观光、孙星衍和日本人森立之都有重辑本。其中森立之曾贬低卢复辑本说："不远无学识，徒采之李氏《纲目》，纰缪百出，何有于古本乎？"但实际上卢复辑本的目录虽然按《本草纲目》，内容则采自较完整保存原貌的《证类本草》，森立之所言不确。卢复辑本在日本曾多次刊行，有较大影响。

卢复的辑本因旨在呈现古经原貌，故未作发挥。他对药学有许多独特见解，见于他的另一医著《医种子》（图3－4）。此书由五种书合成，即《芷园覆余》《芷园臆草题药》《芷园臆草勘方》《芷园臆草存案》及《芷园日记》。《芷园臆草题药》有许多精要论药之言。此外他的儿子卢之颐所著《本草乘雅半偈》也收录了不少卢复论药言论。

2. 卢之颐

卢之颐，字砾生，号晋公，继承医业，历时 18 年编成《本草乘雅半偈》一书。清代《杭州府志》称其"折衷故说，广取未备，编辑成书，即世行《本草乘雅》是也"。该书采录《神农本草经》及诸家本草中药共 365 种，字数近 30 万。其书以《神农本草经》为依据，取其中药物 222 种，又另取后世新出药物 143 种，共 365 种。每药论其气味、主治、生长形态等，然后以取类比象及逻辑推演的方式，解释药物主治功效。其记载方式创设"核""参"二项，"核"项记叙药物别名、释名、产地、形态、采收、贮存、炮制、畏恶等内容，相当于考证；"参"项阐明该药功效、形态及药性理论的见解，相当于其个人发挥。其中引录了不少卢复的见解，以"先人云"的形式列出，其他医家的观点则以"某某说"的形式列出。

《本草乘雅半偈》提到："古人命名立言，虽极微一物，亦有至理存焉。"

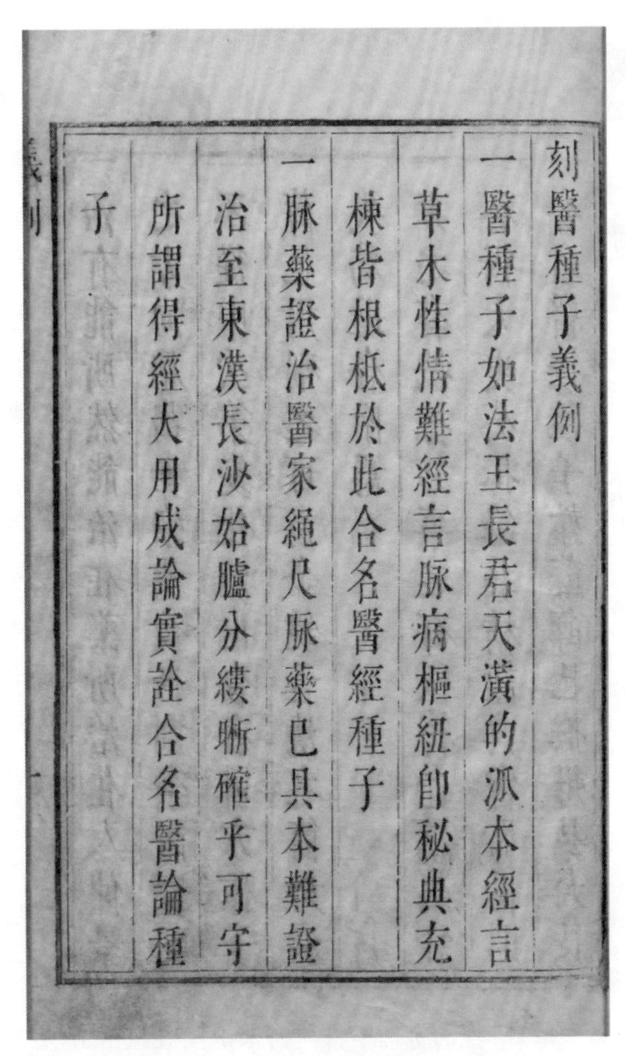
刻醫種子義例
一醫種子如法王長君天潢的派本經言
草木性情難經言脈病樞紐即秘典充
棟皆根柢於此合名醫經種子
一脈藥證治醫家繩尺脈藥已具本難證
治至東漢長沙始臚分縷晰確乎可守
所謂得經大用成論實詮合名醫論種
子

图3-4　和刻本《医种子》书影

卢之颐认为，古人对药物的命名往往包含对其特性的认识，如“决明叶昼开夜合，两两相贴……人之眼夜合，故治眼疾，因名决明”；更常见的是从药物的生长环境及形态来解释药物的功用，如芡生水中，华实向日，具既济水火义，故主湿痹，腰脊膝痛，补中，除暴疾，益精气；水萍生池泽止水中，季春始生，杨花所化也，故其可下水气，止消渴。

3. 张遂辰

张遂辰（1589—1668）则对另一经典《伤寒论》进行了整理（图3-5）。因其字卿子，故其整理本后人称为《张卿子伤寒论》。张遂辰原籍江西，

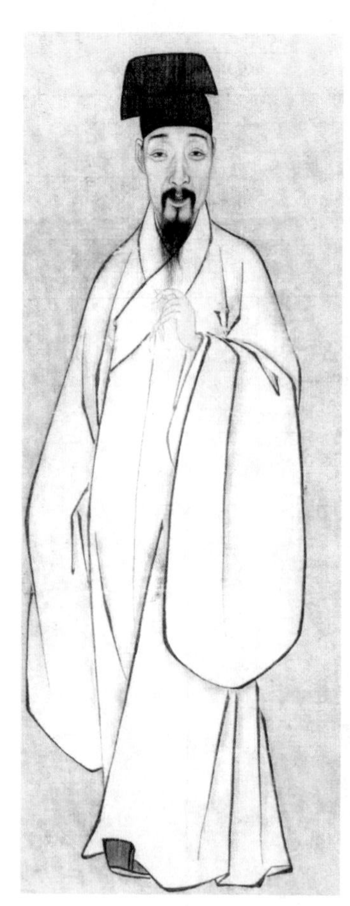
图3－5　明代曾鲸绘张遂辰像

后随父迁居至浙江钱塘。他博览群书，精通各家学术，兼通医学。后来从事校刻出版活动，曾与钟人杰共同整理编辑并刊行《唐宋丛书》100余种。明清鼎革后，张氏潜居杭州城东里巷，以医自隐，自称“不废经书寓医卜”（《蓬宅编·述志答严忍公无勅》）。其医名甚高，患者争相求治，将其悬壶之处呼为“张卿子巷”，具见当时盛名。对其身世经历，康熙《仁和县志》称为：“文苑中人，以医掩然。”

明代中后期，学界对《伤寒论》多持错简说，认为王叔和整理时增入已作，且先后次序有误。陶华、方有执都强调要重新编排该书。但张遂辰对此持不同观点，他提倡维护王叔和整理的《伤寒论》旧本编次，同时又称赞金代成无已的注解，后人于是将他的思想倾向称为“尊王赞成”。《张卿子伤寒论·凡例》中说：“仲景之书精入无伦，非善读，未免滞于语下。诸家论述各有发明，而聊摄成氏引经析义，尤称详洽，虽抵牾附会间或时有，然诸家莫能胜之。初学者不能舍此索途也。悉依旧本，不敢去取。”他的整理本将《伤寒论》卷次由10卷改为7卷，注释内容以成无已《注解伤寒论》为主，又将成无已其他著作的相关内容，以“曦成氏云”“成无已云”等方式，补于注释中。此书颇受医界重视，后来有人将其加入赵开美刊刻的《仲景全书》，于是成为《伤寒论》流行最广泛的版本之一，包括日本、韩国都曾多次刊行。

以上3人的著作，对于确定《神农本草经》和《伤寒论》这两种经典的基本面貌均有一定贡献，初步奠定了钱塘医派重视经典研究的特色。

（二）第二阶段

明代注重讲学。史学家孟森称明代“讲学之风，亦始宣德时”，“使孔孟之道未坠于地，则不能不推讲学之功矣”（《明史讲义》）。此风遍及士林，文人讲学论道之风盛，并影响到医界。卢复聘名医王绍隆于家，讲论《黄帝内经》，“欲置千金屋，买田其中，延四方有志之士相与商榷是道”（《医种子》张麟序）。卢之颐从王绍隆学，不久即“摄师讲席”，后来又有“硕学如张天生、名彦如陈胤倩，皆从问业”（《名医卢之颐传》）。张遂辰也有众多门人。

在钱塘讲学论医之风兴盛的氛围中，张志聪（1616—1674）先后向张遂辰、卢之颐问学，遂成大家。张志聪自号西陵隐庵道人，后世称隐庵先生。他自称为张机后裔，先祖为河南南阳人，后迁徙浙江钱塘。张志聪少年时学儒，后转而习医，广学博览，尽得张遂辰、卢之颐真传。由于他后来以注伤寒著称，所以只提及他与张遂辰之间的师徒关系。但在讲学形式上，张志聪更仿效老师卢之颐，并构筑了专门的学堂——侣山堂，吸引了众多求学者前来讲论医经。张锡驹、高世栻参与其中，并完成了多种著述。侣山堂的设立，是钱塘医派崛起的标志性事件。

1. 张志聪

张志聪主持侣山堂，发动侣山堂众人之力，以集体注释的方式，完成了《素问》《灵枢》《伤寒论》3 种医学经典的集注。这些著作中每册均注明参与者名字，任应秋先生说：“像张志聪他们这样，集合学术团体来做注疏，在中医学史上还不多见。”（《中医各家学说讲稿》）

《黄帝内经素问集注》对经文的注释，既吸收前人之长，有的又优于前人。如书中注“二阴一是发病，善胀、心满、善气”时，谓“善气者，太息也。心系急，则气道约，故太息以伸出之”，任应秋认为在各注家中，只有张志聪的解释比较令人满意。

张志聪等人还注重以经释经和证经。如《灵枢·营卫生会》有“卫出于下焦”之语，张景岳认为“卫气属阳，乃出于下焦，下者必升，故其气自下而上”。张志聪《黄帝内经灵枢集注》则明确指出：“下，当作上。”并引用《决气篇》《五味论》等相关条文为证。日本人丹波元简指出《千金要方》《外台秘要》等也是卫出上焦，“志注不可言无据也”。

在《伤寒论》方面，张志聪尊张遂辰之观点，主张维持王叔和本《伤寒论》面貌，他前期著有《伤寒论宗印》，强调全书“联串井然，实有次第”。

不过后期著《伤寒论集注》时，则认为《伤寒例》非仲景原文，将其删去。张志聪还认为《伤寒论》并非仅用于治外感，他在《伤寒论集注》凡例中说："夫本论虽论伤寒，而经脉脏腑、阴阳交会之理，凡病皆然，故内科、外科、儿科、女科，本论皆当读也。不明四书者，不可以为儒；不明本论者，不可以为医。"

《伤寒论集注》认为六经病证篇是《伤寒论》的主要内容，而《平脉》等诸篇与其六经病证的学术思想是一脉相承，仅作论证、补充之用。故其将原文398条，共分作100章节，每章节立题均标明大义，首列六经正文，次列《霍乱》《阴阳易》等，末列《辨脉》《平脉》。书中多用《黄帝内经》之语来阐述伤寒原理，其中最重要的是以运气学说的标本中气来解读伤寒之三阴三阳，在金元医家对论人身气化的基础上，将《伤寒论》"六经"诠释为"六经气化"说。

张志聪根据《素问·至真要大论》中论述的六气司天，六气在泉，始于厥阴，终于太阳的顺序释六经云："六经循行，皆从厥阴而少阴，少阴而太阴，太阴而少阳，少阳而阳明，阳明而太阳。"又指出三阴三阳是人身的经气，亦即正气，上应天之五运六气，分别为风木、君火、湿土、相火、燥金、寒水之化，"无病则六气运气，上合于天"，太阳、阳明、少阳、太阴、少阴、厥阴此六气分别对应于人体的背、胸、胁、腹、脐下、少腹季肋。六气虽分布不同，但它们上下相贯，表里相联，可相互转化。六经病证则是寒邪对不同层面经气损伤的结果，六淫之气与人身六经之气"气类相感"而发病，如"外感风寒，则以邪伤正，始则气与气相感，继则从气而入于经"。同时他对传统的传经理论、直中理论都有重要的创新。他以"六经气化"学说阐述生理病理，使《伤寒论》病证条文成为有机整体，易于贯通。

张志聪还著有《本草崇原》，此书"本五运六气之理，辨草木金石虫鱼禽兽之性，而合人之五脏六腑十二经脉，有寒热升降补泻之治"，用五运六气之理诠释药物，自称"余故诠释《本经》，阐明药性，端本五运六气之理，解释详备"。如论菊花说："九月菊有黄花，茎叶味苦，花味兼甘，色有黄白，禀阳明秋金之气化。菊禀秋金清肃之气，能治风木之火热也。菊禀金气，而治皮肤之风，兼得阳明土气，而治肌肉之湿也。"以"阳明"来串连起菊花主治诸风头眩肿痛和肌肉之湿的功效。他提出“格物”识药物，“格”即观察研究之意，主要观察药物的形色、生长环境等，以“形同而性亦近”“以其形类相似有感而通”“形气相感”“述类象形”的思路，来推理药物的药理。如说橘皮里有筋膜，外黄内白，其性从络脉而外达于肌肉、毛孔，以之治咳，有从内达外之义等。

除了上述对经典医著的诠释外，张志聪另著有《侣山堂类辩》（图 3－6），记录了他与门人研讨的经过与心得，其中对医理也有重要发挥。

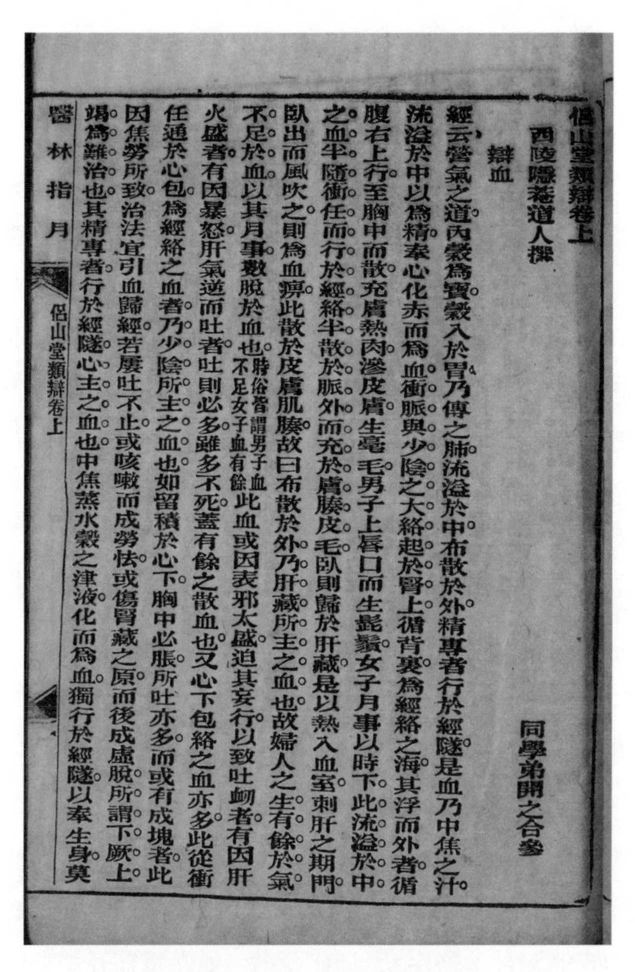
侶山堂類辯卷上

西陵隱菴道人撰　同學弟開之合參

辯血

經云營氣之道內穀爲寶穀入於胃乃傳之肺流溢於中布散於外精專者行於經隧是血乃中焦之汁
流溢於中以爲精奉心化赤而爲血衝脈與少陰之大絡起於腎上循背裏爲經絡之海其浮而外者循
腹右上行至胸中而散充膚熱肉滲皮膚生毫毛男子上脣口而生髭鬚女子月事以時下此流溢於中
之血半隨衝任而行於經絡半散於脈外而充於膚腠皮毛臥則歸於肝藏是以熱入血室刺肝之期門
臥出而風吹之則爲血痹此散於皮膚肌腠故曰布散於外乃肝藏所主之血也故婦人之生有餘於氣
不足於血以其月事數脫於血也（時俗皆謂男子血不足女子血有餘）此血或因表邪太盛迫其妄行以致吐衄者有因肝
火盛者有因暴怒肝氣逆而吐者吐則必多雖多不死蓋有餘之散血也又心下包絡之血亦多此從衝
任通於心包爲經絡之血者乃少陰所主之血也如留積於心下胸中必脹所吐亦多而或有成塊者此
因焦勞所致治法宜引血歸經若屢吐不止或咳嗽而成勞怯或傷腎藏之原而後成虛脫所謂下厥上
竭爲難治也其精專者行於經隧心主之血也中焦蒸水穀之津液化而爲血獨行於經隧以奉生身莫

醫林指月　侶山堂類辯卷上

图 3－6 《医林指月》本《侣山堂类辩》书影

2. 张锡驹

张锡驹，字令韶，明末清初钱塘人，与张志聪同师从于张遂辰。除了协助张志聪完成《伤寒论集注》外，自撰《伤寒论直解》6卷，刊于康熙五十一年（1712）。

《伤寒论直解》以“汇节分章”法写成，也强调“六经气化学说”。他指出：“仲景序云撰用《素问》《九卷》《阴阳大论》，是以本文中无非阐发五运六气、阴阳交会之理。”故其注解特点是“以经解经，罔敢杜撰”。他肯定成无己的注解有功于仲景，但又指出其注“徒得其迹而不能会其神”，所以另作注释。书后附《伤寒附余》论临床证候，也类似于成无己之《伤寒明理论》。

张锡驹又主张《伤寒论》的理法可治百病，“此书之旨，非特论风寒也，风寒暑湿燥火六淫之邪无不悉具”，“内而脏腑，外而形身，以及气血之生始，经俞之会通，神机之出入，阴阳之变易，六气之循环，五运之生制，上下之交合，水火之相济，实者泻之，虚者补之，寒者温之，热者清之，详悉明备”。

《伤寒论直解》中还附有《胃气论》一篇，体现了张锡驹重视养护胃气的观点。文中详解胃气在各种疾病诊治中的重要性，认为脾胃为气血生化之源，虚其生化之源犹如引贼入室，人体正气无力抵抗外邪，因而只有保护胃气，才能使邪气不得侵入。

3. 高世栻

《伤寒论集注》《本草崇原》未完稿时张志聪病卒，二书均由高世栻完成。高世栻，字士宗，钱塘人。“少家贫，读时医通俗诸书，年二十三即出疗病，颇有称”（《清史稿·高世栻传》），后来跟从张志聪学习，更加深通医理，并且成为张志聪的重要助手。除完成《本草崇原》《伤寒论集注》外，他本人还著有《素问直解》《灵枢直解》《金匮集注》和《医学真传》。

以《素问直解》为例，高世栻认为张志聪《素问集注》对初学者仍不易理解，于是据自身所得，吸收各家注释，“专取隐庵言外之意，以名先圣意中之言”（《素问直解》仲学辂序），撰成此书。他在每篇开端，皆有注文，说明前后篇的连贯关系，又将每篇分为数节进行注释，尽量阐明经文原旨，从而使初学者易于领会。仲学辂盛赞“《直解》尤利初学”，并说“此书不出，初学何观”，其影响可见一斑。

《医学真传》（图3－7）则是高世栻讲学内容的汇编，由学生王嘉嗣等记录整理而成。内容既有关于外感内伤病因的阐发，也有对脏腑经络等学说的讨论，对临床、药物也有讲述。以关于六淫的论述为例，他强调“六淫在人而不在天，凡有所病，皆本人身之六淫”。其立论与张志聪“六经气化说”相似，强调不要机械按季节论病用药。其临床特色也以重视人体阳气为主，强调“气为主，血为辅；气为重，血为轻”，“水火之中，火尤重焉”，对血症治疗主张“治法总由温补，不宜凉泻”，充分体现其重视阳气的特色。

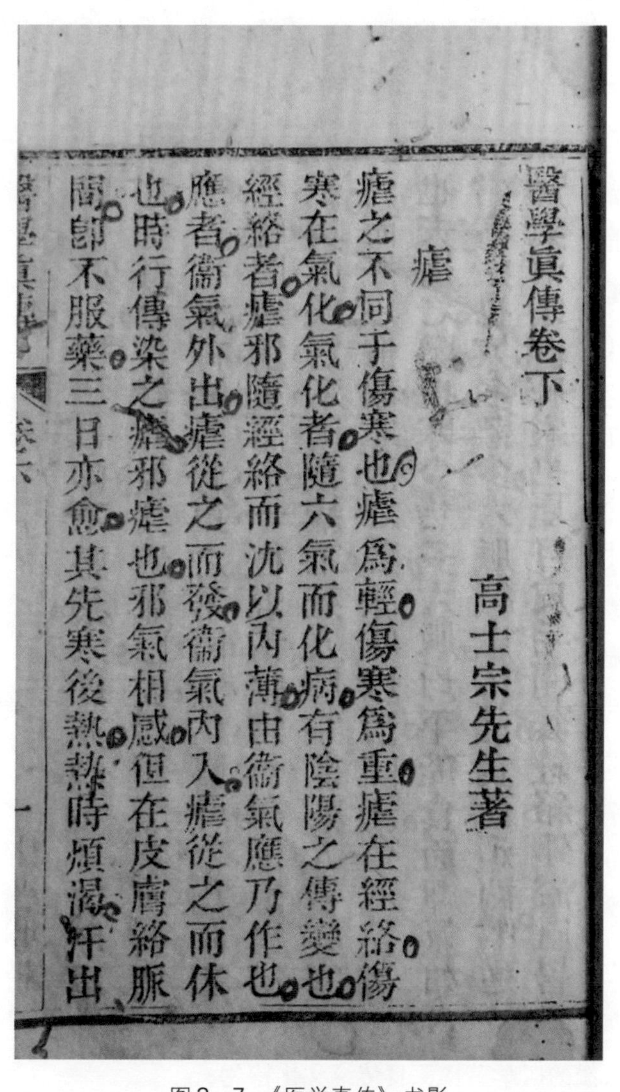
醫學眞傳卷下

瘧　　高士宗先生著

瘧之不同于傷寒也瘧為輕傷寒為重瘧在經絡傷寒在氣化氣化者隨六氣而化病有陰陽之傳變也經絡者瘧邪隨經絡而沈以內薄由衛氣應乃作也應者衛氣外出瘧從之而發衛氣內入瘧從之而休也時行傳染之瘧邪瘧也邪氣相感但在皮膚絡脈閒即不服藥三日亦愈其先寒後熱熱時煩渴汗出

图3－7　《医学真传》书影

（三）第三阶段

在张志聪、高世栻先后去世后，侣山堂渐渐式微。到了晚清时期，“武林医薮，方遭劫运，遗籍无多”（《素问直解》仲学辂序），他们的著作流传也少见了。到光绪时，杭州名医仲学辂搜集整理，并交由浙江书局刊行，又再次光大钱塘医派学术。

仲学辂，字昴庭，生卒年月不详。他少习举业，兼及岐黄之术，光绪元年（1875）中举人，曾任淳安县教谕。公务之暇，为人诊病多效。光绪六年（1880），慈禧太后有病，朝廷征召海内名医，仲学辂受当地官员举荐，与薛宝田一同赴京，诊治太后颇有成效。返浙后，他在杭州开设医局，集浙省时贤如李宝庭、程逊斋、施瑞春、章椿伯、林舒青等医家，在为民疗疾之余又讲论医学，重现集体研学之风。他高度评价张志聪、高世栻的著作，收集旧刻亲为校订厘定，促成浙江书局于光绪十三年（1887）刻行《素问直解》，光绪十六年（1890）刻行《黄帝内经素问集注》《黄帝内经灵枢集注》。他又推崇张志聪的《本草崇原》，于是在该书基础上集合陈修园《神农本草经读》之论，参以己意，著成《本草崇原集说》3卷。

综上所述，钱塘医派发端于明末清初，盛于清前中期，延续至清末光绪年间。据统计，有明确同门师生关系的医家有40余人，可谓是当时浙派中医的代表。在学术方面，钱塘医派的特点可以概括为“尊经述古，发扬气化”。他们普遍强调中医经典的意义，如卢复曾说：“医之理阐自轩岐，惟《灵枢》《素问》真医之第一义谛”（《医种子》自序）；张志聪说“所最遵宗者，厥惟本经、灵素及伤寒、金匮。其余千百方书，皆视为旁门糟粕”（《汉张仲景四十三世裔张隐庵先生评传》）；高世栻强调要“示正道以斥旁门，使学者知所慎”（《清史稿·高世栻传》）。他们整理研究《神农本草经》《黄帝内经》《伤寒论》《金匮要略》，除了文献校订外，又普遍采用意象思维来阐发医经意旨。本草方面，从卢复、卢之颐到张志聪、仲学辂，均注重从形色气味推求药性；伤寒方面，他们阐发了六经气化学说，从“气类相感”论发病。可以说，钱塘医派的医学著作深具传统文化特色。

三、养生之道意旨深

养生学派源自汉代方伎四家的“神仙”家。《汉书·艺文志》说：“神仙者，所以保性命之真，而游求于其外者也。聊以荡意平心，同死生之域，而无怵惕于胸中。然而或者专以为务，则诞欺怪迂之文弥以益多，非圣王之所以教也。”“神仙”属于方士道教的追求，但其思想与方法不少对调节心身健康均有意义。《汉书·艺文志》既指出其积极意义，也分析了其弊病。这正是面向普通民众的养生学与作为道教方术的神仙学的区别。

浙江历史上道教兴盛，道教名家的丹道思想对后世影响深远。早期的养生思想搀杂于道教方术之中，明清以后则逐渐向社会化、世俗化发展。浙江养生学派可大致分为两个阶段。

（一）东汉至北宋的神仙丹道

道教在东汉末形成。道教思想重视炼丹求仙，早期注重外丹炼制，后来转向内丹修炼。抛开其以丹成仙思想不论，其修习原则与方法对养生有诸多启发。浙江丹道名家如魏伯阳、司马承祯、杜光庭、张伯端等人的思想均值得研究。

1. 魏伯阳

东汉会稽上虞人魏伯阳（151—约221），名翱，字伯阳，号云牙子。其家世袭簪缨，但魏伯阳生性好道，不肯仕宦，隐居于凤鸣山炼丹（图3-8）。并著有《周易参同契》，被后世称为“万古丹经王”。

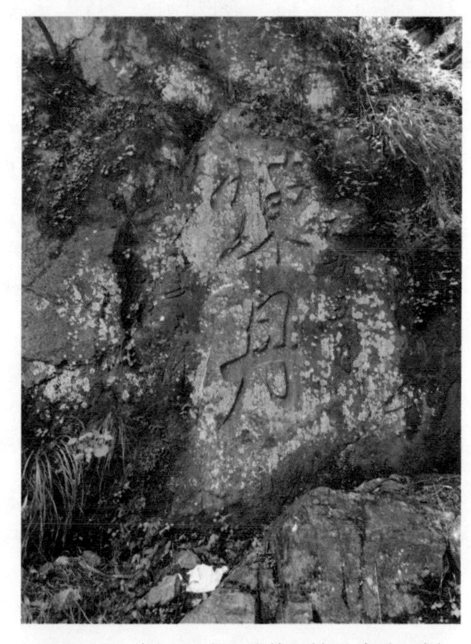

图3-8　浙江凤鸣山魏伯阳炼丹遗址石刻

《周易参同契》6000余字，分上、中、下3篇。其中借外丹术语论内丹，对后世影响很大。尤其宋元以后的内丹学理论，往往以此书为基础。内丹的修炼有三要素，即鼎器、药物、火候。鼎器指上、下丹田，又叫玄牝、黄庭；药物为精、气、神；火候为意念和呼吸。《周易参同契》在道教历史上首次提出了“性”“命”与修炼养生的关系，是后世性命双修思想的源头。

2. 司马承祯

司马承祯（647—735），字子微，法号道隐，本为河内温（今河南温县）人。学道后云游名山，为茅山上清派第十二代宗师，后隐于浙江天台山，自号“白云子”，开创了天台仙派。

司马承祯的养生著作有《服气精义论》《坐忘论》《天隐子》。《服气精义论》主张精、气、神三者之间以气为主，提出“纳气以凝精，保气以炼形”，并说：“夫可久于其道者，养生也；常可与久游者，纳气也。气全则生存，然后能养志；养志则合真，然后能久登生气之域，可不勤之哉！”他介绍了多种道教中服外气补养内气的方法，包括“服真五牙法”“服六戊气法”“服三五七九气法”“太清行气法”等，相当于各种气功功法。同时又提倡以药物作辅助，服气前先服药以宣通脏腑，通泄肠胃，又借助茯苓、胡麻等药物来辟谷。此外也注重导引的作用，指出“夫肢体关节，本资于动用，经脉荣卫，实理于宣通，今既闲居，乃无运役事，须导引以致和畅”。

《坐忘论》则侧重于精神方面的修炼，讲述“安心坐忘之法”，将修道分为 7 个阶次：一曰“信敬”，二曰“断缘”，三曰“收心”，四曰“简事”，五曰“真观”，六曰“泰定”，七曰“得道”。如收心需防止“心起皆灭”“任心所起，一无所制”“唯断善恶，心无指归”“遍行诸事，言心无所染者，于言甚善，于行极非”这 4 个错误，以达到“无心于定，而无所不定”的“泰定”境界。

《天隐子》是综合性的养生著作。《天隐子·序》中说：“神仙之道，以长生为本；长生之要，以养气为先。”他将修道成仙的过程或途径分为 5 个“渐门”，即斋戒、安处、存想、坐忘、神解，循序渐进。斋戒、安处是对行为和环境的要求，存想、坐忘则是对精神上的要求，为最后的“神解”服务。司马承祯说，“斋戒谓之信解”，“安处谓之闲解”，“存想谓之慧解”，“坐忘谓之定解”，合起来总称为神解。

3. 杜光庭

唐末五代时处州缙云（今浙江缙云）人杜光庭（850—933），字圣宾，道号东瀛子、青城先生、广成先生。他因科举失利，于是弃儒入天台山修道。曾得唐僖宗召见，赐以紫服象简。著有《道德真经广圣义》50 卷、《广成集》17 卷、《墉城集仙录》6 卷等书。

杜光庭的宗教思想有的与养生有关。如他认为人体是精、气、神混合而成，“神者，天之阳气所生，人之动静对答，运用计智是也。精者，地之气，百谷之实，五味之华，结聚而成是也。气者，中和之气也，道一妙用降人身中，呼吸温暖以养于人是也。三者混合而成于身，是谓混而为一也”，其中神最为重要，“人之生也，皆由于神，神镇则生，神断则死，所以积气为精，积精为神，积神则长生矣”（《墉城集仙录》）。

杜光庭称，“我命在我，长生自致”，认为可以通过修道达到长生的目的。其著作中提到了诸多修道之术，如行气、服食、辟谷、存思、金丹、符箓、导引等，认为修道者选用何种道术修炼取决于自身的根器。他说“老君教人习道，内外俱修，既炼金丹，又习真气”，但是又指出服金丹有中毒的风险。他更强调修性的重要性，就性与命的关系指出：“夫性者，命之原；命者，生之根。勉而修之，勤而炼之，所以营生以养其性，守神以养其命，则离苦升乐，福祚无穷矣。且人之生也，皆由于神，神镇则生，神断则死，所以积气为精，积精为神，积神则长生矣。”（《墉城集仙录》）他的修道论是要求人通过修心去欲而使身心自然清静，从而能与道和真，达到长生的目的。

4. 张伯端

北宋时浙江天台人张伯端（983—1082），字平叔，号紫阳，人称“悟真先生”，传为“紫玄真人”，又尊为“紫阳真人”（图 3－9）。张伯端自幼博览三教经书，涉猎各种方术。曾中进士，后遇事谪戍岭南。离开岭南后到成都遇“仙人”授道，于是著书立说，传道天下。张伯端主要著作有《悟真篇》和《禅宗诗偈》（即《悟真篇后遗》），另有弟子编成的《玉清金笥青华秘文金宝内炼丹诀》。张伯端身后形成南宗一派，被尊为道教（金丹派）南宗始祖。

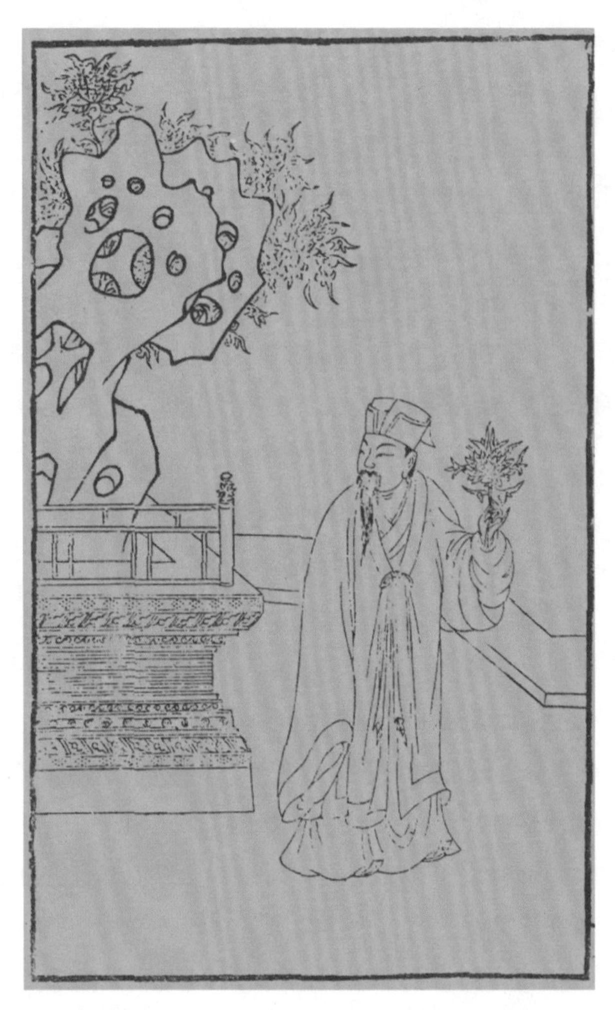

图3-9 明代《列仙全传》中的张伯端像

《悟真篇》是张伯端最重要的著作。该书撰于北宋熙宁八年（1075），以《阴符经》《道德经》为两大理论依据。全书体裁为诗、词、歌曲等，其中含七言律诗16首，七言绝句64首，五言四韵1首，《西江月》词12首，以及歌颂诗曲杂言30多首，有前、后两序。

张伯端说："药逢气类方成象，道合希夷即自然。一粒金丹吞入腹，始知我命不由天。"（《悟真篇》）强调人在追求健康长寿方面的能动性。在方法上他主张性命双修，先命而后性，其次第为"先以神仙命脉诱其修炼，次以诸佛妙用广其神通，终以真如觉性遗其幻妄，而归于究竟空寂之源矣"。他将炼养分成4个阶段进行，即：筑基、炼精化气、炼气化神、炼神还虚。把人身比作鼎炉，以人的身心的“精”作为药物，将精、气、神合炼，使三归二，精与气合炼成为先天之气，最后结成金丹。筑基、炼精化气、炼气化神都属于修命阶段，最终的炼神还虚属于修性阶段。

以上这些道教丹道思想，在形式上带有许多宗教术语。但其寻求人体生命和精神安定长久的思想，对养生来说有许多值得借鉴的地方。

（二）南宋到明清的养生学术

宋代以来，文人知医和讲究养生者增多。他们虽然吸收不少道教的方法，但不以成仙为追求，逐渐发展出世俗化的养生理论。

1. 周守忠

南宋钱塘（今浙江杭州）人周守忠，一名守中，字榕庵（一作松庵）。他博览群书，著有《养生类纂》（一名《类纂诸家养生至宝》）和《养生月览》。

《养生类纂》纂集前人著作中有关养生的内容，分类编排，包括养生总叙、天文、地理、人事、毛兽、鳞介、米谷、果实、菜蔬、草木、服饵等部。全书22卷，虽然内容并非周守忠自创，但汇集之功有益于读者。而其分类也体现出与日常生活相适应的特点。虽然有些言论出自道教，但其读者对象显然是世俗中人。

《养生月览》上、下两卷也以收录前代资料为主，但周守忠作了特别的编排，按一年12个月编列，有助于人们遵从时令养生。12个月共集507条，内容包括饮食、饮酒、服药、沐浴、起居、衣着、房中、睡眠、辟邪等方面。

2. 周履靖

明代秀水（今浙江嘉兴）人周履靖（约1549—1640），字逸之，号梅墟、梅坞居士、梅颠道人等。他喜好归隐山林的隐逸生活。一生著述甚丰，编集有丛书《夷门广牍》，其中“尊生牍”包含《胎息经》《天隐子》《赤凤髓》《炼形内旨》《玉函秘典》《金笥玄玄》《逍遥子导引诀》《修真演义》《既济真经》《唐宋卫生歌》《益龄单》《怪疴单》12种养生著作。其他部分如“食品牍”“杂占牍”“书法牍”“画薮牍”“草木牍”也包含不少养生内容。

以上诸书中，周履靖亲自撰著的《赤凤髓》《益龄单》最能体现他的养

許碏插花滿頭
治肚膨脹遍身疼痛以身
立住用兩手托天脚跟向
地綮撮谷道運氣九口

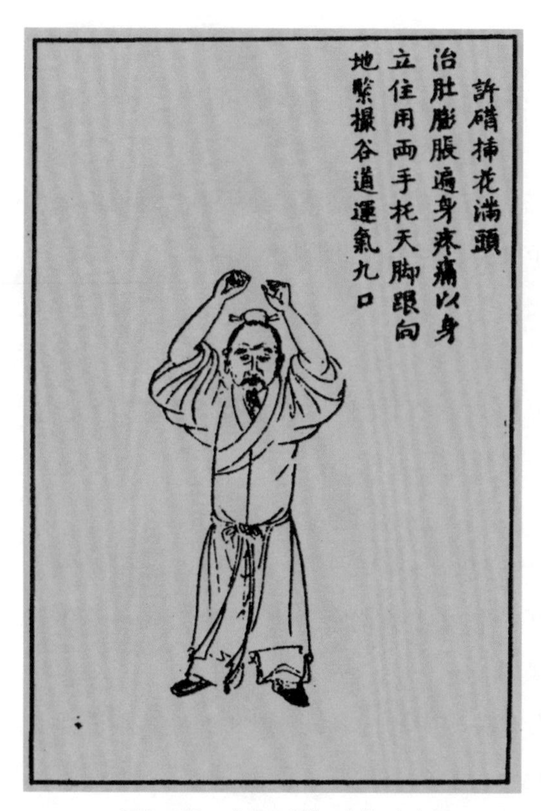

图3－10 《赤凤髓》中的功法图

生思想（图3－10）。周履靖在《赤凤髓·跋》中说，由于自己从小体弱多病，后自学养生导引，得以病愈，于是勤求养生之术。《赤凤髓》3卷，首卷为古人导引吐纳流传之法8种，次卷具体介绍了46式导引功法，第三卷为“华山十二睡功”。古人导引吐纳流传之法八种如《太上玉轴六字诀》《幻真先生服内元气诀》《李真人长生十六字妙诀》《胎息秘要歌诀》《四季养生歌》《去病延年六字法》《八段锦导引法》等很多出自《道藏》，但周履靖只是采用其方法，而不论修仙，体现出将道教炼养术用于世俗的特点。

《益龄单》记载了脏腑养生、养生宜忌、饮食起居养生及食疗养生等方面内容，多是一些具体的方法，如脏腑养生就包含养目法、洗眼方、洗眼吉日、养心法、养肝法、养肺法、养脾法、养肾法、养三焦法、六字治病、养生法等；养生宜忌包含六久、三戒、七禁、十二多、十五伤、十二事、六疾、六余、六宜等格言性的言论，均通俗易懂。

3. 胡文焕

明代钱塘（今浙江杭州）人胡文焕，字德甫，自号全庵、全道人、抱琴居士等，约生活于万历中晚期。他体弱多病，好养生之术，潜心学道。他是著名文人兼收藏家，著述甚丰，曾开设书坊于杭州，刻印书籍计数百种，包括专门论养生的《寿养丛书》，收载前人养生学与自己编撰辑校养生学文献凡34种，计68卷。其中《类修要诀》《香奁润色》《养生食忌》为胡氏本人撰著的养生书籍。

《类修要诀》含上、下2卷及续附1卷，为胡氏收集古人有关省身明性、养生却病的歌诀而成，卷末附有胡氏所作《心丹歌》。其中说："内丹成就能有几，外丹我心亦不喜。"表明了不同于道教修仙的取向。又论"阴阳道理和自然"，即房中之事要顺其自然；"七情俱要得其正"，保持良好的精神情绪等，都针对日常生活而言。

《香奁润色》是我国现存最早的一部妇女美容保健专著。全书分列头发部、面部、瘢痣部、唇齿部等13部，辑录了大量的美容养生方。

《养生食忌》载录五谷、五味、五果、五菜、六畜、诸禽、虫鱼等饮食配伍禁忌，各种有毒的果、兽、禽、鱼辨认方法，及饮食害人、饮食相反等歌诀。

4. 高濂

明代钱塘人高濂，又名士深，字深甫，号瑞南，或作瑞南道士。约生于嘉靖初年，主要生活在万历年间。他是著名的戏曲家、藏书家，又精于养生，著成《遵生八笺》（图3-11），为明代养生学的重要著作，刊行于万历十九年（1591）。

高濂在《遵生八笺·序》中提到自己"少婴羸疾，有忧生之嗟，交游湖海，咨访道术"，因患病经历而留意养生。《遵生八笺》共19卷，按内容分为8类，即《清修妙论笺》《四时调摄笺》《起居安乐笺》《延年却病笺》《燕闲清赏笺》《饮馔服食笺》《灵秘丹药笺》《尘外遐举笺》。内容不仅包括导引气功、丹药食疗、饮食起居等一般养生关注的内容，还包括山川逸游、花鸟鱼虫、琴棋书画、笔墨纸砚、文物鉴赏等与养生相关的生活情趣。其中引录前人著作颇多，有《礼记》《淮南子》等诸子著作，有《黄帝内经》等医学著作，也有许多道教书籍。其中高濂本人亲自撰写的一些文章，体现出追求闲逸的思想倾向。他认为："知恬逸自足者，为得安乐本；审居室安处者，为得安乐窝；保晨昏怡养者，为得安乐法；闲溪山逸游者，为得安乐欢；识三才避忌者，为得安乐戒；严宾朋交接者，为得安乐助。加之内养得术，丹药效灵，耄耋期颐，坐跻上寿，又何难哉。"这些都是日常生活之道。书中收录的行气和导引功法多有配图，如《八段锦导引法图》《八段锦坐功图》《陈希夷左右睡功图》等，便于习练，流行甚广。书中还有《高子三知

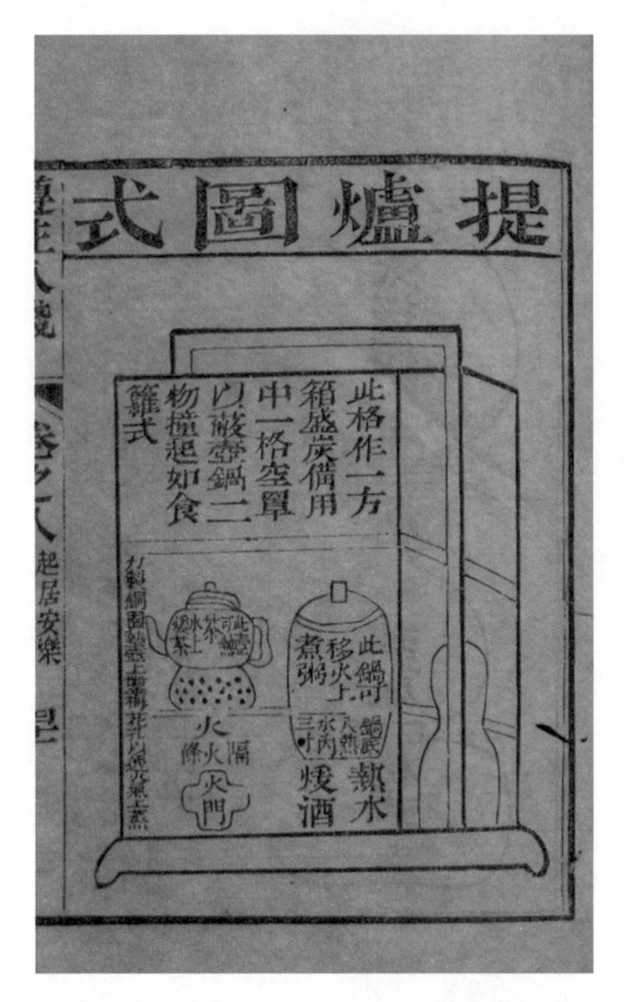

图 3－11 《遵生八笺》中的养生用具提炉图式

延寿论》，为高濂本人所著，“三知”指“色欲当知所戒论”“身心当知所损论”“饮食当知所忌论”，介绍了高濂对房中、身心、饮食的看法。

5. 李渔

明末清初兰溪人李渔（1611—1680），字笠鸿，号笠翁，著名戏曲家。所著《闲情偶寄》中有“颐养部”，是关于养生的专论。此部有 6 个章节：行乐第一，止忧第二，调饮啜第三，节色欲第四，却病第五，疗病第六。从此六者，可以看出李渔关于养生的论点，以顺应适情为主。他说：“兹论养生之法，而以行乐先之。”强调精神愉悦才有利于健康。他列举种种行乐之法，称“行乐之事多端，未可执一而论。如睡有睡之乐，坐有坐之乐，行有行之乐，立有立之乐，饮食有饮食之乐，盥栉有盥栉之乐，即袒裼裸裎、如厕便溺，种种秽亵之事，处之得宜，亦各有其乐”。

李渔又注重睡眠的作用，说“养生之诀，当以善睡居先”，认为养生应该动静相合，白天劳作，夜晚休息，若只劳作而不休息，则是一件很危险的事情。强调勿“有心觅睡，觅睡得睡，其为睡也不甜”，主张尽量放松心情，才能自然入睡。

在饮食方面，李渔又提出不必太拘泥于各种食物本草的说法，认为“生平爱食之物，即可养生，不必再查本草”。当然也要注意饮食有节，忌饥饱失常，“欲调饮食，先匀饥饱。大约饥至七分而得食，斯为酌中之度，先时则早，过时则迟。然七分之饥，亦当予以七分之饱”。

李渔此书的养生思想，带有很强的文人色彩，是明清时期别具特色的养生著作。

6. 闵一得

明清时期丹道修炼在道教中仍然盛行，在清代浙江吴兴（今浙江湖州）就出现了一位著名道士闵一得（1749—1836），号小艮，别号懒云子。他是道教龙门派第十一代传人，在浙江桐柏山学习导引，著有多种内丹著作。其中《古法养生十三则阐微》是专门的养生著作，专论导引。其“古法养生十三则”以传统坐功八段锦为基础增补而成，但其阐微解读时“凡夫龙虎、坎离、卦爻、斤两之说，概不之采”，不用传统的丹道术语，有助于使更多世人理解学习。如说：“古先哲教人修养，而于闭目冥心后，继以舌抵上腭，一意调心者，旨何在乎？舌为心之苗，舌抵上腭，则心之神便随而上注，盖神为气帅，气为血将，如是一作用，则我神已上居夫乾元，其中已具有存想泥丸一段妙用在其间矣。”将传统道教“存想泥丸”的方法作了通俗解说。

养生学术如前所述，从“神仙”思想演变而来，理论上逐渐减少宗教色彩，方法上不断丰富。这一变化过程，以浙江最具典型。这是浙江养生学派的特点。

第二节 外感寒温诸学派

中医内科疾病可分为外感、内伤两大范畴。东汉时张仲景《伤寒杂病论》问世，奠定了以六经论伤寒和以脏腑论杂病的辨证论治体系。由于外感证情多变，后世就“伤寒”的定义有所争议，明清时期分化出温病学派。浙江医家对伤寒学派、温病学派都有许多建树，后来还形成一个融寒温于一体的绍派伤寒。本节主要介绍浙江的伤寒、温病和绍派伤寒。

一、伤寒六经垂范式

张仲景《伤寒杂病论》由于在流传中出现散佚，现存者主要是后世整理的《伤寒论》和《金匮要略》二书。《金匮要略》的内容则以杂病为主。本节主要介绍浙江医家的伤寒学术研究与传承情况。由于张仲景的学术思想具有一定的体系性，也有医家认为伤寒、金匮内容不可分割，故也附列有关金匮的医家医著。

（一）朱肱《南阳活人书》

宋代乌程（今浙江吴兴）人朱肱（1050—1125），北宋医学家，字翼中，别号无求子。其著作《南阳活人书》是浙江伤寒学派首部专著（图 3 - 12）。

朱肱出身于官宦之家，他在元祐三年（1088）中进士，官至奉议郎，故后人亦称“朱奉议”。崇宁元年（1102）因批评朝政被罢官，居于杭州大隐坊，自号大隐翁。大观二年（1108）撰成《南阳活人书》，遣其子朱遗进献

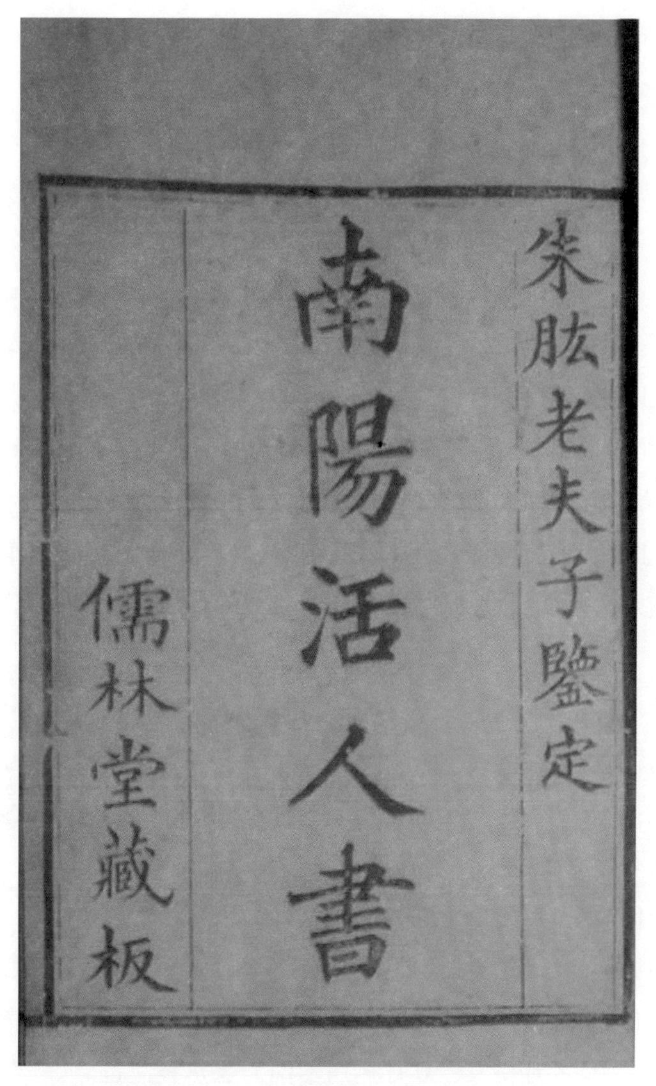
朱肱老夫子鑒定
南陽活人書
儒林堂藏板

图 3－12 《南阳活人书》书影

朝廷。政和四年（1114）宋徽宗大兴医学，召朱肱为医学博士，但次年又因牵连党斗被贬至达州（属今四川）。政和六年（1116），以朝奉郎提点洞霄宫召还。

朱肱《南阳活人书》始作于元祐四年（1089），原书名《无求子伤寒百问》，后更名为《南阳活人书》，政和八年（1118）朱肱重加修订百余处后定本。全书 20 卷，卷 1 至卷 11 为问答体式，共设 110 问。其中卷 1 至卷 2 首论经络、切脉，设 12 问；卷 2 至卷 3 论表里、阴阳，设 18 问；卷 4 至卷 5

论伤寒辨证治则大法，重点是汗法和下法，设6问；卷6至卷7分论伤寒、伤风、热病、中暑、温病、温疟、风温、瘟疫、中湿、湿温、痉病、湿毒及痰证、食积、虚烦、脚气与伤寒的鉴别要点，设28问；卷8至卷11论发热、恶寒、汗、吐、头痛等41种杂证，设46问；卷12至卷15以方类证，辨析《伤寒论》113方主治证候，兼论方药加减法；卷16至卷18论杂方126首，主要采集自《千金要方》《外台秘要》《太平圣惠方》及《金匮要略》等书，以补仲景证多方少之不足；卷19论妇人伤寒；卷20言小儿伤寒及疱疹。

在宋代以前，因医书传抄不易，《伤寒论》流传不广，孙思邈曾经有“江南诸师秘仲景要方不传”之说。北宋时期由于《伤寒论》《金匮玉函经》《金匮要略方论》得到校正医书局校订刊行，并且作为教材应用到医学教育机构中，在医界、学界引起极大重视。研究发挥伤寒学术的著作一时纷出。朱肱著《南阳活人书》，对张仲景《伤寒论》有颇多阐发和补充，受到后世的重视。

伤寒学术研究中，焦点之一是对“伤寒”含义的界定，以及伤寒方药的适用范围问题。朱肱认为，外感通谓“伤寒”，但四时发病不一，需要加以鉴别。他说：“天下之事，名定而实辨，言顺则事成。又况伤寒之名，种种不同。若识其名，纵有差失，功有浅深，效有迟速耳。不得其名，妄加治疗，往往中暑乃作热病治之，反用温药；湿温乃作风温治之。”

以温病为例，朱肱认为其成因有二：一是“春月伤寒”所致，二是“冬伤于寒，轻者夏至以前发者”。但不管是哪一种，治法都应与伤寒有别。他说：“治温病，与冬月伤寒、夏月热病不同，盖热轻故也。”轻者不需用药，如“春秋初末，阳气在里，其病稍轻，纵不用药治之，五六日亦自安”，或只用升麻汤、解肌汤等。又认为夏季外感，当变通应用伤寒方药，“夏月有桂枝麻黄证，不加黄芩辈服之，转助热气，便发黄斑出也”。

对于《伤寒论》的内容，朱肱一方面对条文进行分析归类，以便于理解，如以病统证，将《伤寒论》中论病共性的条文列在一起，又症状分类，把四时六淫（疫病）的病因辨病与六经辨证相结合。他对《伤寒论》的研究不拘泥于经文本身，而是从外感疾病的角度来发挥。为此他提出“仲景证多而药少”的论点，采用了不少后世方剂来弥补方药少的不足。

此外，朱肱用经络来解释《伤寒论》“三阴三阳”，也对后世有较大影响。他赞同韩祇和“伤寒传足不传手”的观点，认为三阴三阳病是足三阴、足三阳六条经脉受病，并以经络学说对发热、恶寒、头痛等多种证候进行了归纳分析。如头痛分为太阳头痛、阳明头痛、少阳头痛、厥阴头痛，唯太阴、少阴两经不行于头，故太阴、少阴无头痛之症。

朱肱《南阳活人书》受到后世不少医家称赏。南宋医家许叔微评价朱肱的《南阳活人书》，是研究《伤寒论》诸书中最要、最备、最易晓、最合宜古代经典的。清代医家徐大椿称《南阳活人书》是宋人研究《伤寒论》诸多著作中第一者，能使人有所执持而易晓，大有功于仲景。

（二）陶华

明代浙江余杭人陶华（1369—1463），字尚文，号节庵。他自幼读儒书，后遇良师，授以秘藏医籍，遂精于医。曾悬壶于杭州，有记载云他非重金聘请不到，治伤寒证常一剂而愈，故有“陶一帖”之称。正统年间曾为官方征用，后引疾归故里。著作《伤寒六书》是由他所撰的6种伤寒著作汇集而成，流行较广，且颇有影响。此外，他著有《伤寒全生集》《痈疽神验秘方》《伤寒点点金书》等。

《伤寒六书》共6卷，包括《伤寒琐言》《伤寒家秘的本》《伤寒刹车槌法》、《伤寒一提金》《伤寒证脉药截江网》《伤寒明理续论》各1卷。除了《伤寒明理续论》是对成无己《伤寒明理论》的补充和阐发之外，其余5种都是陶华研究仲景伤寒学说的心得之作，因成书时间不一，内容有互相重复之处。卷1《伤寒琐言》是陶氏学习研究伤寒的随笔记录；卷2《伤寒家秘的本》重点论述伤寒若干病症以及风温、湿温、风湿等的证治，并有伤寒总论、脉证指法等内容；卷3《伤寒刹车槌法》，论劫病法，制药、解药法，并记载了作者秘验方37首；卷4《伤寒一提金》，为提纲性伤寒启蒙读物；卷5《伤寒截江网》，全称《伤寒证脉药截江网》，介绍伤寒有关辨证识因、区别及用药法则，并论男女伤寒在治疗上的不同；卷6《伤寒明理续论》乃陶氏参考成无己《伤寒明理论》体例和内容，予以补充修改而成。全书对伤寒证候的表里、寒热、阴阳、虚实，以及75个临床常见证候进行了详细论述。同时，陶华对于“伤寒传足不传手论”的观点持激烈批评的态度，认为六经传变不拘足手。

《伤寒全生集》共4卷，主要论述伤寒诸证，包括温热病的病机、诊法、辨证施治等内容。其特点是辨析精详，变通圆活，既阐发仲景要旨，又不为伤寒六经所囿，而于温热病诊治方面尤多发明，甚为外感热病切用之作。

《伤寒全生集》注重论述察舌、验齿、辨斑疹的经验。其卷1和卷2均论述了舌质之湿、滑、燥、涩，舌色之红、黑、青、紫，舌体之肿、强、卷、缩，舌苔之白、黄、灰、黑、无苔、芒刺等变化。这在很大程度上补充了仲景书中略于论舌苔的不足，也开后世温病注重舌苔之先河。书中又把发斑作为外感热病之重要证候，于《伤寒全生集·卷二·辨伤寒发斑例》专篇进行论述。

陶华也主张通行本《伤寒论》存在许多错简、谬误之处，认为并非全书，为此他在应用上有许多创新。其中影响较大同时也争议较大的是他对伤寒用方的变通。他认为伤寒外感病四季均有，但不同季节治病应有区别。《伤寒六书》说：“夫受病之原则同，亦可均谓之伤寒。所发之时既异，治之则不可混也。”强调区分“冬时”与“非冬时”两类伤寒，分别论治。《伤寒六书》说：“盖冬时为正伤寒，天气严凝，风寒猛烈，触冒之者，必宜用辛温散之。其非冬时，亦有恶寒头疼之证，皆宜辛凉之剂通表里，和之则愈矣。若以冬时所用桂枝辛温之药通治之，则杀人多矣。曰：辛凉者何？羌活冲和汤是也。兼能代大青龙汤，为至稳。呜呼，一方可代三方，危险之药如坦夷，其神乎？但庸俗辈所未知也。”他认为羌活冲和汤或加减冲和汤是除冬季“正伤寒”之外的三时常用方，其“一方可代三方”的说法风行一时。叶天士曾对《伤寒全生集》进行评点，后由其曾孙叶肇康刊行，冠名《叶评伤寒全生集》。

陶华《伤寒六书》广为流传，影响深远（图3-13）。徐春甫《古今医统大全》的伤寒部分，大量引用了陶华《伤寒六书》的内容。同时陶华强调不可以辛温方药治疗温病，称“温病发表不与伤寒同……宜辛凉之剂而解之”（《伤寒全生集·卷四·辨温病例》），这对后世温病学说的形成有一定影响。

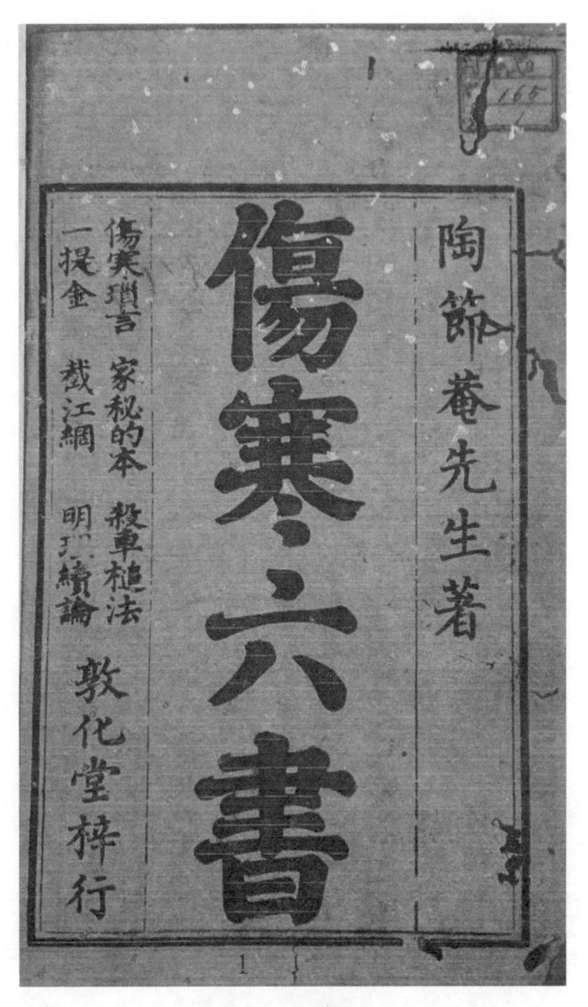

图3－13 陶华《伤寒六书》书影

（三）柯琴

清代慈溪（今浙江余姚）人柯琴（1662—1735），字韵伯，号似峰。早年习举业，但不得志，后弃儒习医。他后来迁居虞山，潜心钻研古典医籍，特别着力于《伤寒论》的研究和注疏。据载他很少为人诊病，在当时医名不扬。但从其著作的内容看，柯琴亦精于临证。

柯琴《伤寒来苏集》包括《伤寒论注》4 卷、《伤寒论翼》2 卷和《伤寒附翼》2 卷。明代方有执提出王叔和所整理的现行本《伤寒论》并非原貌，进行了重订，被称为“错简重订派”；明末清初张遂辰、张志聪等认为不应妄改《伤寒论》，被称为“维护旧论派”。柯琴同样认为，“《伤寒论》一书，经叔和编次，已非仲景之书”，但他不赞成方有执等人的重订以及“三纲鼎立”说，强调要从临证的角度去研究《伤寒论》，后世将他归入“辨证论治派”。

《伤寒来苏集》中的《伤寒论注》成书于康熙八年（1669），共4卷，以按方类证的体例进行编次（图3－14）。卷一“伤寒总论”，将原书中有关伤寒六经分辨阴阳、传变转归和预后的条文汇为总论，每经起首各立总纲一则，如太阳病有“太阳脉证”，阳明病有“阳明脉证”等，阐明各经的提纲证、

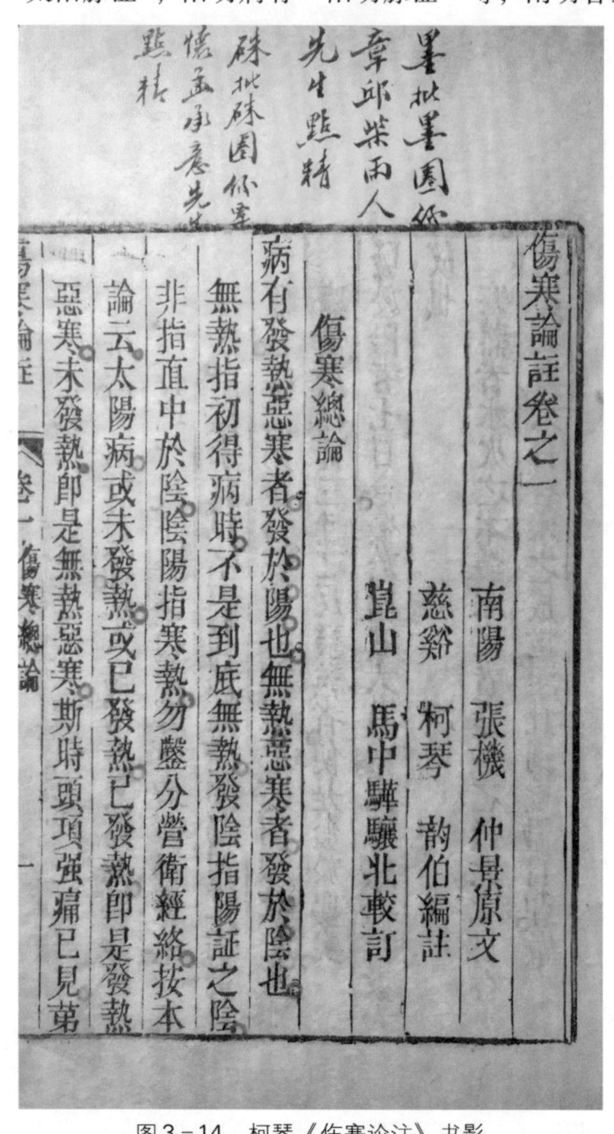
墨批墨圈係章邱柴雨人先生點精

硃批硃圈係塞懷孟承彥先生點精

傷寒論註卷之一

南陽　張機　仲景原文

慈谿　柯琴　韵伯編註

崑山　馬中驊驤北較訂

傷寒總論

病有發熱惡寒者發於陽也無熱惡寒者發於陰也

無熱指初得病時不是到底無熱發陰指陽證之陰非指直中於陰陰陽指寒熱勿鑿分營衛經絡按本論云太陽病或未發熱或已發熱已發熱即是發熱惡寒未發熱即是無熱惡寒斯時頭項強痛已見第

傷寒論註　卷一　傷寒總論　一

图3－14　柯琴《伤寒论注》书影

传变机制、治法大要。其后各卷，则以方证为主体进行编次。如太阳病分桂枝汤证、麻黄汤证、葛根汤证、大青龙汤证、五苓散证、十枣汤证、陷胸汤证、泻心汤证、抵当汤证、火逆诸证、痉湿暑证共11大证类，每一个大证类中又汇列了有关方证，及其变证、坏证、疑似证等，将原书有关条文汇列于方证之下。柯琴实际上也对《伤寒论》进行重编，但并不寻求所谓“原文顺序”，完全是以便于理解的角度来编次。他所采用的归类方法易于掌握，影响较大。

《伤寒来苏集》中的《伤寒论翼》成书于康熙十三年（1674），共2卷，是专论式的著作，收入了柯琴14篇文章，包括《全论大法》《六经正义》《合并启微》《风寒辨惑》《温暑指归》《痉湿异同》《平脉准绳》《太阳病解》《阳明病解》《少阳病解》《太阴病解》《少阴病解》《厥阴病解》《制方大法》。各篇文章中论述了他对有关问题的理解，并阐发仲景立法遣方主要针对病机的奥秘。他提出“六经为百病立法”的观点，指出六经病不仅为外感热病所设，也寓意杂病以及其他各科疾病治法于其中。《伤寒论翼・全论大法》中指出：“伤寒杂病未尝分为两书，凡条中不贯伤寒者，即与杂病同义……仲景已自明其书不独为伤寒设。”

《伤寒论翼》中的《六经正义》将六经喻为“地面”，形象地论述曰：“六经犹列国也。”腰以上为三阳地面：内由心胸，外自巅顶，前至额颅，后自肩背，下及手足，内合膀胱，是太阳地面；内自心胸，至胃及肠，外自头颅，由面及腹，下及手足，是阳明地面；由心至咽，出口颊，上耳目，斜至巅，外主胁，内属胆，是少阳地面。腰以下为三阴地面：自腹由脾及二肠、魄门，是太阴地面；自腹至二肾及膀胱溺道，是足太阴地面；自腹由肝，上膈至心，从胁肋下及于小肠宗筋，是厥阴地面。某一经地面受邪，就出现某一经脉的病证；某一经地面受邪后，犯及另一经地面，或两经或两经以上的地面同时受邪，出现两经或两经以上的脉证，就形成了合病与并病。这种说法颇得后世一些医家赞同。绍派伤寒的俞根初受其影响而提出六经形层之说。

《伤寒论翼》中的《合并启微》提出，伤寒不仅三阳病有合病、并病，三阴病间、三阴病与三阳病之间也普遍存在。柯琴说：“如太阳病而脉反沉，便合少阴；少阴病反发热，便合太阳；阳明脉迟就，即合太阴；太阴脉缓，即合阳明；少阳脉小，是合厥阴；厥阴脉浮，是合少阳。虽无合、并之名，而有合、并之实。……学者当于阴阳两证中，察病势之合与不合，更于三阳三阴中，审其证之并与不并。……若阳与阳合，不合于阴，即是三阳合病。……阴与阴合，不合于阳，即是三阴合病。”这些观点不囿于经文，切合于临床。

《伤寒附翼》撰年不详，分上、下2卷，重点阐述仲景方义。按六经分列，每经之首设总论1节。如“太阳方总论”指出“太阳主表，故立方以发表为主”，“阳明方总论”指出“阳明之病在胃实，当以下为正法矣”等，概述该经制方之大要，然后对各首伤寒方逐一分析组方立意，其中不乏个人体会。如注解桂枝汤云：“愚常以此汤治自汗、盗汗、虚疟、虚痢，随手而愈，因知仲景方可通治百病。”又注解麻黄汤云：“予治冷风哮与风寒湿三气成痹等症，用此辄效，非伤寒一证可拘也。”

（四）沈明宗

清代槜李（今浙江嘉兴）人沈明宗，生卒年月不详，字目南，号秋湄。少攻举子业，后潜心于禅宗，旁通及医典，为清初名医石楷的徒弟。曾客游北京和邗汀（今属江苏），后专攻医术，颇有声名。他对伤寒有深入研究，著有《伤寒六经辨证治法》8卷、《伤寒六经纂注》24卷、《张仲景金匮要略》24卷。

沈明宗的伤寒思想取法于主张错简重订的方有执和喻昌。他说：“因王叔和编次不明……即成无己顺文注释，欠表明白。惟明代方有执《条辨》、喻嘉言《尚论篇》堪破叔和之谬，后学识有所赖。”（《伤寒六经辨证治法》卷1）他的著作参考《尚论篇》的编次，亦以风伤卫、寒伤营、风寒两伤营卫为纲论述太阳病；以太阳阳明、正阳阳明、少阳阳明阐发阳明病；在三阳经之后列合病、并病、坏病。但也有不同于喻嘉言之处。他说：“今余六经篇目，并合过经诸名，仍步嘉言之旧，惟以正治汗吐下次之于前，误治变端次之于后；风寒两伤、误治诸变，逐段拈出。”同时他又主张不受条文编次顺序局限，强调“仲景以风寒阴阳表里虚实，前后互举繁多……须以三阴三阳参照，始得仲景之意”。

沈明宗不仅在太阳篇运用风伤卫、寒伤营、风寒两伤营卫三纲理论，还将其应用于其他病邪，说“张仲景继阐风伤卫、寒伤营为《伤寒论》，而括燥、湿于寒伤营，春夏温热赅于风伤卫”。

沈明宗又认为《金匮要略》原书编次失序，非仲景之意。所以他著《张仲景金匮要略》时，根据内容，整理原文，分类编次，将原书第25篇中的妇人杂病移于妊娠病前，又将第24篇与第25篇合并，改篇为卷成为24卷。各卷中内容与原书顺序相比也有较大变化，“以次章冠首而为序列，次以天时地理，脉证汤法，鱼尾相贯于后，俾条理不紊，而使读者易于学习”，又将原文按病证分列、注解，每段原文先提要概述主要内容，文后则引经溯源作小结，总结各病证定义、病因、病机、治法、方证等。其编次颇便于后人学习。

（五）吴贞

清代归安（今浙江湖州）人吴贞，字坤安，后侨居吴中，清代乾隆至嘉庆年间名医。嘉庆元年（1796）著《伤寒指掌》，刊行于嘉庆十三年（1808）。本书虽然名为“伤寒”，实际上是广义概念，他认为南方当时之伤寒多半属于温热，治法应伤寒有别。《伤寒指掌》一书内容兼论温病，并且推崇叶天士的治案。书中主以六经辨证，统括伤寒、温病。全书主要分为两大部分，有“类伤寒辨”19症及察舌、察目辨证法，以及六经本病和变证、类证。各病证先列古法，主要是伤寒法，依《证治准绳》《医宗金鉴》《伤寒来苏集》等书；后列新法，参照叶桂医案、《温热暑疫全书》等医著方药。书中对一些伤寒争议问题也有自己见解，如认为“伤寒断无日传一经之理”，这是后世注家的误解，他认为“六气之伤人无常，或入于阳，或入于阴……三阳各自受邪，非必从太阳传入也……伤寒非必始太阳而终厥阴，亦非一经止病一日，亦非一经独病相传”，并且认为“大抵今之伤寒，无不兼经而病”（《伤寒指掌》卷1）。故在六经正经病后详列兼病情形。全书伤寒、温病并举，治法详明。

（六）徐彬

清代秀水（今浙江嘉兴）人徐彬，生卒不详，字忠可，著有《伤寒一百十三方发明》《金匮要略论注》《伤寒图说》等书（图3－15）。

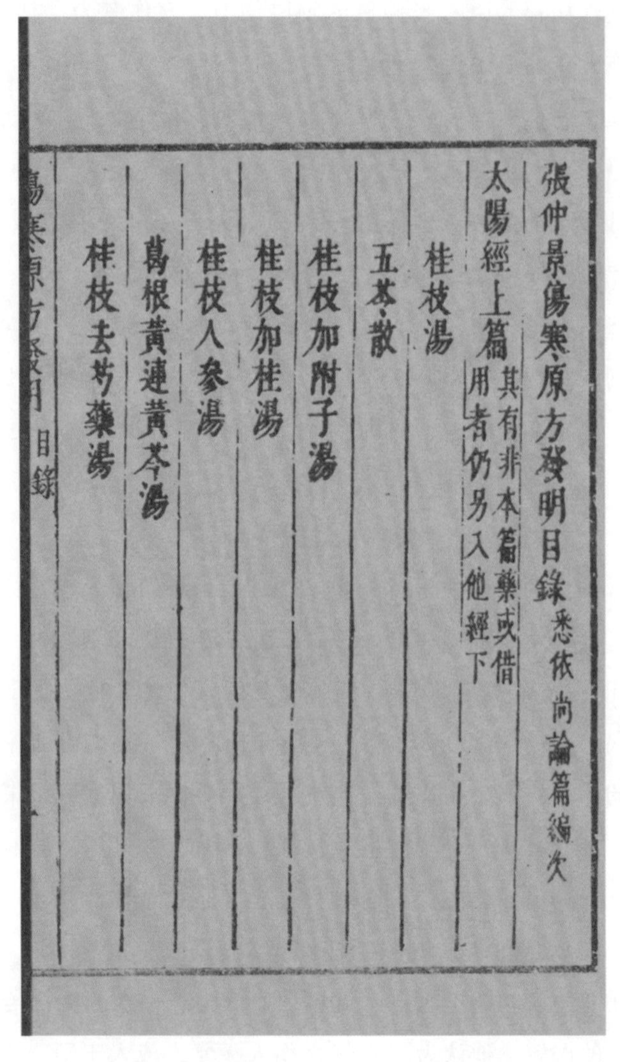
張仲景傷寒原方發明目錄 悉依尚論篇編次

太陽經上篇 其有非本篇藥或借用者仍另入他經下

桂枝湯

五苓散

桂枝加附子湯

桂枝加桂湯

桂枝人參湯

葛根黃連黃芩湯

桂枝去芍藥湯

傷寒原方發明 目錄

图3－15 《伤寒一百十三方发明》书影

《伤寒一百十三方发明》取法于喻嘉言《尚论篇》，称赞喻嘉言整理的《伤寒论》“使后学读之心开目朗，毫无疑义”，但认为“原方一百十三未经比类阐发，能令人从证认方，不能令人从方推测，而通之于百千变证百千方治”（《伤寒一百十三方发明》自序），于是以方为目，将喻嘉言之论选录分注于《伤寒论一百十三方》之下，并有所发挥。

《金匮要略论注》也宗法喻嘉言的观点，但有更多新见，为后世所重视。

全书共25卷，每卷开首既阐明本卷共列论若干、脉证若干条、方剂若干首，然后按明代徐镕本的条文次序进行注释。注释形式上有注、论、眉批3种，互为补充。内容每多引用《黄帝内经》条文，以经解经。如在解释《金匮要略·脏腑经络先后病》篇中将《素问·阴阳应象大论》《素问·六节脏象论》《素问·脉要精微论》《素问·脏气法时论》，以及《灵枢·五神》《灵枢·本神》《灵枢·决气》等部分内容录于注中。同时对后世医家观点也多有采录。徐彬还对《金匮要略》中的附方详加注释，包括对前人不甚重视的《杂疗方》《禽兽鱼虫禁忌并治》和《果实菜谷禁忌并治》3篇也加以注释，对传本进行完整的研究。

此外，元末明初浙江浦江人赵良仁，字以德，著有《金匮方论衍义》，是现存最早的《金匮要略》注本，惜仅存残本。赵良仁另有《丹溪药要或问》，在丹溪学派再作介绍。另外，限于本书体例，钱塘医派中伤寒研究已见前述，别具一格的绍派伤寒另有专节介绍，近代一些名家则将在汇通医派中论述。其实这些医家都属于浙江伤寒学派。由此可见，浙江伤寒学术具有理法研究深入、学术创新性强的特点，总的成就相当突出。

二、温病瘟疫出精义

历代以来，多认为“伤寒”是一切外感病的代称，但也有认为无法包含温热性外感病在内的。争议纷纭之下，遂在明清时分化出温病学派。该派对非传染性的温热病与传染性的瘟疫论治均有颇多发挥，其代表人物有江苏的吴有性、叶桂、吴瑭等人，而浙江也出现了王孟英、章楠等温病名家。此外，浙江医家对瘟疫论治著述颇多。

（一）王士雄

王士雄（1808—1868），字孟英，又字篯龙，号梦隐，自号半痴山人，又号随息居隐士、潜斋，晚号睡乡散人，盐官（今浙江海宁盐官镇）人，生于杭州，卒于秀水。他出身于医学世家，早年丧父家贫，曾以佐理盐务为生。后专研医术，行医于江、浙一带。著有《温热经纬》《霍乱论》《归砚集》《随息居饮食谱》等书。

《温热经纬》5卷（图3－16）全面整理各家关于温病的医论，加以个人的见解，是清代温病学集大成之作。他区分了伏气温病与新感温病，并指出其鉴别要点："伏气温病，自里出表，乃先从血分而后达于气分，故起之初往往舌润而无苔垢，但察其脉软而或弦或微数，口未渴而心烦恶热，即宜投以清解营分之药。迨邪从气分而化，苔始渐布，然后再清其气分可也。伏气重者，初起即舌绛咽干，甚有脉伏肢冷之假象，亟宜大清阴分之邪，继必厚腻黄浊之苔渐生。此伏邪与新邪先后不同处。更有邪伏深沉，不能一齐外出者，虽治之得法，而苔退舌淡之后，逾一二日舌复干绛，苔复黄燥，正如抽蕉剥茧，层出不穷，不比外感温邪，由卫及气，自营而血也。秋月伏暑证，轻浅者邪伏膜原，深沉者亦多如此。苟阅历不多，未必知其曲折乃尔也。"以舌苔的变化论述邪气的浅深，可谓观察细致入微。

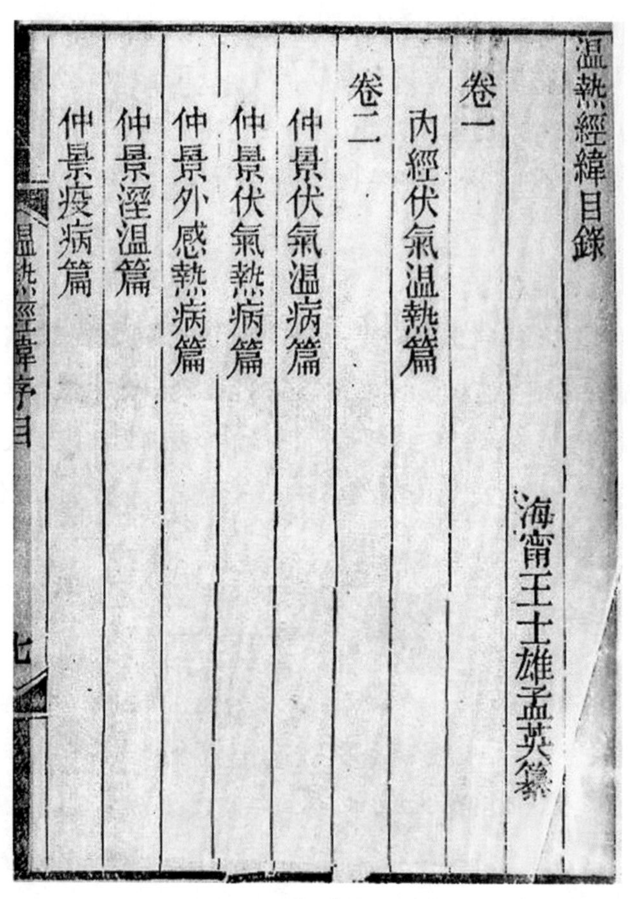
溫熱經緯目錄

海甯王士雄孟英纂

卷一

內經伏氣溫熱篇

卷二

仲景伏氣溫病篇

仲景伏氣熱病篇

仲景外感熱病篇

仲景溼溫篇

仲景疫病篇

溫熱經緯序目　七

图3－16　王士雄《温热经纬》书影

此外，他对温病的顺逆传变提出合理的见解。叶天士在《温热论》中提出“温邪上受，首先犯肺，逆传心包”，逆传的概念有不同的解释，王士雄认为：“盖温邪始从上受，病在卫分，得从外解，则不传矣。……不从外解，必致里结，是由上焦气分以及中下二焦者为顺传；惟包络上居膻中，邪不外解，又不下行，易于袭入，是以内陷营分者为逆传也。然则温病之顺传，天士虽未点出，而细绎其医论，则以邪从气分下行为顺，邪入营分内陷为逆也。”而且提出“苟无其顺，何以为逆?”王氏还阐释了顺传的传变机制：“肺胃大肠一气相通，温热须究三焦，以此一脏二腑为最要。肺开窍于鼻，吸入之邪先犯于肺，肺经不解则传于胃，谓之顺传。不但脏病传腑为顺，而自上及中，顺流而下，其顺也有不待言者。”王氏的顺传逆传阐释对指导温病的临床治疗和判断预后转归有重要的意义。

《霍乱论》成书于 1828 年，对道光时期开始流行的霍乱进行了研究。1862 年王士雄避乱于上海，适逢“霍乱大行，司命者罔知所措，死者实多”，其妻女皆因此丧命，于他重新修订《霍乱论》，因其所居之处名为随息，又名《随息居重订霍乱论》。他将霍乱分为热证和寒证两大类。他说：“余自髫年，即见此证流行，死亡接踵。嗣后留心察勘，凡霍乱盛行，多在夏热亢旱酷暑之年，则其证必剧。……今人蕴湿者多，暑邪易于深伏，迨一朝卒发，渐至阖户沿村，风行似疫，医者不知原委，理中、四逆，随手乱投，殊可叹也!”认为大多数霍乱均从湿热立论，病因是“臭毒”，属于湿浊之类。治疗上提出热霍乱兼湿者用胃苓汤，热甚者用桂苓甘露饮，伤暑霍乱兼厥逆烦躁者用燃照汤，霍乱转筋者用蚕矢汤。倡用胃苓汤、桂苓甘露饮、燃照汤和蚕矢汤等。他认为个别脾胃素虚之人，寒湿内盛，患病才表现为寒湿霍乱，治疗上予以藿香正气散、平胃散或理中汤、四逆汤等。此书被后人誉为“治霍乱最完备之书”。

（二）章楠

浙江会稽（今浙江绍兴）人章楠（图 3-17），字虚谷，约生活于清代嘉庆、道光时期。刻苦钻研，以洞见根源、救正阙失为著书主旨，著有《医门棒喝》（初集）和《伤寒论本旨》（即《医门棒喝》二集）。

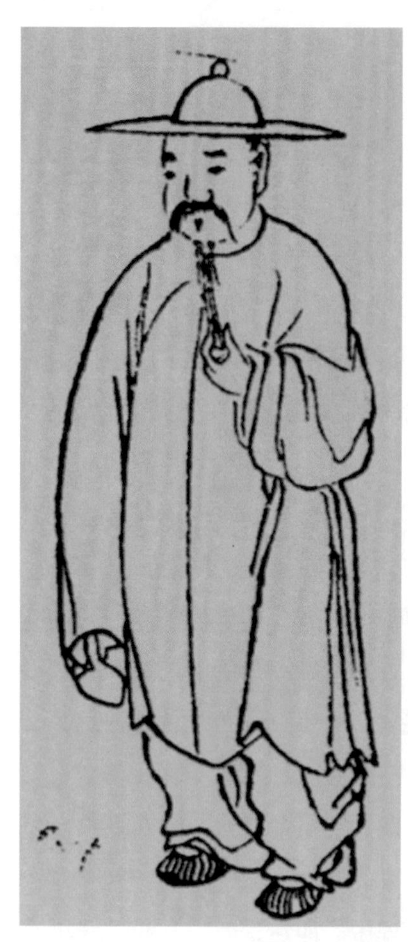

图3－17 《医门棒喝》中的章楠像

章氏认为《伤寒论》中原有论治温热病各条混入“伤寒例”中：“六气为病，源流不同，辨别未清，治难尽善，仲景之论，后人编辑，将伤寒温病，搀混莫辨，自古皆然。”如吴门尤在泾所著《伤寒贯珠集》，将黄芩白虎证列入伤寒正治，实属失察。对此，章氏从致病原因、邪入途径、病变部位、治法等方面对伤寒与温病进行了辨析，他说：“缘伤寒之邪，自表入里，有一分表邪未尽，即有一分恶寒。故虽兼里证，仍当温散，先解其表。若表已解，而邪入胃，寒化为热，仍不恶寒，而反恶热，方用白虎、承气等法，以清其里。是表寒为致病之本，里热为传变之标。若温病，由伏气者，邪自内发，未病时，已郁而成热，一旦触发，势如燎原。故急清里，则表热亦除，是内热为发病之本，表热为传变之标。即或非伏气蕴酿，凡感温热，终是阳邪。故虽阳虚之人，亦须凉药清解，则与伤寒之邪，标本不同，阴阳迥异，岂可稍容牵混哉。”不过，章氏认为《伤寒论》中的温病只论指伏气自内而发的温病，而外感之温热又有不同。另外，伤寒和温病虽然在初起阶段治法迥异，必须辨别清楚，但伤寒传里变为热邪，治法与温病大同。

章楠又认为，明末吴又可创戾气学说，著《瘟疫论》，虽然是一种进步，但吴氏对温病、瘟疫不加区分。他强调：若为暑湿、风湿等证，不可误作瘟疫而用重剂，免成病轻药重之误。在他的著作中将温病分为 5 种，即春温、风温、暑温、湿温和瘟疫。

对于春温，章楠认为是《黄帝内经》中所言“冬伤于寒，春必病温”的伏气温病，对其机制提出邪伏于络之说：“当冬令归藏之候，其邪从经入络，经直络横，气血流传于经，邪伏于络，则不觉也，即《经》所谓邪藏肌肤者耳。”伏邪待春阳鼓动而发，章楠主张实证以轻解内热为治疗大法，虚证总以甘凉滋润方养阴退热，强调不可过投寒凉制其热盛，遏其欲出之势，以免伐伤正气。

对于风温，章楠认为是人感虚风，当温暖之候而成风温。风为诸邪统帅，故风温最为多见。风温论治以理肺气为主，夏令佐凉以救肺，秋冬稍佐温散，肺为皮毛之合，主卫分，风温先伤上焦肺卫，章楠说：“先解卫分之邪，宜薄荷、荆芥、紫苏、杏仁、贝母、葱豉之类。若春初木气为伸，亦可稍加柴胡为使。”

对于暑温，章楠提出分阳暑和阴暑论治。时令热盛，暑偏走于热，人体阳旺为阳暑；季候偏湿，暑偏走于湿，人体阳虚为阴暑，并指出阴暑“是暑而偏于湿者，非同伤寒之阴证也”。对阳暑应以辛凉甘缓法清热救阴；而暑温日久气伤，首推东垣清暑益气汤，推崇“暑病首用辛凉，继用甘寒，再用酸泄酸敛，不必用下”之论。章楠认为，为医者若不识暑必兼湿，见热投凉，易使湿闭热伏，变痢变胀，使病危殆。

对于湿温，章楠认为其病机总由清阳不振，阴邪窃居所致，宜以苦湿芳香法治之，使三焦气化，小便通利。并指出湿温夏秋多见，阳虚多湿之体多夏感暑湿之邪，并同四时杂气相合，往往热为湿遏，湿热胶着，不能宣达。审证选用藿香正气、五苓、消暑丸等。

对于瘟疫，章楠认为瘟疫非是天地间别有之他气，仍离不开六气，乃六气主客流行之时互相克制，或与污秽之气杂合而成。他强调：“瘟疫一证，固非吴又可所创论。《内经》已历历言之，仍不出六气错杂所致。”瘟疫乃六气与秽恶之气混酿而成，其邪深重，非轻药可疗，不可概攻，应禀人体虚实不同，立法论方；亦不可轻病重治，将暑温、风温概作瘟疫，酿成误治之变。

（三）雷丰

雷丰（1833—1888），字松存，号少逸，晚年自号侣菊布衣。雷氏祖籍福建浦城，后徙居浙江衢州（图 3－18）。雷丰精于医学，于 1882 年著成《时病论》。

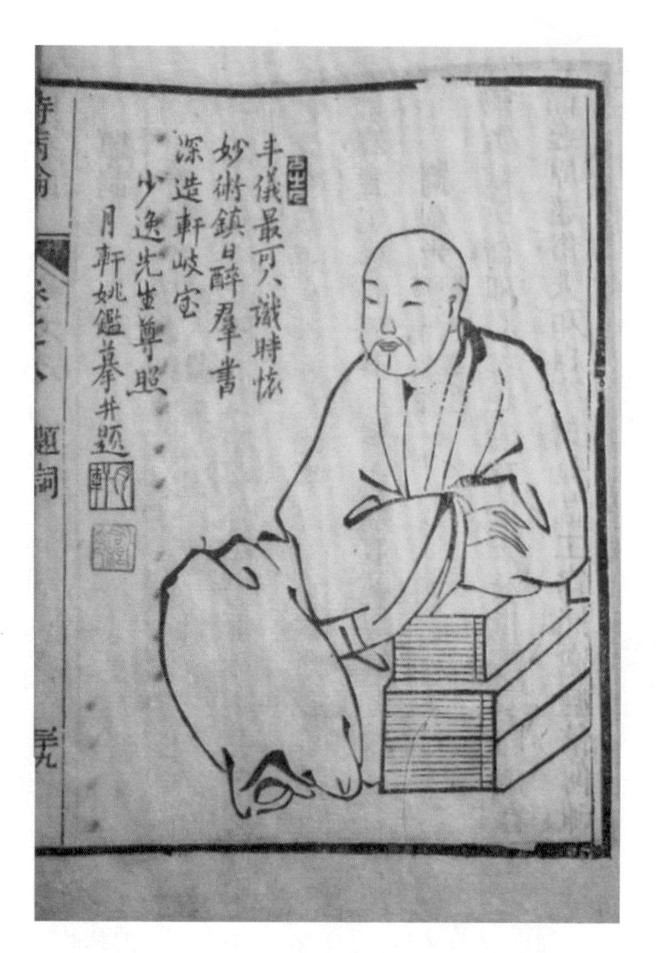

图3－18 《时病论》中的雷丰像

《时病论》将《素问·阴阳应象大论》中“冬伤于寒，春必温病；春伤于风，夏生飧泄；夏伤于暑，秋必痎疟；秋伤于湿，冬生咳嗽”8句经文作为全书的纲领，以四时为主线，各时又分为新感和伏气为病两个部分分别进行详细阐述。其中新感时令病：冬季有伤于寒的伤寒、中寒、冒寒和感受非时之温气而发病的冬温等；春季有伤于风的伤风、冒风、中风和夹邪引起的风寒、风热、风湿和感受非时之气而引起的寒疫等；夏季有伤于暑而发生的中暑、暑风、暑瘵等以及与暑湿、暑热有关的霍乱、痧气、秽浊、疰夏、热病、霉湿等；秋季有伤于湿而发病的中湿、冒湿、湿热、寒湿、湿温和感受秋季燥邪而病的秋燥等。对伏气的理论有较多创新和阐发。

《时病论》对四时之病不立方而立法，创60法，如辛温解表法、清热解毒法、培中泻木法、温润辛金法等。每法之后均从立法依据、治疗主症、药物组成详加解释。如治风温初起，风热新感，冬温袭肺咳嗽用辛凉解表法（薄荷、蝉蜕、前胡、淡豆豉、瓜蒌壳、牛蒡子）。以60法对应60种证型，强调用药灵活。另外于每卷诸法之后载录成方共107首，“悉选于先哲诸书，以补诸法所不及”。

（四）娄杰

清代山阴（今浙江绍兴）人娄杰（1850—1907），字受之。撰有《温病指南》《八段锦坐立功法图诀》。《温病指南》以《温病条辨》为基础，参以他书删繁就简而成。

娄杰认为：“温病之与伤寒，犹水火冰炭之不相入也。世以治温古无专书，袭治伤寒法治之。以温热之病辄投以麻桂辛温之剂，抱薪救火是自焚也。”（《温病指南》序）他强调伤寒与温病发生的时间不同，传变方式不同，详列鉴别要点。又将温病分为风温、温热、暑温、湿温、冬温、温疫和温毒7种，但认为治法只需审查是否兼湿及湿温二者孰多孰少。该书以风温、湿温分上、下两卷。上卷论治风温，涵盖了温热、冬温、温毒和温疫；下卷论治湿温，涵盖温疫、暑温、伏暑。每卷又以三焦分3篇。书后附“温病治法要略”，论述温病的舌诊、伴随症状、复发、用药法等各个方面，强调温病用药，须知转变，不可执定。如治湿温，于面白阳微之人，凉药用至十分六七，即勿再用，恐过凉则阳必伤也。

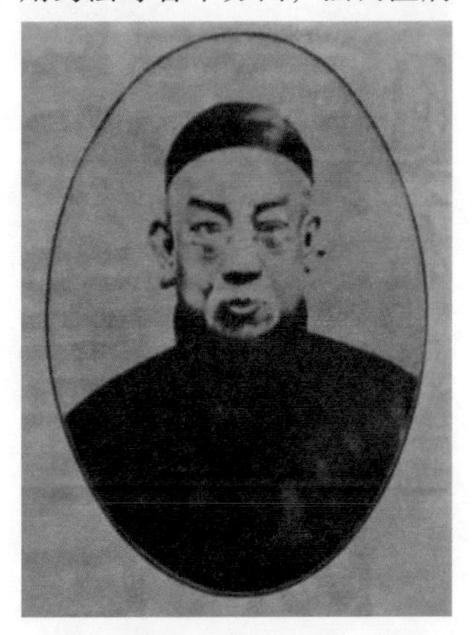
图3－19　何廉臣像

（五）何廉臣

清末民国绍兴医家何廉臣（图3－19）著有《重订广温热论》，注重伏气温病理论。他在《重订广温热论·温热总论》中说：“前哲发明新感温热者，如叶氏香岩之《论温》二十则，陈氏平伯之《风温病篇》，吴氏鞠通之《温病条辨》，张氏凤逵之《治暑全书》，立说非不精详，然皆为新感温暑而设，非为伏气温热而言。”他认为新感温病和伏气温病有很大的不同，“新感温热，邪从上受，必先由气分陷入血分，里症皆表症侵入于内也；伏气温热，邪从里发，必先由血分转出气分，表症皆里症浮越于外也。新感轻而易治，伏气重而难疗，此其大要也”。鉴于此，他在《重订广温热论》中致力于全面阐述伏气温病的理论，将此书作为伏气温病的专著。

何廉臣提出：“伏气有二：伤寒伏气，即春温夏热病也；伤暑伏气，即秋温冬温病也。”他认为伏气温病四时皆有，“风寒暑湿，悉能化火，气血郁蒸，无不生火”。这一认识大大扩展了伏气温病的范畴，符合临床实际，也使伏气温病的分类更为系统。他进一步指出伏气温病的发生机制，“凡伏气温热，皆是伏火。虽其初感受之气，有伤寒、伤暑之不同，而潜伏既久，蕴酿蒸变，逾时而发，无一不同归火化。中医所谓伏火症，即西医所谓内炎症也”。并提出“一因、二纲、四目”的伏气温病辨证体系。一因是指伏火这一共同病因；二纲是指燥火、湿火两大纲领；四目是指兼、夹、复、遗4个子目。何氏认为燥火和湿火是伏气温病中最多的证候，两者绝不可混淆。临床上的伏气温病不可避免会有兼、夹、复发和遗留这4种变化情况。兼证有风、寒、暑、湿、燥、毒、疟、痢8大兼证；夹证有痰水、食滞、气郁、蓄血、脾虚、肾虚、亡血、哮喘、胃痛、疝气10大夹证；复证有劳复、食复、自复和怒复4大复证；遗证，即后遗症有瘥后发肿、瘥后皮肤甲错、瘥后发疮、瘥后发痿、瘥后发蒸等24种遗证。治疗上提出发表、攻里、和解、开透、清凉、温燥、消化、补益等8法，罗列治法方剂全面。

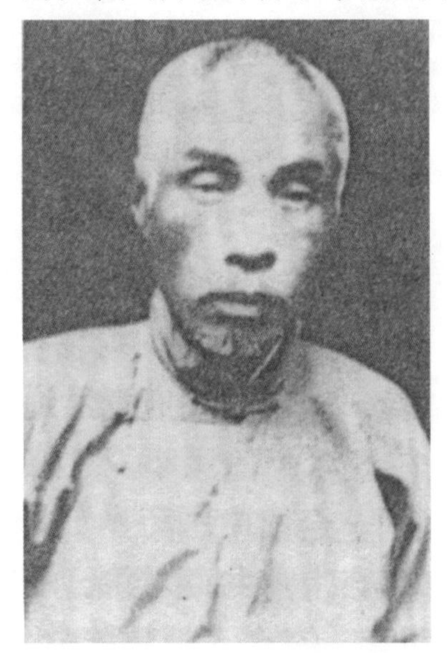
图3－20　曹炳章像

（六）曹炳章

曹炳章（1878—1956），字赤电，浙江鄞县人（图3－20）。在暑病、秋瘟、喉痧等温病急症的治疗上颇有心得，撰有《暑病证治要略》《秋瘟证治要略》《喉痧证治要略》等专著。

在《暑病证治要略》中，曹炳章认为暑为夏令之日气，暑即是热，“并无动静之别，阴阳之分”。他对前人关于湿、热二气相兼为暑之论进行批评，指出暑不一定兼湿，只是“暑与湿固易兼感，且夏季暑兼湿之证最多”。对于阴暑，他认为“如阴暑之类，乃夏月伤冷中寒，本非暑病”，而应该以夏月伤寒命名，才名副其实。他将暑病分为伤暑、中暑、暑湿和伏暑4种类型，其中特别注重对伏暑的发病机理进行阐述。他认为暑邪进入人体后“不即发者，隐伏于膜原三焦，至深秋初冬而发，即名曰伏暑，亦曰‘伏暑类疟’，乃寒热如疟也”。因其潜藏颇深，治疗需要缓图，他说：“凡治伏邪，须优游渐渍，屡汗而解。以邪郁脏腑经络，日久蒙蔽，邪未化而迟迟，理固然也，须款款以待势，庶无正气与邪俱耗之虞。”若伏暑蕴热内闭于肺，其气先通于心肺膻中，火燔烦热，当治以上下分消，方用凉膈散，大便利者，去硝黄加竹叶。若热从包络而发，心烦躁渴，昏瞀痉厥，当治以宣通膻中热气，兼驱伏暑，方用牛黄清心丸，益元散加竹叶、连翘、犀角、鲜生地等清热养阴之品。

《秋瘟证治要略》一书中的“秋瘟”，专指1918年秋所流行的瘟疫。书记载此病于1918年“由甬（宁波）而流至绍（绍兴）”，根据外交部所接各国领事的报告，病情与欧洲、美洲、日本、印度等地的疫情一致，“实最初发生于西班牙，今且蔓延全球，美医遂名曰西班牙流行病”。曹炳章从中医角度论本病，“考其现状，察其受病原因，确为复气秋燥，燥热化火，病所在上焦心肺部分，用药宜辛凉清宣”。他将此病命名为“秋瘟”，提出“审体质、辨唇舌、察脉象、验便溺”4大诊察原则。治疗大法按卫气营血辨证论治，在卫汗之，在气清气热，在入营透热转气，在血分则凉血散血。处方上，曹氏用辛凉清解饮、新加银翘汤、清燥救肺汤及其他辛凉解表、凉营活血方剂。书中又对秋瘟常见症状进行辨证鉴别，并列有卫生预防、隔离消毒等方法。

（七）胡安邦

浙江四明人胡安邦，近代医家。他对温病特别是湿温尤有研究，1935年著《湿温大论》，对湿温证的病因、病机、证候、治法等作了详尽的阐述。

他认为“芳香化浊、苦寒燥湿，为治湿温之不二法门，此法创自吴鞠通，而其学理则渊源于仲景及天士，是为国医治疗湿温之一大进步”。民国时受西医影响，常认为肠伤寒（肠窒扶斯）即湿温。胡安邦指出中西概念不同，“肠窒扶斯之病，遍天下有之，而湿温则多行于江浙一带也”。

书中提出治湿温病的三戒，即“戒辛温发表”“戒妄用滋阴药”“戒妄用温热药”，详列12类湿温要药，包括辛凉解表药、芳香利气药、苦寒燥湿药、轻清甘寒药、下夺逐邪药、淡渗湿热药、养阴生津药、大寒解毒药、温阳补气药、消食化滞药、辛烈燥湿药和攻下瘀血药，又创制了治疗湿温的传世名方辛苦香淡汤（佩兰、藿香、川朴、半夏、黄芩、黄连、枳实、滑石、苡仁）。秦伯未曾对本书评价说：“语多中肯，法合应用，其辛苦香淡汤一方，取辛开苦降芳香淡渗之义，尤具匠心。”

（八）其他瘟疫类著作

浙江为东南温暖之区，人口密集，各种传染病易于暴发。清代至民国涌现了不少专论疫病的中医著作。其中比较多的有两类：一类是针对儿科传染病麻疹的著作；另一类是关于真性霍乱的论治专著。反映出这两类传染病在浙江流行较严重。

麻疹类著作中，以下都较有影响：

清代诸暨人张霞谿，1840年撰成《麻疹阐注》（图3－21）。该书强调麻疹病系“胎原之毒，伏于六腑，感天地邪阳火旺之气自肺脾而出”，为前人治麻疹使用表散之法找到了理论依据，并指出“没后须以养血为主”，弥补了前人治疹忽视善后之缺。

清代《麻科要旨》1卷，作者姓名不详，清咸丰年间太平杏林王昌炽校刊。卷首有天台李国梁序文及诸绅赠言，书中采录沈望桥之《瘖科传要录》，末附天台李焦梧法，及杏林试验方与医案等若干篇。

清代温岭人沈望桥，著有《治麻方书》，秘之枕中。同治年间，天台人赵兰亭，乐善好施，不惜重资，辗转购取，手辑付梓，名之《沈氏麻科》。书中选方110则，附补疹子诸方。

清代归安（今浙江吴兴）人凌德，字嘉六，号蛰庵，辑有《专治麻疹初

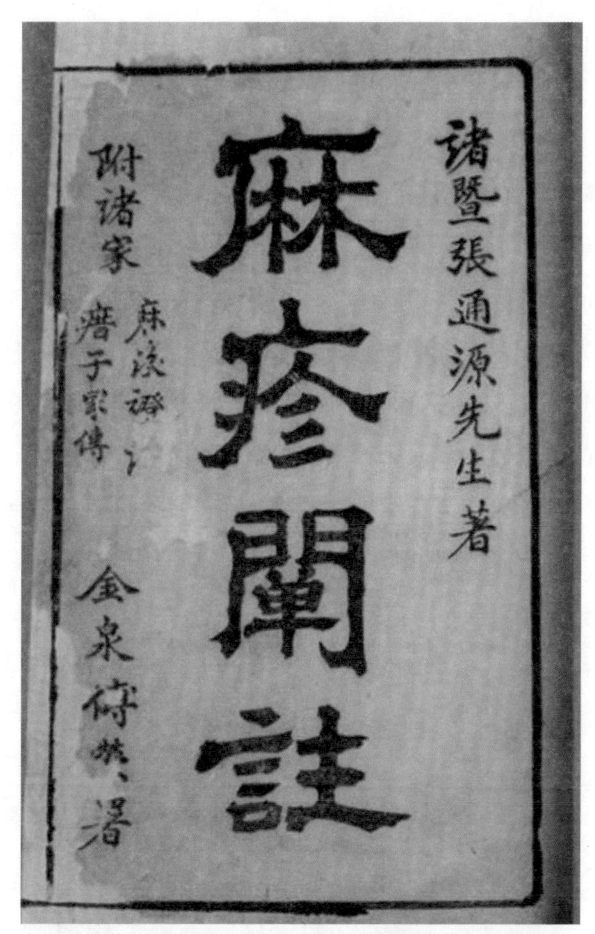

图3－21 《麻疹阐注》书影

编》（1890）。《专治麻疹初编》收录于《三三医书》。张锡纯评价此书：“近阅《专治麻疹初编》，分述古、征今、方论诸编。其述古也，名言鸿论，搜罗无遗；其征今也，辨证审机，洞彻不爽；其方论亦多采之名家，而兼参以心得。麻疹一科，无证无方不备，洵福幼之佳编也。”

清代嵊县（今浙江绍兴）人钱沛，字锦江，增辑《治疹全书》3卷，附编1卷，刊行于咸丰八年（1858）。曹炳章评曰：“是书论辨精确，方诀详明，平时便于观览，临证则多所变通，兹为重刊行世，俾业是者得获益不少。”

清代仙居（今浙江台州）人朱载扬，字克垆，号丹山，时人称为麻仙，著有《麻症集成》，光绪己卯年（1879）王镜澜为梓行。书中指出麻疹治法与痘症大异，宜散不宜发，忌辛热寒凉之药。《中国医学大成总目提要》称其“条辨详明，制方稳妥，皆属屡试屡效”。

清代兰溪（今浙江金华）人吴佩龄，字维鹤，著有《痘麻症歌》，成书于光绪三十三年（1907），手抄本。内容分痘、麻两部分，以歌诀形式记述了痘、麻的辨证论治，包括诊断、治疗、预后。

关于霍乱的著作，除王士雄的《霍乱论》外，还有以下有影响的著作：

清代嘉兴人徐子默著《吊脚痧方论》（图 3－22），成书时间不详，书前有咸丰十年（1860）许道身序。书中所说的“吊脚痧”即指真性霍乱。作者运用伤寒学说的寒邪直中三阴来诠释本病病机，指出“吊脚痧以吐泻为闭”，脾闭则泻，胃闭则吐，中土虚衰则四肢冷，主张用药首在温经通阳。

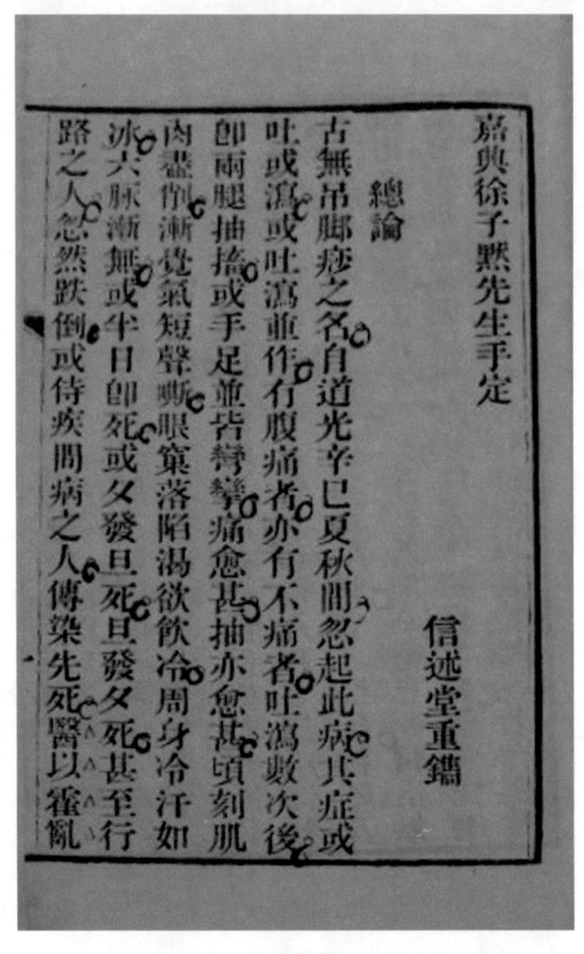
嘉興徐子默先生手定

信述堂重鐫

總論

古無吊脚痧之名自道光辛巳夏秋間忽起此病其症或吐或瀉或吐瀉並作有腹痛者亦有不痛者吐瀉數次後卽兩腿抽搐或手足並皆攣痛愈甚抽亦愈甚頃刻肌肉盡削漸覺氣短聲嘶眼窠落陷渴欲飲冷周身冷汗如冰六脉漸無或半日卽死或夕發旦死旦發夕死甚至行路之人忽然跌倒或侍疾問病之人傳染先死醫以霍亂

图 3－22 《吊脚痧方论》书影

清代杭州人连文冲于光绪二十五年（1899）著《霍乱审证举要》，认为霍乱有阴阳二证，并列表对阴症霍乱、阳症霍乱的证状一一进行鉴别，又对假阳证、假阴证进行论述。热证多采王孟英之方，寒证则用理中、四逆等。

清代温州人陈虬《瘟疫霍乱答问》成书于光绪二十八年（1902），他将真性霍乱命名为“瘟疫霍乱”，创制论治18方，其第一方定乱救急汤，药用白头翁、大青叶、黄连、木通、东引桃根、秦皮、益母草、川黄柏、升麻、槟榔、大黄、吴茱萸、鬼箭羽、马齿苋、绿豆、赤小豆、鲜车前、青大钱。可见他认为本病多为热证，急以凉药治之。

民国余杭人章太炎（1869—1936），名炳麟，著有《猝病新论》，刊于1938年，内容主要论霍乱。章太炎认为霍乱属于寒证，反对热霍乱之说，主张以《伤寒论》霍乱篇及少阴病的理中汤、四逆汤为对证方药。

其他有关传染病的著作尚多。如清代瑞安人陈葆善，字栗庵，著有《湫漻斋医学丛书》，中有《白喉条辨》1卷，又名《瑞安陈氏白喉条辨》，刊于光绪十三年（1887）。陈氏原撰有《白喉订正论》1卷，未刊行，后删其繁而成此书。陈氏对白喉的治疗能汇集诸家之长，参酌个人的经验予以补充发挥，内容系统完整。

民国时绍兴医学会著《湿温时疫治疗法》，成书于1913年。序言中说，1912年时疫流行，医学会派人到杭州调查，据称城中死于疫症者近万人，经调查病状，指出此病属于西医所说的传染病肠伤寒，中医名为“湿温时疫”。该会同人共同研究，编成此书，分病名、病因、病状、卫生4章，论述了急性、慢性两种情况，选录应验135方。

温病学术兴起于江浙，浙江与江苏吴门相比，显得更注重理论的系统性与完备性。王士雄、雷丰、章楠、何廉臣等都很注重从《黄帝内经》中寻根溯源，并注意兼容和发扬传统“伏气”温病理论。对瘟疫的论治，则能与时俱进，结合近代病源知识分析论证。

三、绍派六经统寒温

“绍派伤寒”一词出自绍兴医家何秀山为俞根初《通俗伤寒论》所作的序言。其云：“吾绍伤寒有专科，名曰绍派。”不过他并没有指出哪些人属于绍派伤寒医家。现代研究者常将绍兴籍医家对于伤寒学术有贡献者纳入该派，认为代表医家有张景岳、俞根初、任沨波、何秀山、何廉臣、章楠、陶晓兰、邵兰荪、傅再扬、胡宝书等，并以张景岳为绍派伤寒之开山鼻祖，以俞根初为集大成者。

（一）张介宾

张介宾，字景岳，明末绍兴会稽人。其生平前面已有介绍。他没有关于伤寒的专著，但《景岳全书》中有《伤寒典》专篇，系统论述外感病。他指出热病皆伤寒之类，认为伤寒为外感百病之总名，将“温病暑病”归于伤寒名下。在“阴证阳证辨九”中指出伤寒须辨阴证阳证，阳证宜凉宜泻，阴证宜补宜温；并在“论虚邪治法”“补中亦能散表”“伤寒无补法辨”中否定伤寒无补法。这些思想带有寒温统一的特点。徐荣斋在《“绍派伤寒”略述》中指出：“绍兴述伤寒而能法古宜今，并足以继仲景而昭来兹者，当推会稽景岳。”

在张介宾的时代尚未出现明确的温病学说，当时寒温合论也较常见。张介宾的这些观点，尚未体现出特殊的影响。

（二）俞根初

俞根初（1734—1799），名肇源，世居山阴陶里村（今绍兴市）。俞氏为兄弟中排行第三，人称俞三先生。俞氏出身世医家庭，自幼耳濡目染，弱冠即通内经、难经，而于伤寒一门研究尤深，治病每每应手奏效，屡起重笃，而名噪乡里。他著《通俗伤寒论》（图 3－23），将伤寒、温病、温疫等外感热病融为一炉，特别提出“六经钤百病”之说，使人耳目一新。

《通俗伤寒论》开篇提出“伤寒，外感百病之总名也”，将外感病通称为“伤寒”，书名《通俗伤寒论》，意为从俗，实则不是专论寒邪，而是纵论四时感证，即广义伤寒，包括了四时感证外感百病。该书对六经的理解提出“伤寒形层”说，俞根初称：“太阳经主皮毛，阳明经主肌肉，少阳经主腠理，太阴经主肢末，厥阴经主筋膜。太阳内部主胸中，少阳内部主膈中，阳明内部主脘中，太阴内部主大腹，少阴内部主小腹，厥阴内部主少腹。”将六

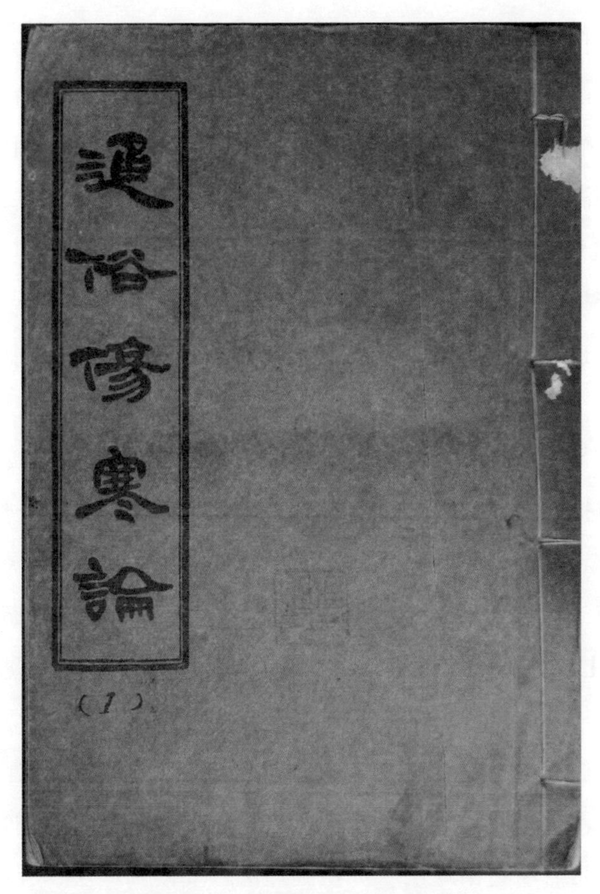

图3-23 《通俗伤寒论》书影

经外与六种组织结构相链接，内与胸腹上下部位相链接。在六经形层的基础上，俞氏提出了蕴含仲景六经与部分脏腑辨证在内的六经分证，每一经病证均分“标证”“本证”“中见证”与“兼证”，丰富和发展了仲景六经辨证体系。

俞根初的学术思想中带有鲜明的地域色彩。他认为江南不似北方气候较为寒冷干燥，仲景之论治详于寒而略于温，所制方剂未必尽能适用于江南地域之感证，但六经之法仍可变通应用。故俞氏在“六经总诀”一节中提出“以六经钤百病，为确定之总诀；以三焦赅疫证，为变通之捷诀”的明确主张，把六经与三焦结合起来，认为病在躯壳，当分六经形层；病在内脏，当辨三焦部位。由此建立了集伤寒、温病于一体的六经三焦并重的辨证论治体系。何廉臣评价说：“廉臣细参吴氏《条辨》峙立三焦，远不逮俞氏发明六经之精详，包括三焦而一无遗憾。”

治法上，俞氏宗仲景立汗、和、下、清、温、补六经正治六法，每一大法下针对具体病情立若干细法。如补法中有滋阴清热法、滋阴润燥法、滋阴熄风法、滋阴濡络法、滋阴潜阳法等，并由六法衍化出 101 方，其中自创者 68 方，其所选所创之方，方方有法。俞氏在论发汗剂苏羌达表汤时，还结合绍兴地域特点指出：“浙绍卑湿，凡伤寒恒多挟湿，故予于辛温中佐以淡渗者，防其停湿也。湖南高燥，凡伤寒最易化燥，仲景于辛温中佐以甘润者，防其化燥也。辛温发汗法虽同，而佐使之法则异，治正伤寒证，每用以代麻桂二汤，辄效。”所以其结合方土，重视治湿，治伤寒多佐淡渗利湿之品。他还有许多自拟方药，《通俗伤寒论》中收录了 101 方俞氏经验良方（后何廉臣、曹炳章、徐荣斋等增补为 114 首），精准实用，用药轻灵，喜用鲜药，如五汁一枝煎（鲜生地黄汁、鲜茅根汁、鲜生藕汁、鲜淡竹沥、鲜生姜汁、紫苏旁枝），七鲜育阴汤（鲜生地黄、鲜石斛、鲜茅根、鲜稻穗、鲜鸭梨汁、鲜蔗汁、鲜枇杷叶）等。

此外，俞氏非常重视疾病的调养，认为瘥后需要调和饮食以顺应四时，对于疾病应当治养并重。《通俗伤寒论》最后一章中专门列调理诸法，包括病中调理法、瘥后药物调理法、食物调理法、气候调理法、起居调理法 5 个方面。

（三）何秀山

何秀山是与俞根初同时代的绍派伤寒名家，对《伤寒论》有很高的造诣，亦为治疗外感时病的高手。何秀山常与俞根初切磋医技，《通俗伤寒论》手稿就是由俞根初赠送给何秀山的。何秀山首先在《通俗伤寒论》的三卷抄本上进行系统研究，每条每段各加按语，或作阐发，或作补正，使俞氏《通俗伤寒论》的医学理论、主张更趋明晰。

何秀山认为：“时代不同，南北异辙，其大端也。且也受病有浅深，气体有强弱，天质有阴阳，性情有刚柔，筋骨有坚脆，肢体有劳逸，年力有老少，风俗有习惯，奉养有膏粱藜藿之殊，心境有忧劳和乐之别，医必详辨其时、其地、其人之种种不同，而后对证发药。一病一方，方方合法，法法遵古，医能是，是亦足以对病人而无愧矣。”他非常赞同俞根初的主张，将六经与三焦联系起来，作为热病知常达变的诀窍，他指出：“病变无常，不出六经之外。《伤寒论》之六经，乃百病之六经，非伤寒所独也。惟疫邪分布弃斥，无复六经可辨，故喻嘉言创立三焦以施治。上焦升逐，中焦疏逐，下焦决逐，而无不注重解毒，确得治疫之要。”此外，何秀山佩服“四张”（张仲景、张子和、张景岳、张路玉），临证常在仲景《伤寒论》的基础上，根据疾病兼证、夹证、变证、坏证之不同兼采各家治法作变通，“凡遇纯实证，每参以张子和法；纯虚证，每参以张景岳法；实中夹虚证，虚中夹实证，每参以张石顽法。庶几博采众法，法法不离古人，而实未尝执古人之成法也”。

（四）何廉臣

何廉臣（1861—1929），名炳元，别字印岩，浙江绍兴人，为何秀山之孙，出身于世医家庭，从小耳濡目染，两次乡试失利后弃儒习医。他著作甚丰，对伤寒、温病都有较深刻见解。

何廉臣在祖父何秀山的基础上给《通俗伤寒论》逐条勘证，变化《伤寒论》之成法，并加以发挥，使该书内容从 3 卷扩充到 12 卷，命名为《增订通俗伤寒论》（图 3 - 24）。此书在俞氏六经方药的基础上，发展为治疗温热病八法，即发表法、和解法、攻里法、开透法、清凉法、温燥法、消化法、补益法，可以说是“绍派伤寒”理论的第一次集大成。他早年曾到苏州实地考察，经过多年的临证实践，感到叶天士学说亦有不妥之处，因而肯定俞根初的观点，主张以六经辨治热病，商榷卫气营血学说，熔伤寒、温病于一炉，认为：“定六经以治百病，乃古来历圣相传之定法；从三焦以治时证，为后贤别开生面之活法。”何氏祖孙俩对该书的补充和发挥，完善了绍派伤寒的寒温融合学术思想。

何廉臣在《增订通俗伤寒论》中说：“吾绍地居卑湿，天时温暖，人多喜饮茶酒，恣食瓜果。素禀阳旺者，胃湿恒多；素体阴盛者，脾湿亦不少。一逢夏秋之间，日间受暑，夜间贪凉，故人病伤寒兼湿为独多。”所以辨治重视湿邪与伏气，用药喜芳淡清透，善用滑石，寒热互拌，升降同调。

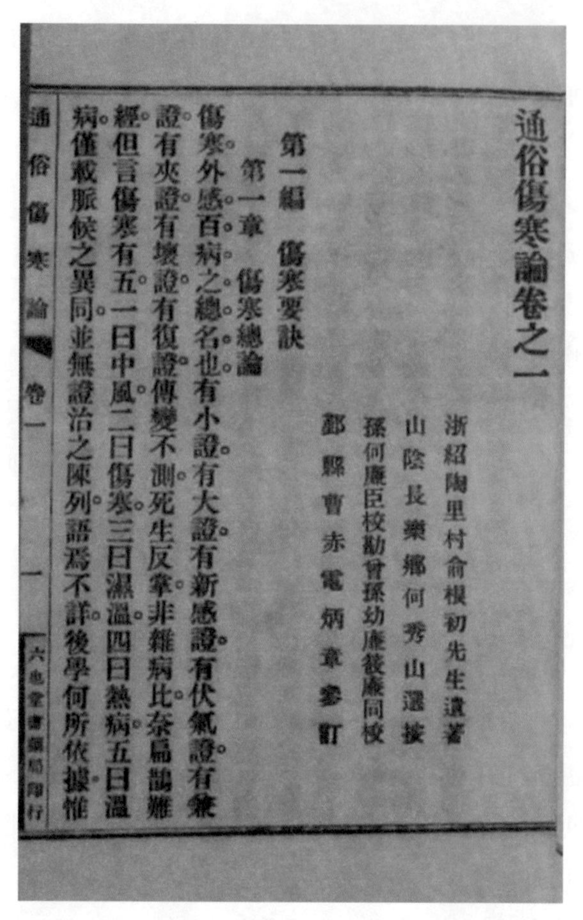

通俗傷寒論卷之一

浙紹陶里村俞根初先生遺著
山陰長樂鄉何秀山選按
孫何廉臣校勘曾孫幼廉筱廉同校
鄞縣曹赤電炳章參訂

第一編 傷寒要訣

第一章 傷寒總論

傷寒。外感。百病。之總名也。有小證。有大證。有新感證。有伏氣證。有兼證。有夾證。有壞證。有復證。傳變不測。死生反掌。非雜病比。奈扁鵲難經。但言傷寒有五。一曰中風。二曰傷寒。三曰濕溫。四曰熱病。五曰溫病。僅載脈候之異同。並無證治之陳列。語焉不詳。後學何所依據。惟

通俗傷寒論 卷一 一

六也堂書局印行

图3-24 何秀山、何廉臣等《增订通俗伤寒论》

（五）邵兰荪

邵兰荪（1864—1922），名国香，尝受业于清名医王馥原门下，深得其传。他悉心研究《黄帝内经》《难经》《伤寒杂病论》等经典著作，又推崇叶天士《临证指南医案》及程钟龄《医学心悟》，并将其融汇于绍派伤寒的学术思想之中，对暑湿时感、虚劳、妇科疾病的诊治颇具心得，临床用药轻灵，善于化湿，喜用鲜药，为著名临床实践家，为绍派理论提供了丰富的实践素材。

（六）胡宝书

胡宝书（1869—1933），名玉涵，讳治安，宝书为其字，浙江绍兴人。

他尊崇张仲景《伤寒杂病论》，旁参叶桂、薛雪、吴塘、王孟英、雷丰等温病大家医学思想，对伤寒时病颇有研究，著《伤寒十八方》《新药性赋》《湿温篇》。胡氏主张寒温统一，谓："鞠通香岩之法，香岩本仲悬之经，经验积累，步步深化，创察舌、辨苔、验齿、视斑以充实四诊内容，立六经、卫气营血、三焦分证以扩展八纲范围"，"若能将诸论融贯通，熔外感热病于一炉，对辨治江南的外感热病益处甚多"。他提出了"竖读伤寒、横看温病"的主张，以六经融会三焦，将六经辨征、卫气营血辨证、三焦辨证有机结合起来，充实了"绍派伤寒"的内涵。另外，他还指出，"南方无真伤寒，多系温病，而吾绍地处卑湿，纯粹之温热亦少见，多类湿邪为患"，认为江南气候温热，地处卑湿，不但真伤寒少见，连纯粹之温热病亦不多见，所致外感多夹湿邪为患，治病应因地因时因人而施，对治湿尤有心得，主张"治湿先须治气，气化则湿自化"，其治疗湿热证以"宣、运、导"三法为主，参以透湿达邪之法。

（七）徐荣斋

徐荣斋（1911—1982），字国椿，晚年自号三补老人，浙江绍兴人。师从越中名医杨质安，又问业于曹炳章，20 世纪 50 年代末任教于浙江中医学院。著有《妇科知要》《内经精要汇编》《读书教学与临证》，校点《医宗必读》等。

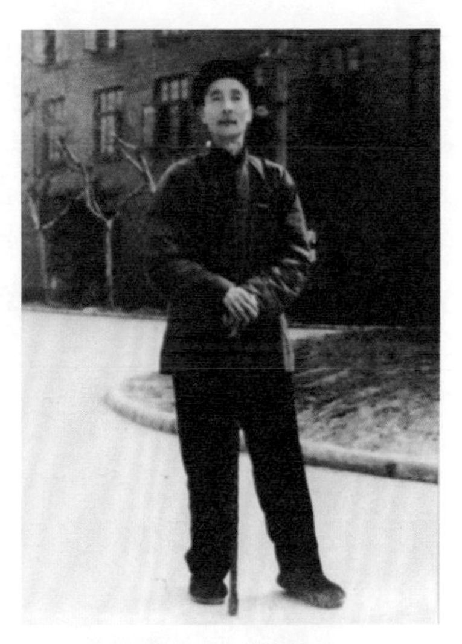
图 3－25　徐荣斋像

徐氏在曹炳章先生的指导下，对《通俗伤寒论》12 卷本进行重订，名为《重订通俗伤寒论》。该书分为 4 编，第一编为"伤寒要诀"，主要介绍俞氏六经、六经证候、六经证候传变规律、六经治法和六经方药，系统构建了俞根初六经辨证思想，为后文以六经统论四时感证奠定了理论基础；第二编为"病理诊断"，主要介绍俞氏表、里、寒、热、气、血、虚、实八纲证治，诊察脉舌的要诀及病理诊断的方法；第三编为"证治各论"，以太阳伤寒为纲，以六经证治为本，系统介绍了寒邪兼挟外感内伤邪气所致的“本证”“兼证”“夹证”“坏证”和“复证”的证治；第四编为“调理诸法”，主要介绍四时感证后期的药物、食物、气候、情欲和起居调理方法，其条理清晰，内容精当，更适合于学术研究及临床。重订中徐氏不调整结构，而增删内容都从临证实用出发，突出实用性，不仅作提要，使读者易于领会要点，还对原书作了大量阐发、补充、辨误，如第五章“伤寒诊法”中补充了“补察耳鼻法”“补察呼吸法”“补问大便法”“补察旧方的意义”等。在重订中他还常结合各家论述和近现代说法，如在“小伤寒”一节中他将其归为普通感冒，“此所谓‘小伤寒’，其实就是普通感冒症。既然身不发热，似乎不能被称作伤寒。不过，摆在眼前的虽是‘小病’，但也可能发展到‘大病’，所以何廉臣先生在《全国名医验案类编》中曾提出：‘冒风，即鼻伤风也，病人每视为微疾，多不服药，不避风寒，不慎饮食，必至咳逆痰多，胸闷胃钝，或身发热，而成肺病。’防患未然，提高警惕，是作者引起人们重视‘普通感冒’的一个提示。因而把它称作‘小伤寒’”。徐氏对《通俗伤寒论》的重订扩大了“绍派伤寒”思想在学术界的影响。

此外，绍派伤寒还有许多医家，如世居绍兴的清代医家周伯度，他学宗仲景，参叶天士、徐洄溪、尤在泾三家著就《六气感症要义》，指出“伤寒之方，多可施于六气，六气之病，亦可统于伤寒”；清代的张畹香治伤寒以柯韵伯的《伤寒来苏集》为基础，参以叶天士、戴麟郊之说，著《暑温医旨》，对诊疗伤寒、温病极有经验。

第三节 内科综合医派

一些医家以独具特色的医学思想，影响到当时医药学的方方面面，尤其体现在最具综合性的内科证治中。古代的永嘉医派、丹溪学派和温补学派都是以内科为主，医学学术涉及多个方面的综合性医派。而晚清西医传入之后，注重从理论到临床探讨中西医汇通也形成一时风气，学界中有汇通医派之称，浙江此类名家亦多。故本节介绍此4个学派。

一、永嘉三因易简传

"永嘉医派"是南宋时期由永嘉（今浙江温州）一批具有学术渊源的医家组成的一个学派，以陈无择为首，其弟子王硕、孙志宁、施发、卢祖常、王暐为骨干，以《三因极一病证方论》为理论基石，并围绕《易简方》的编著、增修、校正、评述开展了一系列学术争鸣。

（一）陈言

陈言（1131—1189），字无择，南宋青田（今浙江青田）人。主要著作有《三因极一病证方论》（图3-26）。

《三因极一病证方论》首先在病因理论上有所创新。陈无择的三因说源自《黄帝内经》和《金匮要略》，并有发展和创新。《黄帝内经》已有内因、外因的划分，但没有不内外因的说法。《金匮要略》说："千般灾难，不越三条：一者经络受邪，入脏腑，为内所因也；二者四肢九窍，血脉相传，壅塞不通，为外皮肤所中也；三者房室、金刃、虫兽所伤。"以外邪内侵脏腑为

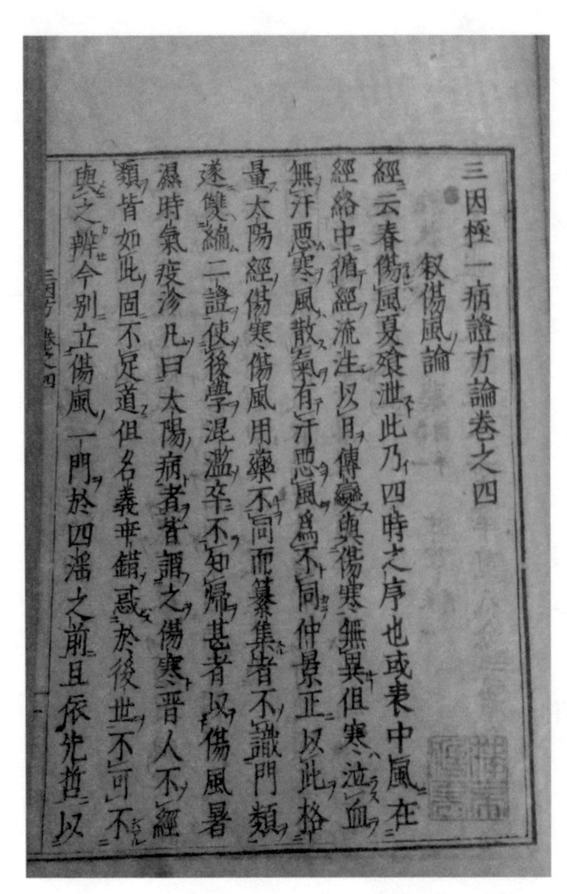
三因極一病證方論卷之四
敘傷風論
經云春傷風夏飱泄此乃四時之序也或表中風在經絡中循經流注以日傳變與傷寒無異但寒泣血無汗惡寒風散氣有汗惡風爲不同仲景正以此格量太陽經傷寒傷風用藥不同而纂集者不識門類遂雙編二證使後學混濫卒不知歸甚者以傷風暑濕時氣疫疹凡曰太陽病者皆謂之傷寒晉人不經類皆如此固不足道但名義乖錯惑於後世不可不與之辨今別立傷風一門於四淫之前且依先哲以
三因方 卷之四

图3－26　和刻本《三因极一病证方论》书影

内因，以邪气停留皮肤经络浅表部位而不深入脏腑为外因，没有提到七情内因。陈无择则以六淫病邪从外来侵者为外因，七情太过、内脏郁发者为内因，不由外邪或情志变化而病者为不内外因。他说：“六淫，天之常气，冒之则先自经络流入，内会于脏腑，为外所因；七情，人之常情，动之则先自脏腑郁发，外见于肢体，为内所因；其如饮食饥饱，叫呼伤气，尽神度量，疲极筋力，阴阳违逆，乃至虎狼毒虫、金疮踒折、疰忤附着、畏压溺等，有悖常理，为不内外因。”这种三因分类法把致病条件和致病途径相结合，有利于辨证求因，审因论治，如陈无择所言：“如欲救疗，就中寻其类例，别其三因，或内外兼并，淫情交错，推其深浅，继其所因为病源，然后配合诸证，随因施治药石针艾，无施不可。”

陈无择将“内伤七情”作为“内所因”，是一大创见。他将七情致病的病机关键归纳为脏腑所伤、气机失调。《三因极一病证方论·七气叙论》云：“夫五脏六腑，阴阳升降，非气不生。神静则宁，情动则乱，故有喜怒忧思悲恐惊，七者不同，各随本脏所生所伤而为病……虽七诊自殊，无逾于气。”《黄帝内经》虽有“百病生于气”之说，但陈无择指出：“古论有寒热忧恚而无思悲恐惊，似不伦不类，于理未然。”他认为，在实践中更需注重调理情志对气的影响。他在“七气证治”中，以七气汤“治脏腑神气不守正位，为喜怒忧思悲恐惊忤郁不行，逐聚涎饮，结积坚牢，有如痞块，心腹绞痛，不能饮食，时发时止，发则欲死”，又以大七气汤治七情为病之实证，“喜怒不节，忧思兼并，多生悲恐，或进震惊，致脏气不平，憎寒发热，心腹胀满，傍冲两胁，上塞咽喉，有如炙脔，吐咽不下，皆七气所生”。这些观点使七情学说更趋完善，也使病因学说更趋成熟。

《三因极一病证方论》另一受到后世医家重视的是书中的十六首司天方，这是陈言根据各年运气的不同特点和所主病证所开出的处方。“五运时气民病证治”篇，分别五运的太过不及，拟议处方如下：

六壬年——岁木太过——苓术汤；六丁年——岁木不及——苁蓉牛膝汤；

六戊年——岁火太过——麦门冬汤；六癸年——岁火不及——黄芪茯神汤；

六甲年——岁土太过——附子山茱萸汤；六己年——岁土不及——白术厚朴汤；

六庚年——岁金太过——牛膝木瓜汤；六乙年——岁金不及——紫菀汤；

六丙年——岁水太过——川连茯苓汤；六辛年——岁水不及——五味子汤。

又在“六气时行民病证治”中按六气司天拟订6张处方如下：

辰戌年——太阳寒水司天——静顺汤；卯酉年——阳明燥金司天——审平汤；

寅申年——少阳相火司天——升明汤；丑未年——太阴湿土司天——备化汤；

子午年——少阴君火司天——正阳汤；巳亥年——厥阴风木司天——敷和汤。

各方按六步六气不同季节需有所加减。

从《圣济总录》的六十年运气图到陈言的运气十六方，是当时对五运六气学说实际应用的新探索。其用意在于为一般医家提供针对不同运气特点遣方用药的思路，关键在于医者灵活把握。

《四库全书总目提要》评述《三因极一病证方论》一书称：“每类有论有方，文辞典雅而理致简赅，非他家俚鄙冗杂之比。”

（二）王硕

王硕，字德肤，生平不详，曾任承节郎、监临安府富阳县酒税务。他是陈无择的弟子，著《易简方》（图 3－27）。其书极简，有“㕮咀生药料三十品性治”，载录人参、甘草、附子等 30 味药物；“增损饮子药三十方纲目”，载 30 首汤方及附方 100 首；“市肆丸子药一十方纲目”，载 10 种成药。所选方剂务求常用，并且多为急病所用，且是“一剂而可以外候兼用者”，均加以详注说明。其方剂大部分出自《三因极一病证方论》。30 味药物本身也介绍了单方用法，如白术“治中寒湿，口噤不知人者，用酒煎，连进数服”等。

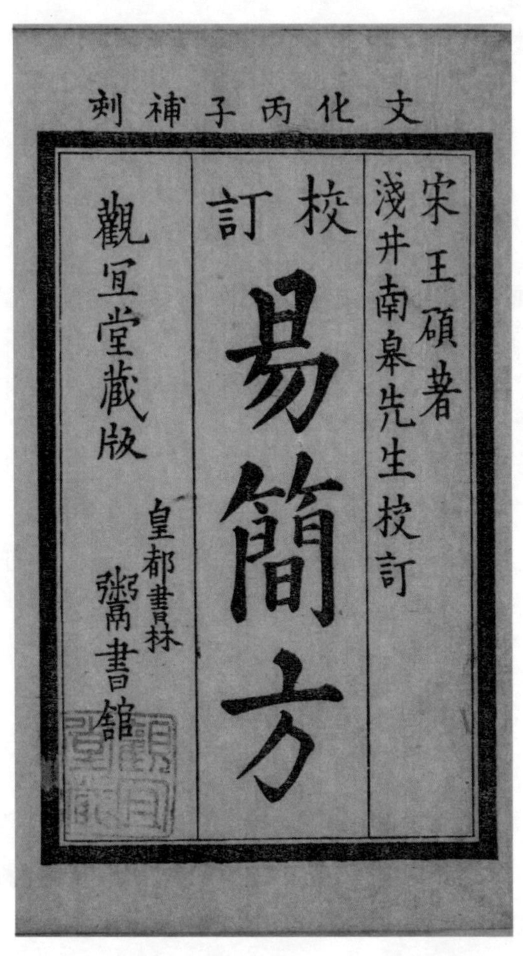
文化丙子補刻
宋王碩著
淺井南皋先生校訂
校訂
易簡方
觀宜堂藏版
皇都書林
鬻書館

图 3－27　和刻本《易简方》书影

《易简方》以其简易方便，当时颇风行一时。后已罕见。18 世纪在日本有经整理的本子刊行。后光绪二十四年（1898）孙诒让据日本刊本在东瓯戴氏泳古斋刊行。

（三）孙志宁

孙志宁，生平不详，也是陈无择的学生。于淳祐元年（1241）著《增修易简方论》。原书已佚，在今本《易简方》中保存了一些内容。如他认为原书缺痈疽方，于是加入五香汤，又对原书的注释进行增补，以免过于简略。

孙志宁另著有《伤寒简要》，内容有“十说”，讨论伤寒病证的 10 个问题。如关于发热、潮热、发热恶寒、寒热往来、头痛等症状的鉴别，阐明伤寒初瘥不可过饱、过饮和过劳等。另外还强调伤寒手足厥冷各有阴证阳证，不得一概认为是阴证而误用温热药，“如理中丸、汤之类，切不可轻服，若阳病服之，致热气增重，多致变乱误人”。

（四）施发

施发，字政卿，号桂堂，南宋永嘉人。他青年时代习儒并攻读医学，后于淳祐元年（1241）著《察病指南》3 卷。书中以脉诊内容为主，沿用“七表八里九道”24 脉分类法，绘制了 33 幅脉象图，在中医史上是一个创举。

施发的《续易简方论》，则是对王硕《易简方》的批评和补正之作。他认为该书追求“易简”过甚，“其于虚实冷热之症无所区别，谓之为简，无乃太简乎”，于是著《续易简方论》6 卷，主要是对《易简方》中的 30 方及 10 个成药方进行评论和补充。

施发的批评和补充主要在两方面。一是强调辨证论治。如治卒中昏不知人的三生饮，王硕说，“无问外感风寒，内伤喜怒，或六脉沉伏，或指下浮盛，并宜服之”，施发认为，这种说法“误后学者多矣”，因中风也有不同病机，“如或用此，是以火益火耳”，并抨击说：“凡见中者，不辨其冷热，遽投三生饮……欲侥幸万一之中，而有时足以害人，皆王氏启之也。”又如王硕论芎辛汤，称“诸证头疼，紧捷之法，无以逾此”，施发提出：“然头疼非一种，有风冷头疼、痰厥头疼、肾厥头疼、积滞头疼、气虚头疼、偏正头疼、嗅毒头疼、伤寒头疼、膈痰风厥头疼，更有夹脑风、洗头风，治之各有方。今欲以此药兼治之，凡有风寒痰饮则可……不可以一律齐也。”二是补充证型与方药。基于对《易简方》的批评，施发增补了一些重要的证型及相应方药。如前述的中风，就增加了稀涎散和小续命汤。前述的头疼，施发补充说：“肾厥头疼，当服玉真丸，积滞头疼，当服备急丸，气虚头疼则乳附全蝎散，嗅毒头疼则食炒黑豆，伤寒头疼则连须葱白汤、葛根葱白汤主之。”全书共补充了158方，最多的一处补了33方之多。

（四）卢檀

卢檀，字祖常，号砥镜老人。与陈无择曾有交往。他所著《易简方纠谬》5卷，第1、第2卷也是批评王硕《易简方》的，且言辞更为激烈；第3卷批评孙志宁《伤寒简要》及其相关方集结；第4卷为风、寒、暑及各科医方；第5卷为医论《嗜丹破迷说》《三建汤指迷》。

在内容上，卢祖常对《易简方》有不少补正。如关于伤寒下利，卢氏指出，仲景立法二十四条，朱肱分为二十五条，各有对病之方，如猪苓汤、大柴胡汤、四逆汤等方剂，而王硕以白通汤一方总治，难免有失。又批评王硕的医论，如“藿香为发汗，然《神农》一书无一语及，仲景一书无一方用，硕《易简方》前所载药性，亦无一字道着”等。

由于卢檀与施发均对《易简方》进行批评，其《易简方纠谬》后被易名为《续易简方论后集》（图3－28），附刻于该书之后。

（五）王暐

王暐，字养中，于淳祐四年（1244）著《续易简方脉论》1卷。

王暐从理论和方药的角度对《易简方》进行了补充。该书强调四诊的重要性，先列“望色曰神”“闻声曰圣”“问病曰工”“切脉曰巧”4篇；然后为讨论治法原则的5篇：“论治法”“论针刺”“引针补泻法”“君臣佐使”“汗补吐下”；继之有述论劳瘵痼疾、中风寒暑湿、脚气、疟、咳嗽、泻痢、七气、呕吐、蛊胀、消渴、胎前产后、妇人女子杂病、小儿风搐等病症专论；又有“补泻五脏虚实方十首”“炮炙煎制”等内容。总体上强调应明了四诊

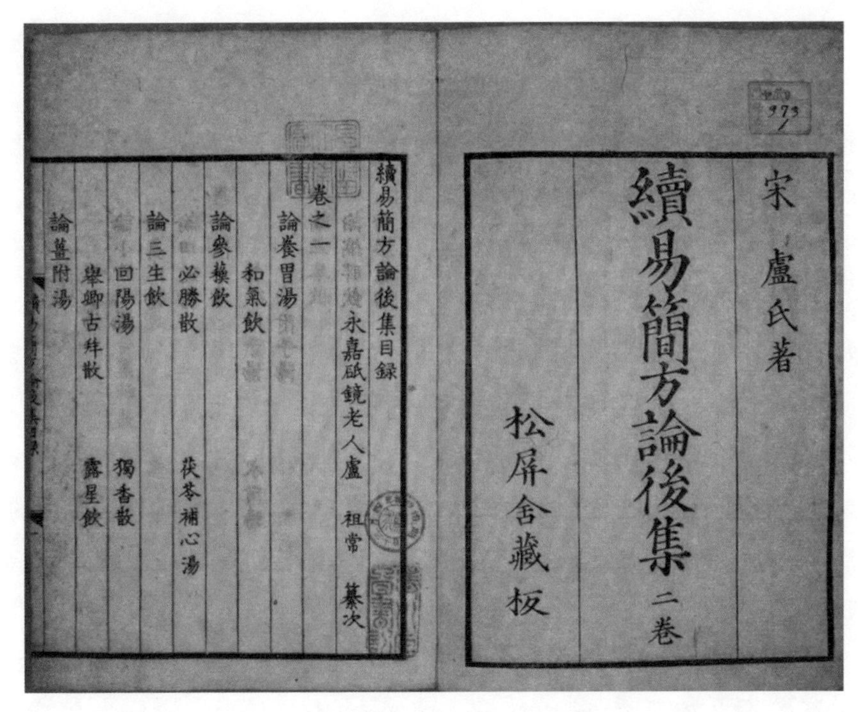
宋 盧氏著

續易簡方論後集 二卷

松屏舍藏板

續易簡方論後集目録

永嘉砥鏡老人盧 祖常 纂次

卷之一

論養胃湯

和氣飲

論參蘇飲

必勝散　茯苓補心湯

論三生飲

回陽湯　獨香散

舉卿古拜散　露星飲

論薑附湯

图3－28　和刻本《续易简方论后集》书影

方法、虚实补泻、君臣佐使等大法，以此指导用方。其对诸病的诊治，选方不多，但注意加减配伍以辨证论治。

“永嘉医派”有两个学术特点值得总结。一是对医方的运用原则进行了深入的讨论。在陈无择确立较系统治疗方药的基础上，后继者有倡“易简”者，强调“病有相类而证或不同，亦可均以治疗”（《易简方》），类似于方证对应；有予“纠谬”者，强调要辨证论治，陈无择本人就曾批评过苏东坡用“圣散子”方治疫不问寒热的做法，卢祖常更批评一些后学“抄先生所著《三因》一论，便谓学足无病不治”（《易简方纠谬》）的思想。两种思路在后世医学临床中都有体现。二是体现出一些地方特色。如陈无择创立“养胃汤”（厚朴、藿香、半夏、茯苓、人参、甘草、附子、橘皮、草果、白术），系根据温州乡绅余光远的经验而来。据载余光远两度到南方瘴地任职，凭借常服平胃散得以健康长寿。南宋时期，不少医书提到进入岭南等“瘴气”之地要日常服用平胃散等药，有助于驱瘴，余光远以实际经历证实了此点。“瘴气”被视为瘟疫，其病机主要是脾胃寒湿。温州虽然不属于“瘴气”盛行之地，但同属南方濒海潮湿环境，多有寒湿之气。故陈无择“悟局方藿香正气散、不换金正气散，祖于平胃，遂悟人身四时咸以胃气为本，当以正正气、却邪气为要。就二药中交互增加参、苓、草果为用”，创制此方，“凡乡之冬春得患似感冒而非感冒者，秋之为患如疟而未成疟者，更迭问药，先生屡处是汤，随六气增损而给付”（《易简方纠谬》）。这种用法在南方地区颇具价值，故王硕《易简方》在记载“余使君平胃散”和“养胃汤”时，进一步扩大其应用范围。其后诸人虽有争鸣，但总体上也都注重理气和胃的法则。

“永嘉医派”的基本内涵是指南宋时期该地区的以上医家群体。但因历时久远，他们的研讨争鸣未见有人延续。当然他们的学术思想对当地医家一直有着影响。所以从现代地域医学研究的角度来看，将温州地区历史上的医家整体命名为“永嘉医派”亦无不可，这有助于促进该地域医学的传承与发展。

二、丹溪千古成一学

“丹溪学派”是浙派中医里影响最大的学派。朱丹溪信奉理学，援儒入医，是金元时期的著名医家。他医术高明，著作甚丰，门人弟子众多。通常所说的“丹溪学派”，就是指朱丹溪及其学术传人这个医学传承群体。

（一）朱丹溪

朱丹溪即朱震亨（1281—1358），字彦修，浙江义乌人。因家乡有水曰丹溪，故以为号，后世多尊称其为朱丹溪。略述其生平与学术特点如下。

1. 生平

朱丹溪是元代婺州乌伤人，即今浙江省义乌市赤岸镇。关于赤岸地名的来历，朱丹溪曾作《清德里记》一文说：“义乌去县南四十五里，乡为双林，里曰蜀山，其中村聚，旧曰蒲墟。因村之民朱、王二氏，相为婚姻，亲迎导饯，车马服饰之盛，照映溪岸，乡人荣之，故更曰赤岸。”赤岸西南有东溪、西溪，二溪合流即为丹溪，《大清一统志》载：“丹溪在县南四十里，旧名赤岸溪，源出枫坑。”

朱丹溪的家族赤岸朱氏，为汉槐里令朱云之后，世居河南平陵。《赤岸朱氏宗谱》记载，朱云七世孙朱汎“仕西晋为东阳太守，乐蒲墟之山川秀丽，始迁居之；后为临海太守，永兴初，以秩满归老蒲墟”。

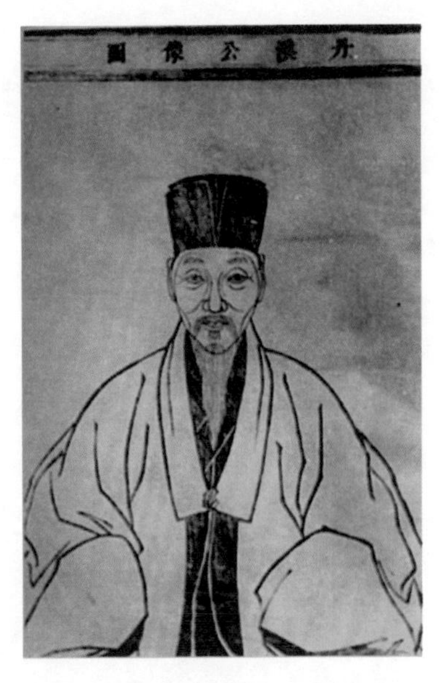

图3－29 《赤岸朱氏宗谱》中的朱丹溪像

朱丹溪生长于义乌，据宋濂《石表辞》记载，他青年时“尚侠气，不肯出人下，乡之右族或陵之，必风怒电激，求直于有司，上下摇手相戒，莫或轻犯”。22岁时，元政府向江南汉民征收包银，丹溪正任蜀山里里正，贫户无力上交，丹溪不畏权贵，为民请命，与县官据理力争。

朱丹溪30岁时因母病开始学医，据载“母之患脾疼，众工束手，由是有志于医，遂取《素问》读之。三年，似有所得；又二年，母氏之疾以药而安”。但他当时并未行医，而是去研习理学。当时婺州是理学之乡，理学大师朱熹的弟子黄年即金华人，黄年之后有何基、王柏、金履祥、许谦，递相授受，世称“北山四先生”。是时许谦讲道东阳八华山，朱震亨的从叔朱同善于八华山从许谦学习，“研究奥旨，上承文公五传之绪，味道之腴，尤为餍饫，质其异同，统宗会元。凡天人性命之本，礼乐行政之原，古今治乱得失之迹，莫不洞该”。丹溪听闻后，叹道：“丈夫所学，不务闻道而唯侠是尚，不亦惑乎？”于是“抠衣往事”。是年丹溪36岁。

朱丹溪跟随许谦习儒，“闻道德性命之说”。许谦当时也患病，知丹溪通医药，于是问他：“吾卧病久，非精于医者不能以起之。子聪明异常人，其肯游艺于医乎？”朱丹溪于是决定弃儒从医。在当时观念中，医为小道，不受知识分子看重。但朱丹溪称：“士苟精艺，以推及物之仁，虽不仕于时，犹仕也。”

为了提高医术，朱丹溪外出访师求学。戴良《丹溪翁传》载：“遂治装出游，求他师而叩之。乃渡浙河，走吴中，出宛陵，抵南徐，达建业，皆无所遇。及还武林，忽有以其群罗氏告者。罗名知悌……学精于医，得金刘完素之再传，而旁通张从正、李杲二家之说……翁往谒焉……罗遇翁亦甚欢，即授以刘、张、李诸书，为之敷扬三家之旨，而一断于经。”朱丹溪通过向罗知悌学习，继承了当时最有影响的刘完素、张子和、李东垣三家学说，在此基础上形成了自己的学术特色。

元惠宗至正十八年（1358）六月二十四日，朱丹溪去世，享年78岁。同年十一月葬于东朱山。宋濂为其作《故丹溪先生朱公石表辞》，从弟朱世濂作《丹溪先生墓表》，戴良作《丹溪翁传》，金稠东作《丹溪先生像赞》。嘉靖年间获从祀三皇于北京太医院景惠殿。明初编《元史》，将丹溪列传于“儒林传”。明清两朝，在金华地区的乡贤传中，如《金华先民传》《金华贤达传》《义乌人物记》，亦多把丹溪列传于“儒学”或“理学”之中。

朱丹溪的后人有的也习医。《义乌县志》记载，其子朱玉汝、侄朱嗣汜随丹溪学医。《赤岸朱氏家乘》中有记载“训科府君”一人，“承丹溪公医业，任太医院医学训科”。

2. 学术思想

朱丹溪亲撰的著作，据宋濂《石表辞》记载，有《格致余论》《局方发挥》《伤寒论辨》《外科精要发挥》《本草衍义补遗》《宋论》《风水问答》7种。此外还有《丹溪医案》与《丹溪医按》2书，为丹溪日常的诊疗病案，由弟子戴思恭整理成书。由其他弟子整理编集的还有《丹溪心法》《丹溪治法心要》《金匮钩玄》《脉因证治》《丹溪手镜》等。而其门人或私淑者的著作也相当多。

朱丹溪的学术思想对后世有重要影响的有如下数端。

其一是倡阳有余阴不足论。《格致余论·阳有余阴不足论》通过对天地、日月、阴阳的观察，强调阴精对于人体生长衰老的重要性，指出人的整个生命过程中，阴精难成易亏，“人之生也，男子十六岁而精通，女子十四岁而经行，是有形之后，犹有待于乳哺，水谷以养，阴气始成，而可与阳为配，以能成人，而为人之父母”。他还论述了情欲伤阴的机理以及如何保养阴精。他这一思想的形成深受理学影响。戴良《丹溪翁传》中提到，丹溪“谓《内经》之言火，正与太极动而生阳，五性感动之说有合；其言阴道虚，则又与《礼记》之养阴意同。因作相火及阳有余阴不足二论，以发挥之”。程朱理学中就有类似说法。如《濂洛关闽性理集解》卷二提到二程说：“天地阴阳之运，升降盈虚，未尝暂息，阳常盈，阴常虚，一盈一虚，参差不齐，而万变生焉。”《朱子语类》中朱熹言：“人初生时，气多魄少。后来魄渐盛，到老魄又少。所以耳聋目昏，精力不强，记事不足。某今觉阳有余而阴不足，事多记不得，小儿无记性，亦是魄不足，好戏不定叠，亦是魄不足。”这些观点经朱丹溪从医学角度进一步深入发挥，遂成为“养阴学说”的基础，“阳有余阴不足”论正是这一观点的继承，将阴阳与气血相联系。

其二是相火论。“相火”一词，原本是《黄帝内经》运气学说的术语。宋代医家对运气学说颇多阐述，金代刘完素、李杲等人借助运气学理论，将相火论重构为脏腑病因病机学说。朱丹溪在此基础上，援儒入医，对相火理论进行了系统的构建。《格致余论·相火论》中，朱丹溪认为“天主生物，故恒于动。人有此生，亦恒于动。其所以恒于动，皆相火之为也”（图3－30）。相火是人体生命活动的原动力，主要寄藏于肝肾二脏。正常的相火本当潜藏保养，但人的行为却容易使它发动。相火妄动则为贼邪，会损耗阴精，朱丹溪说：“主闭藏者，肾也；司疏泄者，肝也。二脏皆有相火，而其系上属

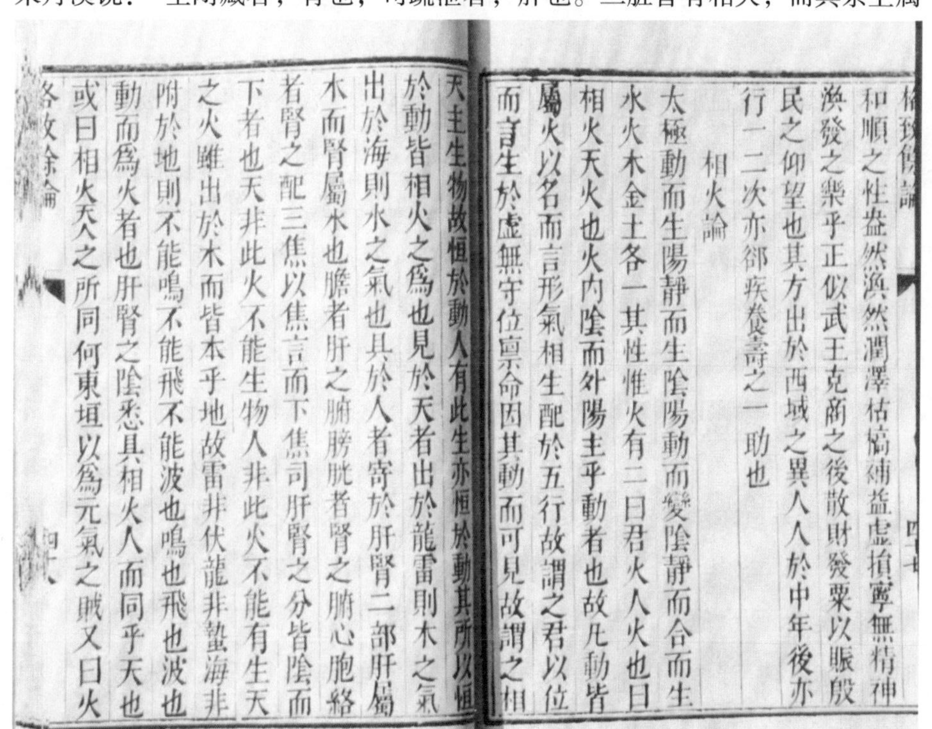
格致餘論

和順之性盎然渙然潤澤枯槁補益虛損寧無精神渙發之樂乎正似武王克商之後散財發粟以賑殷民之仰望也其方出於西域之異人人於中年後亦行一二次亦卻疾養壽之一助也

相火論

太極動而生陽靜而生陰陽動而變陰靜而合而生水火木金土各一其性惟火有二曰君火人火也曰相火天火也火內陰而外陽主乎動者也故凡動皆屬火以名而言形氣相生配於五行故謂之君以位而言生於虛無守位禀命因其動而可見故謂之相

天主生物故恒於動人有此生亦恒於動其所以恒於動皆相火之爲也見於天者出於龍雷則木之氣出於海則水之氣也具於人者寄於肝腎二部肝屬木而腎屬水也膽者肝之腑膀胱者腎之腑心胞絡者腎之配三焦以焦言而下焦司肝腎之分皆陰而下者也天非此火不能生物人非此火不能有生天之火雖出於木而皆本乎地故雷非伏龍非蟄海非附於地則不能鳴不能飛不能波也鳴也飛也波也動而爲火者也肝腎之陰悉具相火人而同乎天也或曰相火天人之所同何東垣以爲元氣之賊又曰火

格致餘論

图3－30 《格致余论》中关于相火的论述

于心。心，君火也，为物所感则易动。心动则相火亦动，动则精自走。”朱丹溪将这种妄动的原因归结于人的欲望相存系，指出：“夫以温柔之盛于体，声音之盛于耳，颜色之盛于目，馨香之盛于鼻，谁是铁汉，心不为之动也?”此说也增强了理学“存天理，灭人欲”观点的合理性。因此朱丹溪在《格致余论》篇首作《饮食色欲箴序》，告诫世人要节制饮食与色欲，避免相火妄动，以保持身体阴阳的平衡。

其三是善于以气血痰郁为纲论治杂病。朱丹溪虽因其上述观点而被称为“养阴派”，但他的临床并非只有滋阴清火一法，而是以善治杂病著称。尤其对气、血、痰、郁4类病机论述最为深入。如论气说“盛则盈，衰则虚；顺则平，逆则病。气也者，独非人身之根本乎”（《丹溪心法》）；论血说“血属阴，易于亏欠，非善调摄者，不能保全也”（《局方发挥》），善用四物汤加减；论痰称“痰之为物，随气升降，无处不到”（《丹溪心法》），善用二陈汤变化；论郁创制越鞠丸，以苍术、香附、川芎、神曲、栀子分治湿郁、气郁、血郁、食郁、火郁。朱丹溪所创制的名方如大补阴丸、越鞠丸、二妙散、左金丸、上中下痛风方等被后世广泛沿用，疗效显著。

朱丹溪以气血痰郁病机为纲的杂病诊治体系，后为戴思恭、楼英、刘纯、徐彦纯、虞抟、王纶、汪机等后世弟子继承，并不断地加以阐释与总结。诸如《金匮钩玄》《医学纲目》《丹溪心法》《明医杂著》等书，都以病为门，以气血痰郁病机为纲，为杂病诊治理论的丰富与发展作出了重要的贡献。明代程敏政言：“医自《素》《难》以来，名家数十，至于集大成者，必推之丹溪。其所著湿热、相火诸论，虽圣医复起，亦当不易其言。”

朱丹溪的学术既融汇前人，又有创新。他对金代4位名家刘完素、张子和、张元素及李东垣的学术各有批评，如“谓刘、张之学……又当消息而用之”，谓李东垣之学“亦前人之所无也。然……东南之人，阴火易于升。苟不知此，而徒守其法，则气之降者固可愈，而于其升者亦从而用之，吾恐反增其病矣”，所以他“以三家之论，去其短而用其长”（戴良《丹溪翁传》）。时人将朱丹溪与前人比较时，有不同说法。杨士奇称“近代张元素起北方，盖得神授，深造阃奥，再传李明之，三传王好古，南方朱彦修得私淑焉”（《玉机微义·杨士奇序》）；但《四库全书总目提要》批评此说，认为“于宗派源流，殊为舛连”，指出“朱氏之学则以补阴为主，去河间一派稍近，而去洁古、东垣、海藏一派稍远”。事实上朱丹溪兼采众长，无所偏倚。后人因其学术特色鲜明，足以自立，将他与刘完素、张子和、李东垣并列为“金元四大家”。

（二）丹溪亲传弟子

朱丹溪生前医名大显，“丹溪之道大行于浙河之东，其声昭晢于东南而衍溢于天下”。就诊者门庭若市，要求拜其为师者，纷至沓来。其亲授弟子有以下诸人。

1. 戴士垚

戴士垚（1307—1349），字仲积，金华浦江县人，戴良之兄。戴士垚“自幼知读书，喜作唐古体诗，工晋楷书法，至于阴阳家卜宅相墓之术，亦往往精到”。后其母久病，医者屡治不效，遇朱丹溪方知前医误投药饵，其母最终医治无效逝世。悲痛之余，戴士垚立志学医，苦读医书，并师从朱丹溪，不过数年，其医名便已传遍吴越间。去世后，宋濂为其作《戴仲积墓志铭》。

2. 戴思恭（附戴思温、戴思乐）

戴思恭（1324—1405），字原礼，号肃斋。戴思温（1336—1392），字原直，号益斋，戴思恭之弟。均为浙江省诸暨市马剑镇马剑村人。元至正三年（1343），戴思恭和戴思温跟随父亲戴士垚，徒步至义乌，三人一同拜朱丹溪为师，学习医术20余年。朱丹溪弟子甚多，唯戴思恭得其真传。戴思恭自幼“读书明大义，颖悟绝人”，其诗文之风，不尚辞藻之华丽，而求有用于时。此外，亦旁通天文星历、堪舆、相术。“丹溪每与语辄奇之，遂悉告以濂洛授受之旨，微辞奥义，靡所不究。既而取诸家医书读之，了然心目间。别是非得失，若指黑白”，故以医道鸣浙东西。洪武年间，戴思恭被朝廷征为正八品御医，授迪功郎。洪武三十一年（1398）五月，朱元璋患病久治不愈，迁怒于御医，下令逮捕医官，独召戴思恭至榻边慰勉。建文帝即位后，将诸多侍医治罪，唯独戴思恭升为太医院使。永乐初，以年老乞归。永乐三年（1405）夏，复征入朝，免其拜。其年冬，戴思恭再次告老还乡，朱棣遣官护送，还乡后逾月而卒，享年82岁，明成祖朱棣“遣行人致祭”。

戴思恭生前著作，据曹昌所作墓志铭记载，著有《推求师意》《本草摘抄》，编《丹溪医论》若干篇行于世。此外还有《金匮钩玄》《丹溪医案》《丹溪医按》，对丹溪的医论、医案进行整理。戴良次子戴思乐，字和之，亦从学于丹溪。

戴思恭可以说是朱丹溪门下最重要的弟子，其《秘传证治要诀》《证治要诀类方》《推求师意》均影响深远。他幼承父业学医，后向朱丹溪学习医术二十余年，得其真传。洪武十九年（1386）朱元璋病，诏戴思恭诊治，后召其为太医院御医。建文帝登位后，任太医院使。永乐初以年老求归。永乐三年（1405）夏，再次奉召入京。去世时成祖亲撰祭文，派人致祭。著作方面，曾订正丹溪的《金匮钩玄》，编有《秘传证治要诀》《证治要诀类方》《推求师意》《丹溪医案》。

《秘传证治要诀》初刊于明正统八年（1443），12卷。每卷1门，分别是诸中、诸伤、诸气、诸血、诸痛、诸嗽、诸寒热、大小腑、虚损、拾遗、疮毒、妇人（图3-31）。每门列若干病证，详论病因、病机、症状、治则、治法以及治验。钱曾《读书敏求记》载：“戴原礼《证治要诀》十二卷。复庵受文皇宠顺，供奉之余，著为此书。”

《证治要诀类方》初刊于明正统八年（1443），共4卷。系戴思恭根据《秘传证治要诀》各类病证，选录前代医书方剂442首，分汤类方、饮类方、散类方和丹膏类方4部分。书前有胡濙序说：“本朝太医院使戴原礼，得神农品尝之性，究黄帝问答之旨，明伊尹汤液之法，察叔和诊视之要，精东垣补泻之秘。故凡疗疾，加减用药，取效如神，虽古之扁鹊、华佗，不是过矣。况其际遇明时，遭逢圣主，位总医流，名扬四海，有正谊不谋利，明道不计功之心，惟以活人为念。尝著《证治要诀类方》二册，藏之箧笥，甚为秘惜。”1955年商务印书馆将本书与《秘传证治要诀》合刊成一书，改名《秘传证治要诀及类方》。

《推求师意》2卷，署名戴思恭著。本书原无刊本。嘉靖年间由汪机编录，题名《推求师意》，并由汪氏门人陈桷校刊，编入《汪石山医书八种》。书中论述各类病证，认为均本其师朱丹溪之学予以推求发挥。如论郁病说：

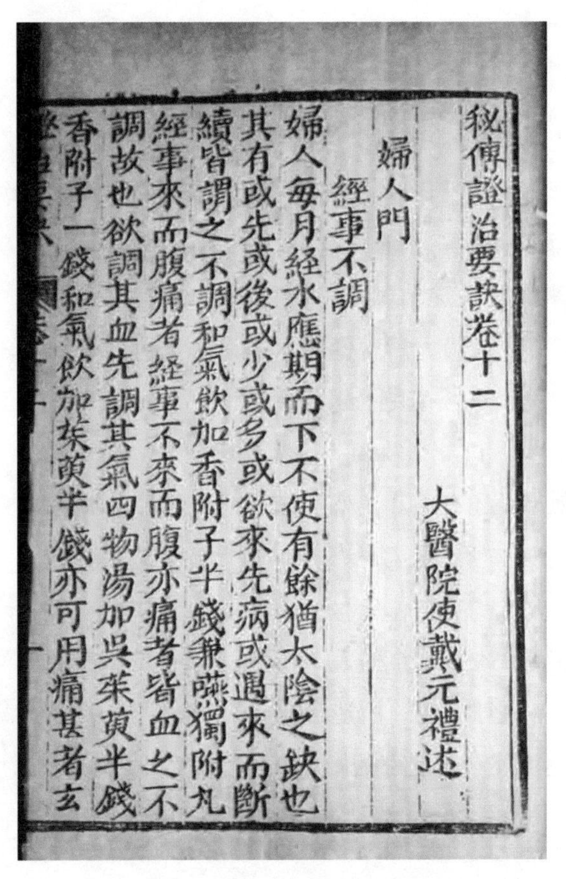
秘傳證治要訣卷十二

太醫院使戴元禮述

婦人門

經事不調

婦人每月經水應期而下不使有餘猶太陰之缺也其有或先或後或少或多或欲來先病或遇來而斷續皆謂之不調和氣飲加香附子半錢兼嚥獨附丸經事來而腹痛者經事不來而腹亦痛者皆血之不調故也欲調其血先調其氣四物湯加吳茱萸半錢香附子一錢和氣飲加茱萸半錢亦可用痛甚者玄

图3－31 《秘传证治要诀》书影

“郁病多在中焦。六郁例药，诚得其要。中焦者，脾胃也。”认为中焦最易出现气机的郁滞，发挥了朱丹溪越鞠丸的机理。

《丹溪医按》2卷，成书于明洪武十年（1377）。本书载风痫、风寒、寒热、痰饮、疟疾、痢疾、咳嗽、咳血、喘逆、泄泻、心痛、痛风、项背痛、胁痛等38类证治医案366则。医案简明扼要，治法精当。

戴思恭生前身后皆名扬天下，又官居太医院院使，其门人众多，促进了丹溪医学的传播。如蒋用文，名武生，字用文，江苏仪真人。其师韩卓甫在明初定居于浙江海盐，曾任御医。蒋用文从韩卓甫学习，也进入太医院为御医，后升太医院判，曾参编《永乐大典》，担任医经方副总裁，去世后亦获赠太医院使。陈继《蒋用文传》载：“太医院时朱彦修弟子戴原礼为院使，擅其术，人无有当其意者，见用文喜曰：‘君儒而为医，昌吾道必矣，遂言于上，授御医。’”又有袁宝、王彬二人均拜戴思恭为师。袁宝，字士珍，湖北蕲春人，跟从戴思恭，曾“从入金华山中，往来十余年，遂得丹溪朱彦修之传”（杨士奇《赠太医院使袁君墓表》），后出任太医院判，去世后获追赠太医院使。王彬在太医院任职直至英宗朝，后被调至南京太医院任院判。还有义乌人楼汝璋，字有源，“雅好读书。以母吴多疾，乃研丹溪秘藏，与戴原礼二昆递相往来讨论，遂精其术。调药进母，母病霍然起。于是求医者云集”（嘉庆《义乌县志》），后曾奉诏入京诊治皇嗣。嘉兴人许景芳，精治齿痛，曾由戴原礼荐至京城，受永乐皇帝嘉许，并任梁府良医正，其子许敬后来也为御医。

戴思恭其他弟子还有王宾、盛启东、刘德美等，不断地扩大丹溪学说的影响。

3. 赵道震

赵道震，字处仁，浙江金华人。《定远县志》载：“精于医，凡轩岐以下诸书，靡不精究，受学丹溪，所造益深。”永乐四年（1406），明成祖下诏修《永乐大典》，赵道震奉命进京撰修运气部分。卒年八十四岁，所著有《伤寒类证》。

4. 赵良本、赵良仁

赵良本（1303—1373），字立道，号太初子，宋宗室之后。良本少时好读书，从学于乡先生吴莱，通经史大略。柳贯与其父亲交好，“雅爱太初子为人，命从朱先生震亨游。朱先生老儒通医术，最严毅，不许可庸俗士，独乐太初子，尽传以其术”。监察御史听闻赵良本精于医，遂荐于朝，授以医学正，“太初子笑不就”。其子赵友亨继承医业，赵良本谓：“儿善治，而家吾将休矣。”

赵良仁（1315—1395），字以德，号云居，少从丹溪游，好学多论。良仁、良本与戴原礼三人皆从学于丹溪，并同时向丹溪行弟子礼，学习十余年之久。《浦阳赵氏宗谱》载：“会仲积挈其子原礼，将至义乌从学于朱丹溪之门，良本、良仁从父命偕行。”后又迁华亭，为县学训导。姚广孝言其精于医，又授太医院御医。又有大臣“言其文学于上，时方修《永乐大典》，即用为副总裁。后修五经四书，及《性理大全》书，又用为纂修，书成皆被宠赐”。曾注解《金匮要略》，书名为《金匮方论衍义》，对后世影响颇大。另著有《丹溪药要惑问》一书，佚失已久，现代发现其手抄残本（图3－32）。赵良仁在序中说，该书原为他人抄录，他指出“先生平日，不从门人之请而著方，恐后人泥其方，不复审病故也”，见抄本过于简略，“恐后世不知集书之谬而为先生病也”，于是加以整理，设为问答形式，载各科杂病目录96症及妇人门、小儿门32症。此书内容基本与《金匮钩玄》一致，故有学者认为《金匮钩玄》并非戴原礼整理，而是此书的别名。

其子赵友同（1364—1418），字彦如，继承家学，曾跟随其父以医游吴中，因此占籍长洲。

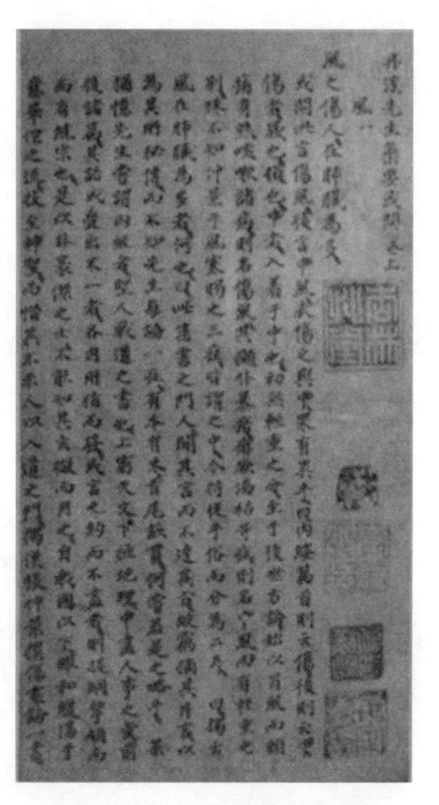

图3－32 《丹溪药要或问》抄本（据《本味集：史常永医学杂文》）

5. 管元德

管元德，元末明初人，住金华城西。光绪《金华县志》载，他“得义乌名医朱丹溪之传，采药金华山，遇异人授之药”。元末明军在浙江作战时，军中多病疫，朱元璋命管元德前往治疗，皆取效。朱元璋予以金币，管元德不受，后被封为医学提领。

6. 刘叔渊

刘叔渊，又称橘泉先生、橘泉翁，江苏吴陵人。其家系在元朝时，为显赫的名门望族，“世为吴陵望族……其先在胜国时，居省宪，掌枢要，以名宦显著者”。后家道中落，刘叔渊“始从丹溪朱彦修学此术，患难中实得济”。其子刘纯（1363—1489），字宗厚，生活于元末明初，后迁居西北。为生计所迫，习医谋生。在向父亲刘叔渊学习的同时，刘纯“又得从乡先生冯庭干、许鲁宗、丘克容数君印正，方始道明艺精”（刘纯《杂病治例》）。著有《玉机微义》《医经小学》《杂病治例》《伤寒治例》等书。

7. 王履

王履（1332—1391），字安道，号畸叟、奇翁，别称抱独老人，元代江苏昆山人。少年时学医于丹溪，尽得其术，洪武时入朱樉秦王府为良医正。著有《医经溯洄集》，收入医论 21 篇，对《黄帝内经》《难经》《伤寒论》中某些有争议的问题，提出独树一帜、鞭辟入里的见解。此外，王履能诗善画，精诣有法。陈继儒《太平清话》载："昆山王安道，学医于丹溪朱彦修，博极群书，为诗文皆精诣有法，画师夏圭，行笔秀劲，布置茂密，季游华山，作四余图，书记游诗其上。"

8. 贾思诚

贾思诚，元末明初医家，浙江浦江人，文学家宋濂之外弟。初学治经，后受业于朱丹溪，博览群书，出而治疾，多有奇验。宋濂有《赠贾思诚序》一文，描述他以医术悉心治疗护理患病的官员张某，"其逆厥也，则药其涌泉以瘖之；其怔忡也，则按其心俞而定之"，医术全面，经数年使张某中风之症得以平复。

朱丹溪的弟子还有义乌人虞诚斋，即明代名医虞抟的祖父。

（三）私淑及传播丹溪医学的医家医著

虽未直接问学于丹溪，但私淑或钦仰丹溪学术，整理或传播丹溪医学经验的医家众多。其中主要的如下。

1. 楼英《医学纲目》

楼英（1320—1389），一名公爽，字全善，号全斋，浙江萧山楼塔镇人。楼英与戴原礼为表兄弟，楼英父亲楼友贤与丹溪交好。《萧山石塔楼氏宗谱》记载了楼英从学于丹溪一事。至正十八年（1358）丹溪去世，楼英奉父命往义乌吊唁。楼英著作有《医学纲目》40 卷、《内经运气类注》4 卷、《周易参同契药物火候图说》（图 3-33）、《仙岩文集》2 卷及《江潮论》《守分说》等。其中《医学纲目》最为后人所重，该书有如下特色。

其一是首次用"纲目"法归类医学内容。"纲目"一词约最早出现于战国末的《吕氏春秋·用民》，其中说，"壹引其纲，万目皆张"，后来有"纲举目张"的成语。"纲"本意指网上的总绳，"目"指网眼，后来演进为指事

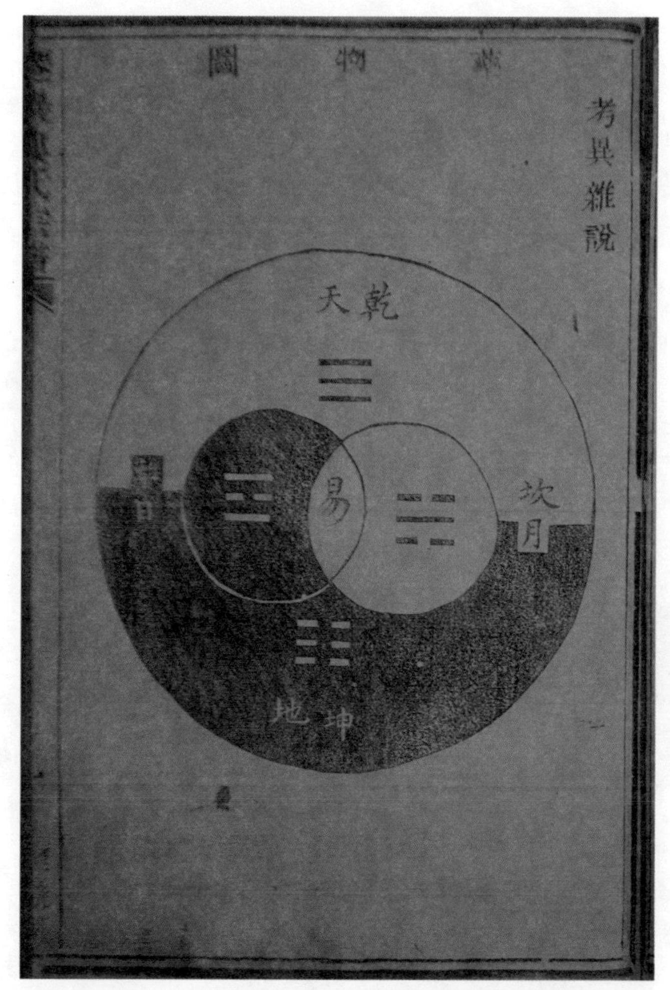

图3－33　楼英的《周易参同契药物火候图说》中的“药物图”

物的总要及细节。宋代大儒朱熹创“纲目”体史书体裁，将司马光巨著《资治通鉴》改编成简要的《资治通鉴纲目》，他提出“大书以提要”，即以大事为“纲”，“分注以备言”，以各家解说为“目”，用这种方式将纷繁的史实进行梳清条理，深得学者推崇。其他还有宋代陈均著《皇朝编年纲目备要》、元代舒天民著《六艺纲目》等著作。楼英第一次将“纲目”法引入医学领域，将丰富的医学材料进行了系统而有条理的归纳。后来明代的类似著作还有李时珍《本草纲目》、武之望《济阴纲目》《济阳纲目》等。

其二是提出以阴阳脏腑作为医学纲领。楼英在《医学纲目》“自序”中指出，他“废餐忘寝者三十余载”，悟出“千变万化之病态，皆不出乎阴阳五行”。他于是创设了“以阴阳脏腑分病析法而类聚之”的方法，“分病为门”为纲，“析法为标”为目，构建了一套切合学习与临床应用的诊疗规范，成为综罗百家、条理清晰的巨著。

其三是汇集珍贵医学文献。据统计，楼英《医学纲目》引用历代文献百余种，多标明出处，其中有不少未见于其他文献的资料。如有 10 多则朱丹溪医案未见于现存朱丹溪著作。明代殷仲春《医藏书目》说“结集”之书最难，“广之则无秽漫散，约之则遗漏失诠”，称赞“全善《纲目》最妙，小大不遗”。

楼英之子楼宗起、楼宗望皆继承家学。永乐年间，楼宗望被朝廷召回问疾，遣使往来迎送，获赐纱衣宝钞。

2. 王纶《明医杂著》

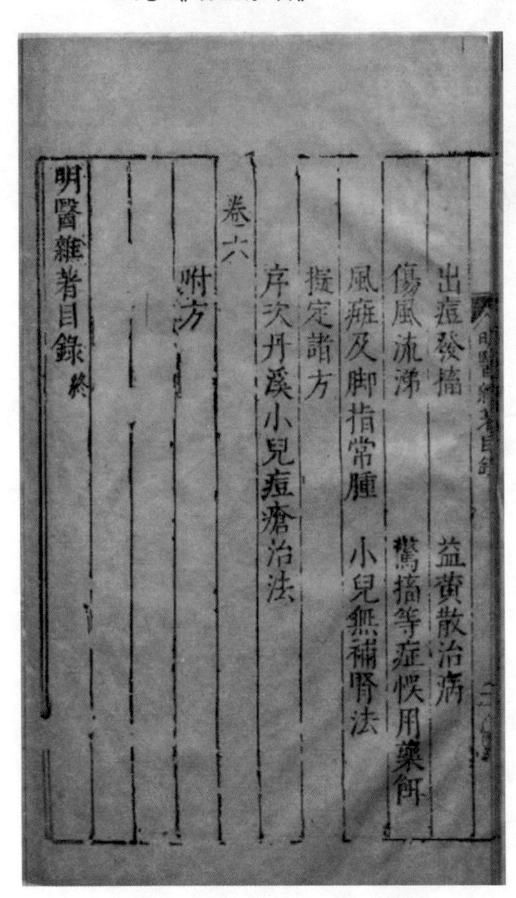
出痘發搐　益黄散治病
傷風流涕　驚搐等症悞用藥餌
風癱及脚指常腫　小兒無補腎法
擬定諸方
序次丹溪小兒痘瘡治法
卷六
附方
明醫雜著目錄終

图 3-34 《明医杂著》书影

明代王纶，字汝言，号节斋，撰有《明医杂著》6 卷，刊于 1549 年（图 3-34）。全书论述发热、劳瘵、泄泻、痢疾、咳嗽、痰饮等内科杂病以及妇产科、眼耳鼻齿等病证证治，多采李杲、朱丹溪的治法及方论等，提出“外感法仲景，内伤法东垣，热病用河间，杂病用丹溪”的融会贯通原则。此书对朱丹溪学术提要总结较精要，其中有专篇《丹溪治病不出乎气血痰郁》，指出：“丹溪先生治病，不出乎气、血、痰，故用药之要有三：气用四君子，血用四物汤，痰用二陈汤。”又云：“久病属郁，立治郁之方，曰越鞠丸。盖气、血、痰三病，多有兼郁者。或郁久而生病，或病久而生郁，或误药杂乱而成郁。”王纶以此为法，临证中“时以郁法参之，气病兼郁，则四君子加开郁药，血病痰病皆然。故四法者，治病用药之大要也”。可见其深受朱丹溪杂病诊治思想的影响。

3. 程充校订《丹溪心法》

《丹溪心法》是流行最广的丹溪学派临床医著。该书由其弟子编成，署丹溪之名。该书流传有川、陕二本，经过时医增改。明代休宁人程充得到朱丹溪曾孙朱贤所藏旧本，参阅诸书，重加校正，厘为3卷，于明成化十七年（1481）刊刻。

卷首有“十二经见证”“不治已病治未病”等6篇医论，后分列各科病证，以内科杂病为主，兼及其他各科。每个病症先引朱氏原论，次则记述戴原礼有关辨证等的论述，并介绍治疗方剂，其中内容相当丰富。如关于郁证的论治相当完整，谓“气郁者，胸胁痛，脉沉涩”，“湿郁者，周身走痛，或关节痛，遇阴寒则发，脉沉细”，“痰郁者，动则喘，寸口脉沉滑”，“热郁者，瞀闷，小便赤，脉沉数”，“血郁者，四肢无力，能食便红，脉沉”，“食郁者，嗳酸，腹饱不能食，人迎脉平和，气口脉紧盛”。其中也体现朱丹溪一些用药特点，如其治瘟疫善用人中黄，以“人中黄，饭为丸，绿豆大，下十五丸”治疗“温病，亦治食积痰热，降阴火”（《丹溪心法》），并介绍了人中黄的制法。

4. 杨珣《丹溪心法类集》

杨珣，字恒斋，明代长安（今陕西西安）人。他自幼习医，广博群书，深研医学经典，名噪一时。曾以医名奉召，任职太医院。著有《伤寒撮要》《丹溪心法类集》。其中《丹溪心法类集》4卷，即所谓《丹溪心法》的“陕版”，因卷首署名“长安后学恒斋杨珣类集”，故有此书名。此书4卷分别题为春、夏、秋、冬4集，所载内容与程充本《丹溪心法》大致相近，但没有其中戴原礼的言论。

5. 卢和《丹溪先生医书纂要》

卢和，字廉夫，明代浙江东阳人。通晓医术，著有《食物本草》2卷，又编《丹溪先生医书纂要》2卷，简称《丹溪纂要》，刊于成化二十年（1484）。

本书是卢和根据世传题名朱震亨撰的各种医著，予以删正裁取编成的。全书共78门，以内科杂病为主，如中风、伤寒、瘟疫、损伤等，亦有部分妇人、小儿证治。该书的特点是以病证为纲目，纂集各书精要，论述简洁。

6. 方广《丹溪心法附余》

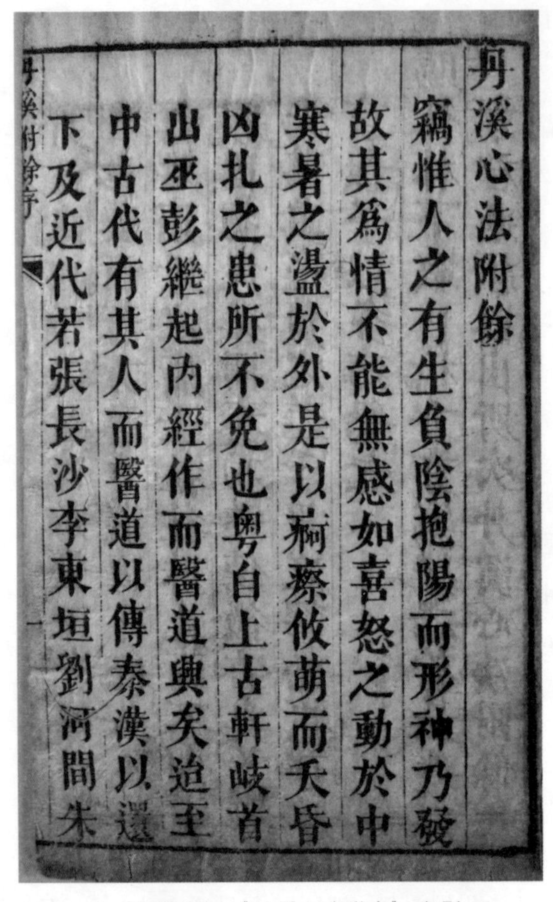
丹溪心法附餘
竊惟人之有生負陰抱陽而形神乃發故其爲情不能無感如喜怒之動於中寒暑之盪於外是以痾瘵攸萌而夭昏凶札之患所不免也粵自上古軒岐首出巫彭繼起內經作而醫道興矣迨至中古代有其人而醫道以傳秦漢以還下及近代若張長沙李東垣劉河間朱

丹溪附餘序　一

图3-35 《丹溪心法附余》书影

明代方广，字约之，号古庵。因认为程充校定本《丹溪心法》的附录繁杂，与其正法多有矛盾，且详于法而略于方，于是删去该本的附录，另辑取群书切合病情之方附入，于明嘉靖十五年（1536）编成《丹溪心法附余》24卷（图3-35）。全书分为21门，列内科、外科、妇科、儿科、五官科等科病百余证。各门首列丹溪正法正方，后继以诸贤论、脉理、诸方等。凡其增补者均注明“新增”二字；对病证或方药有所发明的地方，用“广案”二字以作区别。全书卷首尚增列丹溪本草衍义补遗、丹溪十二经见证、丹溪论、河间风热湿燥寒论、诊家枢要及十二经脉歌等内容，阐明药性、脉理、病机、治法、经络、运气之理等。

7. 高宾《丹溪治法心要》

明代高宾，字叔宗。他认为时行的丹溪医书中，《丹溪心法》“言心而不曰要”，《丹溪医要》则“言要不曰心”，且见时刻本颇多错误，于是取家藏本加以整理校正，成为《丹溪治法心要》8卷，使其“曰心又曰要”，刊于明嘉靖二十二年（1543）。

全书共载述丹溪主治各科病症心法156种。前90种为内科杂病，第91～121种为目眼、口齿、痈疡等，后则有妇人病证、小儿病及杂方，末附以医案拾遗。其选方用药，均先立一主方，而后视病因、病证之异而详加减化裁之法，体现朱丹溪的丹溪证治心法。其内容与《丹溪心法》等书互有出入。

8. 吴尚默校正《丹溪手镜》

吴尚默（1562—1640），字以时，号元垣。据吴尚默称，《丹溪手镜》共3卷，为朱丹溪晚年所订，他于朱丹溪后裔处得见后，加以校正，于明天启元年（1621）刊刻。

《丹溪手镜》全书以介绍内科证治为主，兼及妇人、小儿、五官诸证。上卷有专论8篇，即评脉、审视、五脏、汗吐下温水火刺灸八法、五脏虚实、五脏绝死、脉（附图）、周身经穴，继列伤寒、时行疫疠等67证；中卷首列专论3篇，即伤寒方论、发明五味阴阳寒热伤寒汤丸药性、杂病分气血阴阳，继列恶寒、发热、疸等49证；下卷列咳逆痰嗽、积聚、消渴等32证。书末列"脏腑病及各部所属药性"和音释。

9. 虞抟《医学正传》

虞抟（1438—1517），字天民，自号华溪恒德老人，明代义乌人。华溪虞氏世代业医，虞抟祖父虞诚斋曾受业于朱丹溪。虞抟认为历代名医"其授受相承，悉自正学中来也"，朱丹溪"学有源委，术造精微"，"足以救偏门之弊，伟然百世之宗师也"。他"承祖父之家学，私淑丹溪之遗风"（《医学正传·序》），著《医学正传》8卷。

书前首列"医学或问"51条，系虞氏对医学上的一些问题进行辨析，以申明前人"言不尽意之义"。次分述临床各科常见病证，以证分门，每门先论证，次脉法，次方治。其证治方法，"伤寒一宗张仲景，内伤一宗李东垣，小儿科多本于钱仲阳，其余诸病悉以丹溪要语及所著诸方冠于其首，次以刘、张、李三家之方……"，可见主要以朱丹溪学术经验为本，同时也附有"自己积年历试四方之病"的经验。书中褒扬丹溪之处甚多，如关于郁证，虞抟说："我丹溪先生触类而长之，而又著为六郁之证，所谓气血冲和，百病不生，一有怫郁，诸病生焉，此发前人之所未发者也。"

10. 刘纯《医经小学》《玉机微义》

刘纯（1363—1489），字宗厚，号养正增老人，明代吴陵（今江苏泰州）人。据称是刘完素的第九世孙。主要在陕西、甘肃行医。撰有《医经小学》6卷、《玉机微义》50卷、《杂病治例》1卷和《伤寒治例》1卷（年代不详）。

《医经小学》，共计6卷，成书于明洪武二十一年（1388）（图3－36）。

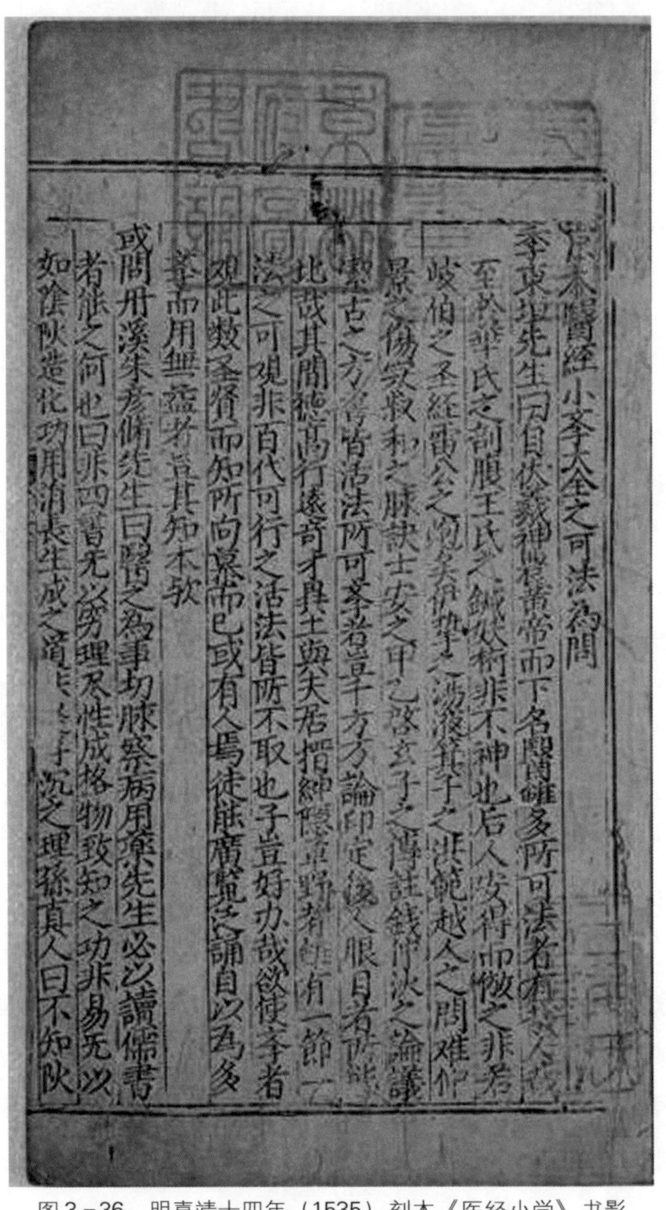
[illegible]本醫經小學大全之可法為問
學東垣先生曰自伏羲神農黃帝而下名醫雖多所可法者有幾人哉
至於華氏之剖腹王氏之鍼灸術非不神也后人安得而傚之非若
岐伯之圣經雷公之炮炙伊尹之湯液箕子之洪範越人之問难仲
景之傷寒叔和之脉訣士安之甲乙啓玄子之傳註錢仲陽之論議
潔古之方藥皆活法所可學者豈千方万論印定後人眼目者所能
也哉其間德高行遠奇才異士與夫居搢紳隱草野者雖有一節一
法之可观非百代可行之活法皆所不取也子豈好功哉欲使學者
观此数圣贤而知所向慕而已或有人焉徒能廣覽泛誦自以為多
學而用無益者豈其知本歟
或問丹溪朱彦脩先生曰醫之為事切脉察病用藥先生必以讀儒書
者能之何也曰非四書无以窮理尽性成格物致知之功非易无以
知陰陽造化功用消長生成之道[illegible]子玩之理孫真人曰不知陰

图3－36　明嘉靖十四年（1535）刻本《医经小学》书影

本书以韵语形式编纂而成，为初学者入门之作。全书分本草、脉诀、经络、病机、治法、运气6个部分。其中辑录有朱丹溪等人习医要语。又载“丹溪答门人问”，内容与赵以德所著《丹溪药要或问》相近。

《玉机微义》则是在会稽人徐用诚《医学折衷》一书基础上著成。徐用诚，字彦纯，早年客居吴中，教授儒学，又精于医。他私淑朱丹溪之学，《医学折衷》一书立论以《黄帝内经》为本，旁宗金元诸家，共分中风、痿证、伤风、痰饮、滞下、泄泻、疟、头痛、头眩、咳逆、痞满、吐酸、瘴、疠风、风痫、破伤风、损伤17门进行论述。刘纯认为其尚未备，于是增补咳嗽、热、火、暑、湿、燥、疮疡、气血、内伤、虚损、喉痹、眼目、牙齿、腰痛、心痛、黄疸、痹、妇人、小儿等，经过疏理后共成33门，更名为《玉机微义》。杨士奇为此书作序，称“彦纯、宗厚又私淑彦修者也”。

11. 汤望久校辑《脉因证治》

清代汤望久，字来苏，所校辑《脉因证治》2卷（一种作4卷），题名为朱丹溪撰著，初刊于清乾隆四十年（1775）。经考证，该书与明代黄济之（字世仁）于嘉靖十四年（1535）所撰的《本草权度》卷下文字基本相同，可能是托名丹溪之作，但流传甚广。

本书卷上列卒尸、痹、痉、厥、伤寒、大头肿痛等内科病证27种；卷下载宿食留饮、嗳气吞酸嘈杂、积聚、消渴等诸内科病证，又列述外科、五官科、妇人、小儿等病证，并附杂证、杂治、脏证、七情证、杂脉、察视、汗7篇医论。全书论病，首述脉，次审因、列证，再论治，即所谓“脉、因、证、治”，形成一种临床规范，颇有特色。有些观点也符合丹溪之学，如说“诸病寻痰火，痰火生异证”“湿热相火病多，土火病多，气常有余，血常不足”“肥人血多湿多，瘦人气实热多”“善治痰者，不治痰而治气”等。所引内容则不限于一家，兼采《千金方》《三因方》和刘河间、张子和、李东垣等各家方论。后世曾多次翻刻。

明清两代还有众多医家私淑丹溪学术，并各自发挥。如傅滋著《新刊医学集成》，汪时途著《丹溪发明》，王世相著《医开》，还有作者佚名或托名朱丹溪的著作，如《丹溪摘玄》《丹溪适玄》《朱震亨丹溪本草》《丹溪秘传方诀》《朱丹溪先生产宝》《丹溪女科》《丹溪要删》《新刻太医院校授丹溪秘藏幼科捷径全书》等，可见丹溪的学术传人遍及全国。同时他的著作也远传日本、朝鲜，产生了深远的影响。

丹溪学派的成就与特色，可以简要地概括 3 点。一是援儒入医，增强中医理论思维。朱丹溪作为朱熹四传弟子、理学家许谦的学生，将理学的一些观点引入医学，形成了自己独特的学术思想。二是倡导辨证论病，纠正时俗。朱丹溪提倡阳有余阴不足、相火论，与当时《太平惠民和剂局方》用药偏于温燥有一定关系，而他提倡用药“活套”，反对成方，更起到纠正《太平惠民和剂局方》风行带来的刻板用方之习的作用。三是注重地区方域对学术的影响。朱丹溪生活在东南沿海地带，地处卑湿，气候温热，因此提出“六气之中，湿热为患，十之八九”，并指出张仲景、李东垣等学术有不适用于南方之处。后人多认为朱丹溪是古代医学学术中心从北方转向南方的标志。

三、温补肾命调水火

本节主要介绍温补学派。金元以后，刘河间、朱丹溪之学广为流传，但有些医家不善师其法，用药每多偏执于苦寒攻伐，动辄滋阴降火，常易损伤脾胃，克伐真阳。正如《景岳全书》评论所说：“自河间主火之论行，而丹溪以寒苦为补阴，举世宗之，莫能禁止……此后如王节斋、戴原礼辈则祖述相传，遍及海内。凡今之医流则无非刘朱之源……自金元以来，为当世所宗范者，无如河间、丹溪矣。”因此而兴起的温补学派有着纠偏救弊的意义。

温补学派是以研究脾肾和命门水火的生理特性与病理变化为中心内容，以温养补虚、善用甘温为治疗特点的一个医学流派。江苏的薛己被视为温补派的创立者，治病以脾肾并重擅长。但被后世视为温补学派代表思想的肾命学说，则创自浙江两位温补名家赵献可和张介宾。此外，浙江的高鼓峰、吕晚村、冯兆张也是好用温补的名家。

（一）张介宾

张介宾（1563—1640），字会卿，号景岳，别号通一子。后世习称其张景岳之名。祖籍四川绵竹县，因先世于明初以军功得授绍兴卫，遂定居山阴会稽县（今浙江绍兴市），世袭绍兴卫指挥使，食禄千户所。

张景岳自幼聪慧，14 岁随父进京，学医于京畿名医金英（字梦石）。后以幕府身份从军，“壮岁游燕冀间，从戎幕府，出榆关，履碣石，经凤城，渡鸭绿”，后“翻然而归，功名壮志消磨殆尽，尽弃所学而肆力于轩岐”（《景岳全书》林日蔚跋）。在京城行医，“为人治病，沉思病原，单方重剂，莫不应手霍然。一时谒病者，辐凑其门，沿边大帅，皆遣金币致之”（黄宗羲《张景岳传》）。明神宗死后，张景岳返回故里，行医著书而终。

张景岳著有《类经》《类经图翼》《类经附翼》《景岳全书》《质疑录》，其中《景岳全书》全面地反映了其医学临证思想。

《景岳全书》64 卷，撰于天启四年（1624）（图 3－37）。现存版本 30 多种。首为《传忠录》3 卷，统论阴阳、六气及前人得失。次为《脉神章》3 卷，载述诊家要语。再次为《伤寒典》《杂证谟》《妇人规》《小儿则》《痘疹诠》《外科钤》。又有《本草正》，论述药味约三百种，另载《新方八阵》

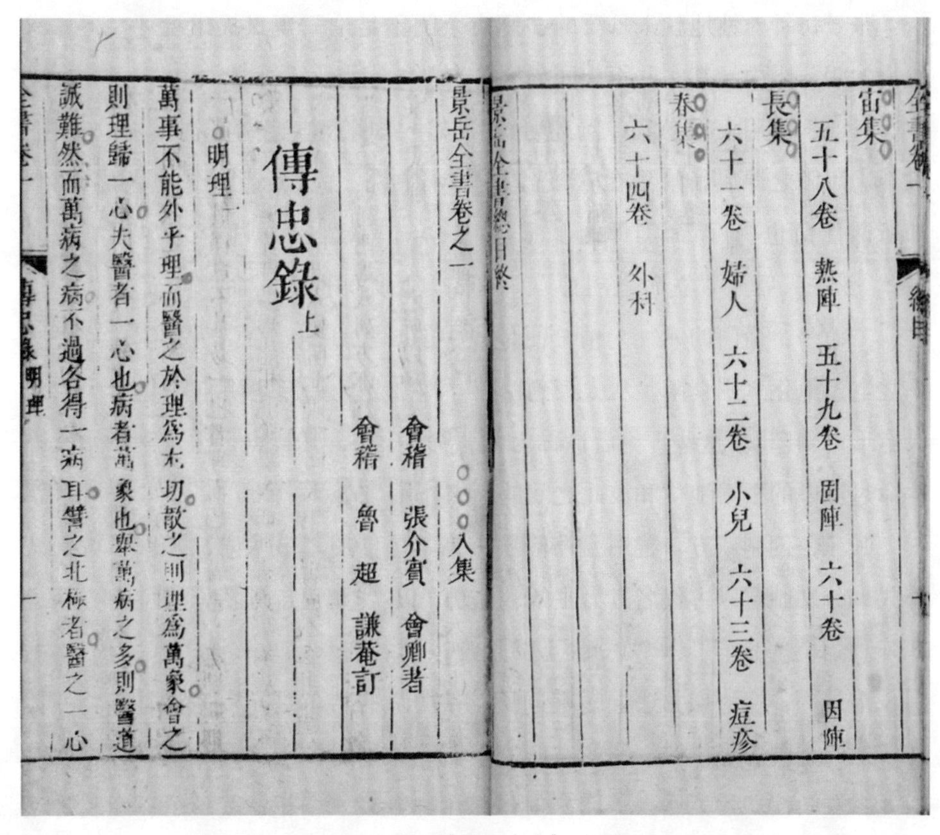
宙集 五十八卷 熱陣 五十九卷 固陣 六十卷 因陣
長集 六十一卷 婦人 六十二卷 小兒 六十三卷 痘疹
春集 六十四卷 外科
景岳全書總目終

景岳全書卷之一 入集
傳忠錄 上
會稽 張介賓 會卿著
會稽 魯 超 謙菴訂
明理
萬事不能外乎理而醫之於理爲尤切散之則理爲萬象會之則理歸一心夫醫者一心也病者萬象也舉萬病之多則醫道誠難然而萬病之病不過各得一病耳譬之北極者醫之一心

图 3－37 《景岳全书》书影

《古方八阵》，别论补、和、寒、热、固、因、攻、散等“八略”。此外，并辑妇人、小儿、痘疹、外科方4卷。其学术主张有以下几方面。

其一，倡真阴真阳说，认为“阳常不足，阴本无余”。张景岳所说的“真阴真阳”又叫“元阴元阳”，指人体正常生理功能的物质基础，两者互根同源，不可分离。《景岳全书·传忠录·阴阳》中说：“道产阴阳，原同一气。火为水之主，水即火之源，水火原不相离也。……其在人身，是即元阴元阳。”由此他提出“阳常不足，阴本无余”，尤其强调阳气的重要性。《景岳全书·传忠录·阳不足再辨》中说：“夫人之所重者，唯此有生，而何以能生，唯此阳气，无阳则无生矣。然则欲有生者，可不以此阳气为宝？即日虑其亏，亦非过也。”又说：“若以生死聚散言，则凡精血之生皆为阳气，得阳则生，失阳则死。此实性命之化源，阴阳之大纲也。”并从形气、寒热、水火之辨3个方面来说明人体阳气的重要性。

张景岳针对性地就朱丹溪的“阳有余阴不足论”观点提出批评。但二人所说的阴、阳内涵其实并不相同，故各有其立脚点。

其二，借用太极易理，阐述肾命学说。宋明理学特别重视太极的作用，以其为阴阳之源。张景岳在《类经·序》中说：“太极者，天地人之心也，即所谓性命也。”而命门即人身太极之所，其位置“居两肾之中而不偏于右”，为先天后天“立命之门户”，在形质上实即两肾。命门与肾实为一而二、二而一，命门的元气元精，便是肾中的真阴真阳。命门为真阴之府、真阳之宅，生化真阴真阳。从太极到两仪，即“先天无形之阴阳”化生为“后天有形之阴阳”。这些理论后世称为“肾命学说”，其特点是注重阴阳水火在生命过程中的根本地位和彼此之间的互根作用。

其三，创制新方，善用温补治法。张景岳借用军事术语，开创了方药八阵式，分别制定以古代名方为主的“古方八阵”和以自订新方为主的“新方八阵”。其“八阵”以“八略”以立法，即补、和、攻、散、寒、热、固、因8个部分，在治疗方法上颇有创见。其中最有特色是其一系温补药物，体现了他的重阳思想。如创制的右归丸、右归饮即是护阳的两个代表方，而左归丸、左归饮功效虽然是养阴，但也多用熟地黄、枸杞、菟丝子、鹿胶等温性药物，有别于朱丹溪滋阴多用知母、黄柏等。其“新方八阵”中应用“熟地黄”的方剂甚多，以致后世有人称他为“张熟地”。

《景岳全书》内容极为丰富，提出不少有益见解。其擅用温补的学术思想对当时医家影响很大。不过后继者也出现滥用温补的现象，因而引来一些批评，如姚球《景岳全书发挥》、陈修园《景岳新方砭》、章虚谷《论景岳书》等对其主张进行激烈抨击。

（二）赵献可

明代鄞县（今浙江宁波）人赵献可（1573—1644），字养葵，号医无闾子。《鄞县志》称其“好学淹贯，尤善于《易》而精于医，其医以养火为主”。曾游历于陕西、山西等地，撰有《医贯》和《邯郸遗稿》传世。其中《医贯》是其代表作（图3-38）。赵献可之子赵贞观及弟子徐阳泰传其学。《邯郸遗稿》4卷即赵贞观整理的，是妇科专著。

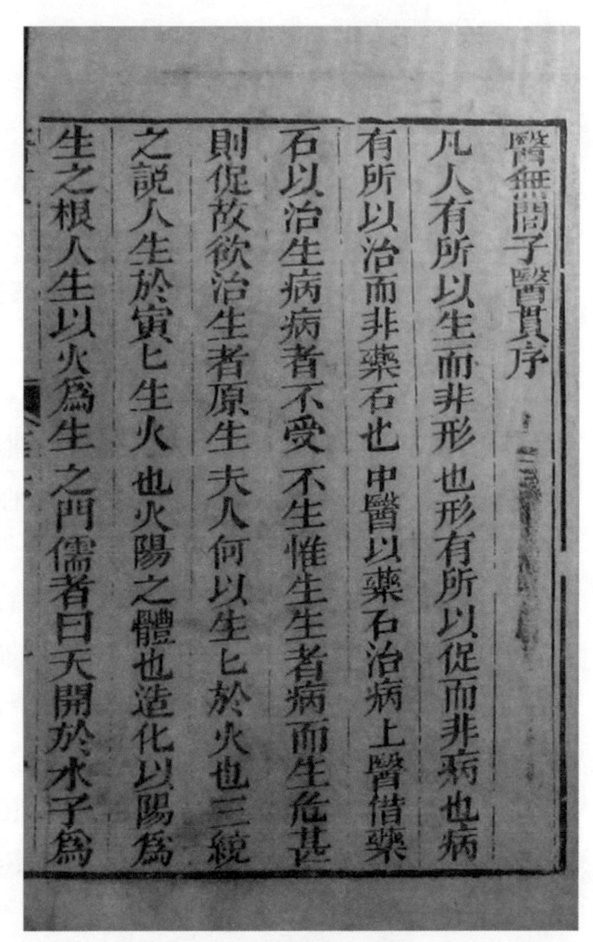
醫無閭子醫貫序
凡人有所以生而非形也形有所以促而非病也病
有所以治而非藥石也中醫以藥石治病上醫借藥
石以治生病病者不受不生惟生生者病而生危甚
則促故欲治生者原生夫人何以生生於火也三統
之說人生於寅寅生火也火陽之體也造化以陽爲
生之根人生以火爲生之門儒者曰天開於子爲

图3-38 《医贯》书影

《医贯》6卷，分为《玄元肤论》《主客辨疑》《绛雪丹书》《先天要论》《后天要论》等篇章。其中《玄元肤论》包括内经十二官论、阴阳论、五行论；《主客辨疑》论中风、伤寒、温病、郁病；《绛雪丹书》专论血证；《先天要论》论以六味、八味为主方，治疗真阴、真阳不足诸病；《后天要论》详论补中益气汤及脾胃诸疾。

赵献可的学术思想是

重视先后天之本，认为先天之火乃人生立命之本，养生治病莫不以此理“一以贯之”，因名其书为《医贯》。其温补思想建立在君主命门学说之上。他认为，命门是十二经、十二官的君主，因而称为君主命门。相关主要观点如下。

其一，命门有位无形，与肾有着密切的关系，命门的作用始终处于主导地位。君主命门之说以人身太极和坎卦象立论，根据《易经》所谓“一阳陷于二阴之中”构成坎卦，认为坎卦中的阳爻为命门，上下二阴爻为肾，命门与肾是先天与后天、无形君火与有形之水的关系，即所谓“命门无形之火，在两肾有形之间”，亦即“两肾间动气”。

其二，人身之主非心，而是命门。其“是为真君主，乃一身之太极”，统摄十二经、十二官。人之所以出生，生命之所以维系，都原于火。火为阳之体，造化以阳为生之根，人身亦以火为生命之门。三焦相火禀命于命门，无形真水随相火周流全身。五脏六腑的生理功能均关系到命门。他认为两肾和其中的命门合为太极。两肾之中为命门之宫，两肾皆为水，左肾为阴水，右肾为阳水。在中宫命门的两旁，左为真水之穴，右为相火之穴。此真水与相火，一水一火，俱无形。君主命门以君主之火为生命的原动力和“主气”。此火乃先天无形之火，其安宅于两肾之中，由三焦执行其君主之命。当三焦“禀命而行，周流于五脏六腑之间而不息，名曰相火”（《医贯·内经十二官论》）。他以走马灯之烛比拟命门火，谓其为生命的原动力，“火旺则动速，火缓则动缓，火熄则寂然不动。”又由君主之火推出人身之“主气”，此“主气”相当于抗御邪气之免疫力。因此，命门的功能又包括了人体的免疫功能。

其三，强调命门无形之火必须有赖于阴精真水的濡养。命火与真水二者阴阳互根，阴精（即真水）亏耗不仅为阴虚，而且每多出现阳虚之证。因此，在养生和治疗上反对过用寒凉或纵欲戕伤命门之火。又因君主之火乃水中之火，阴精真水乃命门火的物质基础，火有余之为病是真水不足引起，故在治疗上绝不可泻火，只能补水以配之，即“壮水之主，以制阳光”，用六味地黄丸。如果是火不足，因见水之有余，亦不必泻水，宜于水中补火，即“益火之原，以消阴翳”，用八味地黄丸。

此外，赵献可还以善于论治郁证著称，认为“凡病之起，多由于郁。郁者，抑而不通之义”，如伤风、伤寒、伤湿，除直中外，凡外感者俱作郁看。同时，不少内伤杂病也可作为郁证论述，如血证、喘咳、黄疸、呕吐、腹满、腹痛、疝痛、飧泄等。赵献可根据五行学说提出五郁相因为病的观点，其中认为以木郁引起诸郁最为普遍。故“治其木郁”，则火、土、金、水诸郁皆可随之而解，喜用逍遥散通治诸郁。

赵献可的著作原本流行不广。晚明时，著名文人吕留良景仰其说，奉为金科玉律，并加评注，使此书产生了重要影响。

（三）吕留良

明末清初石门（今浙江桐乡）人吕留良（1629—1683），字用晦，号晚村，僧名耐可。他博学多才，在明末时曾参与抗清复明活动。失败后隐迹于医。清康熙年间以“博学鸿词”诏天下士，吕氏以死相拒。后来地方官员以“山林隐逸”推荐，吕留良遂剪发为僧以拒绝。他著政治与文学著作有50种之多。雍正年间“曾静案”发，吕留良虽已逝世多年，仍惨遭开棺戮尸，诛连有关者达数百人。他的著作大多被禁毁，但医学著作《吕批医贯》和《东庄医案》得以留存。

《吕批医贯》即吕留良对赵献可《医贯》的批注本。其中有数篇他的医论。如《逍遥散论》讨论了郁证治法的源流，指出逍遥散与朱丹溪的越鞠丸异曲同工，“越鞠之芎穹，即逍遥之归芍也；越鞠之苍术，即逍遥之白术也……惟越鞠峻而逍遥则和矣，越鞠燥而逍遥则润矣”。又有《六味丸论》，指出此方与仲景原方肾气丸的区别，谓“仲景原方以此六者驾驭桂附，以收固肾中之阳，至宋钱仲阳治小儿行迟、齿迟、脚软、囟开、阴虚发热诸病，皆属肾虚，而小儿稚阳纯气，无补阳之法，乃用此方去桂附”，吕留良指出“学者识其指归，以明生化斡旋之机，又当详考古今立法相因异用之故，斯为十全”。又有《八味丸用附子肉桂论》《八味丸用茯苓泽泻论》具体讨论八味丸的组方特点。但他也对赵献可一味应用八味丸、六味丸提出一定批评。他说：“自许学士开补脾不如补肾之理，薛氏使用八味、六味通治各病，赵氏又从薛氏发明其要，一归之六味，一归之八味，益命火二字乃全书之宗旨也……顾病机转变，转辗相因，治法逆从，浅深异用。赵氏所言……盖缘主张太过，立言不能无偏，遂欲执其一说而尽废诸法，亦不可行也。”

他对李东垣的“补中益气汤”也有独特见解，指出此方“原为感症中有内伤一种”而立，若“以为调理补虚服食之药，则谬矣，调理补虚，乃通其义而转用耳”。另外他主张“当论方不当论药，当就方以论药，不当执药以论方”，这种重视药物配伍总体功效的见解，颇有特色。

《东庄医案》保存在清代医家杨乘六的《医宗己任篇》中，共有28则医案，均为吕留良的治验（图3－39）。其中比较明显地体现了他重视温补的特色。其所治多为日久之败证，如治陈紫绮内人“半产胎衣不下”，系中气不

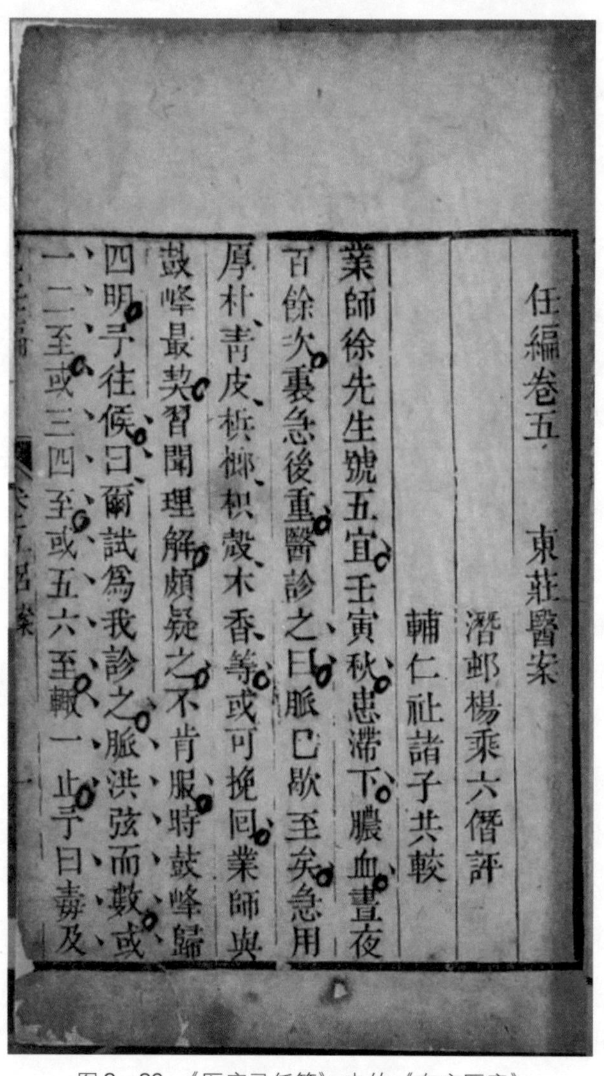
任編卷五　東莊醫案
潛邨楊乘六偕評
輔仁社諸子共較
業師徐先生號五宜壬寅秋患滯下膿血晝夜
百餘次裏急後重醫診之曰脈已歇至矣急用
厚朴青皮檳榔枳殼木香等或可挽回業師與
鼓峰最契習聞理解頗疑之不肯服時鼓峰歸
四明予往候曰爾試為我診之脈洪弦而數或
一二至或三四至或五六至輒一止予曰毒及

图3－39 《医宗己任篇》中的《东庄医案》

足所致，乃以补中益气汤倍参芪治之；而钱某痢后“小便内痛，点滴不能便，便后痛愈甚”，系肾气不足，化源不充所致，投以肾气丸而愈。

吕留良虽重视温补，但不偏执。他对《医贯》评述说：“所言皆穷源返本之论，拨乱救弊，功用甚大，然之治败症则神效，而治初病则多疏。”指出温补治法要对症应用。

（四）高鼓峰

清代鄞县人高鼓峰（1623—1670），字旦中，名斗魁，曾居杭州。他是《针灸聚英》作者高武的后人，习诗文之余，兼好医药方书。后行医颇负盛名。黄宗羲说“旦中既有授受，又工揣测人情于容动色理之间，巧发奇中……所至之处，蜗争蚁附，千里拿舟，逾月而不能得其一诊”（《高旦中墓志铭》）；全祖望说“先生既卖药，所至辄能起病人而生之，于是求治病者遍于南国”（《续甬上耆旧诗》卷41），可见其影响之大。著有《四明心法》（又名《医家心法》）3卷、《四明医案》（又名《吹毛集》）1卷。

《四明心法》分上、中、下3部分。上部概述诊法、脉义和25个方剂的方解、主症等；中部为方论、药论；下部类述内科、妇科、儿科等25种常见病证的诊治。他注重以五脏生克关系立论，各主以五方，故为25方概治五脏病，其中大多为温补肝肾方剂。他对薛己、赵献可善用六味丸加减诸法倍加推崇，对八味丸也进行了专题讨论，并在此基础上制订了七味饮、滋肾生肝饮、生金滋水饮、疏肝益肾汤等方，拓展了六味地黄丸类方。他又善用补中益气汤，对其进行加减变化，或化为调中，或化为人参益气，或化为参芪补脾汤，并认为“七情内伤，脾胃先病，治先补土，此方是也”。

《四明医案》中，高鼓峰临证也以注重温补脾胃为特色，擅用补中归脾诸方。

（五）冯兆张

清代海盐人冯兆张，字楚瞻。幼年丧父，先习举业，后奉母命学医。曾从师访道10余载，六上京师研究医学，医名扬于两浙。冯兆张继承薛己、赵献可、张景岳等命门理论和温补治法，善于化裁古方。历时30余年，汇选各

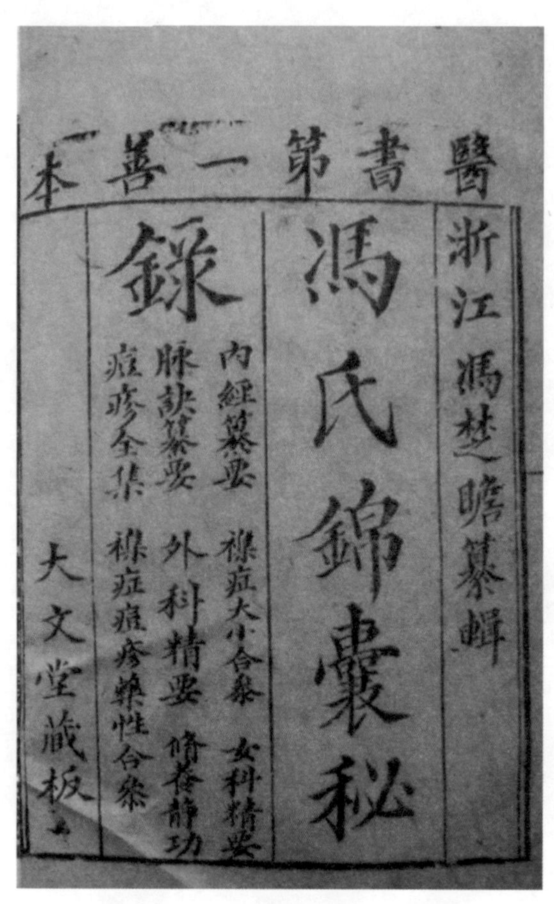

图3－40 《冯氏锦囊秘录》书影

家精要，结合己见，著成《冯氏锦囊秘录杂证大小合参》20卷、《冯氏锦囊秘录痘疹全集》15卷、《冯氏锦囊秘录杂证痘疹药性主治合参》12卷。其中《冯氏锦囊秘录杂证大小合参》简称为《冯氏锦囊秘录》（图3－40），包括《内经纂要》《杂证大小合参》《脉诀纂要》《女科精要》《外科精要》《治疗方论》6种，内空全面，是冯兆张的代表作，成书于清代康熙三十三年（1694），用活字刊印。八年后，因活字版烂，又重新删订，于清代康熙四十一年（1702）用木版刊印。此后多次重刻。

《冯氏锦囊秘录杂证大小合参》中，《内经纂要》分为卷首上、下2卷，摘录《黄帝内经》51篇原文中之精华进行注释。《杂证大小合参》14卷中，前2卷详论水火立命之基、阴阳强弱之用、先天后天之分以及标本运气之理，在理论和治疗上推崇赵献可，认为火为万物之本源，且十分推崇赵献可的命门理论，对温补理论有新的发挥；其后的11卷论“自初诞诸胎证，及头、目、耳、鼻、口、唇、胸、胁肩、背、腰、腹、腿、足诸疾，乃及风、寒、暑、湿、燥、火、惊疳、吐泻、伤寒、疟疾、风痨、臌膈各门诸证”，对每一证均引以《黄帝内经》之理，兼采诸家之论，详载病机治法；最后卷14《脉诀纂要》论脉象。《女科精要》3卷，分月经、经病、崩漏、带下、嗣育、胎前杂证、胎产、产后、产后杂证及女科杂证10门，详论证治用药。《外科精要》详论外科痈疽治法，并强调痈疽证治以内补温阳为主。《治疗方论》详载冯氏自创“养心育脾和肝清肺滋肾补荣益卫膏滋丸”和“全真一气汤”等新方及验案。

《冯氏锦囊秘录痘疹全集》15 卷，对痘疹从发热、见点、起胀、灌脓、收靥、落痂、余毒以及兼夹证等诸方面进行论述，并汇集前贤治痘诸方 120 余首。《冯氏锦囊秘录杂证痘疹药性主治合参》12 卷，选取治疗痘疹常用药 400 余种，重点阐述药物在痘疹治疗中的应用，论述独特。

《冯氏锦囊秘录·诸病求源论》中说：“人之有生，初生两肾……然究其源，皆此一点精气，神递变而凝成之也。犹之混沌未分，纯一水也，水之凝成处，为土、为石、为金，皆此一气化源。故水为万物之源，土为万物之母。然无阳则阴无以生，故生人之本，火在水之先也。无阴则阳无以化，故人生之本，水济火之次也。”对人身先天的水火并重看待。其用药也独钟六味地黄丸、桂附八味丸 2 方，并据此 2 方，加减化裁成 10 方。分别是二妙地黄丸，用六味地黄丸加二妙散、附子而成；育脾固肾地黄丸，用六味地黄丸去牡丹皮加五味子、补骨脂、菟丝子；双补地黄丸，用六味地黄丸加菟丝子、莲子肉；清心滋肾地黄丸，用六味地黄丸加五味子、远志、麦冬；阿胶地黄丸，用六味地黄丸加麦冬、真阿胶；滋金壮水地黄丸，用六味地黄丸加麦冬、牛膝；加味七味丸，用都气丸（七味丸）加肉桂、麦冬；和肝滋肾地黄丸，用六味地黄丸加当归、白芍、肉桂；滋阴八味丸，用八味丸加麦冬、五味子；壮阳固本地黄丸，用八味丸去牡丹皮，加鹿茸、补骨脂、五味子、枸杞、紫河车、鹿角胶。对补益肾中水火的方药形成系列方。

四、中西汇通阐新义

晚清民国时期，西医传入并不断发展。许多中医都注重吸收外来新知，增进理论与临床的认识。只是由于中西医学体系差异极大，加上部分西医采取“科学”至上的态度攻击中医，致使中西医论争不断。但即使在论争中，中医界仍持开放的态度，在许多方面积极参用新知识。可以说，中西汇通是这个时期的普遍思想。这里所说的汇通医派医家，主要指那些不仅主张兼采中西，而且在理论或临床上进行了具体工作，有专著且影响较大的人物。

（一）王有忠

清末鄞县人王有忠，字荩臣。平素研究医著20余年，治内外诸证屡获效。西学传入，王有忠“观其剖解之法及绘画之图，悉皆毫发不爽”（《简明中西汇参医学图说》自序），于是聘请善于西画的人，绘成人体分合图50余幅，结合中医针灸内容，于1906年编成《简明中西汇参医学图说》上、下篇（图3－41）。王尽忠认为“中西论脏腑表里，各有所主”，此书“盖取西人之详于形迹，取中医之详于功化”，故以中医理论为基础，“以阴阳为大纲，以十二经为支目”（《简明中西汇参医学图说》自序），又参照西医解剖图，编绘出脏腑组织图、十四经图、经穴歌、考证穴法、经脉主治、各经药物，以及针法、灸法等。

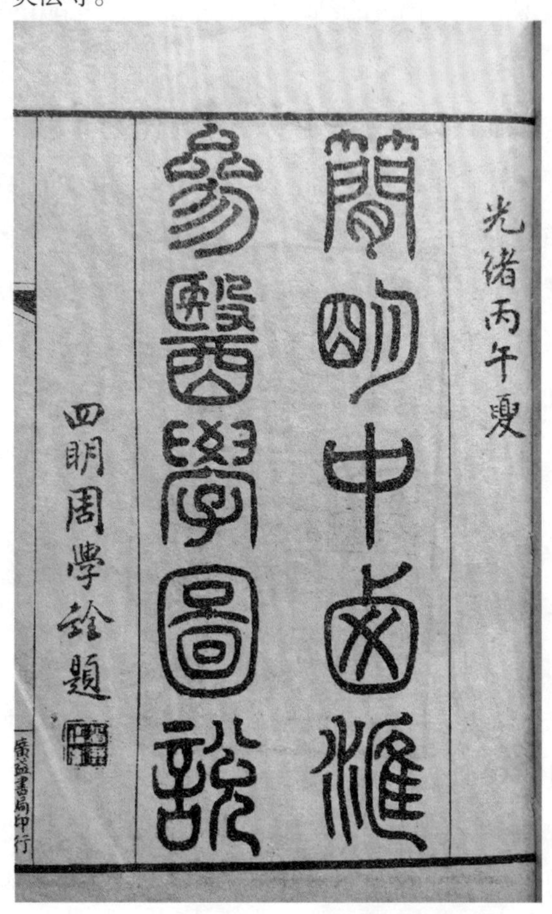
光绪丙午夏
简明中西汇参医学图说
四明周学铨题

图3－41 《简明中西汇参医学图说》书影

王有忠对于中西医学的异同，注意对比参合，不轻言偏废。如他指出：“中医有于五脏外添膻中一说。按膻中即包络也。西医谓心处胸中，周围有膈膜裹之，亦言心包络也。膻中之说似属可省。”这是取西医之长的地方。但也认为“阴阳生克，气血运行，有非西法剖验所能明者，则以中医论治为定”（《简明中西汇参医学图说》自序），对此则坚持中医理论特色。

（二）余岩

民国镇海人余岩（1879—1954），字云岫，1916年日本大阪医科大学毕业，同年回国（图3-42）。曾任公立上海医院医务长、卫生部科长、中国医药学会上海分会会长等职。他受日本废除汉医的影响，力主废止中医。于1916年刊行《灵素商兑》。

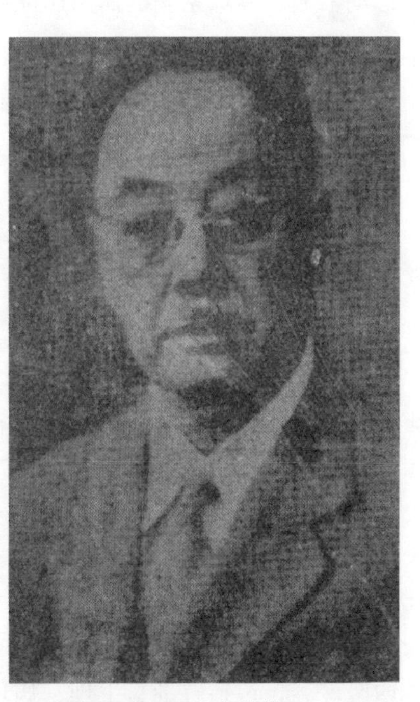

图3-42　余岩像

《灵素商兑》主要以西医理论来攻击中医。如说：“通观《灵》《素》全书，其为推论之根据，演绎之纲领者，皆以阴阳五行为主。故阴阳五行之说破，而《灵》《素》全书几无尺寸完肤。岂惟《灵》《素》，岂惟医学，凡吾国一切学术，皆蒙阴阳之毒；一切迷信拘牵，皆受阴阳五行之弊、邪说之摈也久矣。”由于有这种倾向，所以用西方科学观点和西医解剖生理对照《黄帝内经》，处处认为不合科学。

余岩著《灵素商兑》的目的并不是沟通中西医，但所论的有关问题集中地反映了近代知识观与中医理论的主要冲突点，这些一直是后来中西医汇通、中医科学化等思潮中反复争议的主题。

（三）张拯滋

民国绍兴人张拯滋，字若霞，于1916年著《通俗内科学》。此书被收入

《珍本医书集成》，裘吉生作提要称其“以科学的新理，说明病因病状，用中国固有之药方为治疗，而成本书。保存国粹，絜引新知，洵称融会贯通之创作”。

张拯滋在《通俗内科学》自序中说：“本编汇参中西病理，多采西学，处方均用中药，于内科诸病，分节叙述，学说务求其新，文辞惟择浅显。”如其所述，本书7章按传染病、呼吸器病、循环器病、消化器病、泌尿器病、运动器病、神经系病的西医病证系统分类，共记载病证44种。每病依次论其原因、证候、经过、预后、类证、治疗、处方等项。

书中内容论病不分证。如呼吸器病中的“感冒”，其“证候”项下列出主要症状，没有舌脉。处方分两类，一类是“药方”，列川芎茶调散、加味香苏饮等古方；另一类为“特方”，类似于经验方，如用远志根一味温汤煎后加糖饮。

（四）张寿颐

张寿颐（1872—1934），字山雷，江苏嘉定（今上海）人。因母病开始学医，先后随当地老中医俞德琈、侯春林及吴门黄醴泉诸先生学习内科，后又随朱阆仙学习外科。后应浙江兰溪中医专门学校聘请，担任该校教务主任，为近代中医教育作出了贡献。

张寿颐主持的校务就贯彻着中西兼采的原则。他在教学计划中单独设立西医课程，包括解剖、生理、病理和西医临床等。他所编的各种教材中，都贯穿了中西对比汇通的思想。著有《全体新论疏证》《难经汇注笺正》《中风斠诠》《疡科纲要》等。

《全体新论疏证》全名为《英医合信氏全体新论疏证》（图3－43），是张寿颐以英国传教士医生合信所著的《全体新论》为范本编成的教材。张寿颐认为中医、西医各有长处和短处，解剖、生理等就是中医的短处，他说“生理不明即病理未由评其原委，而治疗又将何所措手”，因传统中医无此类专书，于是采用《全体新论》原书，删其浮词，节其要义，并加以自己的见解，著成此书。全书注重沟通中西，如张寿颐在其“疏证”中谈小肠时说：“医家理想，咸谓胃能容物，似乎受盛之名，唯胃足以当之。若食物传入小肠，已在消化之后，则《素问》反以受盛之官，颇觉不甚确切。然新学家解剖所得，则胃之受食，仅能糜作稀糜，而精华犹未吸收，渣滓犹未分泌，即已递入小肠，如有无数吸取食物精液之管，以为变化生血之作用。乃知小肠一部，确是受盛食物之一大器官。而言此身，所以能取精用宏者，胥赖于是……《素问》独以化物出焉四字，表禄小肠真相。然后知上古神圣，早已洞见脏腑生化，精至微，言之餐之。”如此借用新知来阐明《黄帝内经》解剖生理知识的合理内涵。

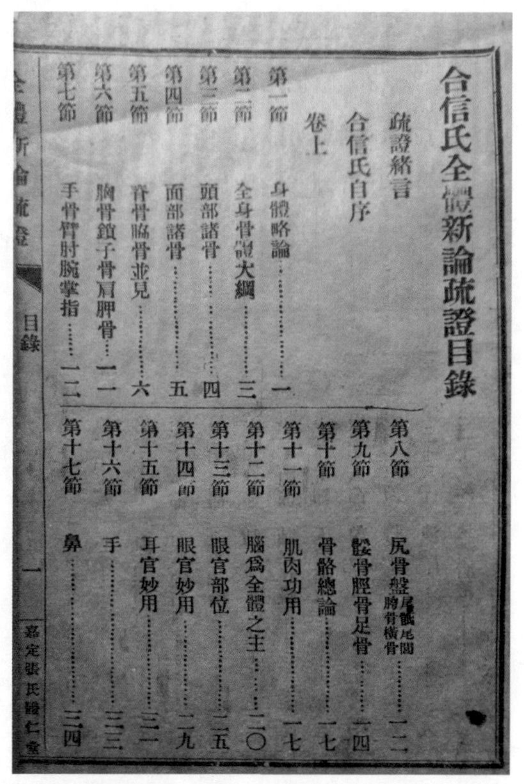
合信氏全體新論疏證目錄

疏證緒言

合信氏自序

卷上

第一節 身體略論……一

第二節 全身骨體大綱……三

第三節 頭部諸骨……四

第四節 面部諸骨……五

第五節 脊骨脇骨並見……六

第六節 胸骨鎖子骨肩胛骨……一一

第七節 手骨臂肘腕掌指……一二

第八節 尻骨盤尾骶尾閭胯骨橫骨……一二

第九節 髀骨脛骨足骨……一四

第十節 骨骼總論……一七

第十一節 肌肉功用……一七

第十二節 腦爲全體之主……二〇

第十三節 眼官部位……二五

第十四節 眼官妙用……二九

第十五節 耳官妙用……三一

第十六節 手……三三

第十七節 鼻……三四

全體新論疏證 目錄 一

嘉定張氏體仁堂

图3-43 《全体新论疏证》书影

《中风斠诠》3卷，由张寿颐于1917年撰成，该书以张伯龙的《类中秘旨》为蓝本。张伯龙本为宫廷御医，参阅西医学有关“中风”病的相关认识后，曾亲自用兔子进行了试验，确认动物脑部受损与肢体运动之间的关系，从而对理解《素问·调经论》所说的“血气并走于上则为大厥”提出新见，指出“西医血冲脑气筋之论与《内经》暗合”，“此症皆由水火内动，肝风上扬，血气并走于上，冲击前后脑气筋，昏不知人”。张寿颐在此基础上，进一步论述了西医学“血冲脑经”的原因，从而深化了对中风病的认识。张寿颐强调中风治疗应在镇肝息风、潜阳降逆的同时，佐以先开痰泄浊以治标，再徐补肝肾以治本。

《疡科纲要》由张寿颐著于1927年。张寿颐的老师朱阆仙本精外科，张寿颐传承其术，并加以发挥。其书分为上、下两部分，上部第1章为外疡总论，以阴阳辨证为纲，论肿、痛、痒、脓、血、水、六淫等常见诸症的辨证；第2章外疡脉状，论述了诸脉与外疡的关系；第3章为治疡药剂。下部列外用、内服方66首，有黄墙朱氏外治药物及其治验等。张寿颐认为中医外科有其优势，如“未成可消，已溃可敛，退毒围毒，散肿化坚，提毒止痛，去腐生新”等，但也注意结合西医知识，如指出“有皮肤之疡、腐溃日久……此则久烂之余，其肌肉之神经已死”，又传出所谓“内邪攻心”，实际为神经受毒，直上犯脑。同时也应用锌粉、水杨酸、碘酒、石炭酸、硼酸及凡士林等西药，并创立锌氧油膏、樟丹油膏、水杨油膏、三灵丹、碘汞膏等多首中西结合的外科新方。

（五）陈滋

民国奉化人陈滋（1878—1927），字益钦。幼读经史，后于杭州同仁医学堂毕业，任上海同仁医院翻译。1910 年东渡日本习内科、皮肤科及五官科，辛亥革命后任沪军都督府医务处长。1912 年初再度赴日，专攻眼科，不久回国在上海开设眼科医院。1921 年出版《陈氏评批〈银海精微〉》，后又著《中西眼科汇通》，经其子陈任整理后于 1936 年由上海眼科医院总发行。

《中西眼科汇通》包括病证、中医眼科处方集、附录 3 部分。病证部分，以解剖部位为纲，从眼睑病、泪器病至外伤和其他共分为 13 章，每章病证标题并列中西医病名，共论述 98 个病种。其内容先辑古代相关文献，加“滋按”述其本人见解，并介绍中西医医治法、方药。中医眼科处方集部分收载内服方 864 个，眼药方（点、洗眼外用方）95 个，外用药方 31 个。附录部分包括陈滋的临床验案二则，其子陈任所撰眼科学上名词之讨论、中医眼科手法之研究等。其中对中西眼科名词进行分类对比研究很有学术价值。

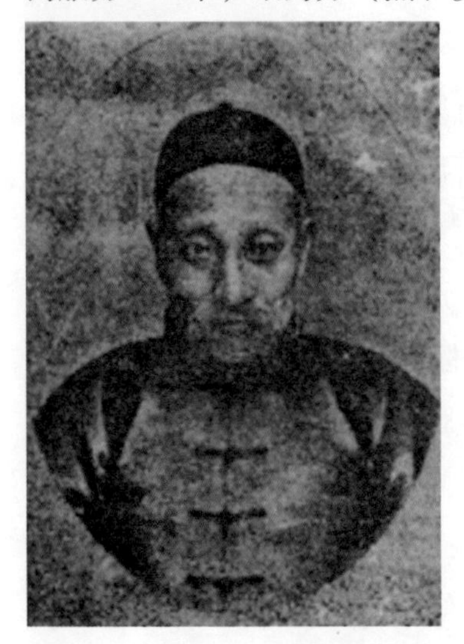
图3－44 杨则民像

（六）杨则民

民国诸暨人杨则民（1895—1948），又名寄玄，字潜庵（图 3－44）。1916 年，杨则民考入浙江省立第一师范。由于受到进步思想影响，他参与学潮被开除而退学。先后在家乡杨家楼南屏小学、宁波育才中学附小、临安山川乡合上村小教书。1922 年，任《诸暨民报》编辑、主编，常以笔名撰写社评，针砭时政。1927 年，杨则民到上海总工会参与了第三次武装起义的宣传工作。“四・一二”反革命政变后，他回到浙江临安教书，并辅导学生学习《共产党宣言》《唯物史观浅释》等革命书籍。1929 年春，杨则民被捕，以“加入反革命罪”判刑三个月。在狱中，他深入研读中西医籍。出狱后，他在长兴县参加反帝同盟会，继续进行革命活动。同时致力于医学，并于 1933 年获聘于浙江中医专门学校任教。编有《伤寒论讲义》《国药今释》《内经讲义》等书籍。1933 年 4 月应浙江中医专门学校之邀，到该校任教，并发表论文《内经之哲学的检讨》，为中医界以辩证唯物主义观点研究《黄帝内经》的第一人。此后陆续编写《伤寒论讲义》《国药今释》《内经讲义》《方剂学讲义》等书籍。

《内经之哲学的检讨》是杨则民最重要的学术文章。此文在当时中西医争论不断的情况下，以新的视角进行中西比较，对《黄帝内经》的实质精神给予肯定。杨则民指出，当时研究《黄帝内经》的人，有的属“取消派”，有的属“保存派”，有的属“折衷派”。“折衷派”中的恽铁樵比较中肯，但“研究《内经》之方法犹有待论者”。他指出，不能单纯用自然科学的眼光来研究《黄帝内经》，而应该从哲学的高度来看待。杨则民从整体、动态的角度来分析以《黄帝内经》为代表的中医理论，在思想高度上超越了当时的中西医优劣之论，分析了两种不同医学体系的巨大差别，阐明了中医学体系的独立性。他认为中医的证治采取生物学的方法，把人体作为一个整体而不容随意拆分，所以即使是局部的病变，也被视为全身病变的局部表现；西医的证治采取物理化学的方法，将人体作为一种单一的组合而任意分解，所以即使是全身的病变，也必须寻找单一的病原和病灶进行治疗。中医的治疗理念为“变动的生机的观察，故治无常，无定法，唯变所适，其智以圆”，西医的治病观念为“静止的机械的观察，故治有定准，有定法，规定森严，其行以方”，因此“中西医之不同，不在生理、解剖、病理、实验，而在整个之思想系统上矣”。

杨则民进而强调：“然《内经》之最高理论为何？曰辩证法的观察是矣。”他介绍了李达、郭沫若等运用辩证法研究历史的事例，指出辩证法是研究《黄帝内经》的有力武器。他说，“中医之思想方法，为《内经》之辩证法，而外医则为近世之机械论的方法，二者绝不相同也。”故不适用机械的科学方法来研究与批判中医理论。他指出，中医的阴阳五行都包含着辩证法思想，关于生长化收藏的论述，阐明了事物生长发展毁灭的规则，“换言之，即以辩证法的思想为训者也，此《内经》一大特色也”。同时他又不是机械地套用哲学理论，指出《黄帝内经》治疗学与一般的辩证法有不同，前者主调和，后者言革命，中医的精髓在于调和，“为中医之至宝”，在临床上是行之有效的真理。可见杨则民深刻和灵活地把握了辩证法的实质。

杨则民从哲学的高度论证了中西医学理论体系的不同特点和中医理论独特性，从根本上维护了中医学理论体系的完整性。他所编的一些教材，在形式和内容上有许多参考西医知识的地方，但总体指导思想不离中医原则。以《方剂学讲义》为例，该教材是杨则民在浙江中医专门学校执教方剂科时所编撰的讲稿。全书分为上、下两篇，以功用分类法分为解热剂、涌吐剂、下剂、利尿剂、发汗剂、止汗剂、止吐剂、止利剂、健胃剂、强壮剂、强心剂、壮脑剂、补血剂、理血剂、止血剂、祛痰止咳剂、镇静剂、镇痛剂、驱虫剂、解毒剂、尿消毒剂、明目剂、涩精剂、止带剂、通乳剂、安胎剂、催生剂、调经剂、轻灵剂、刺激剂共30类。这些分类既有传统中医的类别，也有从西医角度划分的类别，如强心剂、壮脑剂、镇静剂、镇痛剂、催生剂、安胎剂等，甚有特色。每类方剂列出其意义、种类、药理、适用、药物、处方、禁忌等项。一些原理也结合西医观点论述。如中医的吐法，由来已久，杨则民指出“汗、吐、下为国医三攻击疗法，仲景而后，吐法废弃久矣，子和颇欲提倡，而继起无人”。对其机理，则云：“凡药物内服能直接刺激胃壁，或吸收后能作用于延髓呕吐中枢，因而引起呕吐者，皆可为吐剂。”这种不离中学、不斥西理的做法，有可借鉴之处。

（七）王一仁

王一仁（1898—1971），名鞠仁，字仁龛，原籍安徽新安。他师从丁甘仁，1918年在上海中医专门学校第二届肄业，留校任教，并兼上海广益中医院诊务。1928年因省亲，迁到杭州行医。

王一仁主张中医要吸收现代科学知识以进步，曾说：“吾敢负责正言，中医必有吸收外来之长，而自成世界医学之日。”1927 年他著成《中国医药问题》，提出了他对中西医的发展的思考。他认为，要将中西医各自的所长，逐渐摆到研究室里，定时开展研究，“哪一种是中西医可以沟通的，哪一种是中医所独长的，哪一种是西医所独长的……切切实实地整顿去。什么统一医药名词，讨论新医学的创立，都是分内应干的事”，“总之，不要掺入丝毫中西新旧的意气，以真理归”。同时，他主张创立“中西合璧”的医学校来培养人才。

（八）叶橘泉

民国吴兴人叶橘泉（1896—1989），曾用名叶觉诠（图 3－45）。1915 年拜本县名中医张克明为师，出师后独立开业。1924 年参加上海恽铁樵函授中医学校学习，1935 年，起任苏州国医研究院讲师、国医专科学校方剂和药物学教授。

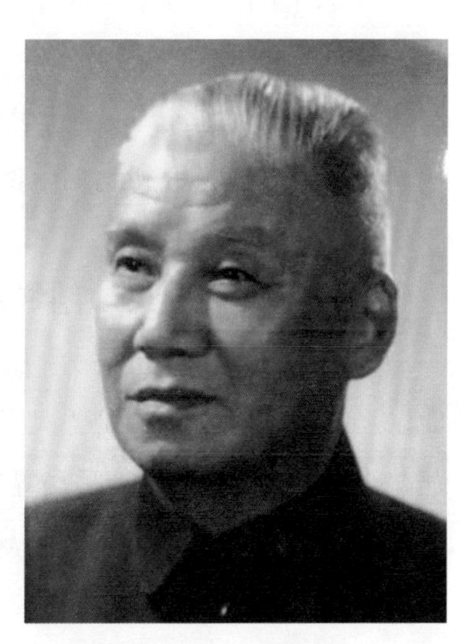

图 3－45　叶橘泉像

1935 年，叶橘泉著成《近世内科国药处方集》，共有 5 集。全书内容以西医临床疾病分类，分述传染病、消化系统疾病、呼吸系统疾病、循环系统疾病、神经系统疾病等各种疾病。病名有西医名、日本释名、中医旧称，载病原、病理、症状、治法。治法收录中医处方，包括组成、剂量、适应证、方解及中药药理等。药物分量以当时新旧度量折合为“格”（即克），煎服剂量以“西西”（即 CC，毫升）计算。每一病后所收处方多则 10 余首，少则 4～5 首，许多为古方，所谓“近世”主要指现代药理。叶橘泉说：“我之所以去搜罗经验效确的方剂，根据近世科学的病原病理，以及药理，补此缀彼，成这一套《近世内科国药处方集》，意有为中西医两方做一介绍，贯一引线，俾西医知所利用国药，中医知所用方剂所治之病的真实原理。”（《就〈近世内科国药处方集〉的旨趣和新医药界做公开的探讨》）

叶橘泉又著有《临证实用药物学》1 册，刊于 1939 年。收载药物 539 种，分为强壮、兴奋、健胃、泻下、驱虫、发汗、解热、清凉、祛痰、收敛、利尿、催吐、缓和、变质、消毒、麻醉、皮肤刺激、脏器疗法、杂类共 19 类。每种药物简述功用主治，如“荆芥穗解热镇痉，感冒头疼并咳嗽，擅产后热痉”，再用小字述该药的科属、产地、异名、药用部位、药理作用、临床应用、用法用量及禁忌等内容。

（九）王慎轩

民国绍兴人王慎轩（1900—1984），出身小吏之家，19 岁到上海，入上海中医专门学校学习。1923 年初赴苏州悬壶应诊。1926 年创办苏州女科医社，1933 年夏改称苏州国医学社，1934 年改组为“苏州国医专科学校”，并聘请章太炎先生为名誉校长。中华人民共和国成立后，被聘为江苏省中医进修学校妇科主任，后赴北京中医学院任教，并担任附属东直门医院妇科副主任。

王慎轩长于妇科，同时注重中西医互参。著有《女科医学实验录》《中国药物学》《中医新论汇编》《胎产病理学》《曹颖甫先生医案》《佛门灵方治验录》等多部著述。《胎产病理学》成书于 1927 年。前 5 篇为不孕症、妊娠病、小产病、难产病、产后病等各门，述 84 种妇科病，多以西医病附名和解叙；第 6 篇为古说精华，述妊娠产后 32 种病的病因病机，主要辑选古人论述。

《中医新论汇编》由王慎轩于 1932 年编成出版，收录当时医学期刊发表的各类文章，分为 12 编，多为注重中西医理参汇的文章。其中有王慎轩本人的多篇文章，如《论脏腑之机能》《奇经八脉之新义》《发明气化与胎生学之关系》《五行对于生理病理治法之新解》等。如他谈五行说：“所谓五行者，犹算学之比例与代数也。”解释“心属火的原理”说：“火之为物，摩擦而生，遇氧气而燃烧者也。心为血液循环之脏，其血液之敷布于周身也，受流动之力，即生摩擦之热矣。”论述“肝病传脾之原理”说：“肝主变化胆汁，输入于胃，以助水谷之消化。……若肝有病，则所输化之胆汁，或致太过，或致不足。太过则胃中苦汁太多，不及则胃中苦汁太少，皆能使脾胃之运化失其常度。此肝病传脾之理一也。且肝脏有邪，其自输送胆汁之道而传于脾胃，本自易易。此肝病传脾之理二也。”对中医理论的现代解释作出了新的思考。

（十）南宗景

民国乐清人南宗景（1904—1942），字振镛，号雁荡下工，世居温州城区虞师里，曾任永嘉中医公会主席。1936 年著成《中医内科全书》，1937 年发行，1940 年再版。

《中医内科全书》分上、下 2 册。该书摘集古代经典及名家之论，旁及日本汉医学名家之作。其自序说：“我国医学，侈谈五行，理论架空，读其书者，如堕五里雾中，宗景每以其无科学系统为憾，而习医之志，仍不少懈。是以十载以前，或执电务于交通，或参戎机于军次，公余之暇，辄涉猎方书，希冀异日，使我国旧医，渐趋于科学之化。”可见他是以科学化为编写宗旨。

《中医内科全书》仿《西医内科全书》体裁，分为急性传染病、新陈代谢病、呼吸器病、消化器病、循环器病、血液及脾病、神经系统病、泌尿生殖器病、运动器病，以及附论、应用药物提纲共 11 章，不仅沟通了中西医论，又批评了中医界的“伤寒”“温热”之争等门户之见。南宗景著成此书后，不惜变卖家产，筹款由南宗景医药事务所自费出版。出版后影响较大，受到学术界重视。

晚清民国时期，浙江医家倡导中西汇通者尚多。如黄岩人罗端毅，字炜彤，编有《中西会通医论选要》《中西会通医学杂著》《却病卫生要旨》等，惜未刊行。总体上，浙江汇通医派的特点与全国其他地区近似，即致力于辨析中西医学理论异同，探索临床应用的沟通互补。但由于条件和方法所限，这一努力在当时尚未能取得明显的成果。

第四节 医学世系

浙江中医源远流长，尤其自南宋时期大发展以来，医学世家络绎不断，连续数世乃至20余世行医之家均不鲜见。也有的并非家族传承，如竹林寺妇科，故称为医学世系。医学世系多以临床实效立足，他们虽然不一定有著作传世，或虽有著作也多是经验方书，较少理论创见，但也值得深入总结与传承。本节选述一部分在浙江历史悠久、影响较大的医学世系。

一、女科世系

浙江妇科（古代多称为女科）世系之多，全国罕有其匹。其中不少在今天依然活跃。

（一）萧山竹林寺女科

萧山竹林寺位于杭州萧山区城厢镇惠济桥北堍，建于南齐年间（479—502），距今已有1500年历史（图3－46）。开山祖师悟真禅师择此清净之地诵经宣佛，始名“古崇寺”。至400余年后的后晋天福八年（943），寺僧高昙“得异授而兴医业”，成为竹林寺女科的创始人。

关于僧医治疗妇科疾病的由来，据《竹林寺世乘》高昙祖师述异记篇记载：“自悟真禅师之创兴竹林，至后晋而有师（指高昙），盖未尝有医，而亦未尝有寺。所谓竹林寺，不过静养一席地耳。惟时有道者至，不知从何方来，亦不识其姓氏，与师附居者月余，师见其骨格翩翩，言辞不凡，知其非常人，甚敬礼之。而道者亦不自安，每谓师曰：君之遇我厚矣，愧无以报君何！一日师出，抵暮而归，觅道者不得，盖不知其所去矣。忽见几上有蝇头细楷数十百行，阅之，乃胎产前后秘方数十种，又胎产至要辨论及诊法共百十余条。

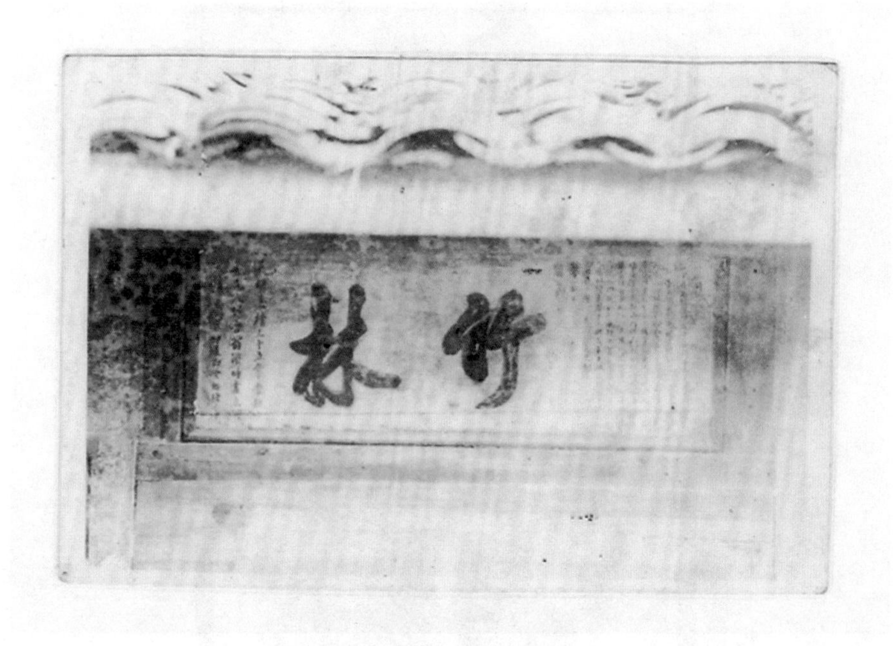

图3－46 竹林寺二山门“竹林”旧匾照片，明嘉靖三十五年（1556）邑人翁济时书

师随录之，于是晓夜诵读，而医道日精，患者验之，百无一失。”

高昙禅师后又积资筹金，在原址上扩建和振兴“古崇寺”，并更名为“资国看经院”。太平兴国七年（982）又更名为“惠通院”。其建筑几经兴衰交替，在清代道光年间曾被毁。第92世莲尘师徒发愿“不受人间一分布施”，以医资积攒复加修建。后在民国初年，藏经楼失火，及日寇侵华，寺院大殿连遭兵乱，仅剩侧厢房数间。目前旧厢屋也被全部拆除，仅存《惠济寺碑记》记其事。

从高昙禅师开始，僧医皆以治疗妇科疾病而著称，世代相传。南宋绍定六年（1233），竹林寺的净暹（晓庵）禅师治愈了谢皇后的重病，获得盛名。宋理宗赵昀赐封他为“医王”，并御书“惠济寺”，又敕赐“晓庵”“药室”二匾，并封医王十世，即从晓庵上溯四世开始，下续五世为止皆为医王（图3－47）。此后千百年来，该寺妇科衣钵相传不断。民国时《中国医学大成》记载：“萧山竹林寺，其妇科由来已久，杭嘉湖萧绍各县缙绅家奉之若神。”清末其107世绪辉还俗，竹林寺女科僧医才正式结束，改为陈氏家传。

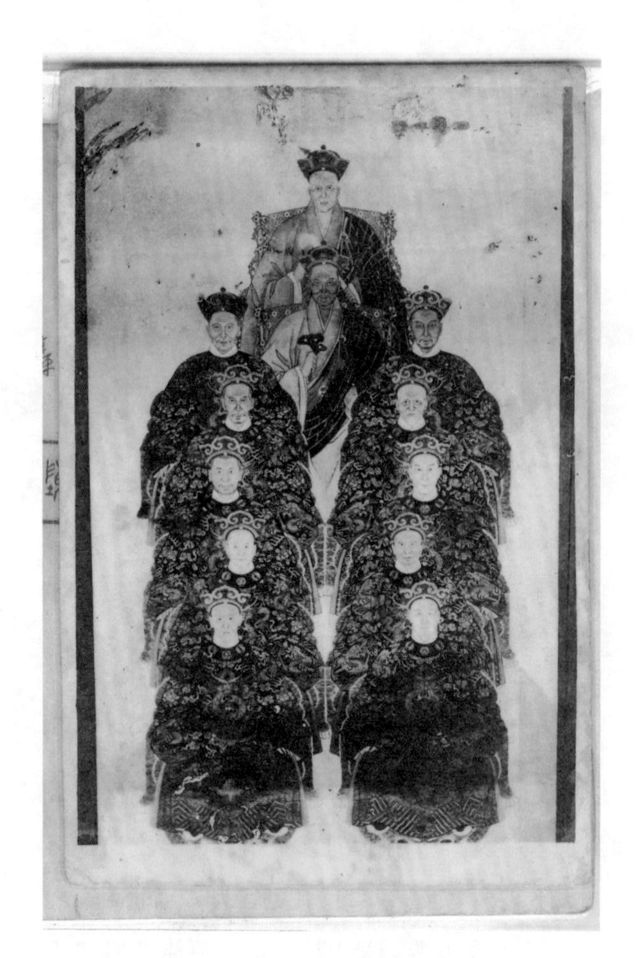

图3－47　竹林寺的十世医王像

萧山竹林寺女科有著作行世，内容主要是女科验方。其名称及版本众多，流传较广的有《竹林寺三禅师女科三种》20卷（又名《胎产全书》《竹林寺女科全书》《济坤育麟竹林寺女科全书》)、《宁坤秘籍》3卷、《竹林寺女科秘书》1卷等。以乾隆三十六年（1771）刊行的《竹林寺妇科秘要》20卷为例，其前集8卷，题“静光禅师”考定；后集8卷，题“雪岩禅师”增广；续集4卷，题“论印禅师”续纂。三集内容颇多相同之处，也有少异，共刊545方，是竹林寺女科方书中方剂最多的一种版本。

竹林寺女科在理、法、方、药上别具特色。其辨证上以肝、脾、肾三脏为论，治疗上重视调和气血、疏肝解郁，具体治则上提出补血行气、补肾益精、祛瘀解郁等原则。一些名方如秘制“太和丸”“生化汤”流传颇广。

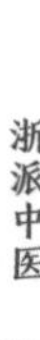

（二）宁波宋氏妇科

宁波宋氏女科，起源于唐宋年间，至今已有千年（图 3 - 48）。宋氏家族本为河南望族，唐开元年间宋广平官至太仆，兼通医学，医术逐渐远近闻名，其妻余氏也精于医术。故后世认为宋氏妇科是宋广平与余氏共同创立的。此后子孙皆传其术。至宋室南渡时，宋氏后裔中有一位名叫宋钦，随迁定居临安（今杭州），后又卜居四明，仍以精于妇科闻名，于是宋钦成为了四明宋氏妇科的开山祖师。

此后宋氏后裔“有以科名列于朝者，有以医术鸣于时者”。明朝万历年间，第 27 代孙宋林皋医名冠于浙东，他对宋氏妇科的理论进行了一次全面总结，撰成《宋氏女科撮要》，后又改称《四明宋氏女科秘书》，全书共计论赋

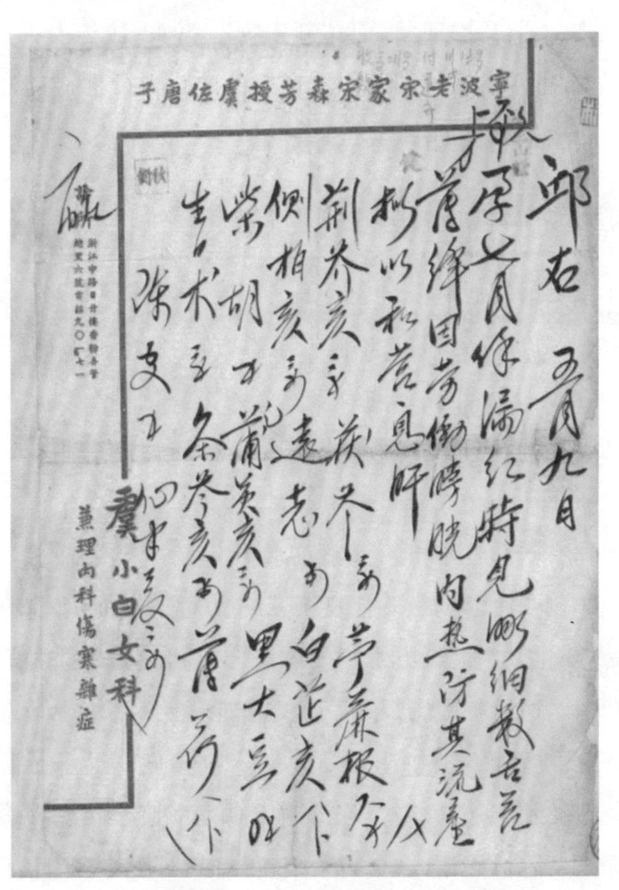

图 3 - 48　宋氏女科传人处方，浙江中医药博物馆藏

4篇，症候13门，医方226首，流传于世。到清代有宋北川，又名博川，嘉庆年间曾任太医院御医，他撰成《宋氏女科产后篇》，后改称《四明宋博川先生产后全书》，但仅在家族内流传。其后裔宋祖玑以此为基础，又著成《女科秘书》。宋氏家族在宁波小尚书桥开有“杏春堂”，到宋祖玑的7世孙宋紫清（字凤远）时，因与同辈兄弟不和，宋紫清在宁波的谦和堂弄分设“济世堂”，导致被赶出家族。于是宋氏妇科有了新老之别，宋紫清成为“新宋家”创始人，辑有《女科秘录》一书。

宋氏妇科第37代传人宋光济（1920—1997）曾悬壶于沪上，医名颇盛。1949年回宁波行医，1959年应筹建浙江中医学院邀请来杭任教。历任浙江中医药大学教授、主任医师。曾编写出版了《中医妇科手册》、《宋氏妇科产后篇》（内部出版），主编《全国中医妇科教学参考资料》，主审全国高等中医药学校教材《妇科学及护理》。而“新宋家”第42代传人宋世焱（1924—2012）在宁波行医，1977年调入宁波市中医院，为首批“浙江省名中医”，其后人仍然从事中医妇科工作。

（三）海宁陈木扇女科

浙江陈木扇女科自后唐陈仕良起即有记载。《钱塘县志》载：“唐乾宁时，有陈仕良者，以医名于时。诏修《圣惠方》，官药局奉御。”此条存在疑问。唐乾宁为894—898年，未闻有修《圣惠方》之事。现《圣惠方》一般指宋初的《太平圣惠方》，于太平兴国三年（978）奉敕编修，至淳化三年（992）成书。时间上与乾宁年号差距较大。

陈仕良另著有《食性本草》，《嘉祐本草》所引书传载：“《食性本草》，伪唐陪戎副尉、剑州医学助教陈仕良撰。”“伪唐”指南唐，南唐有“乾德”年号为963—968年。因此，方志中的“乾宁”可能是“乾德”之误。陈仕良先是在南唐时为医官，南唐归降后，又曾受诏参编《太平圣惠方》。

陈仕良医术传至北宋末，其后人陈沂，字素庵，继承了陈仕良的医术（图3－49）。建炎元年（1127），陈沂随宋高宗南渡至临安（今浙江杭州）。康王妃吴氏重病，陈沂奉诏入宫诊治，获得奇效，故得宫中信任，高宗遂赏赐御前罗扇，以便随时奉诏入内宫，并敕授翰林院紫良医。此后，凡宫人得

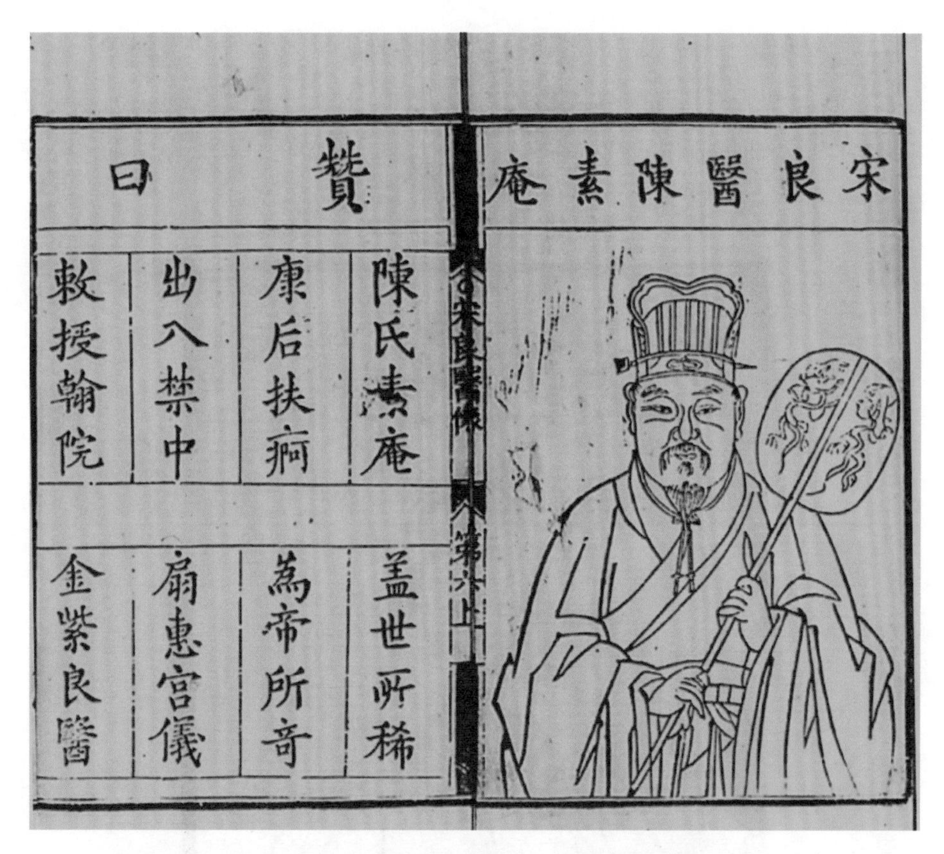
宋良醫陳素庵

贊曰

陳氏素庵　康后扶痾　出入禁中　敕授翰院

盖世所稀　為帝所奇　扇惠宮儀　金紫良醫

图3－49　《荩斋医要》中的陈素庵像及赞

疾病，皆诏陈沂入宫，以罗扇为记，畅通无阻，陈氏声名大噪。陈沂著有《素庵医药》一书，流传至今。陈氏子孙的传承，皆仿照宫赐的“木扇”刻扇，作为嫡传的凭证，上刻“宋赐宫扇，陈氏女科，君惠不忘，刻木为记”16字，遂被世人称以“陈木扇”女科。

陈沂的后代，南宋有陈静复、陈清隐，元以后有陈玉峰、陈仪芳、陈明扬、陈南轩、陈东平、陈恒崖等。陈玉峰曾官至宣抚使、钦差大臣，后不仕元朝而继承祖业。陈恒崖之子有陈林和陈椿，陈林号杏庵，于天顺四年（1460）钦取供职太医院，其孙陈谟任顺天府（今北京）医学大使，陈谟之子陈鼎、陈鼐均为太医院医士。

陈沂“九传而至荩斋翁”。荩斋为陈谏之号，他精通医术，有《荩斋医要》传世（图3－50）。至第20世裔孙陈善南，续补陈氏经验著《女科秘要》。陈善南之子陈宜南继承祖业。陈宜南传子维枚，字叔衔，誉称“八百年世医”，以妇科著称，在杭嘉湖一带，与当时葛赞初、姚梦兰、金子久等齐名。第23世裔孙陈韶舞尽得陈维枚之传，擅内科、妇科，上海、杭州等地名媛名伶纷纷曲折前往就医。陈韶舞传子大堃，大堃传子学熹和学奇，皆秉承家业。

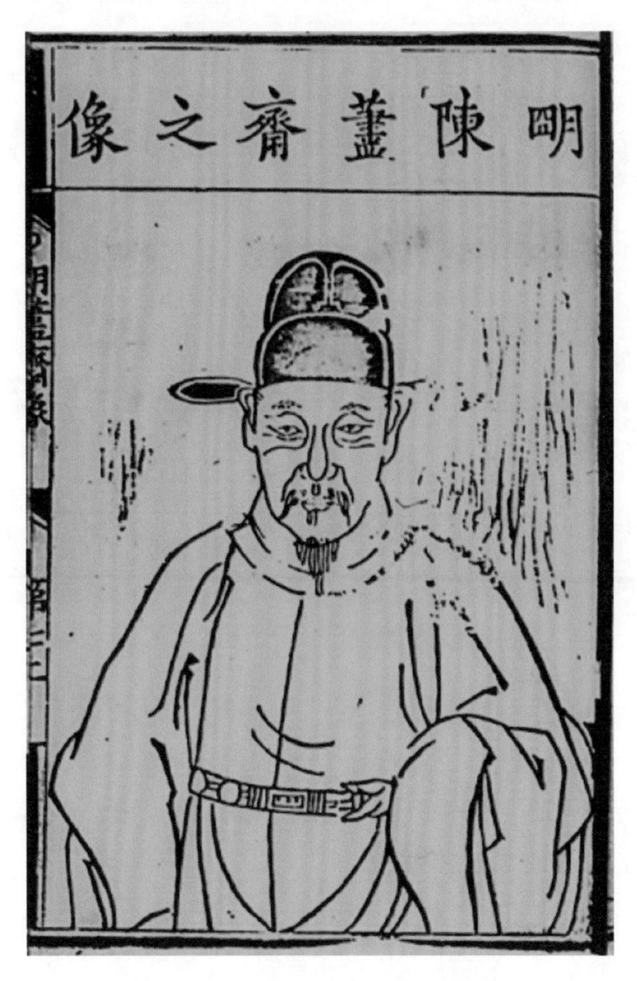

图3-50 《荩斋医要》中的陈荩斋像

陈木扇女科流派主张治病须审病求因、治病求本，认为妇人病多隐晦，必须详察四诊，尤其是问诊，家传有“陈氏女科十问”。世传“妇人诸病，调经为先”的宗旨，强调“调经者，以调和气血为先，切忌攻伐太过”，用药忌太温、太寒、活血破血。对于安胎，陈氏提出“清热凉胎，系安胎之秘诀”，倡导清热凉血、补益气血的安胎之法。

陈木扇女科流派目前有桐乡、海宁、嘉兴3支，在2013年被国家中医药管理局列为全国首批中医学术流派传承工作室之一。工作室负责人陈学奇为第25代传人。

（四）绍兴钱氏妇科

绍兴“钱氏女科”为浙江“四大”妇科流派（嘉兴陈氏、宁波宋氏、萧山竹林寺、绍兴钱氏）之一。其家族世居浙江山阴的石门槛（今绍兴市内越城区仓弄），故又称“石门槛女科”。据《语肥堂钱氏族谱》载：“第十一代（北宋末年）始操女科业，为钱氏女科之鼻祖也。”但具体姓名和生卒年则无从考证。宋高宗赵构在绍兴行宫暂留期间，后妃染疾，每延钱氏女科诊治。到明清时期，钱氏女科已成为江南医学旺族。

据嘉庆《山阴县志》记载：“钱象垌，字承怀，以医名。钱氏自南宋以来，代有名家，至象垌而荟萃先世精蕴，声远播焉。”钱象垌为钱氏第14代孙。钱氏家藏秘本《胎产秘书》约成书于此时。其子钱廷选（第15世）、其孙钱登谷（第16世）、曾孙钱琦瑶（第17世）、玄孙钱茹玉（第18世），皆承家学，精胎产。

钱氏女科的传人仍绍其业，迄今已22世。有《胎产秘书》《大生秘旨》《钱氏产科要诀》等家传著作，多秘不对外。《胎产秘书》有清代多个刻本，为钱氏所著，清代陈笏庵撰，翁元钧增辑。此外尚存《越城钱氏秘传产科方书》手抄本。

钱氏女科传子而不传女，向来秘不外传。至第19代世医钱宝灿打破旧例，先后授外姓弟子2人：一为绍兴徐绍忠，一为杭州何九香。何九香发展成杭州何氏女科，属于钱氏女科外姓支脉。

（五）杭州何氏女科

何氏女科初代创始人为何九香，晚清时钱塘（今杭州）人。他师从绍兴钱氏妇科第19代传人钱宝灿，得其真传。适逢浙江抚台因其女“经闭腹膨”，被怀疑为不贞，邀何氏诊之，通过详细诊察后排除妊娠，用药后下瘀血盈盆而痊愈，由此医名大振。他在杭州石牌楼淳佑桥东购地两亩多，设

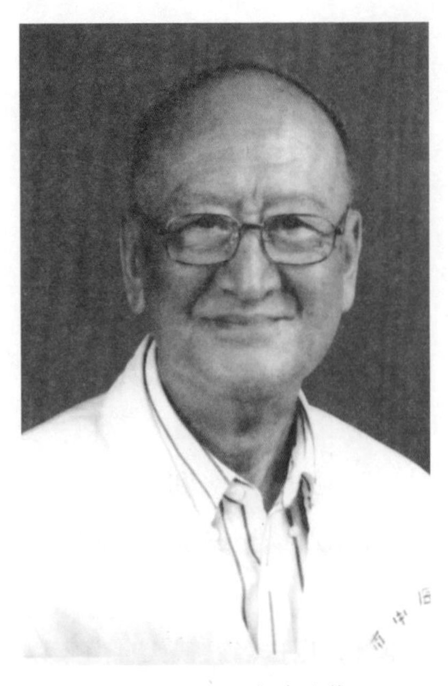

图3-51　何少山像

“石牌楼何氏女科”应诊。其子何樨香(1870—1949)，继承衣钵。其第3代传人何子淮（1920—1997）、何少山（1923—2003）（图3-51）进一步发扬家学。1935年，何氏以大洋万余元在院中建造了一座三开间三进深三层的青砖楼房“寿山堂”。

1952年，响应政府号召，何氏兄弟加入杭州市广兴联合中医院，即现在的杭州市中医院。他们将“何氏女科”诊所的全部诊疗设备、“寿山堂”药铺全部无偿捐给医院，更向国家无偿捐献了何氏秘方“定呕饮”。两人也分别成为第一、第二批全国老中医药专家学术经验继承工作指导老师。

何氏第4代代表性的传承人何嘉琳，少年先随父何少山学习，后又师从伯父何子淮，集家传医术大成。1998年被浙江省人民政府授予“浙江省名中医”称号。2003年、2008年被遴选为第三批、第四批全国老中医药专家学术经验继承工作指导老师。2013年经国家中医药管理局批准，成立首批中医学术流派建设项目“浙江何氏妇科流派传承工作室”。

何氏妇科以调整奇经作为调治妇科病的重要手段，理论上强调妇人以血为本，以肝为先天，治血病注重调气机，治杂病重视理肝、脾、肾。第3代传人何子淮结合丰富的临床经验总结出调冲十法治疗月经不调，即疏理调冲法、理气调冲法、平肝调冲法、凉血调冲法、温里调冲法、化湿调冲法、益气调冲法、补养调冲法、化瘀调冲法、清邪调冲法。何少山率先提出了流产后并发症的中医防治，并总结出辨证及用药规律。对于流产后并发症，他将辨证分型为胞络损伤、冲任失调、肾气虚乏、胃气失和4型，临床验证效佳；又对流产后继发不孕具有独到的见解，总结出“温、通、疏、补”的治则，创立何氏通管汤，对输卵管炎症性不孕疗效卓著；对于治崩强调“观脏腑、审阴阳、辨寒热、求因论治”，认为血崩因虚寒所致者并非少数，自创温阳

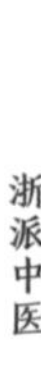

止崩汤，弥补前人之不足。

（六）海宁郭氏妇科

海宁郭氏女科肇始于北宋郭昭乾（1098 年前后生人），字汝端，河南开封人。初业儒，后通医，知名于汴京。据传于北宋元符三年（1110）南迁杭州。郭昭乾之媳冯氏夫人于建炎年间曾奉诏进宫，瘳孟太后疾，而封“安国夫人”，并赐国姓“赵”，故又称为“赵郭”，建第海昌（今海宁市）。郭氏家族素喜行善，好施舍，相传某日遇一道人困饿于其门前，郭昭乾的曾孙郭时义（字敬仲）闻知，即着家人抬至中厅，给予调治，以饮食将息，调养月余。道人康复以后，不辞而别，惟遗特大牡丹一朵于桌上，花十三瓣。阅之，每瓣载录一方，共成十三方，凡妇科诸疾，依此而辨治之，辄效。郭氏妇科“牡丹十三方”名声从此远扬。郭敬仲后敕封光禄大夫。此后代相受业，郭钦诰、郭广琛等均以女科驰名。

元朝时，郭氏家族的郭君玉，乐善施药，文人贝琼称赞“其先由汴徙南，至祖君玉公蓄善药以应人之求，往往不责其直，而起人于阽死”。其子郭文伯、郭文叔，均能承父业，郭文伯的儿子郭振“有祖风，尤工针砭，为时所推”（《清江文集·西翠楼记》）。

明永乐年间，郭氏从海宁的盐官一带迁徙至硖石，其时郭家后嗣无子，遂与硖石沈家联姻。沈家也是医学世家，其后人沈章入赘郭家，得以承两家之长，其子沈溥改承郭氏，后代以郭沈氏为姓，使郭氏女科再度传承不绝。

此外杭州人郭琬也是郭氏传人。郭琬，字宜生，他的父亲郭绍渠以医术名世。郭琬继承世业，不但精于医术，而且待人诚恳，“故妇人闻郭宜生来，自喜得生，疾已减十三四矣”（康熙《浙江通志·方伎·杭州府》）。其母吴氏、其妻毛氏也都成为妇科良医。儿子郭桢、郭杞、郭枚均传承妇科医业。

沈章第 13 代传人郭沈昶，字梦苏，清道光年间（1821—1861）人，医名诗名均重于时。郭沈昶长子郭沈华、次子郭沈彬均成一时名医。郭沈彬（？—1886），字子方，“咸同间为世名医”，而且治病“始不规规然囿于妇科”（张宗祥《郭沈粹甫传》）。时人赞称“其察脉处剂，洞见一垣，不泥迹象，故能动奏奇效”（朱昌燕《十九世医郭沈子方小传》）。郭沈彬同时是晚清诗人，室名“玉玲珑馆”，著有《玉玲珑馆诗存》1 卷、《医案拾存》2 卷。郭沈彬族兄郭诚勋，字子诚，号云台，既长于医，兼为书法名家，著有《证治针经》《医经必读》《磨镜园医案》等。

郭沈彬长子郭沈鉴（1863—1909），字元卿，号粹甫，“粹甫生而颖悟，少年勤学不倦……弃举子业，与其弟颂音悉心禅虑，研求医学。盛夏多蚊，则秉烛坐帐中阅医书，彻夜不眠。如是者六七年，学大成，远近就医者，皆至郭氏，一月之中，奉币叩门邀请者必数回”（张宗祥《郭沈粹甫传》）。

郭沈粹甫儿子郭沈成，又名郭竞志（1893—1997），为郭氏妇科第 21 代传人，自幼随父习医，中华人民共和国成立后参加硖石中西医联合诊所，为海宁市中医院创始人之一。其后人仍传承医术（图 3－52）。

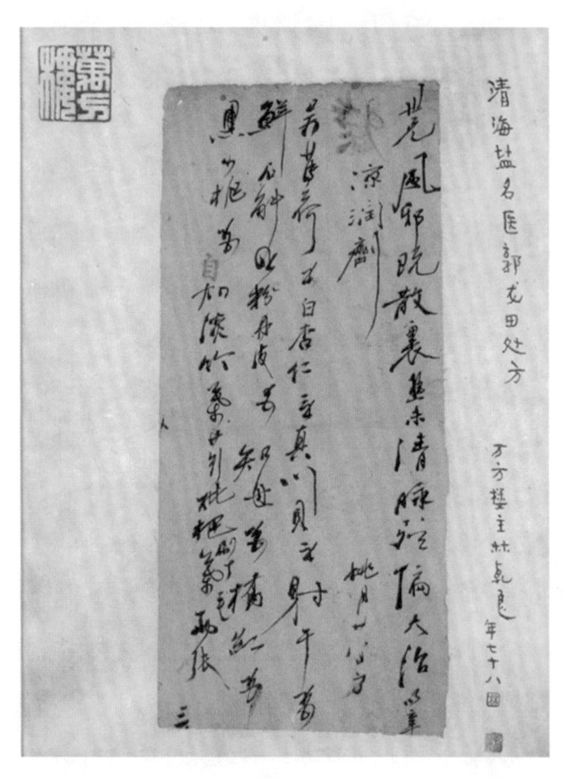

图 3－52　郭氏女科郭龙田处方，浙江中医药博物馆藏

（七）良渚田氏妇科

田氏妇科起源于清代嘉庆年间。始祖田万春（1801—1865）原居住余杭

区良渚镇，以妇科闻名。其四子田厚栽（1825—1891）继承父业，成为第二代传人。为扩大医疗范围，田厚栽于同治三年（1864）举家迁至良渚大陆七贤桥，此后七贤桥田氏妇科闻名乡里；第三代田厚栽之子田能香（1850—1925），又名立生；第四代田能香之子田如松（1881—1975）；第五代田如松长子田锦春（1913—1953）和四子田相（1917—1990）；第六代、第七代至今仍行医。

良渚“田氏妇科”主治不孕不育及妇科疾病，善于按中指末节搏动来诊断早孕，特色经验有用四物益母丸治疗症瘕，用佛手散试探胎动等。

二、外伤科世系

外伤科有许多手法技术或特色药物，经验性强。这类世家传承也颇有特色。

（一）绍兴三六九伤科

“三六九伤科”世居绍兴下方禅寺里西房，故又称“下方寺里西房伤科”。其历史悠久，据传始于南宋高宗绍兴年间。其鼻祖嵇幼域，字霞坡，早年从少林武师徐神翁习武业医。康王赵构南渡时，他护驾至浙江，在绍兴悬壶行医，并收孤儿、贫孩，授武术医道，遂开创“下方寺里西房伤科”。嵇幼域著《秘传伤科》。后其子稽绍师承其业。

明清时期，有宏达祖师传技法于南洲和尚，再传予张梅亭、王春亭。张梅亭自幼入寺，医名远扬，为方便远道求诊，每逢农历二、五、八赴萧山，一、四、七在寺中，三、六、九到绍兴城中，分别坐诊，久而“三六九”在绍兴就成为一个代称。乡间间有俚语曰：“清明时节雨潇潇，路上行人跌一跤。借问伤科何处有？牧童遥指下方桥。”张梅亭与王俊林修编有《下方寺西房跌打大成》。

张梅亭医术传子及授徒，有张、吕、傅、单、王及在杭州的另一支，约20余人操业。其中傅氏的傅长生又将医术传予其子傅松樵、傅松春，至今其后人仍有传承。单氏、吕氏亦有传人。

傅氏家族有家传秘本《里西房方药集》《下方寺伤科医录》。《里西房方

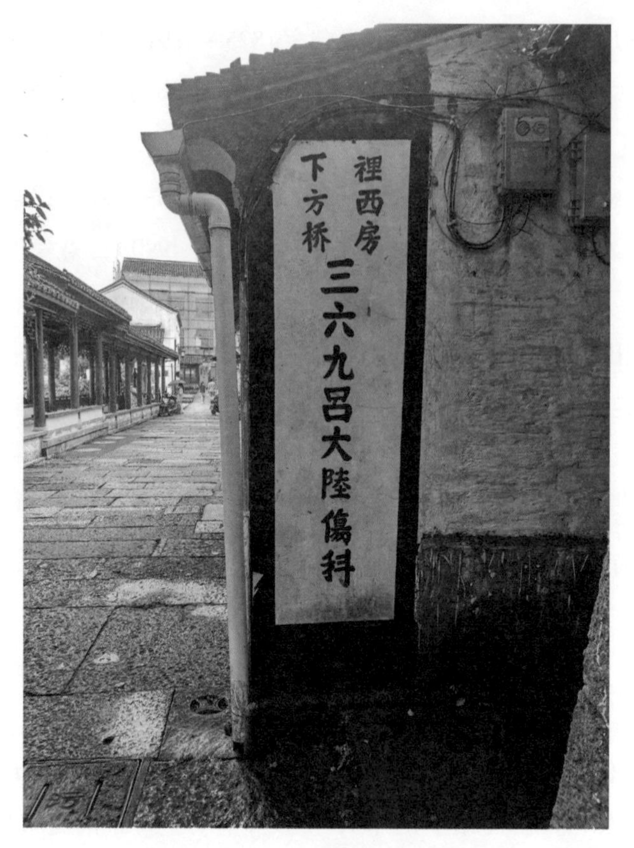

图3-53　下方寺伤科现仍在行医

药集》分药品歌、诊相、拔捺、夹敷、修正法、医治法、忌宜、脏腑施治、论治身骨脉、秘授跌打损伤神药方及金疮论等内容；《下方寺伤科医录》创35个大穴的引经药及各类治伤方药，并附外科、妇科、儿科、五官科、眼科诸方。

（二）绍兴顾氏伤科

顾氏伤科，始于清初。据道光《会稽县志》载："顾士圣，善伤科，调筋接骨，应手捷效。子孙世其业。"顾士圣原籍上虞，后迁绍兴，早年承袭少林寺武术流派，兼通伤科。其子顾子兴、其孙顾传贵均承家业。至其五世孙顾风来，弃武专医，著《顾氏医录》。第六世有杏园（字大宝）、杏庄（字二宝）、杏林、杏春四弟兄。顾杏庄（1855—1926）著《祖传药录》，成为传家秘籍，其二子顾仁瑞（字泉源）和顾仁生（字泉生），都相继执业。顾仁瑞曾在绍兴市中医院工作，顾仁生曾在绍兴市越城区伤骨科医院工作。

（三）萧山茶亭伤科

《萧山县志》载："茶亭伤科，清同治九年（1870），由永春和尚主持，历时百余年。"永春和尚俗姓柳，名溪，原籍台州，善拳术，精岐黄，因毙伤歹徒，潜逃云游至萧山戴村一带，当时有个叫汤怡林的头患疮疡，久治不愈，永春药到病除。汤怡林于是将他推荐至戴村墙头静修庵十八和尚处落脚兼行医。光绪元年（1875），永春和尚设普济茶汤会，建凉亭施香茶，后人于是将其医术称为"茶亭伤科"。光绪三十四年（1908），永春和尚圆寂，其徒继续行医。因有人滋事，宣统元年（1909），萧山县令曾出告称："该庵系祇园寺下院，现经该寺派僧长生葆常管理庵务……自示之后，尚有前项不法情事，许严惩不宽贷。"长生和尚名孙有训，他聘永春和尚生前助手瞿迪夫为坐堂医师。

1931 年，长生和尚圆寂，由年仅 18 岁的阿有和尚陈德谊继承衣钵。陈德谊拜瞿迪夫为师，发扬茶亭伤科。第四代传人陈锦昌继续行医，并总结治骨折的"搓、整、稳、运、治、调"六法及治疗脱位的"一轻、二巧、三稳定"原则，又创陈氏"分神正骨法"。2008 年，茶亭伤科列入第二批杭州市非物质文化遗产名录。2012 年，茶亭伤科列入第四批浙江省非物质文化遗产名录。

（四）宁波陆氏伤科

陆氏伤科始祖陆士逵为明末清初时人，原本是慈溪人，后迁居鄞县，曾从学于伤科名医王瑞伯。后学艺于少林寺等，精通伤科，并游历山东、河北各地。后返乡行医，世代相传，有"浙江第一伤科"之称。至第六代传人陆银华尤其有名。

陆银华（1895—1967）又名延望，继承祖传伤科秘技，20 岁始自立开诊。北伐时曾任上尉军官，北伐胜利后返宁波重操医业，曾治愈各种伤科疑难杂症。他打破传统，收外姓徒弟传医。著有《陆银华治伤经验》等。对骨折治疗提出要领为："血溢宜止勿迟疑，活血祛瘀紧相连。补肝益肾调气血，不碍脾胃惜后天。”对伤科提出“上焦为治，气血痰；中焦为治，气血粪；下焦为治，气血尿”的经验之谈。陆氏伤科第七代陆云响、陆海昌、陆海善，第八代陆健祖、陆祖安、陆景均传其学。

三、针灸世系

针灸史上有著名的归安凌氏针灸，世代相传，影响甚大。

凌氏针灸始自明朝归安（今湖州市）人凌云，字汉章，号卧岩，约生活在成化至弘治时期。相传其在北游泰山时，遇一道长，授以铜人针术，从此则刻苦磨练，其技益精，针无空穴。《明史》中有“凌云传”载：

“凌云，字汉章，归安人。为诸生，弃去。北游泰山，古庙前遇病人，气垂绝，云嗟叹久之。一道人忽曰：‘汝欲生之乎?’曰：‘然。’道人针其左股，立苏，曰：‘此人毒气内侵，非死也，毒散自生耳。’因授云针术，治疾无不效。

里人病嗽，绝食五日，众投以补剂，益甚。云曰：‘此寒湿积也，穴在顶，针之必晕绝，逾时始苏。’命四人分牵其发，使勿倾侧，乃针，果晕绝。家人皆哭，云言笑自如。顷之，气渐苏，复加补，始出针，呕积痰斗许，病即除。

……孝宗闻云名，召至京，命太医官出铜人，蔽以衣而试之，所刺无不中，乃授御医。年七十七，卒于家。子孙传其术。海内称针法者，曰归安凌氏。”

乾隆《浙江通志》卷196也有其传记，内载：“针术神灵，擅名吴浙。汉章为人慷慨负义气，见人之病，如痛在身，有迎者，虽昏夜风雨，无不疾赴。砭石所投，诸患脱然。每晨启门，舆疾求治者数十百人，贫者未尝受直。故身死之日，家无余资。至今以针灸行者，皆称汉章弟子，然术多不逮矣。”

其著作流传有多种抄本，如《经学会宗》《针灸内篇》《子午流注图说》《集英撮经针砭全书》《凌门传授铜人指穴》（图3－54）等。其中《经学会宗》有郑文焯抄本，已经有整理本面世。另明末的《循经考穴编》引录了凌氏针书原文18条，其中引“凌氏”或“凌氏针法”者10条。其针法继承了宋、金、元时期的透穴法，并发展了沿皮刺法，演变为沿皮刺法、沿皮向后刺、沿皮向外刺、沿皮向下刺、沿皮透穴刺等数种，成为独特的凌氏刺法。

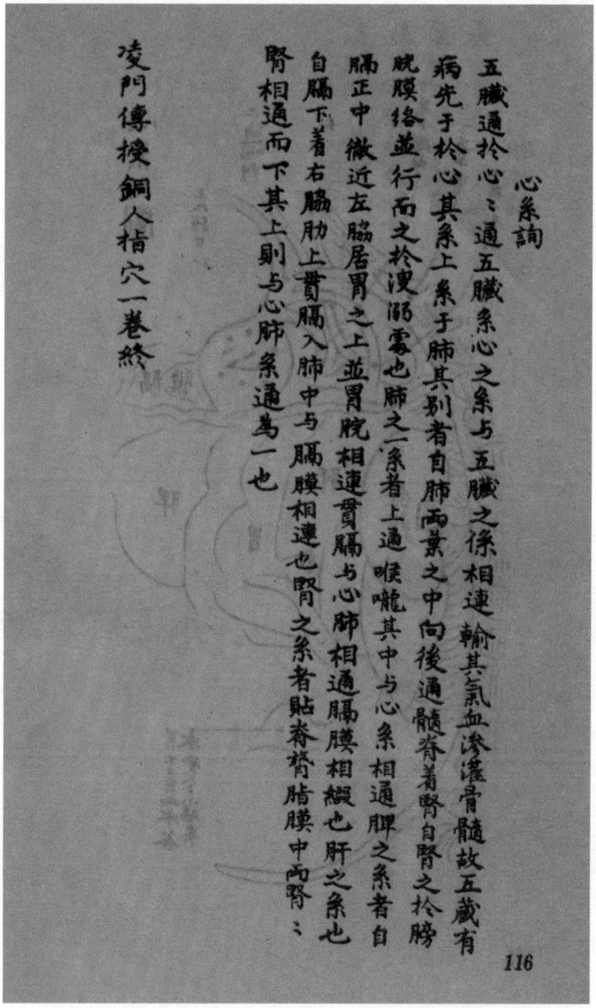

心系詢
五臟通於心心通五臟系心之系与五臟之係相連輸其氣血滲灌骨髓故五藏有病先于於心其系上系于肺其别者自肺兩葉之中向後通髓脊着腎自腎之於膀胱膜络並行而之於溲溺處也肺之一系者上通喉嚨其中与心系相通脾之系者自膈正中微近左脇居胃之上並胃脘相連貫膈与心肺相通膈膜相綴也肝之系也自膈下着右脇肋上貫膈入肺中与膈膜相連也腎之系者貼脊脊脂膜中兩腎腎相通而下其上則与心肺系通為一也
凌門傳授銅人指穴一卷終
116

图3－54 《凌门传授铜人指穴》书影

凌云后人继承家学。其子柏元，诏赠太医院御医。其孙凌瑄，字子完，号双湖，“奉慈寿太后诏，施针浙、闽，全活万计，晋登仕郎”（《归安县志》）。另一孙凌琇，字厚堂，号双溪，邑庠生，袭太医院御医，著《医宗宝籍》。

凌瑄之子凌仲郁，字以文，号藻湖，待诏太医院。孙凌士麟，号振湖，也以医名。民国六年《双林镇志》卷31《赠凌振湖先生序》载，明太祖七世孙朱勤羙病痿，行走不便，屡治不效，天启癸亥（1623），遣人跋涉数千里邀请凌振湖医治，经针治二日即可扶杖起行，再过数日霍然病愈。朱勤羙感叹说："不遇振湖，予几视天下无医，然天下如振湖者有几？则益信医之难也。"

凌云的六世孙凌一鸿、凌充中，亦从医。七世孙凌宸世，字兰亭，于清康熙时迁居桐乡濮院。其后有八世孙凌应发，九世孙凌玉樵，十世孙凌邦从，十一世孙凌振华、凌晓五，十二世孙凌小圃、凌绂曾，十三世孙凌鞠廷，十四世孙凌文潮、凌文涛、凌文澹，十五世孙凌煦之，十六世孙凌耀星等，代代相传。

其中部分传人有著作问世。如第十一世凌晓五（1822—1893），名奂，原名维正，晓五为其字，一字晓邬，晚号折肱老人。凌晓五既传针术，兼习内科，在晚清时影响甚大，有"凌仙人"之称。道光二十九年（1849）湖州水灾后霍乱流行，凌晓五用针刺委中、曲池、少商诸穴，并以食盐填脐，盖生附片，以艾灸之法，救治百余人。凌晓五著有《饲鹤亭集方》《凌临灵方》《医学薪传》《本草利害》《外科方外奇方》等。他广为授学，"四方执籍来学者数十辈"，"公有教无类，一以《内经》《灵》《素》为根柢，更取古今专家著述，口讲指画"（《清故资政大夫二品封典凌公晓五行状》），弟子中知名者有长超朱皆春、镇海王香岩、乌程李季青等。

第十二世凌绂曾，即凌奂长子，字初平，一字别架，也擅医，曾任山东肥城、广东海阳知县，清末曾两次奉召为醇亲王治病，醇亲王有赠诗说："病亦何妨久便疑，西风一榻渐难支。前缘遥结八千路，妙解不渐三世医。"其著作有《白喉丹痧述要》，刊于1894年。又曾于1895年校刊《时疫急救十六方》。

第十五世凌煦之（1916—1981）著有《针灸经穴真传》。

第四章 医药遗存

浙派中医是地方经济文化的组成部分之一，因而在浙江各地留下了大量文化遗存。它们是浙派中医与浙江社会共同发展的见证。了解这些医药遗存的今昔，也是领略浙派中医魅力的一种渠道。

第一节 仙踪丹迹历远古

出于对健康长寿的追求，古代总会神化和崇拜一些精通医药的人。加上宗教的影响，浙江的一些名山胜迹有许多关于神仙方士行医济世的传说，这也是浙派中医文化的一个部分。

一、桐庐桐君山文化

浙江杭州桐庐县有一座桐君山，被称为“药祖圣地”。

《浙江通志》记载：“上古有桐君者，止于今县东二里山隈桐树下。枝柯偃盖，荫蔽数亩，远望如庐舍，或有问其姓者，则指桐以示之，因名其人为桐君，其山亦曰桐君山。”传说桐君老人在这里采药、炼丹，并在桐树下面造了一间茅草屋，县名桐庐也由此而来。

（一）桐君采药考

关于桐君的生平，古籍记载相当简略。有关他的文献记载最早见于约春秋时期写成的古史《世本》之中。马继兴先生对桐君所处时代进行考证，并分析了4种说法：神农时代说、黄帝时代说、唐尧时代说、上古时代说。而根据文献记载，他撰有《药对》《采药录》，书已失传。据梁朝陶弘景《本草经集注》序录所说，桐君主要的成就是：识草木金石性味，定三品药物，以为君臣佐使。唐慎微重修《证类本草》时沿用了这一描述。《桐君采药录》的书名屡见于正史记载。如《隋书》《新唐书》中有《桐君采药录》3卷条目。宋太宗主持编纂的《太平御览》中载有桐君对30多种药物性味的评判。《太平御览》所引用的1690种古籍中的十之七八不知为何后来都失传了，猜测《桐君采药录》大概也在这个时候失传。《宋史》对《桐君采药录》已无记载。但到明代李时珍编撰《本草纲目》时，仍将《桐君采药录》放在历代本草中非常重要的位置，他写道："桐君，黄帝时臣也，书凡二卷，记其花叶形色，今已不传。"

（二）桐君祠的修建

据《桐庐县志》记载，北宋元丰年间，开始在山上立祠祭祀桐君（图4－1）。当时的桐庐知县许由仪寻访不到《桐君采药录》的下落，一天在山隈看到有两棵小的桐树，于是开始建造小的祠堂，绘制了桐君画像并且供奉祭祀，后来把绘像改成了塑像。

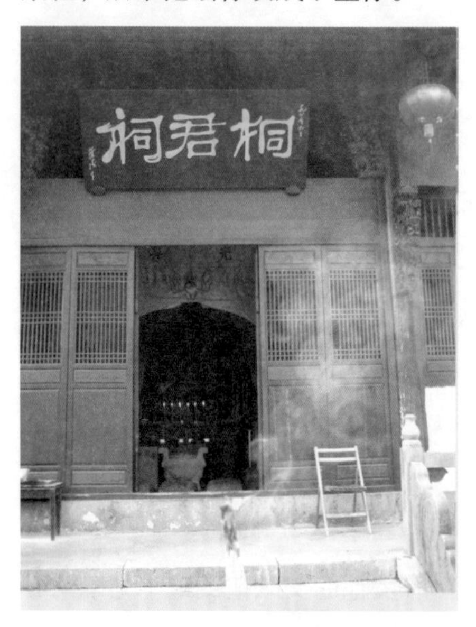

图4－1　桐君祠

元朝至元年间，担任桐庐典史的散曲家张可久捐献自己的俸禄重新修缮桐君祠。元末毁于兵灾。徐舫的《张小山捐俸重修桐君祠》一诗对此做了记载。张可久还为桐君山修路。

明代洪武年间重新修建，成化年间又圮。嘉靖年间复建祠三楹，并于祠侧建屋三间，由紫霄观道士居理祠事。该祠后来又坍塌了，到万历五年（1577）又重建。当时还开辟了二先生祠，祭祀本县明代名臣姚夔、俞谏，不久后废弃。一度也曾配享戴颙，他是曾经在桐君山后九田湾居住过的东晋名士，善绘画，会雕塑，懂音律。但是这和祠名不相符，所以也曾遭到了质疑。

清代康熙十九年（1680），为了使桐君山香火兴旺，在废祠上建造了张睢阳庙，也叫东平王庙。张睢阳即张巡，唐朝中期名臣。安史之乱时，在内无粮草、外无援兵的情况下死守睢阳。虽然最终没有打败敌军，但是有效阻遏了叛军向南进攻的势力，维护了唐朝东南地区的安全。他在被俘遇害后被追封为扬州大都督，又被敕封为“东平威烈昭济显庆灵佑王”，民间简称“东平王”。5 年后，在庙右又建立四望楼，楼下供桐君、戴颙。接着又建造了大雄宝殿。此时的桐君祠紧挨白塔，面积狭小，反而左右庙宇轩昂、金碧辉煌。咸丰末年这些建筑均毁于兵燹，同治至光绪年间重建，但在民国时又遭到日本飞机的轰炸而颓圮了。

中华人民共和国成立以来，桐君山上的祠庙又经过几度变迁。1959 年庙宇被用来作展览馆，在东西两侧又新建仿古建筑两幢（即如今的江天极目阁、别有洞天阁）。展览结束后，留下一尊劈水治山雕像，后来有人把它当作桐君，就在这里插香、跪拜。1961 年郭沫若游览桐君山听说了这些后写了一首《登桐君山》：“庙貌空存瞰两江，桐君山上已无王。愚人不解劈山像，当作菩萨乱插香。”1979 年后，桐君山重新修整，将东平王庙拆除，桐君祠移到了原来的大雄宝殿处，重新塑造了桐君像。桐君山恢复了“独尊桐君”的格局。祠内有一块碑文，是南宋枢密院参知政事楼钥所撰《桐庐县桐君祠记》，讲述了桐君的来历和他隐姓埋名行医济世的事迹，此外还介绍了一些当地知名人士。

1984 年，桐君祠的四壁绘了《汉医溯源图》。该图从中药鼻祖桐君开始，把神医扁鹊、医圣张仲景、发明五禽戏与麻沸散的华佗、炼丹家与养生家葛洪、药王孙思邈、针灸铜人的制作者及绘制人体经络腧穴图的王惟一、杰出医药学家李时珍以及解剖学家王清任等在我国医药发展史上作出过伟大贡献的先驱画在了长卷上，向人们展示着中医药的源远流长。之后，桐君山有关部门将壁画改成了大型雕塑群像。

（三）桐君山人文景观

桐君山位于分水江入富春江之口，与县城隔江相望。分水、富春两水交带，桐君山一峰突兀，后人按照桐君山与江水的形胜，给桐君山取了“浮玉山”“小金山”的别号。山高仅 60 余米，从山脚到山顶有 300 余级石阶，山上以纪念桐君为主的人文景观与自然景观融为一体。

古时候，桐君山和县城之间隔着一条分水江，交通非常不方便。20 世纪

90年代，桐庐县政府建造了桐君山悬索桥，促进了桐君山与县城的沟通。其后不少文化和医药名人前来，留下不少题咏。

桐君山西南麓公路边，石牌坊题有“桐君山”三字。牌坊前面是桐君亭，亭额由原军事医学科学院教授范行准书写；正面的楹联由中医研究院（今中国中医科学院）的耿鉴庭先生书写，内容取自明代孙纲游览桐君山时所作诗句“夺得一江风月处，至今不许别人分”；亭中的石碑，由中医大师董建华题写，正面内容为“药祖圣地”，碑阴文字为：“桐君采药求道，结庐炼丹，止于是山。黄帝尝命处方盄饵，湔澣刺治，定三品药物，创君臣佐使之经，撰药性及采药录，人得以永年，乃中医药始祖。”

山道拐弯处有一块石碑，题为《赞桐君碑》，由南京中医学院吴贻谷教授题写，概括介绍了桐君采药结庐、品药撰录的事迹。桐君祠就在山顶。楣额“桐君祠”三字由著名画家叶浅予先生题写。

桐君祠东侧为桐君塔，因塔体白色，故又称之为桐君山白塔。始建年月无考，据载南宋景定元年（1260）重修，后曾多次因雷击受损，又再重修。桐君山上的白塔，是桐庐县城的标志性景观。旧时桐庐人民对这座塔怀有深厚的感情，因为他们要离开桐庐往往是在山脚下的码头坐船，离开前总能看到这座塔。

山上的江天极目阁由著名书法家沙孟海题额，门口有一对“龟鹤同春”铜像，鹤头龟身，龟身上有13片龟片，刻有13种不同书体的“寿”字。

东麓下山的石阶上有一处平缓的台阶平台，石壁上题有今人仿刻的明代孙纲《桐君》诗：“以桐为姓以庐名，世世代代是隐君。夺得一江风月处，至今不许别人分。”这首诗原来刻在桐君山沿江的石壁上，浙江省博物馆藏有此诗拓片。

往下山道上有“桐荫问道亭”，亭内有两块石碑，一块为宋代学士杨时作的《登桐君山》，一块为明代书法家董其昌的《启孙若裘书》。山脚立了三块石碑，一块是当地已故的老中医洪燧卿先生在桐庐县举办的首届华夏中药节中自创自书的碑文。一块为日本樱美林大学友好访问团来桐庐时，团长石川忠久教授即兴作成的诗：“此地风光最豁开，旧时临水有高台。沧桑阅尽桐君去，庙宇修成又重来。”另一块有国医大师张镜人题“德垂华夏”，原北京中医药大学校长龙致贤书“橘井泉香”，以及著名画家黄苗子书“济人济世”等。

桐君山的东大门也有一座牌坊，牌坊上的文字“药祖之乡”由广州中医学院罗元恺教授题写。牌坊前两块石碑，一块为叶橘泉先生写的“中药鼻祖”。

桐君山上不仅有种种建筑与诸多名人题字，还有摩崖石刻与诗词。如摩崖石刻上元人俞颐轩的五绝：“潇洒桐庐郡，江山景物妍。问君君不语，指木是何年。”在桐君山半山腰有一处古石刻，记的是桐君山开山修路的事。这方石刻的前半部分记载了宋嘉熙年间一位姓赵的县官组织民众开凿山路，后来民众又资助财物才铺了石级，后半部分记载了元代张可久第二次修路的历史。不远处有张可久的另一石刻，距今已有600多年历史。另有丹灶遗址、合江亭等遗迹。

历史上有不少名人曾到过桐君山，并留下了诗歌与画作。如明朝桐庐诗人徐舫写了《桐君》一诗：“古昔有仙君，结庐憩桐木。问姓即指桐，采药秘仙箓。黄唐盛礼乐，曷去遁空谷。接迹许由俦，旷志狎麋鹿。槲叶为制衣，松苓聊自服。山中谅不死，时有飞来鹄。余欲访仙晴，云深不可躅。”表达了对桐君的怀念。

（四）桐君堂与桐君阁

桐君之名被后世用作药店、药厂、字号的名字，较著名的有桐君阁和桐君堂。

桐君阁药厂位于重庆，创建于清光绪三十四年（1908），1996年被授予“中华老字号”称号。桐君阁人饮水思源，萌生了寻找药祖出处的愿望。但由于资料太少，他们并没有找到关于桐君的线索，无从下手，甚至去洞庭湖“君山”寻找。直到有一天，桐君阁制药厂的一位上海籍职员回家探亲，在游览“瑶琳仙境”的途中偶然听到导游介绍了富春江畔还有“严子陵钓台”、中药鼻祖桐君结庐炼丹胜地“桐君山”等名胜古迹。该职工回厂后就向厂领导作了汇报，厂方随即派员赶赴桐庐，千里寻祖，多年来的夙愿终于得以实现。桐君阁人怀着崇敬药祖的诚意，为继承发扬桐君行医济世的传统，联合杭州胡庆余堂、第二中药厂、民生药厂等在桐君山一起举办了“四方药局”，销售四家著名药厂精制的各种滋补中成药。

位于桐庐县的桐君堂药业有限公司则成立于2005年，由桐庐县医药药材有限公司更名而来，承接桐庐县从明洪武十七年（1385）开办惠民药局的数百年药业历史。

近年来桐君山上举办过“华夏中药节”“华夏药祖朝圣节”“华夏中医药养生旅游节”等隆重盛大的节日，扩大了药祖桐君的影响力的同时，也推动了中医药文化的继承与传播。

二、桐柏山道教养生文化

位于东海之滨的天台山，方圆八百里，据说顶对天上的三台星宿，所以名为“天台”。其山南麓为桐柏山。天台、桐柏实为一山，不过释道两称谓有别，唐代崔尚说：“天台也，桐柏也，释谓之天台，真谓之桐柏。”（《桐柏观碑记》）天台山刘阮二人采药遇仙的故事可以说妇孺皆知。

桐柏山是道教南宗祖庭。史载周灵王太子晋王乔修道于桐柏山金庭洞，后控鹤吹笙而升天，是天台山最早道家人物。《列仙传》载他升仙而去后受封为桐柏真人。后来道教将桐柏列为第六洞天。

三国时，道教灵宝派的开山宗师葛玄来到天台山，曾与弟子郑隐一道开山植茶。今华顶峰尚有“葛仙翁茶圃”遗址，附近还有“葛仙翁炼丹井”。吴赤乌二年（239），孙权为葛玄建造道观，即桐柏观。葛玄还曾在桐柏山建天台观，后改福圣观。又建仙坛院，即今妙乐院。距离桐柏观不到十里的赤城山，西晋时，上清派魏华存曾在此山上的玉京洞炼丹，被尊称为“紫虚元君南岳魏夫人”。

唐代，南岳仙派创始人司马承祯离开长安，来到天台山。他被武则天、唐睿宗、唐玄宗尊称为“国师”。唐睿宗敕令在天台山重修桐柏观。司马承祯在玉霄峰上新建了玉霄宫，将桐柏观珍藏的700卷道书迁移到此，“天台道藏”因此也称为“玉霄藏”。后来其三传弟子在唐代大和三年（829）再次重修桐柏观，并完成了《通玄真经注》，使上清派在天台山重现繁盛。

宋代张伯端在天台山桐柏宫（原名桐柏观、桐柏崇道观）完成丹道名著《悟真篇》，开创道教南宗。宋代政和六年（1116），宋徽宗诏令重修桐柏宫

（图 4－2），拨田 1619 亩，山林 1345 亩，并由朝廷委任桐柏宫提举，包括陆游、朱熹都曾任此职。

在桐柏宫鼎盛之时，天台山形成了以它为中心的大型道教建筑群。包括有 36 宫、72 观以及 108 座主要宫观坛台，其余道教修行场所不计其数。桐柏宫历代珍赐翰墨、文物、碑刻、匾额甚多。如宋太宗、宋真宗先后赐御书 53 卷，祥符中赐御衣 4 件，宋高宗赐高丽僧经帘二幅等。

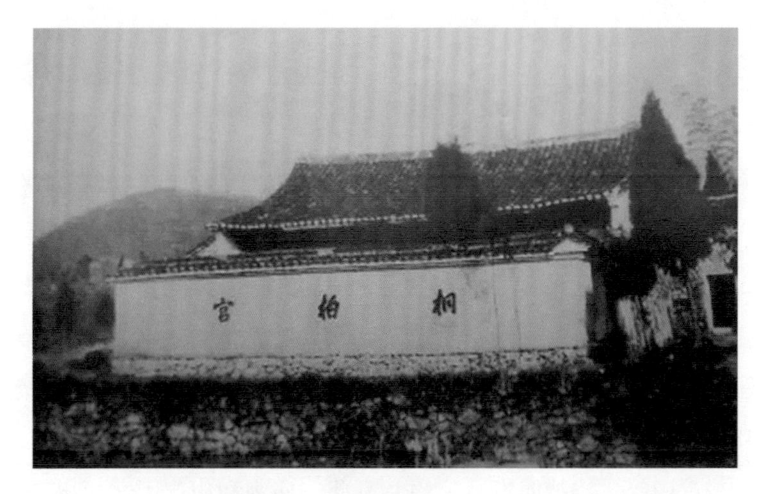

图 4－2　1929 年桐柏宫旧照

据说清朝雍正皇帝病重时，曾梦到有一道士给他治病，并称是天台张紫阳。雍正病愈后，敕封张紫阳为“大慈圆通禅仙紫阳真人”，敕拨台州六县田粮建桐柏宫及紫阳旧居，塑真人像，树以御笔碑。桐柏宫规模宏伟，从山门灵官殿到紫阳楼，共有五正殿；两旁各有配殿，宫殿房屋共计百余间。但在民国后，这些建筑遭毁。1959 年，天台县政府修建桐柏水库及发电站，1973 年，因桐柏水库蓄水，桐柏宫址沉于水底，部分建筑、文物移至附近玉泉峰上的鸣鹤观。

张伯端的南宗丹道对传统道教养生有重要影响。桐柏山道士中有许多长寿者。据说清代桐柏宫的主持范青云和高东篱分别长寿至 147 岁和 153 岁。1922 年至 1941 年在桐柏宫主持道务的叶宗滨，精通医术，乐善施诊，寿至 107 岁。古代流传的健身功法《易筋经》，据传是明代天启四年（1624）天台山紫凝道人宗衡托名达摩撰写。后世流传的易筋经版本众多，桐柏宫有

“紫微八式”，而较为普遍的为“天台十二式”，即韦陀献杵式（有3式）、摘星换斗式、倒拽九牛尾式、出爪亮翅式、九鬼拔马刀式、三盘落地式、青龙探爪式、卧虎扑食式、打躬式、掉尾式。2009年，桐柏宫成立中国南宗养生文化院，推广道教炼养文化。2014年，天台山道家易筋经被列为台州市第五批非物质文化遗产。

三、湖州金盖山养生文化

金盖山，在湖州市区正南8公里处。金盖山峰峦云绕，风景秀丽，旧有“金盖八景”，是著名的人文景观。

金盖山在南朝宋时有陆修静来此修炼。山上有庵名古梅花观，又名纯阳宫。宋代沈思到金盖山筑道观“齐似龛”。至清乾隆时，朱熹后裔归安人朱垣来金盖山建崇德堂，祀长春真人（即丘处机）。嘉庆元年（1796），闵一得（图4－3）拜全真龙门派高东篱为师，来金盖山后大兴土木，在崇德堂的基础上扩建纯阳宫。清朝咸丰年间，古梅花观除崇德堂外全部毁于兵燹。同治三年（1864），湖州士绅集资重建，正殿供吕纯阳祖师像，两侧供吕洞宾、刘海蟾、王重阳等。抗战时期日寇占领湖州，庙观和庙产因之而再遭摧毁。

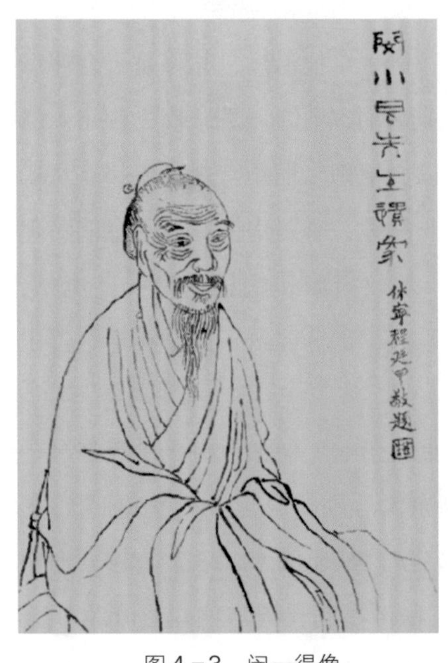
图4－3　闵一得像

金盖山在清末成为道教全真龙门派在江浙传播的中心，被称为金盖山云巢支派或金盖山支派。由于闵一得的影响，许多士人都作为俗家弟子跟他学道。《龙门正宗觉云本支道统薪传·后跋》称：“蕃衍宗支，盛于金盖，山中皈依弟子，自闵祖启方便法派而后，半多出自俗居有志之士，于是儒而道者日愈多，推行教法日益广，今者云坛，竟遍于江浙海上。”

闵一得本来身体多病，练习道术后恢复健康，据载他“生而体弱，九岁犹艰于行，依高东篱翁于桐柏山习导引术，遂皈龙门派，名一得。未几，疾愈”（《闵懒云先生传》）。所以他对徒弟也都要求学习导引。此外他又认为丹经邪正混淆，于是加以整理，其中最有名的是《太乙金华宗旨》。此书据称是吕洞宾所传，实际上是清初全真道龙门弟子的作品，闵一得对其详加订正，论述内观返照、回光调息等修习方法，流传颇广。20 世纪初，德国传教士卫礼贤（1873—1930）在北京见到该书，将其译成德文，并由瑞士心理学家荣格（1875—1961）做注解后出版。后来日本的汤浅泰雄、定方昭夫两人又将卫礼贤和荣格加过注释的书以《金花的秘密》为题译成日文。此书成为在海外汉学界影响最大的内丹著作之一。

金盖山道医也有不少验方。清代凌奂《饲鹤亭集方》中就有一首来自“金盖山乩方”的纯阳正气丸，“专治时行疫病，霍乱吐泻，绞肠腹痛等症”，药用藿香、肉桂、半夏、公丁香、小茴香、紫苏、云苓、制茅术、生白术，并配合八宝红灵丹服用。

第二节 医声药香留痕迹

浙江古代有“上八府”和“下三府”之称。这是根据传统以钱塘江为分界的东西两浙划分的，“上”“下”是指地势，因为杭州、嘉兴、湖州属于平原，地势比较低，所以称“下”，又称“浙西三府”；而钱塘江以南八个府地势较高，所以称“上”，又称“浙东八府”，即宁波府、绍兴府、台州府、温州府、处州府（丽水）、金华府、严州府（建德）、衢州府。这些地区都有着丰富的医药文化遗存。

一、名医踪影

浙江名医在历史上留下不少纪念遗址，有的随城乡格局变迁已经湮没，也有不少成为文物保护单位得到保存。

（一）医业留痕

杭州在南宋时成为首都，许多名医南下，使临安市面充满医药元素。南宋以后杭州一直是浙江中医药学术中心之一，有许多医药遗址。而浙江各府同样也有不少医药文化遗存。

1. 杭州抱朴道院

抱朴道院在西湖北山的葛岭，因晋朝道士、医家葛洪而得名。葛洪号抱朴子，据传曾在此炼丹，留下“抱朴炉”遗址。唐刺史李君建“葛仙祠”纪念葛洪，题额“初阳山房”。宋高宗时将该地辟为御花园之一，名“集芳园”。宋理宗淳祐年间，此地被赐给丞相贾似道，改名“后乐园”。贾似道增建“光禄阁”“春雨观”“嘉生堂”“生意生物之府”等建筑，后来荒芜。元代，有僧人满月在其旧址建福地院，俗称“葛仙庵”。明万历年间童道远等重兴祀典，葛洪后裔重建楼宇，重修丹井。清代加以修葺，改称抱朴道院（图4-4）。

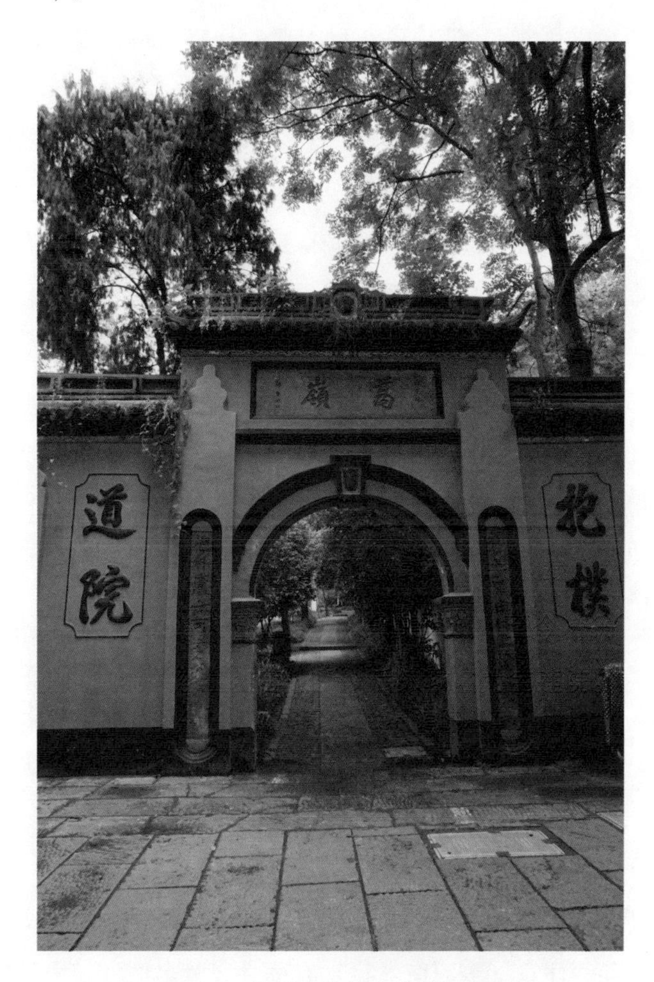

图4-4　杭州葛岭的抱朴道院入口

2. 杭州寿春庵

寿春庵原本叫宝莲院，在清平山下。《郭西小志》载：“创自北宋治平间。有扫帚僧开山，药丸治痢甚验，杭人争集其门，至今僧犹以医世其业。”据说该僧人去世时，池中忽生金莲，所以后人取名为宝莲院。元代寺毁后重建，改为寿春庵。

3. 杭州百子图巷

百子图巷，据《武林城坊志》载，大约在慈济院、东城关帝庙和都统署之间。得名于宋代名家靳豪。靳家原居汴京显仁坊，宋徽宗宣和年间获得治小儿疾之秘方，试之有神奇疗效，遂以儿科享誉汴京。宋高宗南渡时，他也随之迁至武林（今杭州），继续以儿科为业。其后人靳从谦，获任为御直翰林医官，因医术精湛，特敕赐晋三阶，并恩赏《百子图》，其所居之巷被命曰“百子图巷”。靳从谦后人靳起蛟，字霖六，也居于武林，以医为业，尤精药学，著有《本草会编》。靳起蛟之子靳鸿绪，字若霖，承先世儿科医业，又精于儒术，曾精研《黄帝内经》，辑有《内经纂要》。靳鸿绪有三子，长子靳咸，字以虚；次子靳吉，字元庵；三子靳谦，字仁若。皆为儒生出身，并得其父嫡传，善于儿科。

4. 杭州严官巷

严官巷，在杭州旧大学士牌楼到寿春弄之间。因有著名医官严防御居于此而得名。《船窗夜话》载，宋孝宗曾患痢疾，众医不效，太上皇赵构十分担忧。一天出宫，偶见小药铺，派太监问药铺中姓严的医生：“汝能治痢否？”严医生回答说：“正是专长。”于是将他召入宫。严医生详细问清病因，说是食湖蟹多，故致此疾。诊脉后说：“此冷痢也。其法用新米、藕节细研，以热酒调服。”按其方法服药，数剂果然痊愈，赵构乃大喜，赐他一套金杵臼，并封为防御使。于是世人称他为“金杵臼严防御家”，所居之巷便称为“严官巷”。

5. 杭州嵇接骨桥

嵇接骨桥，西出凤山门桥，东通彩霞岭巷。得名于宋代骨科名医嵇清。据载，北宋末年，汴京（今河南开封）有嵇姓正骨名医，随宋高宗南渡临安（今杭州），救治戎马践伤者甚众。其子嵇清继承家学，常为宫廷内外官民治疗，世称“嵇接骨”。后为宋孝宗治愈骨伤，不受酬谢，但请造一桥以通中河，以便利病人就诊。孝宗允诺，下敕建桥，后世名为“嵇接骨桥”（图4－5）。至明代，其后裔嵇胜仍传承家学，曾供职于太医院。《武林市肆吟》中有诗将其与郭氏产科并提：“一脉家传尚接薪，郭医医产效如神。莫教接骨嵇

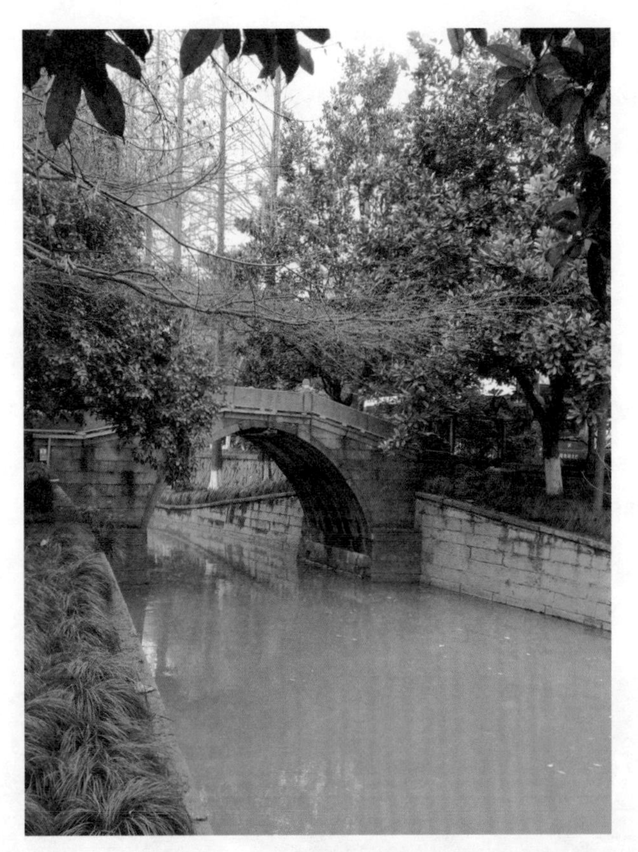

图4-5　杭州中河上的嵇接骨桥

家比，独立桥头问水滨。”

6. 杭州张卿子巷

张卿子巷，得名于明末文人、医家张遂辰，字卿子。张卿子精于医，《郭西小志》载：“卿子明末潜名里巷，为医自给，能撩丸起人死，人争迎之，卜筑东城。”康熙《杭州府志》称他“晚以医自隐，治人不可计，弟子凡数百人”。吴振棫《张卿子隐君画像》诗称他“诗里野花传世早，山中灵药活人多”，指他有《野花》诗为人传颂，又说“里巷儿童知姓字”，注云：“所居之处，今呼张卿子巷。”（《杭都杂咏》）

7. 宁波迎凤街

宁波迎凤街位于宁波市海曙区，东起解放南路，西至偃月街，中与镇明路相交，全长420米，毗邻鼓楼。据《宁波府简要志》载：“宋臧中立，毗陵人，精医术。元丰间，寓鄞之南湖。徽宗后有疾，诏求天下良医，有司以闻，上命入宫诊视。疾瘳，宠赉优厚，赐第于鄞，因名迎凤坊。”又光绪《鄞县志》载：“医士臧中立愈徽宗后病，赐宅南湖，诏后大书一允字，势若凤尾，时弥凤诏，故名。”民国《鄞县通治》记载：“宋医士臧中立迎诰于此建坊”。

8. 温州利济医学堂

在温州，有近代最早创办的中医学校利济医学堂旧址（图4-6）。利济医学堂整体建筑群坐北朝南，占地面积2000平方米，平面布局呈中国传统的四合院式。建筑群南、北分为2个部分，南、北依次为学堂和种植药物园。学堂部分占地700平方米，由门屋、东西厢房和主楼组成。门屋建于清光绪十一年（1885），砖木结构，五开间。结构形式为梁架抬梁式，五架梁，屋顶为硬山造，梢间落翼。门屋正南面砌墙，明间设台门，台门有青石门框。台门门额上嵌有孙衣言楷书撰就刻写的“利济医院”青石匾1块。

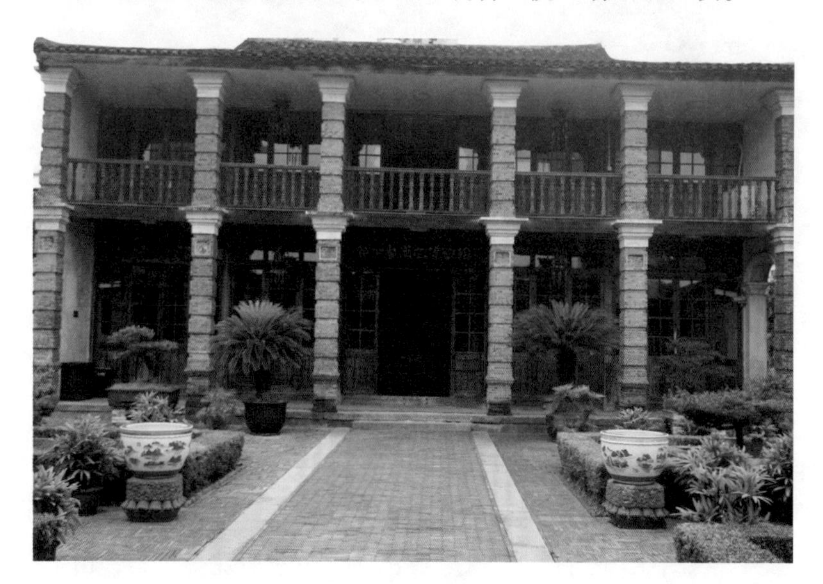

图4-6　利济医学堂旧址

（二）名医故里

1. 义乌朱丹溪陵园

朱丹溪为元代婺州乌伤人，世居今浙江省义乌市赤岸镇。赤岸地名的来历，丹溪曾作《清德里记》一文，“义乌去县南四十五里，乡为双林，里曰蜀山，其中村聚，旧曰蒲墟。因村之民朱、王二氏，相为婚姻，亲迎导饯，车马服饰之盛，照映溪岸，乡人荣之，故更曰赤岸”。古名蒲墟村，元朝后期又曾一度改名清德里，以记其事，有云赤岸西南有东溪、西溪，二溪合流即为丹溪。《大清一统志》载：“丹溪在县南四十里，旧名赤岸溪，源出枫坑。”丹溪沿赤岸镇而过，下接吴溪，合为小双溪而入东阳溪。朱丹溪在明代，曾入祀乡贤祠。朱丹溪墓（图4－7）在赤岸镇东朱村，在明朝多次为豪绅所侵毁，明成化十一年（1475）王汶有诗批评说：“著述自成千古业，遵崇谁护百年坟。一丘夺去迷荒草，孤鹤归来怨落殒。”后得到官府修复。历代地方官经常致祭，清朝乾隆年间和1946年曾重修，“文化大革命”遭到破坏，1982年重修，著名书法家沙孟海题碑文“元名医朱丹溪墓”。现代为了纪念他，1992年又兴建了朱丹溪陵园，园内有原任卫生部长陈敏章题写的石碑“一代医宗”。朱丹溪陵园现为浙江省文物保护单位。

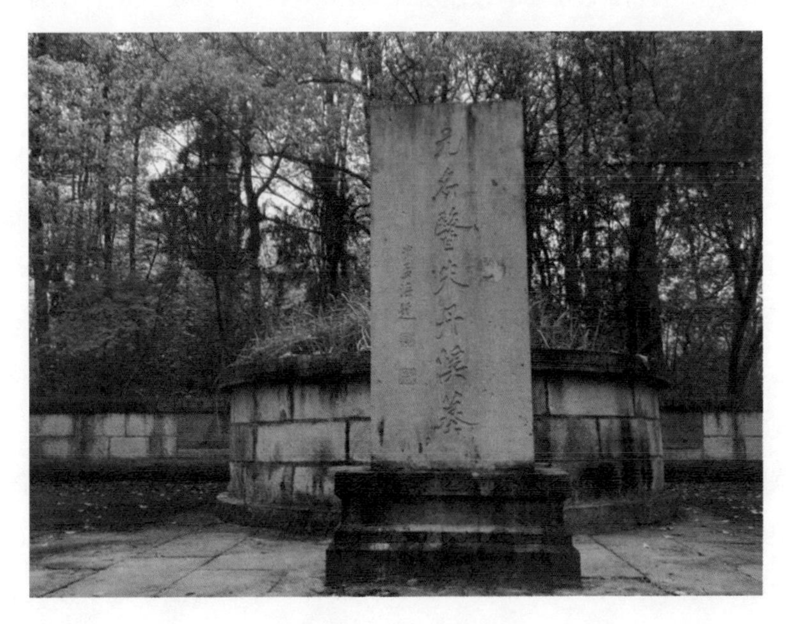

图4－7　朱丹溪墓

2. 余姚滑家桥

余姚马渚镇有一处地方名为滑家桥，这是元代名医滑寿曾居住和行医的地方。滑寿祖上系河南襄城人。他在江苏仪征出生，随京口名医王居中学医后，来到余姚。据说一次行医来到青山何家闼村，正在茶亭喝茶，见一棺木抬过，棺有鲜血滴出，于是阻止下葬，开棺救活了产妇。当地人十分感谢，劝他留下来，于是滑寿落籍该产妇所在的后桥头村，并娶了当地的汪如春。洪武八年（1375）刘伯温去世，滑寿专门入京奔丧，留京时为明小王治愈病，深受明太祖赞誉，欲留下为御医，滑寿谦辞，于是赐御匾1块，石狮1对，并改其所在的后桥头为滑家桥，将御匾悬于穿堂。穿堂至今尚在，御匾、药缸据说在“文革”期间被毁，石狮被埋。

3. 萧山楼塔镇楼英墓

明代医学家楼英，原名公爽，字全善，为仙岩楼氏第15世，出生在浙江萧山十都，现为楼塔镇。萧山仙岩楼氏源于义乌楼氏。唐僖宗中和三年（883），将领楼晋被钱镠任命为三镇镇遏副使，后于仙岩溪南、水环之空旷沙砾地上择址建宅，于唐昭宗乾宁四年（897）入居新宅，为仙岩楼氏之源。楼英父亲楼宗望曾任地方教谕，住所原名排翠楼，因其友人胡一中曾在此教学后登进士第，于是改名状元楼。后来楼英居住时，友人申屠澄为其取名为“清燕楼”。楼英说：“吾之居楼也，考方册于斯，治药石于斯，以奉吾兄，以饗吾宗，以会吾友，以训吾子，终吾天年而已矣。”他在此完成了医学名著《医学纲目》。明惠宗三年十一月十九日（1401年12月23日），楼英逝世。次年十月初九日（1402年11月4日）正式安葬在今楼塔镇乌珠荡山脚。他与妻子张氏共生育3个儿子。著名学者王景为楼英撰写《墓志铭》，高度评价楼英的儒学修养与医学成就：“猗嗟先生，唯儒之醇。孝动郡邑，名传缙绅。晚集群书，文理纷纷。长生久视，熊经鸟伸。医国之手，握化之钧。”楼英墓园至今保存完整（图4-8）。楼塔镇内还有楼氏祠堂，始建于元末，清初圮废，康熙三十九年（1700）重建后称下祠堂，光绪二十七年（1901）再建中厅；民国七年（1916）重修，其后人以“神仙太公”称颂楼英，故在堂中供奉有楼英画像，以前还在此求取药签。1986年修缮，成为楼英纪念场所，内厅龛阁供楼英像，上方题匾“医德流芳”，两侧书戴原礼当年赠联“闭门著书多岁月，挥毫落纸如云烟”。壁嵌楼英年表、生平简介等。2009年墓园和祠堂成为杭州市文物保护单位。2019年楼塔镇政府另觅旧房，新建楼英纪念馆。

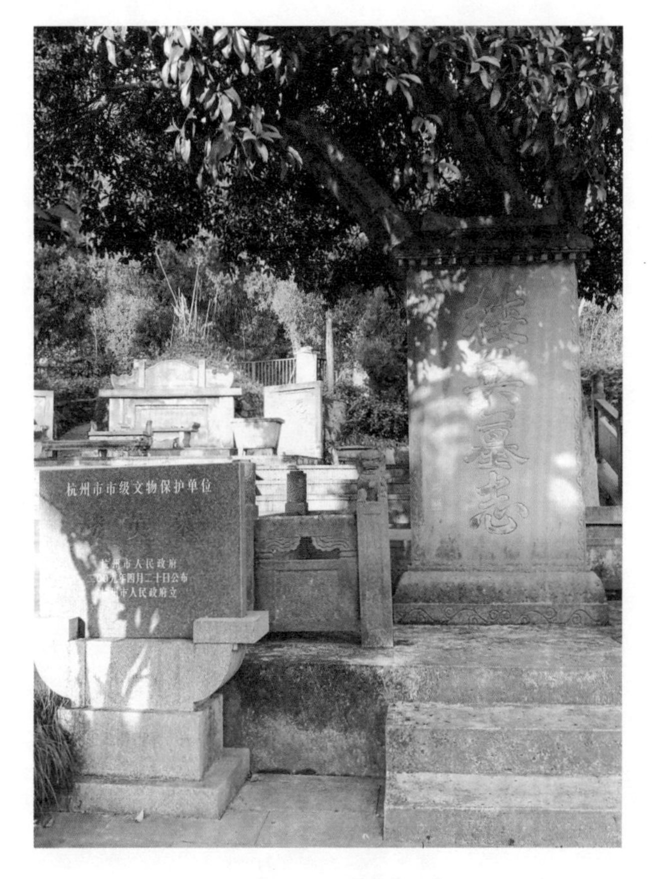

图4-8 楼英墓

4. 诸暨马剑戴氏宗祠

明初名医戴思恭，字原礼，号肃斋，籍贯为现诸暨市马剑镇马剑村。明洪武年间，戴思恭被征为正八品御医，授迪功郎。建文帝即位后，升戴思恭为太医院使。去世时成祖亲撰祭文，派人致祭。马剑戴氏家族名人辈出，马剑戴氏宗祠三进三底，拜厅两侧，展有20余幅圣旨，祠内悬有30余方匾额。其中特别醒目的一块是“太医院使”，即指戴思恭。祠堂右侧小院设有“三朝御医太医院使戴原礼”纪念馆。纪念馆的大门上额书有“贤功祠”“太医院使”匾额，正中挂有身穿官服的戴原礼的画像，两侧为清代湖广按察使周希元所题对联：“以儒者之道济岐黄之术故其学也卓，以仁者之心推利物之事故其施也博。”马剑镇中心广场左侧还有“戴原礼纪念亭”（图4-9），亭内立有戴原礼纪念碑。此外，1987年当地在附近独秀山找到戴思恭墓，发现

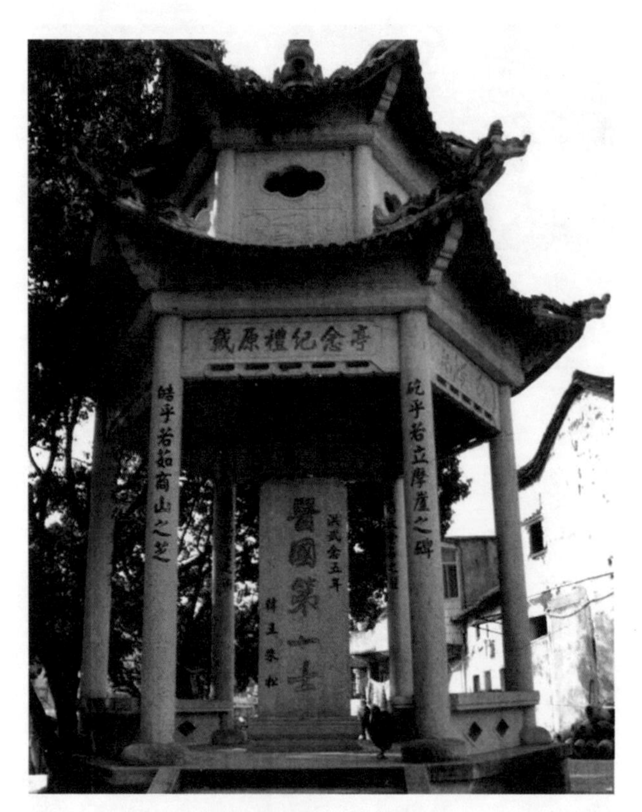

图4－9　戴原礼纪念亭

“奉政大夫太医院使戴公圹志”石刻。

5. 章太炎纪念馆

清末民国学术大师、名医章太炎的故居位于杭州余杭仓前的塘河畔，现为全国重点文物保护单位。章太炎故居本体建筑面积811平方米，坐北朝南，共四进一弄，前三进为晚清建筑，第四进民国初年建造。由轿厅、正厅、内堂、书房、避弄等组成，每进主体建筑均为面宽三间，硬山顶。四进建筑呈纵向，层层推高。正门上悬挂赵朴初题写的“章太炎故居”匾额，临街东墙嵌一石界碑，上刻“章扶雅堂界”。现故居辟有展厅，厅正中设置太炎先生半身雕像，还陈列章太炎生平事迹的图片、手稿、著作等，其中也包括章太炎的医学著述与处方墨宝。

二、药业今昔

浙江历代拥有丰富的中医药历史，名家辈出，著述众多，遗留下众多中

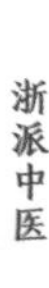

医药相关的历史遗存。

(一) 药业遗存

南宋都城临安考古发掘出制药作坊遗址（图4－10），国内少见。此外浙江有多所药皇殿，此“药皇”而不是“药王”，是因为供奉的是神农，是药业的始祖，有着隆重的祭礼仪式。

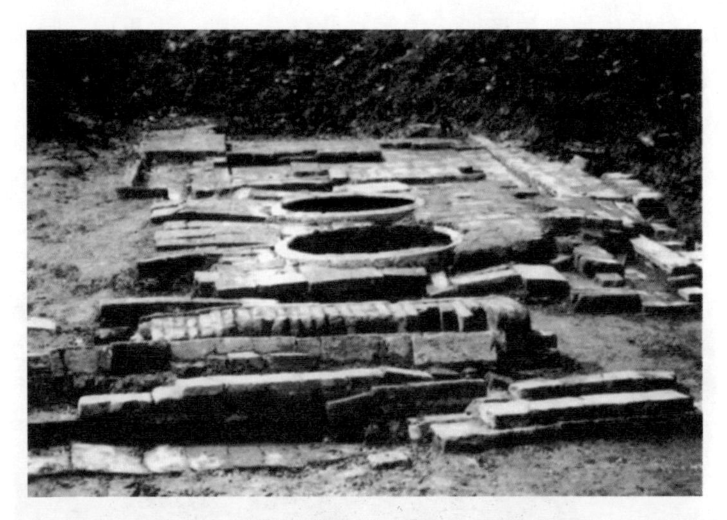

图4－10　杭州惠民路南宋制药作坊遗址（见《南宋都城临安研究：以考古为中心》）

1. 杭州南宋制药工场遗址

杭州在南宋时期作为都城，工商业繁荣，其中制药业也很有规模。近年杭州考古发现了两处南宋时期的制药作坊遗址，见证了南宋医药的兴盛。

据杜正贤《南宋都城临安研究：以考古为中心》一书记载，发现的制药作坊有两处。

其一是杭州市上城区惠民路制药作坊遗址。发现一座坐北朝南的房屋遗迹，房屋为三开间，墙体用长方砖砌成，西间房内发现了大小不一的两处砖槽，底部均用整齐的香糕砖竖砌。中间房屋北侧发现了深埋于地下、口沿与铺地砖齐平的两口大陶缸，缸内有白色沉淀物残留。在建筑遗址的西部发现了石碾轮、石夯等遗物，在堆积层中还发现了大量的韩瓶，推测为装汤药的容器。

其二是杭州严官巷以北的白马庙制药作坊遗址，紧邻南宋太庙遗址。发现了多处砖砌建筑基础，还有一条南北向的砖砌排水暗沟。遗址的北侧发现了水槽和水缸（图4－11），水槽内有厚约5毫米的白色附着物，水缸内发现了大量具有药用价值的植物果核，以乌梅为主，还有甜瓜子、樱桃核、青果核等。遗址还出土了不少瓷器，窑口有龙泉窑、越窑、景德镇窑、南宋官窑、德清窑、定窑、吉州窑以及建窑等，器形包括碗、盘、瓶、执壶、盏、盏托、高足杯、罐、炉、粉盒、器盖、花盆、枕等。据研究，这些建筑遗迹应该是用于中药原材料初加工的场所，主要在此进行漂洗、去果肉、晾晒、粉碎、碾磨等药材加工工序。东侧有天井可以晾晒，水缸与水槽则用于漂洗、去果肉等。另有石杵、石臼与石碾船等遗物在天井东侧出土，想来药材的粉碎、碾磨等工序也应在这里或附近完成。（李蜀蕾《杭州白马庙巷南宋制药作坊遗址》）

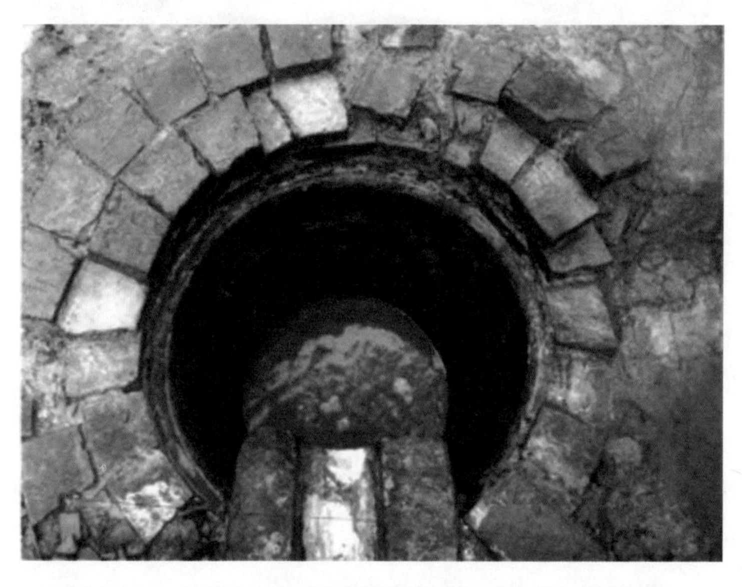

图4－11　杭州白马庙南宋制药作坊遗址出土的水槽和水缸
（见《南宋都城临安研究：以考古为中心》）

2. 宁波药皇殿

宁波“南通闵广，东接倭人，北距高丽，商舶往来，物货丰溢”（宝庆《四明志》），市内有药行街，见证着宁波悠久的药业文化。药行街东起江厦街口，南与灵桥路相交，中间与开明街十字相交，现在延伸至解放南路止，全长1028米。唐长庆元年（821），明州城从鄞江迁至三江口今址。药行街就是宁波建城时的主要街道。据《宁波府志》记载，药行街在当时被称为“砌街”，就在药皇殿门口（图4－12）。宁波是我国主要的外贸港口之一，有“港通天下”之称，出口商品中就有不少是中药材，进口商品也有不少有香料配伍的中药。清康熙四十七年（1708），由官商共同倡导，药商捐资兴建药皇殿，现在位于宁波天一广场西侧。药皇殿建筑分3部分：一进门首先是厅堂，往里是两层楼的院落，最里面是药皇殿，内供奉“神农氏”，有两块记载药皇殿历史的碑文嵌在左、右两侧墙内。清嘉庆十二年（1806）《药皇殿祀碑》记载：“甬江航海通衢，货殖都会，商皆设有会馆，以扼其则纲举而目张，兹药皇圣帝殿，吾药材众商之会馆也。”此处除了供百姓祈福求安以外，还是药商议事、交易的场所，同时每年农历四月二十八药皇生日都会在此举行祭祀仪式。清乾隆九年（1744）由20位药商发起重建，成立了“药皇殿崇庆会”，每逢每年药皇华诞前一日演戏祭神。清末太平天国战争爆

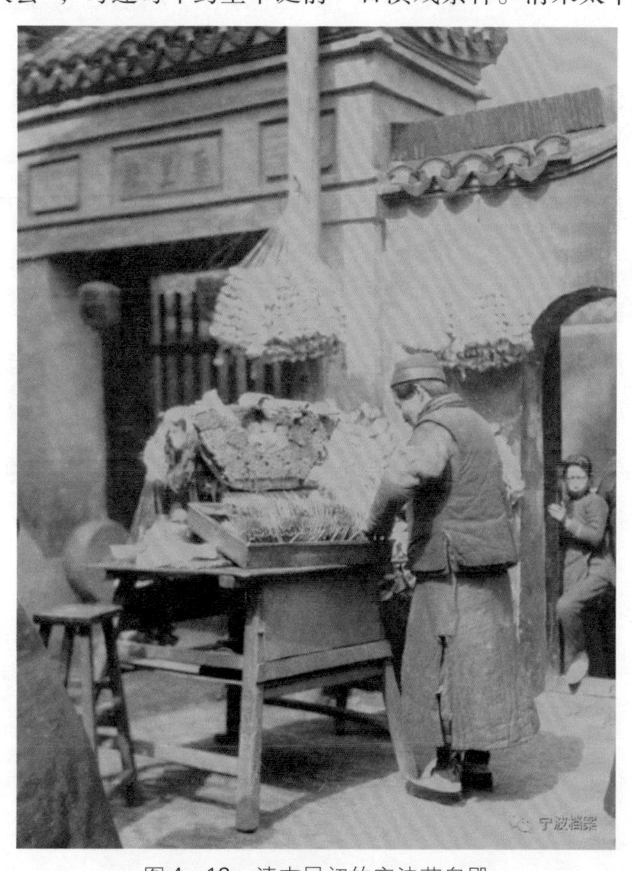

图4－12 清末民初的宁波药皇殿

发，阻断了药材南北交流的通道，宁波由于有丰富的药材资源，所以药行街与药皇殿在这一时期尤为繁荣，成为了药材集散地。清咸丰、同治至民国年间，药行街上有名有姓的药店、药行共有58家，北京同仁堂、天津达仁堂、杭州胡庆余堂等老字号派员长驻此地进货。1929年，砌街因中药商铺聚集，正式改名为药行街，沿用至今。1935年爆发的金融风暴和抗日战争，药材行业受到波及，药皇殿与药行街一同随着药材市场的衰弱而日渐萧条。

宁波帮是中国近代最大的商帮之一，经营药材生意的宁波商人大多来自宁波的镇北、慈北、姚北，被统称为三北地区，是宁波国药业的主要发源地。许多宁波帮药商外出发展，各地属于宁波药商创办的有北京同仁堂、杭州叶种德堂、温州叶同仁堂、湖州慕韩斋、绍兴震元堂、临海方氏国药业、余杭翁长春药店、广东敬修堂、上海徐重道、天津达仁堂、济南宏济堂、上海裕和源药行和阜昌参行、上虞天芝堂。其他还有鸣鹤方氏家族、道林徐氏家族、鸣鹤杜氏家族、鸣鹤王氏家族、师桥沈氏家族、淹浦虞氏家族、洋山戎氏家族、慈北翁氏家族等等，都是远近闻名的望族。为纪念宁波商人在国药行业的辉煌成就，近年在“国药首镇”慈溪鸣鹤修建了鸣鹤药材馆，馆内悬挂着150多家国药老字号牌匾。另外还有2008年成立的宁波明贝堂中药博物馆，传承宁波中医药文化。

3. 兰溪药皇庙

兰溪药皇庙又叫神农氏庙，供奉神农，位于兰溪城关雀门巷。兰溪药业以诸葛氏最为有名，带动瀔西各乡经营药材者众，因而形成兰溪药帮。1933年《兰溪县商业概况》载：“浙东各县唯兰溪独有药行……凡浙中西南各县药商，兰溪实为多数。”

1744年，兰溪药业界以诸葛氏为主捐资合建神农殿，“俗称药皇庙，瀔西药业专置为公所”（光绪《兰溪县志》卷3），故又叫药皇庙，为瀔西药业公所所在地，面积有1000多平方米。药皇庙建筑堂皇，前有砖雕门楼，上书“药皇庙”3字，但砖雕已于“文化大革命”期间被毁。正庙面阔五间，构件多有精美木雕，正殿神农氏像全身描金。庙内存道光二十三年（1843）药皇庙碑。

公所是瀔西药商制订行规、协调同业关系的办事处所。每年农历四月二十八日为药皇生辰举行祭祀，神像前陈列祭品，其中包括乌梅、甘草、黄连、胡椒四味药物，意为尝尽酸、甜、苦、辣。祭祀活动中还聘请戏班公演四天，甚为热闹。民国时创办兰溪中医专门学校时，因主要由药业出资，教室便设在药皇庙内。

此外，道光十九年（1839）瀔西药业公所还曾在江边建有码头，“设有义渡船二艘，号药皇渡”（光绪《兰溪县志》卷3）。

4. 衢州神农殿

衢州神农殿在衢州宁绍路，由药业公会建于清乾隆二十八年（1763）（图4－13）。据记载，元代衢州路就有医学教授刘光大“创神农殿讲堂、泰显庙并惠民药局，桑梓甚德之”（《衢县志》卷24）。因此清代的神农殿也可

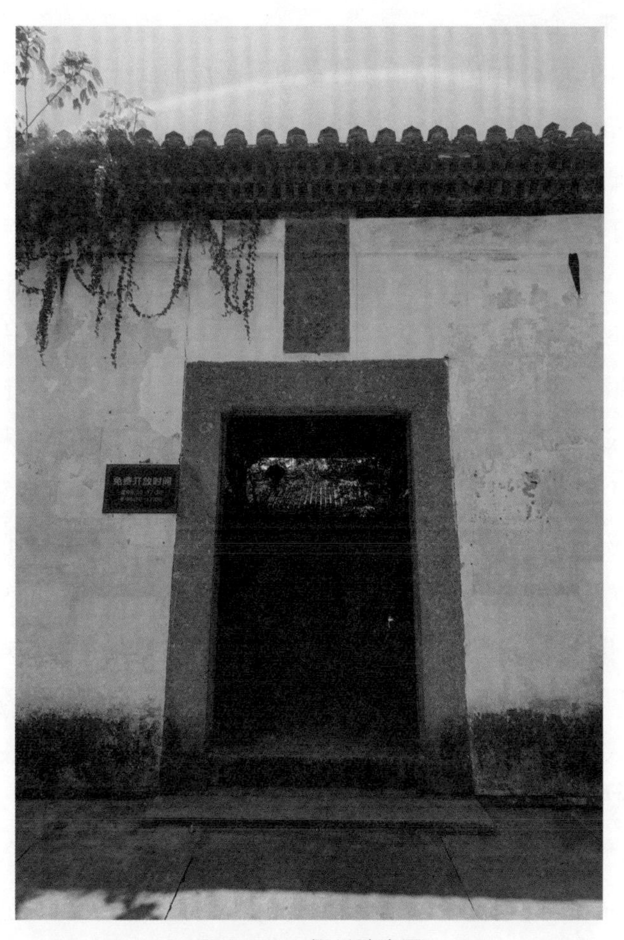

图4－13　衢州神农殿

以说是元朝时期的延续。民间则将此神农殿称为“药皇庙”。目前神农殿约500平方米，为四合院式结构。前殿为庑殿顶建筑，中有天井，两侧为厢楼，天井后为硬山顶建筑式正殿。正殿内供奉神农像，上有周培源题的两块匾，一为“光照人间”，一为“民族始祖”。殿内两侧还有衢州当地名医如刘光大、杨继洲、雷丰等人雕像。以往药皇诞辰时，还以四人大轿抬神像巡街，然后在神农殿内演戏酬神。

（二）药店老号

浙江保存至今的药业老字号为数众多，此处仅选数所为例，以见中药老字号文化不断发展的状况于一斑。

1. 杭州朱养心药室

杭州大井巷东起中山中路南端鼓楼边，西弯曲向北与河坊街相接处，构成了一个三角形的街区，此处有数间旧建筑，上面刻着“朱养心膏药店旧址”字样，墙上有杭州历史保护建筑大理石制碑。以外科膏药得名的朱养心药室，开办于明代万历年间。乾隆《杭州府志》记载：“明朝朱养心，余姚人，徙于杭，幼入山，得方书，专门外科，手到疾愈。”《武林市肆吟》有诗说：“毒去痈疽肉长肤，铜精绿绣炼醍醐。生涯毕竟从心养，认得朱家辟火图。”据说晚清年间，杭城百姓集资为朱姓后人建造了现在位于大井巷的药铺，此后朱氏子孙都居住于此制售膏药。太平军攻打浙江时，朱养心药室不幸被毁，朱氏后裔们辗转至上海，朱养心第8代孙朱大勋在上海开设朱养心药室，后来又重返杭城重兴大井巷的朱养心药室。1956年朱养心药室实行公私合营，成为国有企业，一度更名为光明药室。1965年由杭州大元堂统一管理，1981年开始独立核算，1982年7月经省医药管理局批准正式建厂，更名为朱养心药厂，主要产品有珍珠八宝眼药、清凉药油、万灵五香膏、狗皮膏等。现已加入华东医药集团。2006年“朱养心药室”的品牌被商务部授予“中华老字号”称号。

2. 杭州胡庆余堂

杭州河坊街上的胡庆余堂国药号，又称“胡庆余堂”。白色粉墙上硕大的“胡庆余堂国药号”黑色巨型楷体十分醒目。

胡庆余堂主人胡雪岩，开办药堂命名“庆余号”，取积善有余庆之意。光绪二年（1876）胡氏先于涌金门开设胶厂，夏季制作痧药，冬季熬制胶膏，因傍邻西湖，其胶的熬制均取自西湖之水。光绪三年（1877）开始建造大井巷的铺房，建筑风格采用传统徽派建筑，总共耗费白银30万两，耗时1年。光绪四年（1878）胡庆余堂正式开业，一度成为浙江省规模最大的药堂。为了讲求炮制如法，胡雪岩命人特意铸造一套金铲银锅，专门用来制作名药紫雪丹，因为其中一道工序不可用普通铜铁锅，共耗费黄金122克、白银1835克。这套白银锅和黄金铲目前存放于胡庆余中药博物馆中（图4－14）。

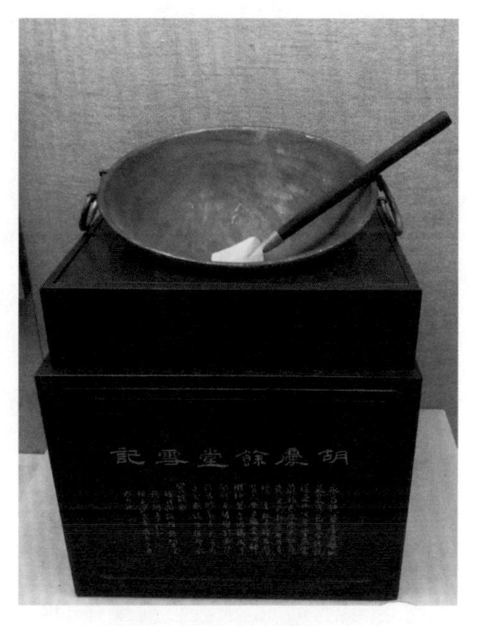

图4－14　胡庆余药号的银锅金铲，胡庆余中药博物馆藏

胡庆余堂大堂内至今仍挂着胡雪岩题写的“戒欺”大木匾，告诫员工和后人们不可重利轻义，要始终秉持“真不二价”的原则，务必做到绝对的货真价实。

胡庆余堂在胡雪岩破产后，数易其主。建国后通过公私合营，成为国有企业。现河坊街旧址建成胡庆余中药博物馆。

3. 杭州张同泰堂

杭州张同泰堂的创立者张梅来自宁波，于清嘉庆十年（1805）盘进位于杭州同春坊孩儿巷口的沈同泰国药号，改名为张同泰国药号，距今已有200余年的历史。现今位于杭州市中山北路99号的药铺是民国元年（1912）重建，共计1400平方米。当时的药堂已经传至张梅的第5代子孙张湘英手中。虽然在“文革”期间其部分建筑遭到一定程度的损毁，但至今仍保留着当时的基本格局和风貌。2000年该建筑被列为杭州市市级文物保护单位。店外的石墙门上依旧刻有“万象”商标和“张同泰”匾额，挂着的“张同泰道地药材”铜牌是大书画家张大千的师父曾熙老先生手书，彰显其素来以道地药材炮制修合的经营理念。

4. 杭州叶种德堂

杭州叶种德堂是在嘉庆十三年（1808），由宁波慈溪县鸣鹤人叶谱山于杭州望仙桥直街开办的。该堂发展到民国二十二年（1933），因资金链断裂而无法维持，叶家将药号的全部资产盘给时任杭州总商会会长的王芗泉。民国二十五年（1936），王芗泉将药堂搬迁至清河坊的新址，仍使用原名。位于清河坊的叶种德堂是一座中西结合的建筑，被杭州市政府列为市级文化保护单位进行修缮和维护。

5. 宁波寿全斋

寿全斋药店，创建于清乾隆三十五年（1770），由慈溪王立鳌和宁波孙将亮共同创办，是宁波目前现存的最早药铺之一（图4－15）。寿全斋制售各种膏丹丸散和各类补酒，精制饮片参茸、药酒补膏等，至1873年共分11门类400余个品种，如“十全大补膏”“水眼药”“鹅毛管眼药”“小儿退烧膏”等。店铺原址在宁波中山东路（今中农信大厦），2000年搬迁至开明街，2004年又迁至中山西路，现位于药行街上。寿全斋被评为“中华老字号”。

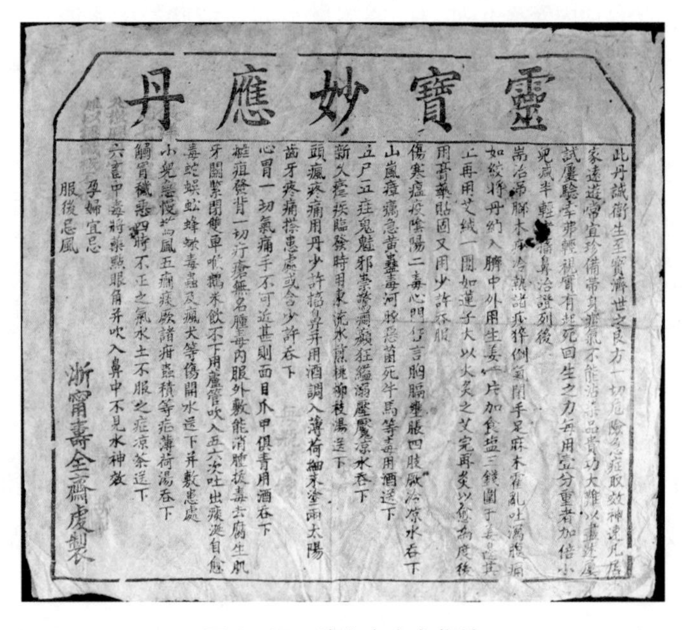

靈寶妙應丹

此丹誠衛生至寶濟世之良方一切危險之症取效神速凡居
家遠遊常宜珍備帶身瘴氣不能侵[illegible]品貴功大難以盡述屢
試屢驗幸弗輕視實有起死回生之力每用壹分重者加倍小
兒減半輕[illegible]搐鼻治證列後
痧治吊腳[illegible]木麻冷熱諸痧猝倒氣閉手足麻木霍亂吐瀉腹痛
如絞將丹納入臍中外用生姜一片加食盐三錢圍于姜邊其
上再用艾絨一團如蓮子大以火炙之艾完再炙以愈為度後
用膏藥貼固又用少許吞服
傷寒瘟疫陰陽二毒心悶妄言胸膈壅脹四肢厥冷涼水吞下
山嵐瘴癘急黃蠱毒河豚惡菌死牛馬等毒用酒送下
五尸五疰鬼魅邪祟驚癇癲狂纏溺壓魘涼水吞下
新久瘧疾臨發時用東流水煎桃柳枝湯送下
頭瘋疼痛用丹少許搐鼻并用酒調入薄荷細末塗兩太陽
齒牙疼痛搽患處或含少許吞下
心胃一切氣痛手不可近甚則面目爪甲俱青用酒吞下
癰疽發背一切疔瘡無名腫毒內服外敷能消腫拔毒去腐生肌
牙關緊閉雙單喉蛾米飲不下用蘆管吹入五六次吐出痰涎自愈
毒蛇蜈蚣蜂蠍毒蟲及瘋犬等傷開水送下并敷患處
小兒急慢驚風五癇痰厥諸疳蟲積等症薄荷湯吞下
觸冒穢惡四時不正之氣水土不服之症涼茶送下
六畜中毒將藥點眼角并吹入鼻中不見水神效
孕婦宜忌
服後忌風
浙甯壽全齋虔製

图4－15 清代寿全斋仿单

6. 宁波冯存仁堂

冯存仁堂为慈溪人冯映斋于清咸丰元年（1851）在宁波开设。冯映斋原从事药材贩运业务，常年奔波于陕西、云南、贵州、安徽、山东等药材集中地区，传说其因囤积川地的红花而赚得巨额收益，迅速成为一方巨贾。冯存仁堂原址在宁波又新街40号，同治元年（1862）在上海汉口路昼锦里设分店，1933年又在浙江路与南京路口设分店。该号有《冯存仁堂丸散膏丹全集》，记载所制售的丸、散、膏、丹、露、酒剂共达400余种。1940年上海的分店均闭歇，宁波总店在1949年又遭国民党飞机轰炸被毁。1951年，冯姓后裔11户重新合伙集资10万元，在东渡路重建店房。1956年时药店开始实行公私合营制，经过盘点，冯存仁堂资产共计16万元，是当时全宁波市资产最为丰厚的企业之一。现冯存仁堂店堂四开间，有500多平方米。

三、浙地良药

浙江道地药材在晚清民国时以“笕十八”著称，现代又有“浙八味”之名。浙药是全国道地药材中的重要种类。

（一）“笕十八”的历史

“笕十八”的“笕”指杭州笕桥，地处杭州市东北，是沪杭路上一大乡镇。这一地区在清代就以出产药材著称。清代瞿振《茧桥采药》诗曰：“箬蝎棕鞋野趣饶，自携筠笼问何桥。行逢泼火雨初歇，渐识缘江路不遥。小圃慢教分土种，短锄闲许带香桃。茅堂归去还萧散，邻火村舂破穴廖。”“茧桥”即笕桥。其附近还有地名为“枸橘弄”，清代瞿灏在《艮山杂志》卷2中说：“枸橘弄……旧产佳枳药品，以此为良。”枸橘即中药枳壳，地以药名，可见其相关产业的影响。光绪末年，张万春在艮山门外打铁关处租田1000多亩建立“万春农场”，专门种植浙贝。1909年沪杭铁路通车并设有笕桥站，更便于交通。民国时笕桥成为重要的药材产区，形成“笕桥十八样”之说。1927年杭海路、杭塘路开通，更利于杭州北部的商品流通，笕桥药业流通更加繁荣。据1932年《杭州市经济调查》，笕桥所产药材有21种，年产量483.95吨，总价值10万余元。其中玄参、麦冬、地黄、草决明、千金子、白芷、荆芥特别注明“名产”，可见在市场深受欢迎。

中华人民共和国成立后，随着产业和用地的调整，各种药材的种植发展不一。有的产地已经转移，如菊花主要产地现为桐乡；浙贝母原有产地因钱塘江坍塘一度受影响，1965 年在杭州市郊再度引种，产量一度达到 11 万多公斤，但现已不再生产，产地现以鄞县、磐安等地为主。有的已停止种植，如荆芥在 1958 年杭州市郊种植有 200 亩，1964 年后不再种植；杭白芷在 1958 年产量达到 21 万公斤，1964 年曾达 32 万公斤，后随着粮、菜种植用地的扩大，笕桥已不再种植；笕麦冬在 1966 年杭州市郊生产面积有 400 亩，后因滞销，逐渐不再种植。有的已经消亡，如历史上有名的於潜种术，在 1958 年达到 12 万公斤，但由于其产量低于白术，种植逐年减少，20 世纪 80 年代中药处方中白术和於术通用后，於术濒于灭绝；笕桥地黄原本是名产，后来因河南地黄大量种植，逐渐取代了笕桥地黄，其种质现已消失（图 4－16）。

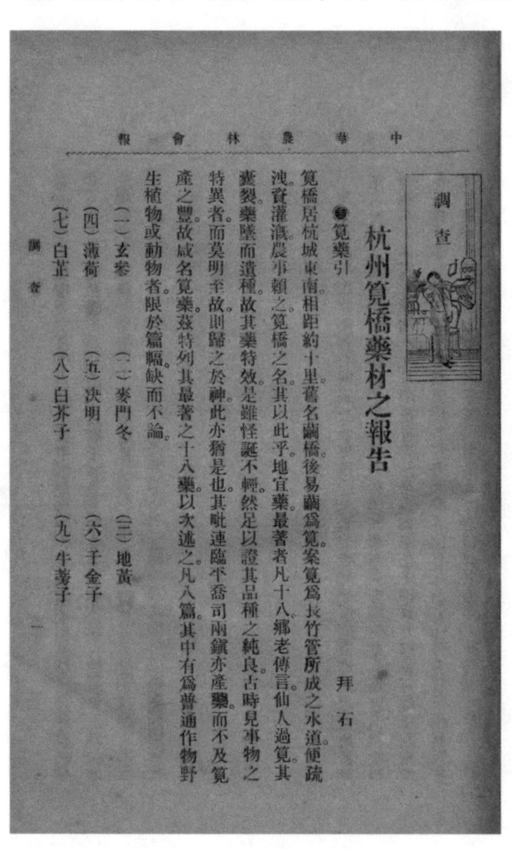
中華農林會報

調查

杭州筧橋藥材之報告

拜石

筧藥引

筧橋居杭城東南。相距約十里。舊名鹵橋。後易鹵爲筧。案筧爲長竹管所成之水道。便疏洩。資灌漑。農事賴之。筧橋之名。其以此乎。地宜藥。最著者凡十八。鄉老傳言。仙人過筧。其囊裂。藥墜而遺種。故其藥特效。是雖怪誕不經。然足以證其品種之純良。古時見事物之特異者。而莫明其故。則歸之於神。此亦猶是也。其毗連臨平喬司兩鎮。亦產藥。而不及筧產之豐。故咸名筧藥。茲特列其最著之十八藥。以次述之。凡八篇。其中有爲普通作物野生植物或動物者。限於篇幅。缺而不論。

(一)玄參 (二)麥門冬 (三)地黃
(四)薄荷 (五)決明 (六)千金子
(七)白芷 (八)白芥子 (九)牛蒡子

調查 一

图 4－16 民国时期笕桥药市的调查报告

（二）浙八味药材

浙产药材今有“浙八味”之称。“浙八味”即白术、白芍、浙贝母、杭白菊、延胡索、玄参、笕麦冬、温郁金。这8种药材种植和生产历史悠久。

“浙八味”一词的正式出现，是在中华人民共和国时期。随着国家对药材计划生产、统购统销体制的建立，浙江省在制定本省药材生产计划时，注意到有数种药材产量和需求都特别大。1955年6月，浙江省农业厅“农特土字第8285号”文件向国家农业部汇报本省药材生产情况，提到本省栽培的药材“主要的有白术、浙贝、元胡、元参、麦冬、白芍、菊花等七种”。1956年浙江省农业厅、浙江省林业厅、浙江省供销合作社联合下达《布置十三种家种药材1956年度生产任务的意见》，指出“白术、浙贝、元胡、菊花、麦冬、元参、白芍、萸肉等八种药材由省列入农业生产计划统一布置”。这8种药材成为浙江省主抓的品种。

1960年，由于药材产量不足，卫生部向浙江省发文《有关你省中药材生产的几点意见》（［60］卫药业字第258号），文件说：“浙江省是全国中药材的主要产区，所产的白术、玄参、浙贝、麦冬、白芍、元胡等八种主要药材在历史上有‘浙八味’之称……”这是目前见到的首次出现“浙八味”一词的官方文件。此后，浙江省的文件开始采用这一提法。1961年浙江省农业厅、卫生厅向省委提交《关于中药材生产问题的联合报告》中说：“本省药材资源丰富，居全国第二位，次于四川，家种的白术、浙贝、元胡、白芍、麦冬、元参、郁（玉）金等，历史上有浙八味之称。”浙江省卫生厅1963年制定的《中药材生产十年（63—72）规划（草稿）》中说：“浙江是全国重要产药区之一，出产药材约有400余种，其中家种的有二三十种，浙贝、元胡、白术、菊花、白芍、元参、麦冬、郁金等八种药材，栽培历史悠久，在国内有浙八味之称。”

1963年所说的“浙八味”中有郁金，1956年提到的8种药材没有郁金，但有萸肉。这形成关于“浙八味”的两种说法。其中原因是山萸肉源自木本，属于林业部门管理，并以自然采集为主。而后来药材生产由农业部门管理，就把有组织生产的温郁金列入其中。

白术为菊科植物白术的根茎，主产于浙江、湖北、湖南等地。“术”在《神农本草经》已有记载，未区分苍术、白术，至宋代始作区分。明代《本草品汇精要》称白术以产于“杭州於潜者佳”。浙江於潜生产的白术称为“於术”，现在野生资源极少，已不能形成商品。目前人工栽培生产成为白术药用主要来源，产地以浙江东阳、磐安、新昌、嵊县为中心。白术作为“磐安中药材”主要品种之一，现已成为国家地理标志保护产品。

浙贝母为百合科植物浙贝母的鳞茎（图4－17）。宋朝《政和本草》载有“越州贝母”，这是浙江产贝母的首次记载。清《本草纲目拾遗》记载贝母产地说：“浙江惟宁波之樟村及象山有之。”其中出象山者又称象贝。浙贝母以鄞县樟村为重要产地。樟村、鄞江一带气候、土壤等条件适于贝母生长繁殖，而且种植贝母收益甚高，以前有“一担贝母一船谷”之说。1937年《鄞县通志》载：“本县以贝母为特产以言经济，则本县5000余户之人民赖以生活。”由于利益巨大，为减少中间商贩剥削，1933年3月樟村曾成立鄞江有限责任贝母运销合作社，以控制全国的浙贝母收购业务。但这受到外地尤其是上海药业界的抵制，双方对立3年，合作社不得不于1936年7月底宣布解散。宁波市鄞州区的“樟村贝母”现为国家地理标志保护产品，浙贝母同时也是国家地理标志保护产品“磐安中药材”的主要品种之一。

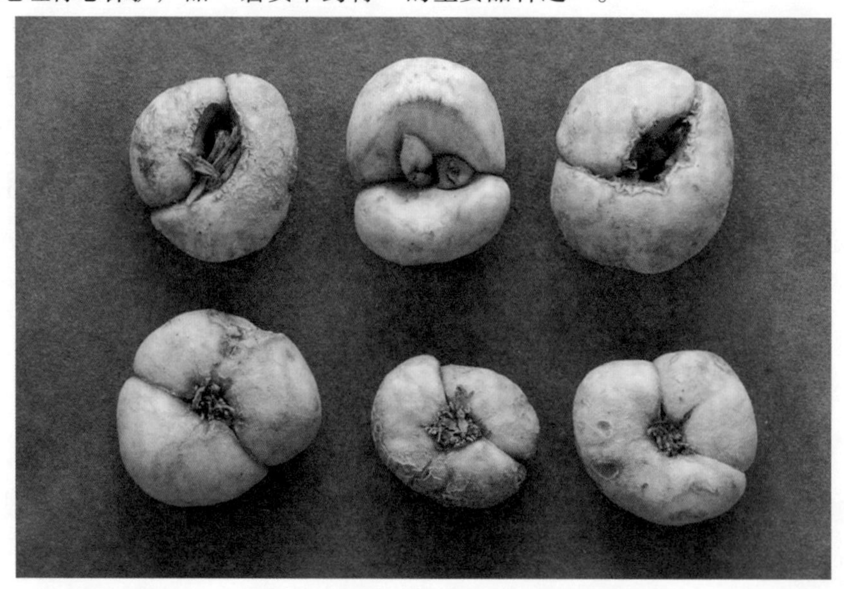

图4－17　浙贝母

延胡索为罂粟科植物延胡索的块根。据浙江《东阳县志》记载，延胡索在唐朝末期开始在当地种植。东阳产延胡索个大黄亮，质坚饱满。明朝《本草原始》载："今之茅山上龙洞，仁和（今杭州）笕桥亦种之。"此后延胡索在江浙一带大量栽培，现作为"磐安中药材"主要品种之一，成为国家地理标志保护产品。

玄参为玄参科植物玄参的干燥根。玄参多地有产，浙江种植者在清代开始闻名，清代《杭州府志》记载："出仁和笕桥者佳。"现代中国生物药学专家赵燏黄在《本草药品实地之观察》中说："玄参市品，当以杭州笕桥培植者最为著名。"现玄参作为"磐安中药材"主要品种之一，成为国家地理标志保护产品。

麦冬为百合科植物麦冬的块根。唐朝《本草拾遗》云："麦门冬，出江宁者小润，出新安者大白。""新安"即浙江淳安。《本草纲目》载："麦门冬……浙中来者甚良。"民国曹炳章《增订伪药条辨》指出："麦门冬，出杭州笕桥者，色白有神，体软性糯，细长，皮光洁，心细味甜，为最佳。"杭麦冬种 3 年，味香，公认其补阴力大。

白芍为毛茛科植物芍药的根。芍药自古赤、白不分，明朝《本草品汇精要》始作区分，指出白芍道地产地有"海盐、杭、越"。浙江在明朝开始生产和种植白芍。1958 年《药材资料汇编》指出："白芍产于浙江、安徽、四川等地。浙江产者称杭芍药，品质最好；安徽产者称为亳芍药，产量最大；四川中江渠河为川芍。"白芍为补肝阴之要药。

菊花为菊科植物菊的干燥头状花序。南宋《乾道临安志》记载，杭州一带的菊花有孩儿白、满堂金寿、安真珠等栽培品。清代《本草从新》载，菊花"家园所种，杭产者良"。其商品有杭白菊、汤黄菊、烘黄菊之分，现主要产地是桐乡市。桐乡杭白菊为国家地理标志保护产品。

温郁金为姜科植物温郁金的块根。郁金有"温郁金""黄丝郁金""桂郁金""绿丝郁金"4 种，据研究以温郁金提取物抗癌作用最佳。浙江瑞安陶山种植温郁金有 1000 多年的历史。北宋苏颂的《本草图经》莪术项下详细记载了温郁金的植物特征，并附"温州蓬莪茂"图，其子根即为温郁金。温郁金为国家地理标志保护产品。

第三节 刻书藏书世所重

藏书有官藏、私藏之分。官藏图书中最有名的是清代的《四库全书》，它是中国历史上最大的一部丛书，当时清政府在全国建了7座藏书楼以贮藏7部手抄本，一部就藏于浙江杭州的文澜阁，其中也包括《四库全书·子部·医家目》中近200种医书。浙江明清以来经济、文化发展迅速，私藏发达，著名的藏书楼有宁波范氏天一阁、归安陆氏皕宋楼、钱塘丁氏八千卷楼、南浔刘氏嘉业堂等。

一、浙地刻书重医林

早在宋代雕板印刷术开始流行之时，浙江就成为刻书中心之一。其后浙江历代的出版事业均很发达，使得医学出版也相当繁荣。近代以来还出现了以整理出版医学文献闻名的绍兴名家曹炳章、裘吉生等。

（一）古代医书出版

在雕版印刷初兴的宋代，浙版就以优质刻本闻名。北宋时期官刻医书以校正医书局校定者为优，其中就有浙江刻本，如宋熙宁二年（1069）两浙东路茶盐司曾刻行《外台秘要方》40卷，坊刻本则有杭州大隐坊政和八年（1118）刻行《重校正朱肱南阳活人书》18卷、临安荣六郎书籍铺刻葛洪《抱朴子内篇》20卷。南宋时期浙江官刻医书有浙江宪司重刻本《杨氏家藏方》、太医局刻本《小儿卫生总微论方》，坊刻医书有大德八年（1304）李景和刻《叶氏集验方》于东阳郡斋等。

元朝时，《大德重校圣济总录》一书由江浙行省刊行（图4-18）。《圣济总录》是宋徽宗赵佶组织编纂的，共有200卷，金大定年间（1161—1189）曾予刊行。元大德四年（1300），元政府命重校《圣济总录》，并下旨江浙行省刊印，卷末记载“江浙等处行中书省大德三年九月内钦奉圣旨刊造《大德重校圣济总录》，至大德四年二月内毕工”。藏书家傅增湘记载此本说：“元刊本，八行十七字，大版心，细黑口，四周双阑，版心上记字数，下记刊工姓名，字体疏朗劲挺，不类通常元本。”（傅增湘《藏园群书经眼录》卷7）

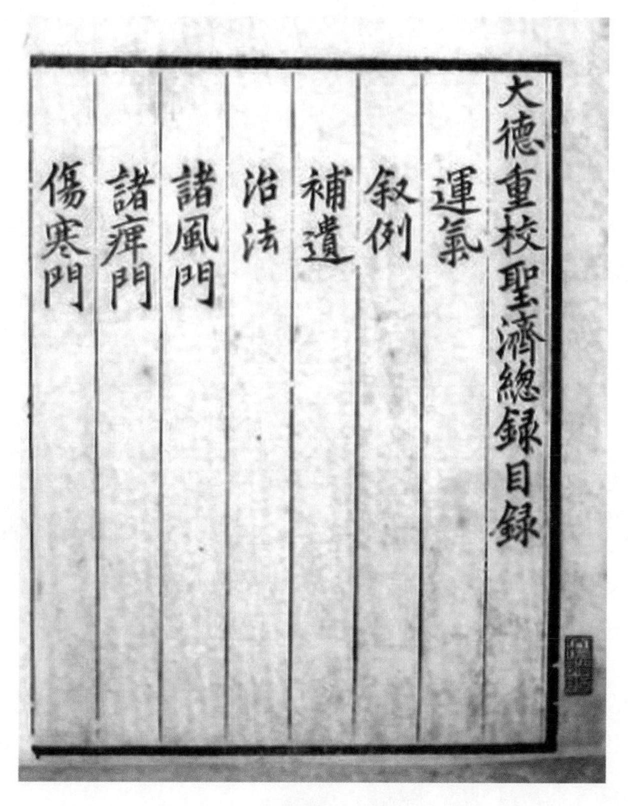
大德重校聖濟總録目録
運氣
敘例
補遺
治法
諸風門
諸痺門
傷寒門

图4-18 《大德重校圣济总录》书影

元至正二年（1342）浙东宪司又曾刊行陈直的《寿亲养老新书》。

明朝时浙江官刻医书也不少。明代周弘祖《古今刻书》记载杭州府刊行过《原病式》《养生杂纂》《莐斋医要》。据万历《杭州府志》等记载，浙江布政司刊有《类证本草》30卷、《食物本草医方选要》12卷、《经验良方》

11 卷、《本草医旨脉诀》1 卷、《卫生易简方》4 卷和《医学正传》8 卷等。民间坊刻就更多了，仅以丛书为例，除了第二章提到周履靖《夷门广牍》、胡文焕《寿养全书》外，还有钱塘洪楩的清平山堂于嘉靖二十五年（1546）辑刊的医学摄生类 8 种（不分卷），包括《医学权舆》《寿亲养老新书》《食治养老方》《太上玉轴气诀》《陈虚白规中指南》《霞外杂俎》《逸游事宜》《神光经》。

（二）近现代医书出版

晚清时期，曾国藩在金陵、扬州、武昌、苏州和浙江设书局。其中浙江书局于同治六年（1867）开局，先后刊行过宋慈的《重刊补注洗冤录集证》、张志聪的《灵枢集注》《素问集注》、张璐的《张氏医书》7 种，还有《二十二子》中的《补注黄帝内经素问》《灵枢》等，以刊印质量上乘闻名。其他重要的医学丛书编辑者有丁丙、裘吉生和曹炳章。清末民初，浙江籍的文化人士在上海创立了商务印书馆、中华书局等出版机构，为中国近现代出版业的创立和发展作出了杰出的贡献。

1. 丁丙与《当归草堂医学丛书》

丁丙，字嘉鱼，号松生，又号松存。他与其弟丁申均是著名藏书家，曾经搜购补抄文澜阁本《四库全书》。光绪四年（1878）丁丙编集《当归草堂医学丛书》，收录《四库全书》中从《永乐大典》辑集的 8 种古代医书，并进行补遗、校勘，又加上 2 种后世方书，共辑刊 10 种 40 卷。10 种医书分别是《颅囟经》2 卷、《传信适用方》4 卷、《卫济宝书》2 卷、《太医局诸科释文》9 卷、《产育宝庆集方》2 卷、《济生方》8 卷以及《产宝诸方》《急救仙方》《瑞竹堂经验方》《痃疟论疏》。后来光绪十年（1884）重印时，又增刻《铜人针灸经》《西方子明堂灸经》。

2. 裘吉生与《三三医书》《珍本医书集成》

裘吉生（1873—1947），绍兴嵊县人，名庆元，字激声，后改吉生，晚年自称“不老老人”。他青年时患上肺痨，自学医药竟然康复，于是出而行医。清末时，他参与光复会，鼓吹革命。后加入了同盟会。民国成立后，不满袁世凯当政，于 1914 年回到家乡行医。1916 年孙中山来绍兴视察，邀请裘吉生从政，裘吉生拒绝了，并治好随行的秘书长胡汉民的上吐下泻，孙中山遂书写“救民疾苦”四字相赠。

裘吉生一直致力于收集医书，不惜千金搜集中医孤本、抄本、善本及国外版本、日本皇汉医籍等医药书籍，多达3000余种、2万余册，言其书屋为“读有用书楼”。1923年裘吉生在杭州成立“三三医社”，陆续刊印了《三三医书》99种（图4－19）、《读有用书楼医书选刊》33种、《寿世医书》13种等。以《三三医书》为例，有清末名医柳宝诒遗著《温热逢源》、高上池遗稿《医学课儿策》等，赖裘吉生整理刊行得以面世。其后，裘吉生又编集《珍本医书集成》，珍本包括孤本、精刻本、精抄本、批校本、稀有本、未刊稿共90种，内容分为医经、本草、脉学、伤寒等12大类，1936年由世界书局排印出版。该书出版，中央国医馆馆长焦易堂称赞说：“本馆倡导国医整理医籍，此种编刊实为最伟大之贡献。”

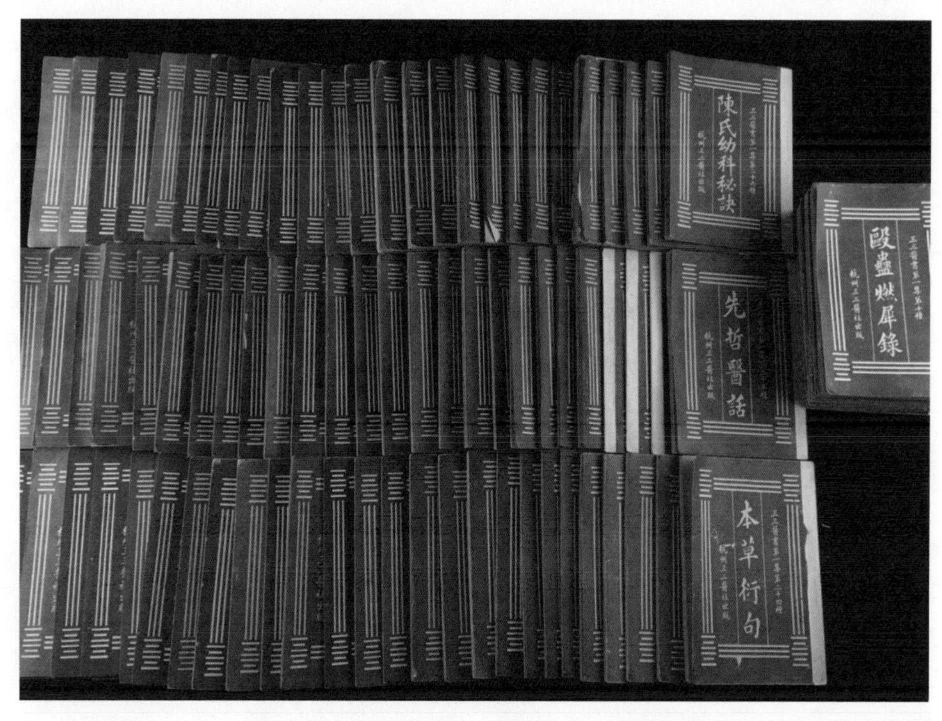

图4－19 《三三医书》

根据不完全统计，1916年至1936年裘吉生经手编纂的医籍，有《医药丛书》2集12种、《国医百家》7种、《医士道》1种、《医药杂著》1种、

《医话集腋》1种、《古今医学评论》1种、《杏林文苑》1种、《三三医书》99种、《珍本医书集成》90种，合计200余种。1937年又辑成《珍本医书集成续编》99种。同时还整理日本汉方医著作，继陈存仁编辑《皇汉医学丛书》之举，编成《皇汉医学丛书续编》，收75种著作。

裘吉生曾说："吾国医学，代有兴替，然数千年来赖以相继不绝如缕者，出版物耳。"他出版医书，在《绍兴医药学报》第10卷第1期登载广告说："本社出版医药书籍百余种，皆世所罕见之孤本及名家未刊之精稿，又代售各处社友手著最新医书二十余种，定价皆廉，因宗旨不为谋利专为流通也。"其中"不为谋利专为流通"道出了他的出版宗旨。

3. 曹炳章

曹炳章（1878—1956），字赤电，又名彬章、琳笙，浙江鄞县人。14岁时随父迁居绍兴，进太乙堂药店学业。他认真诵读医书，曾拜何廉臣为师，学成后开始行医。他爱好购书藏书，将藏书处命名为"集古阁"。不幸的是，1912年他存放在绍兴致大药店的5000余册医籍遇火灾而尽毁。曹炳章重新访购医书，至1934年积藏又达5000余种，并编辑了《集古阁藏书简目》10卷。上海大东书局聘请曹炳章为主编，请他从珍藏医籍中精选出365种，共2082卷、1000册，包括魏、晋至明、清历代重要医著及少数日本医家著作，经校勘、重订后编为《中国医学大成》，并附《中国医学大成总目提要》1册，于1934年交由上海大东书局陆续出版。1937年出版到136种、500册时，可惜因全面抗战爆发，上海沦陷，印刷中断，许多原稿也不幸散佚。不久绍兴沦陷，曹炳章连夜租船，将家中藏书运至乡下避藏。中华人民共和国成立后，他将医籍全部捐献给国家。

二、藏书楼与医药藏书

浙江著名的藏书楼有宁波范氏天一阁、归安陆氏皕宋楼、钱塘丁氏八千卷楼、南浔刘氏嘉业堂、温州瑞安玉海楼、海宁别下斋、宁波余姚五桂楼、海宁衍芬草堂等，其中不少藏有医药书籍。医学名家范行准历年搜求医书，其栖芬楼收藏精品良多。

（一）天一阁藏书

天一阁位于浙江宁波月湖西侧，建于明嘉靖四十年（1561）至四十五年（1566），由当时退隐的明朝兵部右侍郎范钦主持建造，已有400多年历史，是中国现存最古老的藏书楼（图4－20）。范钦一生酷爱书籍，每到一地都留意收集。晚年回乡后更是一心读书、收书，藏书量增至7万余册，以致原藏书楼“东明草堂”难以容纳。于是他在住宅东面新建一座藏书楼，名为“天一阁”。

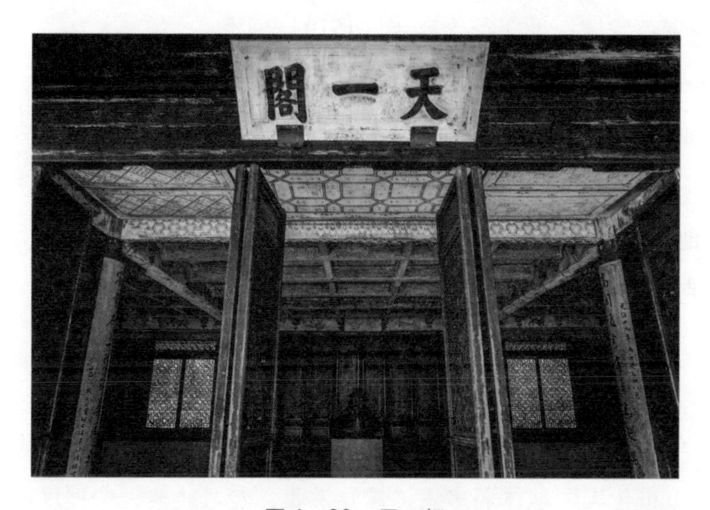

图4－20　天一阁

天一阁建筑构思严谨。古代的藏书楼最怕火灾，天一阁在建造中尤其注重防火意识。阁名取意“天一生水”，分六开间，合“地六成之”之数。屋顶黑色，水与黑色相对应；阁内天花板上的藻井也绘成与水有关的图案；藏书阁四周筑造封火墙，阁前小院挖“天一池”；还设置了夜间不登阁的规定以杜绝明火的使用。

天一阁保存下来的图书中，以明代地方志与明代科举题名录最为完好，学术价值也最高。藏地方志271种，其中65％是海内孤本；明代科举录370种，其中90％以上是海内孤本。此外还藏有800余种历代碑帖与403种家谱，均十分珍贵。

天一阁的医药藏书数量可观，有的具有很高的版本学价值，如宋代韩祗和撰、元末明初滑寿校钞本《伤寒微旨》，北宋钱乙撰、明代薛铠校注的《钱氏小儿药证直诀》，无名氏撰、徐宋真编的明代绵纸蓝丝栏钞本《急救仙方》。以上 3 种医书在清代编修《四库全书》时曾从明代《永乐大典》中辑出，但无论是内容的完整还是版本的质量，天一阁藏本均超出《四库全书》辑佚本。现今仍藏于天一阁的珍本医书有数十种，其中元明刻本医籍举例如下：

《针灸四书》元至大四年（1311）刻本（海内孤本）

《安老怀幼书》明弘治十一年（1498）刘宇校刻本

《针灸聚英发挥》明正德十四年（1519）刻本

《铜人针灸经》明嘉靖十三年（1534）刻本

天一阁所藏中医药稿抄本中，还有 50 余种为《中国中医古籍总目》失载。

与其他古代藏书楼不同的是，天一阁至今仍是国家的一个藏书单位，仍然发挥着它藏书的功能。

（二）饲鹤亭藏书

饲鹤亭是清代归安名医凌奂（字晓五）的藏书室。凌奂为明代针灸名医凌云的第 11 世传人，他体弱多病，遂弃举业，专习岐典，广搜汉唐以来名医方书。后来遇到一次机会，有书商出售乌镇僧人逸林的一批藏书，“公爱不忍释，时近岁暮，罄囊不足，至典新裘以易之”（《清故资政大夫二品封典凌公晓五行状》）。此后收藏达万余卷书，不乏海内少见的版本。他编撰了《饲鹤亭藏书志》3 卷，对所藏书籍均详加考核。

凌奂曾著有《医学薪传》，是一本专门的医学目录著作，目的是为教学所用。当时有弟子请求指示读书门径说：“吾师饲鹤亭中藏弆医籍，奚啻万卷！平日仰承提命，�涉厓略，第脉理精微，本草浩博，某等资质鲁钝，管窥蠡测，茫无下手处，敢乞指示，裨有遵循。”凌奂于是“仿刘歆《七略》，编排目录，区分十类，取便初学”（《医学薪传·序》）。饲鹤亭藏书是其著此书的基础，此外又参考了《四库全书总目提要》《通志·艺文略》《崇文总目》等著作。凌奂称：“今之所举，为老人七十年中曾经过眼，兵火之后犹

可购求者，备录如左”（《医学薪传·序》）。共分12类，分别是提纲、契目、则古、宜今、学案、名家、旁稽、宗旨、合撰、分科、时术、异端，每类有小序介绍总体特点。

凌奂去世后，其子凌绂曾在饲鹤亭藏书基础上进一步购藏书籍，藏书堂名为“鸿述堂”，达2万卷之多。光绪三十四年（1908），吴兴士绅倡办海岛图书馆（后名吴兴图书馆），凌绂曾的儿子凌铭之积极响应，将鸿述堂藏书534部18732卷捐出。可惜的是，日军侵华期间，吴兴图书馆藏书损毁殆尽。

（三）皕宋楼藏书

皕宋楼是清末归安人陆心源的三座藏书楼之一，主要收藏宋元刊及名人手钞手校者，其他两座为以藏明刊本为主的十万卷楼与以藏明后及明刊重校本、传钞本的守先阁。皕宋楼和十万卷楼在湖州月河街的陆氏故宅中，守先阁位于潜园中。皕宋楼的名字意思是两百部宋版书，这是冲着乾嘉时期的藏书家黄丕烈去的，他曾藏有宋版书百种，将自己的书楼命名为“百宋一廛”。

陆心源嗜书成癖，趁着战乱收购流散于市井的藏书。同治年间在藏书家郁松年的宜稼堂藏书散出之际，还与丁日昌争相抢购。

1894年陆心源去世，遗命诸子将藏书完整保存，不要散失。后来他的长子陆树藩经营实业失败，亏欠巨款，还是将藏书尽数变卖了，以10万银圆之价悉数售与日本三菱财阀岩崎小弥太，现藏于日本静嘉堂文库。

陆心源编有《皕宋楼藏书志》，共有中医家类记载医书64部千余卷，珍贵者有《新刊晞范句解八十一难经》的宋本、《新刊补注释文黄帝内经素问》、《新刊黄帝内经灵枢》、张子和医书的元刻本、《黄帝三部针灸甲乙经》的明蓝格抄本等。

（四）八千卷楼藏书

八千卷楼位于杭州，清代钱塘人丁国典慕其远祖宋代丁觊藏书八千卷，于是造了“八千卷楼”，曾在咸丰十一年（1861）毁于兵燹。丁国典之孙丁丙、丁申竭力搜寻、补抄。直到光绪十四年（1888）重建八千卷楼，正堂悬挂浙江巡抚谭钟麟手书“嘉惠堂”匾额。又陆续建造后八千卷楼、小八千卷楼，小八千卷楼又称“善本书室”，为八千卷楼藏书精华之所在。然而，八千卷楼遗址究竟在哪里，已难以考证。

丁丙不光是一位藏书家，还是近代民族工商业的先驱，合资创办了中国近代第一批机械化和股份制轻纺企业。此外，他还热心社会公益事业，主持启动杭州水利工程，治理西溪河和沿山河，疏浚余杭南湖等。他著述颇丰，其中有一部是公益慈善事业的专著《乐善录》。

光绪二十二年（1896），丁丙在养病期间与家人开始着手善本藏书志的编写，历时 3 年完成初稿 40 卷，收录图书 2666 部，是为《善本书室藏书志》。其中也有著录医籍并解题，如：“《脾胃论》三卷（明刊本）。东垣老人李杲撰。前有元好问序云：《内经》说百病，皆由上中下三者，及论形气两虚，即不及天地之邪，乃知脾胃不足为百病之始。有余不足，世医不能辨之者久矣。往者遭壬辰之变，五六十日之间，为饮食劳倦所伤而殁者，将百万人，皆谓由伤寒而殁。后见明之辨内外伤及饮食劳倦论，而后知世医之误人如此。又著《脾胃论》，此书果行，壬辰药祸当无从作。椠刻绝精，不减元本。”

民国时皕宋楼事件之后，八千卷楼也陷入经济危机。好在此时政府出面，经江苏省藏书名家缪荃孙与丁氏后人洽谈，赶在日本人之前，以 75000 元低价买下了所有书，将藏书留在了中国，藏于今江苏省图书馆。

（五）嘉业堂藏书

嘉业堂坐落在南浔镇西南的鹧鸪溪畔，于 1924 年建成，是我国现存最后一座私人藏书楼（图 4-21）。

嘉业堂堂主为吴兴南浔人刘承干（1881—1963），其祖父刘镛以从事丝绸贸易成为南浔首富，其父亲刘锦藻曾任清内阁中书，对史学颇有研究。家庭氛围对刘承干的人生道路产生了重大的影响，使他有能力也有志趣将一生精力投入到书籍之中。1910 年刘承干从金陵状元境各书肆中买了不少书，从此开始了藏书生涯。1911 年刘承干定居沪上。随着藏书的日渐积累，刘承干斥资 12 万于故乡南浔购田 20 亩，构建藏书楼，即嘉业堂。刘承干曾因捐资为光绪帝皇陵植树，被溥仪赐以“钦若嘉业”九龙金匾，因此就给藏书楼取

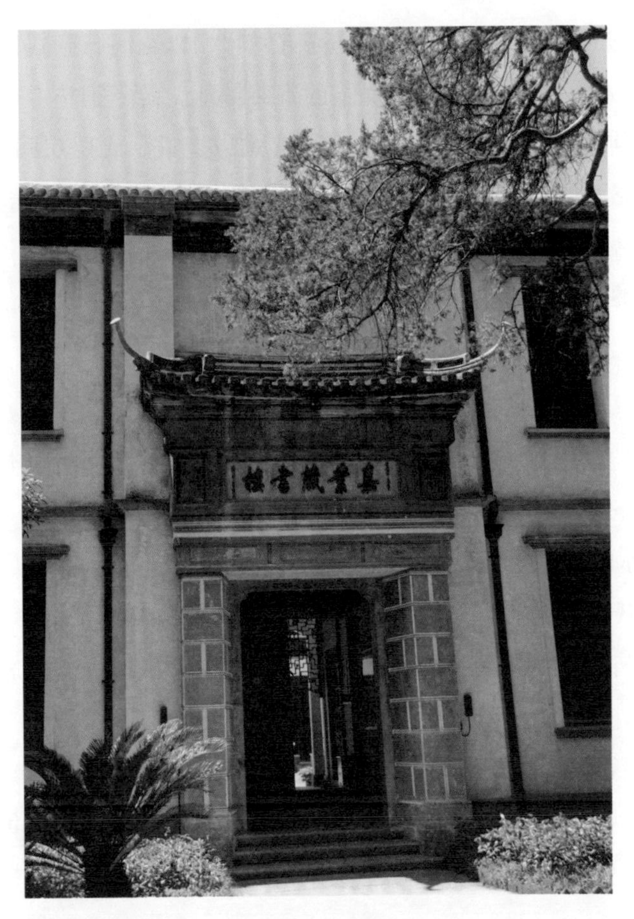

图4－21　嘉业堂

名为“嘉业”了。

书楼是一座回廊式的两层建筑物，平面呈“口”字形，砖木结构。书楼中间有个硕大正方的天井，大块青砖铺地，杂草不生。置身天井，令人顿生宽敞、整洁、明快之感。书楼面向天井的门框窗棂及回廊铁栏杆均精心雕镂浇铸成“嘉业藏书楼”字样，特色鲜明，别具一格。

前进楼下中间为正门，门楣“嘉业藏书楼”5个金字系清学部副大臣刘廷深手笔。后进底层正厅为“嘉业堂”，有“钦若嘉业”九龙金匾高悬堂中。各斋室楼堂皆摆饰画屏楹联、书橱书箱书架、桌椅几凳。画屏以红木嵌大理石为多，也有镶螺钿玉石者，十分名贵。楹联则用银杏木。书橱顶天立地，古色古香，多为柚木，而皮藏宋元椠本者则采用楠木制成。

嘉业堂的建筑对防火、防潮、防虫、通风等的要求十分严格，外围河水环绕，利于防火、防盗。楼四周墙基高五六尺，以花岗石砌就，坚固异常且又可防虫蚁滋生。一楼皆以专门烧制的青砖铺地，砖下铺垫专烧瓦钵，钵下再铺细沙，使地基达一尺多高，地下潮气难以上升。底层房间高达四五米，既通风，又散热。珍藏之善本书盛于木匣中，匣内复衬夹板，也是防潮、防蛀的有力措施。朝向天井的库房全面安装落地长窗，利于通风、采光。而宽敞的天井则是夏季晾晒图书既安全又理想的场所，并专设消防室，配有灭火机。

嘉业堂藏书中，子部医家类有111种，计1849卷，1244册。此外，道家类64种，释家类113种，亦有些医药内容。其中宋、元、明刊本及旧钞善本医籍举例如下：

《重刊孙真人备急千金要方》30卷32册，元刊，中缺2卷，影原书抄配，昆山徐氏旧藏

《新刊补注释文黄帝内经素问》12卷6册，元至元五年（1339）古林书屋刊本，袁克文旧藏

《素问入式运气论奥》3卷2册，元刊

《局方发挥》1卷1册，巾箱本，为元代佳刻，原拜经楼藏书

《青囊杂纂袖珍方》4卷，明代永乐刻本

《新刊丹溪心法》5卷，程充（字用光）重订，明成化刻本，前有成化十八年（1482）程充同族程敏政序

（六）玉海楼藏书

玉海楼坐落于浙江瑞安古城东北隅，是浙江的四大藏书楼之一。清光绪十四年（1888），由孙衣言（1814—1894）、孙诒让（1848—1908）父子建造。孙诒让是中国晚清的经学大师、爱国主义者和著名教育家，在经学、诸子学、文字学、考据学、校勘学以及地方文献的整理等方面都颇有成就，与俞樾、黄以周并称“清末三先生”。

孙氏父子敬慕南宋学者王应麟之通博，故取其巨著《玉海》作为楼名，以示藏书“若玉之珍贵，若海之浩瀚”。古代藏书楼最怕火，以“玉海”为名，同时也包含了“以水克火”这层意思。

据孙衣言《玉海楼藏书记》云："先大父好聚图籍，儿时见先世旧藏多前朝善本，丹黄殆遍，经乱后无复存者。"由此可见，玉海楼的藏书是自孙衣言开始的，至孙诒让而极盛。玉海楼的藏书来源主要有 3 种。其一为通过购买获得。据《清孙仲容先生诒让年谱》记载："东南寇乱之余，故家遗书，往往散出，而海东舶来，且有中土所未见者。"太平天国革命战争爆发后不久，巨宦富家散出大量图书，孙氏父子发现后广为购求，甚至还有日本回流的古籍。孙诒让自幼随父出任在外，又多次赴京赶考功名，广泛的游历使他有机会接触到大量古籍图书，加上他精通版本、目录学，颇知书之真伪优劣，在此期间大量购进善本图书。如在光绪二年（1876）买到汉阳叶志诜金文拓本二百种，光绪十三年（1888）于上海购得日本刻本王德肤《易简方》，被孙衣言认为是宋元医家最古之本。孙衣言还发布《征访温州遗书约》，广托亲朋，代为搜访乡邦文献。其二为手录誊抄所得，对于力所不能得的好书，孙诒让积极组织誊抄。其三为师友投赠或交换，以此丰富收藏。

其中比较特殊的是从日本回流与在日本刊刻的医学书籍。据《瑞安孙氏玉海楼藏书目录》，医家类图书收录有 26 部，分别为：

《黄帝内经素问》25 卷，日本安政丁士夏会常珍等仿宋本刊行

又一部，《素问》9 卷，《灵枢》9 卷，日本刊

《黄帝内经太素》30 卷，光绪三十年（1904）通院堂刊

《素问识》8 卷，日本丹波元简廉夫著，日本天宝丁酉聿修堂刊

《伤寒论》10 卷，日本安政丁口重刊宋本

《甲乙经》12 卷，光绪十年（1886）刊本

《删注脉诀规正》2 卷

《图注八十一难经辨异》4 卷

《巢氏病候总论》50 卷，嘉庆十四年（1809）吴门经义斋本

《千金方》30 卷，日本影宋刊本

《千金翼方》30 卷，仝上日本影元大德本

《真本千金方》仝上日本刊

《本事方释义》10 卷，嘉庆甲戌刊

《易简方》1 卷，日本延宽元年杨纯德堂重刊是春堂注方善本

又一部，光绪戊戌教经室重刊本

《洪氏集验方》5卷，嘉庆二十四年（1819）士礼居仿宋刊本

《问心堂瘟疫病条辨》6卷，同治九年（1870）六求我斋重刊

《医宗备要》3卷，同治八年（1869）何关琮重刊

《医心方》30卷

《寿世保元》10卷，同治十二年（1873）重刊

《瘟疫条辨摘要》，新安吕田集录

《本草汇言》2卷，钱塘倪朱选集

《外科证治全集》，王维德集

《四诊诀微》

《活幼珠玑》

《重刊寒温条辨》

1908年孙诒让辞世后，玉海楼的一些珍贵书籍陆续被人盗卖，抗战期间更是兵荒马乱，损失众多。之后孙氏后人分3次将书籍作了大量以至于彻底的捐赠，受赠者有瑞安县公立图书馆、浙大文学院、杭大图书馆、温州市图书馆，使这些书最终得到了尽可能完整的保留。

（七）叶氏卷庵藏书

叶氏卷庵藏书的主人为杭州人叶景葵（1874—1949），字揆初，号卷盦，别称存晦居士。光绪二十九年（1903）进士，民国时经营实业，曾任中国首位银行董事长。他喜好藏书，多年致力搜求珍本。所聚之书，编有《杭州叶氏卷庵藏书》4卷。

叶氏卷庵藏书按经、史、子、集分类，医学著作在子部的“方伎类”，计有81种，其中包括《全体通考》《儒门医学》《中西合参内科概要》等西医或中西汇通书籍。较重要的是有一些珍贵稿本，“稿本钞本为全目之最，古人心血赖以不湮”（《杭州叶氏卷盦藏书目录·顾廷龙跋》），如清代仁和医家余集《秋室我闻录》的手稿本。此外，在“史部”的“仪制之属”中记载有明代朱儒《太医院志》抄本，是该书唯一存世本。该本有藏书印“南昌彭氏”“知圣道斋藏书”“遇读者善”“常熟翁同龢藏书”“卷盦六十六岁所藏

书”“杭州叶氏藏书”，可知经过清代彭元瑞、翁同龢等人收藏，最后归于叶氏。

叶氏藏书后来捐给上海合众图书馆。合众图书馆是抗日战争全面爆发后，由叶景葵、张元济等人在上海发起成立的，旨在抢救和保存历史文献。该馆于1939年筹建，1941年建成馆舍。叶景葵“首出所藏，以资倡导”，众多藏书家纷纷响应。合众图书馆在中华人民共和国成立后并入上海图书馆。

（八）栖芬室藏书

栖芬室藏书主人为浙江汤溪（今属金华）人范行准（1906—1988），名适，行准为其字，早年曾以“天磬”为笔名发表文章，后多用行准，故以字行（图4－22）。范行准少时家境清贫，仅读三年小学即失学。后常去十余里外的城中图书馆看书。15岁时入其叔父所开德寿堂药店为徒，3年后回乡自学中医，20岁起在乡诊病。1930年考入上海国医学院，接受中西医学教育。在国医学院期间，范行准还与同学共同创办了《医铎》杂志，并发表了《中国医学史大纲》一文。

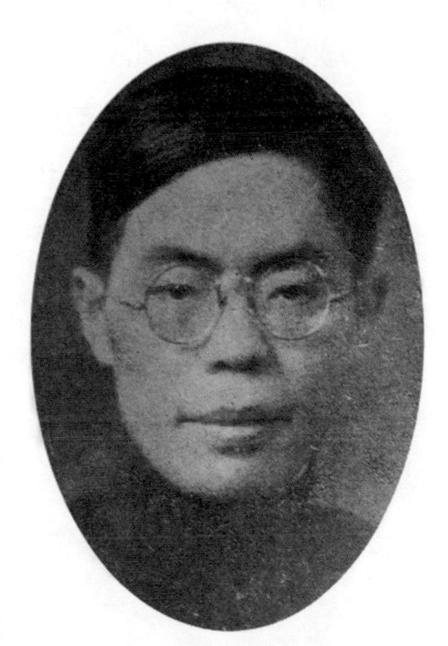

图4－22　范行准像

毕业后，范行准留在上海，1933年6月与周大铎创办《国医评论》杂志，不久因资金问题停刊。1934年加入上海中西医药研究会，该会图书馆将搜求中医古籍的工作委派给他。其后又担任中华医史学会中医图书馆管理员10余年。经其努力，该会图书馆的中医古籍收藏大为扩充。

范行准撰写《明季西洋传入之医学》《中国预防医学史》《中国医学史略》《中国病史新义》等书，均得力于其所藏书。他组织影印出版有《中国古典医学丛刊》。此外，还辑录了两汉至元明间的医学佚书，成《全汉三国六朝隋唐医方》《元明医学钩沉》二书。

范行准藏书室名曰“栖芬室”，其意有二：一者客寓上海，书籍随主人随处栖止，用以自况；二者书籍不过在此暂时栖留，异日将要归还社会，借以言志。藏书钤以“汤溪范氏栖芬图籍”“栖芬室图书”等，未用“藏书”二字。

栖芬室有元、明珍稀刻本、写本中医药古籍共90多种，元刻本如《世医得效方》《校正素问精要宣明论方》《大德重校圣济总录》，明代如成化七年（1471）本《奇效良方》、正统三年（1438）《玉机微义》、嘉靖本《苏沈内翰良方》、《圣散子方》、彩绘本《本草图谱》等，还有不少清代医家的写本、稿本，如赵学敏《本草纲目拾遗》稿本、刘鹗《要药分剂补正》，均已入选国家珍贵古籍名录。此外，如许勉焕《续名医类案》写本，连自华、陆懋修、田晋蕃等人的手稿均为海内孤本，具有很高的学术研究和版本价值。

1984年，范行准将所藏中医书籍全部捐献给中国中医科学院图书馆，共计760种，7200余册。其中医书660种，2100多册，仅善本书就达290余种，1500多册。

第五章

传承创新

浙派中医不仅历史辉煌，在当代也同样光彩夺目。中华人民共和国成立以来，浙江省中医中药事业不断发展。浙江中医学术界系统整理前贤经验，推动丹溪学派、绍派伤寒的传承与发展，树立了钱塘医派、永嘉医派等研究范例，并在21世纪初统一定名为『浙派中医』。在以中医学术流派研究带动全省中医药学术与文化的发展方面，取得了良好的成绩。

第一节 浙江中医的当代发展

本节所说的当代，指中华人民共和国成立至今的时期。在党和国家正确的中医药政策指引下，全国和浙江的中医事业得以奠基与发展，临床、教育和研究都开创了新模式，取得了新进展。

一、中医事业新发展

中华人民共和国成立后，中医正式成为国家事业的一部分，得到全方位的发展。浙江中医事业从20世纪50年代奠基，发展至今，成果累累。

（一）1949—1978年

1950年8月的第一届全国卫生会议，确定了“团结中西医”为卫生工作方针之一。卫生行政部门组织开业中医参加中医进修班进行培训，但由于当时以“中医科学化”为主导思想，培训内容偏于西医。1953年成立的浙江省中医进修学校，早期也以西医课程为主。这一时期的一些医疗政策也不利于中医发展。如有些工厂对工人向中医就诊不予报销，杭州市计划裁撤中医师协会合并到医务工作者协会等。1951年杭州中医师协会提出《裁并中医师协会利害的建议》反映相关问题说：“目前中西医的理论和技术不能相关的很多，只要大家放弃成见，舍己之短，取人之长，站在同一医务岗位，面向工农兵通力服务，精诚合作，不用虚伪的口号，要从实际做去，这是真正的团结。倘使不做实际行动，单把中医师协会裁并降为医务工作者协会的附庸，试问以后发挥力量的程度，中医地位能占几何？”（图 5－1）

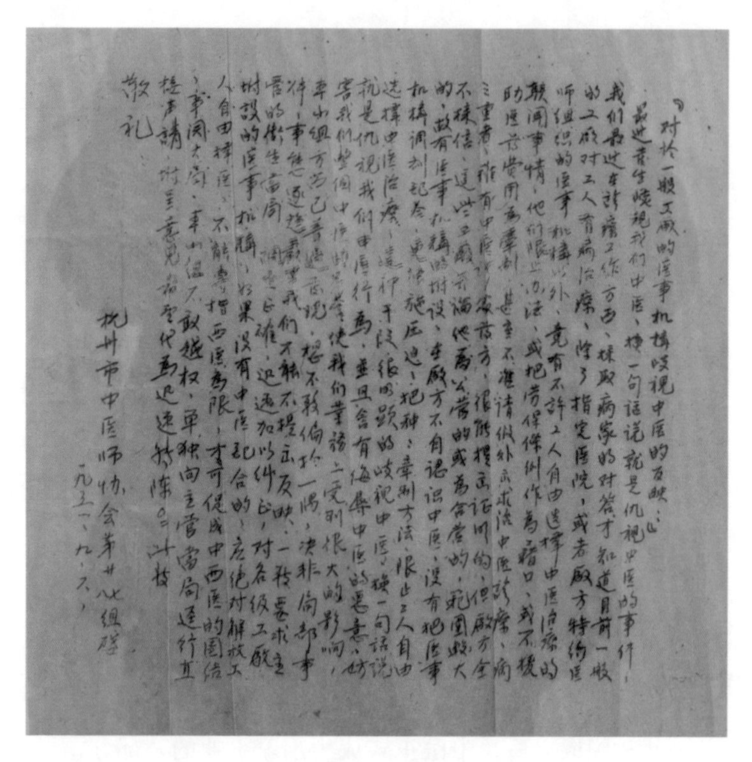

“对于一般工厂的医事机构歧视中医的反映：

最近常发生歧视我们中医，换一句话说就是仇视中医的事件，我们最近在诊疗工作方面、探取病家的对答，才知道目前一般的工厂对工人有病治疗，除了指定医院，或者厂方特约医师组织的医事机构以外，竟有不许工人自由选择中医治疗的离闻事情，他们限止办法，或把劳保条例作为借口，或不援助医药费用为牵制，甚至不准请假外出求诊中医诊疗，病之重者，虽有中医的处方，很能挽回证明的，但厂方全不接信，这些工厂完全偏他为公营的或为合营的，范围较大的，故有医事机构的树设，在厂方不自认识中医，没有把医事机构调剂起来，竟采施压迫，把种种牵制方法，限止工人自由选择中医治疗，这种手段很明显的歧视中医，换一句话说就是仇视我们中医行为，并且含有侮辱中医的恶意，妨害我们整个中医的业务，使我们业务上受到很大的影响，本小组方面已普遍反映，总不敢偏于一隅，决非偏部事件，事态逐渐严重，我们不能不提出反映，一致要求主管的卫生当局调查正确，迅速加以纠正，对各级工厂主树设的医事机构，如果没有中医配合的，应绝对解放工人自由择医，不能专指西医为限，才可促成中西医的团结。事关大局，本小组不敢越权，单独向主管当局进行直接声请，特呈意见希望代为迅速转陈是叩。

敬礼

杭州市中医师协会第廿八组啓

一九五一、九、六、

图 5－1　杭州中医师协会意见书

1954 年，中央注意到卫生行政部门对中医政策的错误，及时加以纠正。卫生部党组经调研后形成《关于加强中医工作的请示报告》，由中央批准后下发。3 月，浙江省卫生厅发出《关于开展中医政策学习的指示》，对中医政策进行调整，加强了对中医工作的领导。9 月 21 日，浙江省召开中医代表会议，来自各地的代表 219 人参会。会议传达了中央关于中医中药工作指示，检查过去 5 年来的中医工作，制定了今后工作方案。12 月，浙江省委在批转省卫生厅党组关于中医工作的报告中指出，各级党委、政府、卫生部门必须对中医引起足够的重视，执行党的中西医政策，号召医务工作者学习中医医术。1955 年，省卫生厅设立中医处，专门负责管理全省中医工作，各类公立医院增设中医科，吸收中医参加工作。1956 年组建浙江省中医院。11 月，浙江省卫生厅发布《关于开展中医带徒弟工作方案》的通知。1958 年成立浙江省中医研究所，浙江省中医进修学校的课程也转为以中医为主。1958 年 11 月 18 日，中共中央作出对卫生部党组关于组织西医离职学习中医总结报告的批示，浙江省卫生厅立即于 20 日发出《关于西医学习中医的紧急通知》。1959 年 1 月浙江省第一期西医离职学习中医班在杭州开学。同年浙江中医学院成立，后在 1960 年合并到浙江医学院，并成立浙江医科大学。1963 年浙江中医学院从浙江医科大学划出，1970 年又一次并入浙江医科大学，1974 年经国务院同意恢复浙江中医学院。

在“文化大革命”期间，浙江省培养了一批“赤脚医生”，积极发掘和利用中草药。1972 年浙江省内各地相继开展了针刺麻醉工作。1975 年 4 月浙江省卫生局成立省针麻办公室，地点设在省中医研究所。

（二）1979—2002 年

1979 年，浙江省为在“文化大革命”中受迫害的中医药人员平反昭雪，被下放的中医师基本返回原岗位，并从集体机构和散在城乡的中医药人员中选拔 500 人到全民机构工作，建立了 12 所县级中医院，中医事业再度走上正轨。1981 年，浙江省中医院成为浙江中医学院附属医院。

1986 年 12 月，经浙江省政府批准，首届浙江省振兴中医中药大会在杭州召开。第 2 年，经省政府批准，卫生厅在原中医处基础上成立浙江省中医管理局。1987 年 2 月，浙江省政府颁发了《关于发展中医、中药事业的通知》。1989 年，浙江省中医研究所更名为浙江省中医研究院。1990 年 5 月 24 日，省卫生厅下达《浙江省中医医院评审暂行标准》，加强中医医院的建设。1992 年，又成立浙江省中医医院医疗质量控制中心。

1994 年 12 月，由浙江省政府召开的浙江省第二次振兴中医中药大会在杭州举行，徐志纯副省长代表省政府在会上作重要讲话。会后，浙江省出台了《关于加快发展浙江省中医药事业的决定》等文件。在 1995 年的全国中医药工作厅局长会议上，徐志纯副省长也应邀出席并作题为《加强领导制定政策促进浙江中医中药事业全面振兴与发展》的发言。1997 年，《浙江省发展中医条例》颁布（图 5－2）。

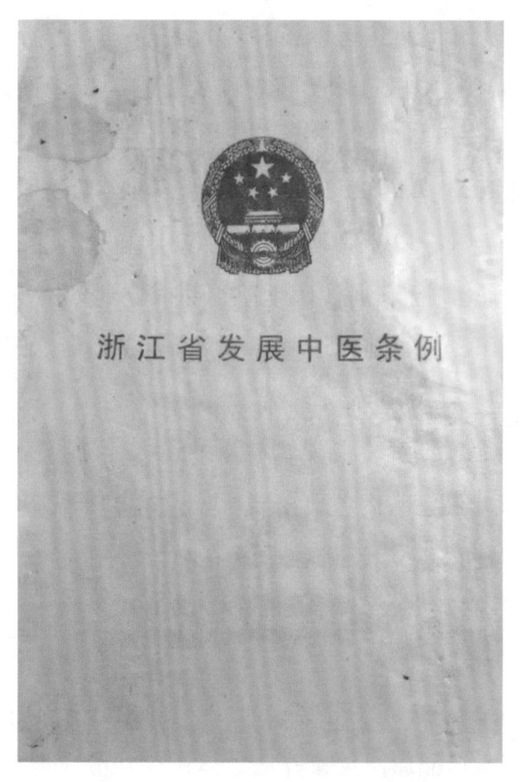

图5－2 《浙江省发展中医条例》

2000年，浙江省中医管理局改名为浙江省中医药管理局，3月，省政府召开浙江省中医药工作会议，出台《关于加快发展浙江省中医中药事业的通知》等政策文件。7月，浙江省中医研究院与浙江省第二中医院、浙江省精神卫生研究所重组为省立同德医院，仍保留浙江省中医研究院的建制。同年，浙江中医学院在全国率先移址办学，校区正式迁至钱塘江南岸的滨江区。2003年，时任浙江省委书记的习近平考察了该校区。

根据2005年浙江省委十一届八次全会精神，浙江省于2006年正式发布《浙江省卫生强省建设与“十一五”卫生发展规划纲要》（浙政发〔2006〕55号），将“中医药攀登工程”列为“卫生强省”建设的六大工程之一。2006年6月，浙江省卫生厅、浙江省发展和改革委员会、浙江省财政厅联合下发了《关于印发浙江省中医药攀登工程实施方案的通知》（浙卫发〔2006〕260号），中医药攀登工程的总体目标是力争通过5年建设，初步建立起与浙江省基本实现全面小康社会相适应的、较好满足人民群众健康需求的现代中医药服务体系；中医药服务领域不断拓展，服务能力和可及性明显提高。工程实施周期为5年，分3个阶段逐步推进，并提出了加强领导、创新机制、规范管理、多方筹资、上下结合、推广示范等保障措施。这是振兴浙江中医药的重要举措。

2006年，浙江中医学院获教育部批复，更名为浙江中医药大学。2007年2月13日，浙江省成立全国首家名中医研究院，省委书记习近平发来贺信。2007年浙江省立同德医院等3家中医医院列入国家重点中医院建设单位。2008年10月底，浙江省政府召开了全省中医药工作会议。2009年，浙江省政府制定下发了《关于进一步促进浙江省中医药事业发展的意见》。同年，浙江中医药大学建校50周年，时任国家副主席的习近平发来贺信。

2012年，浙江省按照国家中医药管理局统一部署，开展国家三级医院的评审工作。全省地市级以上中医（中西医结合）医院全部达到国家三级甲等中医（中西医结合）医院标准。经过“十二五”“十三五”的发展，目前全省共有公立中医医院（含中医综合医院、中医专科医院和中西医结合医院，下同）94家，包括省级4家、市级13家、县级77家，87％的公立中医医院达到二级以上水平，含三级医院34家，公立中医医院的服务总量位列全国前3位。基层中医药服务可及性明显增强，全省有55个县级中医医院牵头成立了医共体，建成标准化中医馆1277家，建有中医馆的基层医疗卫生机构占比达92.07％，基层中医药服务量占全省基层总服务量的三分之一左右。社会办中医发展迅速，全省拥有民营中医医院109家、中医类门诊部389家、中医类诊所2339家。其中杭州市数量位居全省前列，2017年成为全国社会办中医试点城市。

二、中医传承多硕果

浙江的中医学术研究取得许多成绩。此处仅就与学术流派和中医传承工作相关的一些内容略作简介。

（一）学术流派研究

浙江历史上有丹溪学派、绍派伤寒的说法。随着学术研究的深入，对浙江中医学术流派出现了更多新的认识。

1. 丹溪学派研究深入

元代浙江医家朱丹溪成就显著，浙江省医家对丹溪学派进行了全方位的深入研究。1982 年，浙江省中医学会医史分会在义乌举行首次丹溪学说讨论会，收到论文 42 篇（图 5-3）。1983 年，浙江省中医学会医史分会与安徽省徽州地区中医学会在安徽省太平县联合举办第二次丹溪学术交流会。1992 年，浙江省第三次丹溪学术交流会再度在义乌召开，会上浙江中医学院林乾良教授发表《丹溪学的建立》一文，提出开展“丹溪学的研究”，归纳 10 大门类 84 个研究专题。1993 年，浙江省中医药研究院文献研究室整理出版了《丹溪医集》（人民卫生出版社），收录整理者认为属于丹溪本人自撰书 3 种：《格致余论》《局方发挥》《本草衍义补遗》；门人、私淑者整理书 5 种：《金匮勾玄》《丹溪心法》《丹溪手镜》《脉因证治》《丹溪治法心要》。该研究获 1994 年度国家中医药管理局中医药科技进步奖三等奖。2004 年，刘时觉、林乾良、杨观虎编著的《丹溪学研究》（中医古籍出版社）出版。2005 年，刘时觉、薛轶燕整理编校了《丹溪逸书》（上海中医药大学出版社），收录曾被

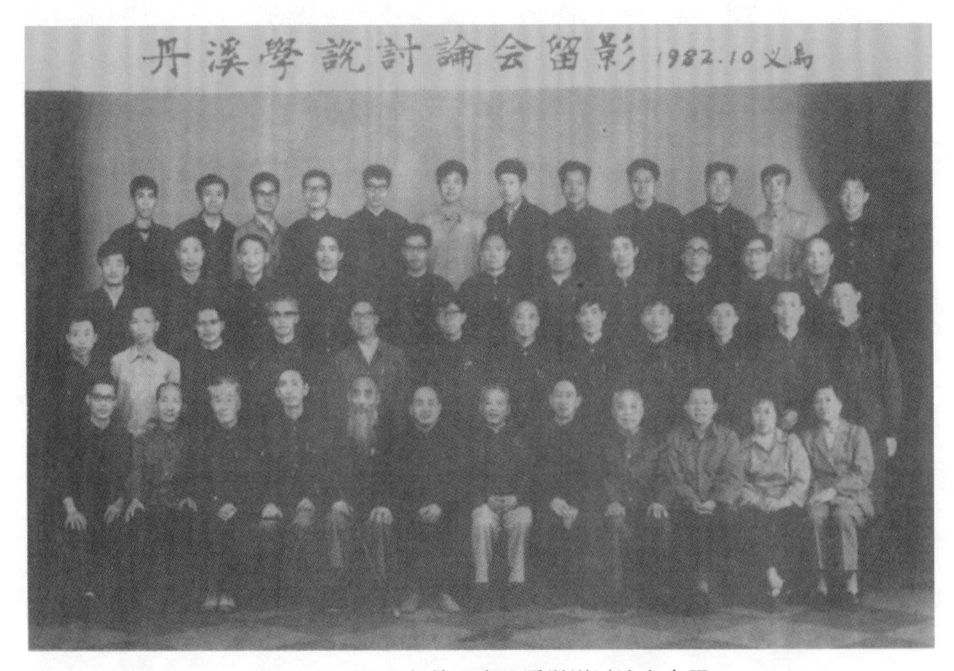

图 5-3　1982 年第一次丹溪学说讨论会合照

认为已散佚的丹溪著作4种：《丹溪医按》《丹溪心法类集》《丹溪治痘要法》《风水问答》。2016年，盛增秀、陈勇毅、王英、竹剑平主编《朱丹溪医学文化研究》（中国中医药出版社）。各地学者对朱丹溪的研究专著还有很多，如综合性研究的有冷方南、王齐南编写的《中国历代名医学术经验荟萃丛书·倡导养阴的朱丹溪》（中国科学技术出版社，1988），章真如的《朱丹溪学术考论》（中国中医药出版社，1994），杜松的《中医历代名家学术研究丛书·朱丹溪》（中国中医药出版社，2017）；从医史人物研究角度的专著，如马雪芹的《一代医宗——朱震亨传》（浙江人民出版社，2006），冯永潮、胡建伟、杨子平等的《丹溪传奇与史实医理》（中国医药科技出版社，2013），杨南山的《义乌人物传记丛编·朱丹溪故事》（上海人民出版社，2016）；有从临床应用角度编写的著作，如施仁潮的《名医朱丹溪论治痿痹的经验》（上海中医药大学出版社，2001），温瑞书的《朱丹溪医方精要》（河北科学技术出版社，2004），孙曼之的《朱丹溪医案评析》（中国中医药出版社，2011）。2021年，义乌市中医医院与义乌三溪堂国药馆连锁有限公司联合申报的“朱丹溪中医药文化”项目，被列入第五批国家级非物质文化遗产名录，义乌市中医医院拍摄的“朱丹溪中医药文化”获2021年全国中医药健康文化精品影像类一等奖。

2. 钱塘医派特色鲜明

1985年，竹剑平、胡滨在《浙江中医学院学报》第4期发表《试论“钱塘学派”》一文，提出将张卿子、卢之颐、张志聪等医家群体命名为“钱塘学派”；1999年，陈春圃在《中华医史杂志》第4期发表《浙江中医主要学术流派》一文，将浙江主要中医学术流派“钱塘医派”“丹溪学派”“温补学派”“绍派伤寒”并提。2000年，浙江省中医药管理局设立钱塘医派研究项目。2004年，竹剑平、张承烈、胡滨、鲍晓东、朱德明等在《中华医史杂志》第4期发表《钱塘医派述要》，概述了该流派的情况，指出该医派最主要的特点是讲学、临床研经与行医三位一体。2006年，张承烈主编的《钱塘医派》（上海中医药大学出版社）出版，该书认为“钱塘医派”定名较为合适，并界定其概念如下：“‘钱塘医派’，指的是明末至清代，以钱塘（今杭州）医家张卿子为开山祖，以张志聪、张锡驹为中坚人物，并由高世栻与仲

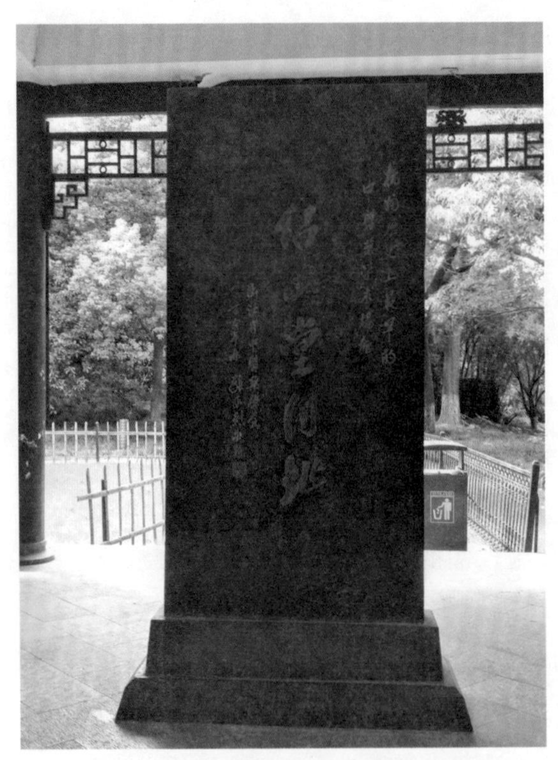

图 5－4　倡山堂纪念亭中的纪念碑

学辂为传承代表的，以倡山堂为主要活动场所，集讲学、研经与诊疗活动为一体的，以维护旧论为学术主张的医学流派。”2008 年，在杭州吴山上新建的倡山堂纪念亭揭幕（图 5－4）。此后，“钱塘医派”的名称得到广泛应用，如 2009 年范永升的《浙江中医学术流派》（中国中医药出版社）、2014 年刘时觉编著的《浙江医人考》（人民卫生出版社）、2016 年谢红莉主编的《浙江医学史》（人民卫生出版社）和 2018 年出版的《浙江通志・医药卫生卷》（浙江人民出版社）等都设了专题介绍。

3. 永嘉医派脉络显现

1998 年，刘时觉、陈克平、刘尚平在《浙江中医杂志》第 12 期发表《孙衣言、孙诒让与“永嘉医派”》，指出南宋时浙江温州地区形成了以陈无择为龙头，以陈氏弟子王硕、孙志宁、施发、卢祖常、王暐为骨干，以《三因方》为理论基石的“永嘉医派”。此后 3 人又发表了多篇关于“永嘉医派”著作的考证之作，包括 2000 年在《浙江中医杂志》第 11 期撰文《陈无择是永嘉医派的创始人》。2000 年，刘时觉编著的《永嘉医派研究》（中医古籍出版社）出版，汇总并深化了此前的研究，全面地介绍了永嘉医派的人物、文献与学术思想等情况，提出该派在学术上有“易简”特征，并且具有温州地方特色。由此“永嘉医派”之名开始得到广泛应用，浙江医学史相关著作均采用此说。

4. 绍派伤寒深化拓展

“绍派伤寒”的提法，在民国时已经出现，并且该派学术一直有传承发展，当代研究更加深入。1981 年，徐荣斋撰《绍派伤寒略述》一文，对该派探源析流，进行了系统介绍，该文收入 1985 年出版的《读书教学与临证》（人民卫生出版社）。1983 年，中华全国中医学会浙江省绍兴市分会印行的《景岳学说研究》第 1 集，指出张景岳对绍派伤寒也有积极贡献。1986 年，陆晓东著《绍派伤寒学术研究》（绍兴县中医学会），对绍派伤寒的源流与学术思想进行了较全面的研究。2002 年，连建伟新订的《三订通俗伤寒论》一书由中医古籍出版社出版，推动了研究进一步深入。2004 年，沈钦荣的《绍兴医药文化》（中华书局）也介绍了绍派伤寒的历史文化。2009 年，沈元良著《通俗伤寒论新编——绍派俞根初方应用》（金盾出版社）和《绍兴伤寒学派与〈通俗伤寒论〉今释》（中国中医药出版社）。2012 年，国家中医药管理局公布 64 家全国中医学术流派工作室，绍派伤寒名列其中。在工作室负责人沈元良主持下，先后整理了《绍派伤寒名家验案精选》《绍派伤寒名家医话精选》《绍派伤寒名家学术精要》（中国中医药出版社，2016）和《〈通俗伤寒论〉名方讲用》（中国中医药出版社，2018）等专著。2009 年，以绍派伤寒为核心的越医文化入选浙江省非物质文化遗产代表性项目名录。2021 年，绍派伤寒入选第五批国家级非物质文化遗产代表性项目名录。

5. 妇儿世家位列国级

在 2012 年国家中医药管理局公布的 64 家全国中医学术流派工作室中，浙江还有 3 个流派入选，它们均是特色鲜明的临床专科。

其一是陈木扇女科流派。工作室负责人陈学奇是该派的第 25 代传人，整理出版了《陈木扇女科临证辑要》（人民卫生出版社，2016）、《浙江中医临床名家丛书・陈学奇》（科学出版社，2019）。目前继承家业的还有桐乡、海宁、嘉兴 3 支，新的继承人不断成长。

其二是杭州何氏女科流派。负责人是该派第 4 代代表性传承人何嘉琳，是浙江省名中医和第三批、第四批全国老中医药专家学术经验继承工作指导老师。外姓传人也有 2 名成为全国老中医药专家学术经验继承工作指导老师，4 人为省级名中医。该流派整理有《何少山妇科医案经验集》（上海科学技术出版社，2007）、《重订何子淮女科》（科学出版社，2013）、《何嘉琳妇科临证实录》（中国医药科技出版社，2018）。

其三是杭州宣氏儿科。宣氏儿科创始于清末民初，创始人宣振元（1885—1947）以推拿、针刺救治急惊风而驰名杭城。其子宣志泉先生（1910—1977）也是杭城名医。目前负责人为第3代传人宣桂琪。整理出版有《浙江中医临床名家丛书·宣桂琪》（科学出版社，2019）。

其他浙江中医学术流派的研究成果也层出不穷，如盛增秀、黄飞华、王英主编的《温病学说传承与创新——浙江温病学家经验集萃》（中国中医药出版社，2018）、郑红斌主编的《浙江医经学派研究》（科学出版社，2019）、董幼琪和董继业编著的《宁波董氏儿科医术》（浙江摄影出版社，2019）、方剑乔和马睿杰主编的《浙江针灸学派》（浙江科学技术出版社，2019）等。

（二）名医名家辈出

浙江中医学术传承离不开人才培养。改革开放以来，国家重视中医药人才，开展了各级名中医的评选。

1. 国家级称号

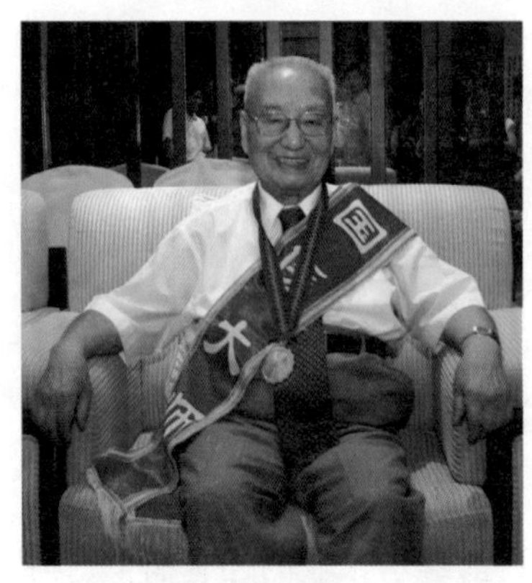

图5-5　首届国医大师何任

在中医领域内，国家级称号中最高层次的是“国医大师”，此外有“全国名中医”“岐黄学者”“全国老中医药专家学术经验继承工作指导老师”等。

浙江省的“国医大师”有3位：何任（第一批，2009）（图5-5）、葛琳仪（第三批，2017）、王永钧（第四批，2022）。

浙江省的“全国名中医”有6位：王永钧、王坤根、范永升（2017）、连建伟、陈意、何嘉琳（2022）。

浙江省的“岐黄学者”有5位：万海同、方剑乔、范永升（2018）、温成平、谢恬（2021）。

7个批次的全国老中医药专家学术经验继承工作指导老师，浙江省的名单见表4。

表4　全国老中医药专家学术经验继承工作指导老师（浙江省）

批次	名单
第一批	何子淮　杨继荪　钟一棠　裘笑梅　赵炯恒　盛循卿　张沛虬　詹起荪 施延庆　陆芷青　沈光祥　蒋文照　叶文瑜　唐福安　韩树滋　何任
第二批	杨继荪　裘笑梅　赵树珍　沈有庸　阮少南　李学铭　葛琳仪　俞尚德 何少山　胡志厚　王会仍　杨少山　洪用森　徐锡山　王永钧　杨楣良 沈景允　罗诗荣　吴良村　金亚城　陆拯　叶海
第三批	汤金土　连建伟　徐志瑛　盛玉凤　鲁贤昌　魏克民　何嘉琳　郁加凡 张融碧　柯干　鲍严钟　洪善贻　王晖　蔡慎初　金定国　马大正 盛燮荪　胡斌　钟坚　郑淳理　黄志强　冯昌汉
第四批	肖鲁伟　范永升　连建伟　徐珊　宋康　俞景茂　陈意　裘昌林 王坤根　潘智敏　李学铭　徐再春　王樟连　刘时觉　王永钧　周锦 何嘉琳　张玉柱　董幼祺　陈颖异　方水林　常青　钟坚　吴瑞华 陈意
第五批	王坤根　叶一萍　连建伟　吴良村　余国友　沈元良　张玉柱　陈勇毅 范永升　范炳华　宣桂琪　祝光礼　徐志瑛　陶筱娟　盛丽先　常青 程志清　付萍　楼丽华　裘昌林　严仲庆　李茂才　周郁鸿　周维顺 陶鸿潮　马大正　何若苹　程晓霞　林吉品　贾建华　周富明　倪康裕 宋欣伟　姚新苗　李皂坚
第六批	柴可群　陈永灿　史奎钧　葛琳仪　陈意　宣丽华　俞景茂　楼丽华 郭勇　徐志瑛　王坤根　罗秀素　潘智敏　范永升　蔡宛如　施维群 姚新苗　何若苹　连建伟　范炳华　方剑乔　陈学奇　金肖青　王永钧 何嘉琳　朱彩凤　章勤　张志娣　陶筱娟　张玉柱　崔云　王建康 马伟明　程锦国　马大正　程泾　傅瑞阳　陈峰　沈钦荣　李飞泽 傅晓骏　牟重临　叶一萍
第七批	柴可群　陈永灿　陈华　叶新苗　万海同　王坤根　王晓鸣　宋康 陈意　郑敏霞　宣丽华　宣桂琪　徐志瑛　高祥福　郭勇　楼丽华 潘智敏　蔡宛如　施维群　黄平　范永升　方剑乔　范炳华　王樟连 姚新苗　连建伟　何若苹　陈学奇　林咸明　杨季国　金肖青　余国友 胡臻　傅华洲　王永钧　何嘉琳　张永华　章勤　全仁夫　张玉柱 王邦才　马大正　鲁光钱　傅瑞阳　方水林　沈元良　傅宏伟　傅云其 王宏献　吴国伟　李飞泽　李正祥　倪京丽　沈敏鹤　宋欣伟　林胜友 祝光礼　钦丹萍　华江

2. 浙江省名中医

1998年，浙江省开始组织省名中医的评选，迄今已有8批浙江省名中医。名单见表5。

表5　浙江省名中医

批次	姓名	单位
第一批	俞尚德	杭州市第四医院
	杨少山	杭州市中医院
	徐锡山	浙江省中医院
	葛琳仪	浙江省中医院
	姜　琦	湖州市中医院
	盛燮荪	嘉兴市第一人民医院
	沈景允	浙江省中医院
	阮少南	浙江省立同德医院
	王永钧	杭州市中医院
	沈有庸	岱山县中医院
	史奎均	浙江省立同德医院
	詹学斌	温岭市中医院
	王会仍	浙江省中医院
	陆　拯	浙江省立同德医院
	盛玉凤	浙江省中医院
	鲁贤昌	浙江省中医院
	严兆象	温州市中医院
	吴良村	浙江省中医院
	王　晖	宁波市中医院
	郑淳理	绍兴市中医院
	章惠明	开化县人民医院
第二批	江照云	温州医学院附属第一医院
	王向东	杭州市第一人民医院
	黄孝明	绍兴市嵊州人民医院
	赵国仁	宁波市奉化中医院
	顾兆雄	湖州市第一人民医院
	郑源庞	浙江省立同德医院
	张昌禧	金华职业技术学院医学院
	朱祥成	浙江中医药大学

续表1

批次	姓名	单位
第二批	徐志瑛	浙江省中医院
	胡　斌	金华市中医院
	叶　海	宁波市中医院
	张良骥	温州市乐清中医院
	钟文炎	衢州市人民医院
	洪善贻	宁波市中医院
	周亨德	浙江省中医院
	徐素仙	浙江省中医院
	黄志强	宁波市第一人民医院
	姚真敏	浙江中医药大学
	夏永璜	台州市中医院
第三批	钟达锦	浙江大学医学院附属第一医院
	王瑞根	金华市东阳人民医院
	鲍严钟	杭州市上城区中西医结合医院
	李荣珍	杭州市上城区第二人民医院
	王　正	温州市苍南县龙港医院
	李钧烈	绍兴市上虞人民医院
	章煜铭	杭州市中医院
	张融碧	浙江省中西医结合医院
	陈　健	浙江大学医学院附属第二医院
	王明如	宁波市第一人民医院
	郁加凡	杭州市中医院
	汤金土	浙江中医药大学
	俞景茂	浙江省中医院
	罗秀素	浙江省中医院
	何嘉琳	杭州市中医院
	牟重临	台州市黄岩区中医院
	陈　意	浙江省中医院
	盛丽先	浙江省中医院

续表 2

批次	姓名	单位
第三批	周维顺	浙江省中医院
	林真寿	台州市中医院
	张漠瑞	宁波市奉化溪口医院
第四批	陈学达	鄞县人民医院
	冯昌汉	舟山市人民医院
	魏克民	浙江省立同德医院
	王福仁	杭州市萧山区第一人民医院
	蔡慎初	温州医学院附属第一医院
	柯　干	台州医院
	钱宝庆	杭州市中医院
	沈　力	宁波市第二医院
	常　青	绍兴市中医院
	张培祥	浙江省立同德医院
	宣桂琪	浙江省中医院
	金定国	温州医学院附属第二医院
	潘子毅	浙江省中医院
	裘昌林	浙江省中医院
	邬成霖	杭州市中医院
	郑海焕	丽水市中医院
	张玉柱	富阳市中医骨伤科医院
	马大正	温州市中医院
	连建伟	浙江中医药大学
	楼丽华	浙江省中医院
	范炳华	浙江省针灸推拿医院
	潘智敏	浙江省中医院
	范永升	浙江中医药大学
	徐　珊	浙江中医药大学

续表3

批次	姓名	单位
第五批	周　锦	杭州市中医院
	王坤根	浙江省中医院
	陶鸿潮	温岭市中医院
	程志清	浙江中医药大学
	肖鲁伟	浙江中医药大学
	胡章如	永康卫生学校
	刘时觉	温州医学院附属第二医院
	徐再春	浙江省立同德医院
	宋　康	浙江省中医院
	陶筱娟	杭州市红十字会医院
	严仲庆	绍兴第二医院
	吴瑞华	松阳县中医医院
	董幼祺	宁波市中医院
	傅　萍	杭州市中医院
	方水林	嘉兴市中医医院
	何若苹	浙江省针灸推拿医院
	余国友	浙江大学医学院附属第一医院
	陈勇毅	浙江省立同德医院
	祝光礼	杭州市中医院
	庞德湘	浙江省新华医院
	程晓霞	杭州市中医院
	叶一萍	丽水市人民医院
	杨友发	安吉县中医医院
	王建康	宁波市中医院
	林上助	温州市中医院
	蔡宛如	浙江省新华医院
	宣丽华	浙江省中医院
	郭　勇	浙江省中医院
	方剑乔	浙江中医药大学
	崔　云	宁波市中医院

续表 4

批次	姓名	单位
第六批	林吉品	慈溪市人民医院
	施维群	浙江省新华医院
	陈颖异	瑞安市人民医院
	金亚蓓	浙江省中西医结合医院
	姚新苗	浙江中医药大学附属第三医院
	马伟明	余姚市人民医院
	程祖耀	湖州市中医院
	傅晓骏	金华市中医医院
	宋力伟	丽水市人民医院
	张永华	杭州市第七人民医院
	马红珍	浙江中医药大学附属第一医院
	王邦才	宁波市中医院
	朱彩凤	杭州市中医院
	陈　峰	嘉兴市第一医院
	柴可群	浙江省立同德医院
	李伟林	台州市中医院
	沈钦荣	绍兴市中医院
	金肖青	浙江医院
	胡　臻	温州医科大学
	钱静华	嘉兴市中医医院
	程锦国	温州市中医院
	傅瑞阳	湖州市中医院
	陈永灿	浙江省立同德医院
	陈霞波	宁波市中医院
	章　勤	杭州市中医院
第七批	丁彩飞	杭州市红十字会医院
	万全庆	浙江中医药大学附属第三医院
	王　真	浙江省中医院
	王晓鸣	浙江省中医药学会

续表 5

批次	姓名	单位
第七批	史晓林	浙江中医药大学附属第二医院
	过建春	杭州市西溪医院
	朱可奇	宁波市第一医院
	全仁夫	杭州市萧山区中医院
	刘云霞	杭州市第三人民医院
	江伟华	丽水市中医院
	李飞泽	舟山市中医院
	李正祥	温岭市中医院
	李亚平	浙江省立同德医院
	吴国伟	开化县中医院
	邱根祥	衢州市中医医院
	沈敏鹤	浙江省中医院
	陈　华	浙江中医药大学
	陈志伟	温州市中西医结合医院
	陈　雷	宁波市中医院
	邵征洋	杭州市红十字会医院
	林咸明	浙江中医药大学
	林胜友	杭州市丁桥医院
	周建扬	宁波市中医院
	周富明	平湖市中医院
	郑润杰	瑞安市中医院
	郎伯旭	台州市立医院
	胡万华	温州市中医院
	钦丹萍	浙江省中医院
	贾建华	湖州市中医院
	翁文庆	嘉兴市中医医院
	高祥福	浙江中医药大学附属第三医院
	郭兰中	东阳市妇幼保健院
	黄　平	浙江中医药大学附属第二医院

续表 6

批次	姓名	单位
第七批	黄　琦	浙江省中医院
	曹　毅	浙江省中医院
	蒋松鹤	温州医科大学附属第二医院
	傅华洲	杭州市第一人民医院
	鲁　盈	浙江省立同德医院
	谢作钢	温州市中西医结合医院
	詹　强	杭州市中医院
第八批	万晓青	浙江医院
	马丽俐	浙江省中医院
	王庆来	温州市中医院
	戈言平	浙江省立同德医院
	叶　人	温州医科大学附属第一医院
	冯祯根	金华市中医医院
	吕立江	浙江中医药大学附属第三医院
	华　江	浙江省中医院
	汤　军	浙江省中医院
	沈一平	浙江省中医院
	沈　丹	台州市第一人民医院
	沈来华	嘉兴市中医医院
	张志娣	杭州市中医院
	张国梁	舟山医院
	张爱琴	浙江省肿瘤医院
	陈　伟	衢州市中医医院
	陈学奇	浙江中医药大学附属第三医院
	陈洪宇	杭州市中医院
	陈　健	浙江省中医院
	陈雪琴	宁波市第一医院
	周　辉	杭州市中医院
	侯春光	诸暨市中医医院

续表 7

批次	姓名	单位
第八批	柴秀娟	浙江省立同德医院
	倪京丽	丽水市中医院
	徐　甦	湖州市中医院
	高　宏	浙江中医药大学附属第三医院
	舒琦瑾	浙江省中医院

2017 年，浙江省开始实施中医药传承与创新“十百千”人才工程（简称“杏林工程”），计划用 10 年左右时间，“评、引、育”相结合，在全省有重点地遴选支持中医药领域的 50 名杰出人才、100 名领军人才和 1000 名拔尖人才，支持一批具有深厚中医药理论基础和学术经验、较高的中医药传承创新能力、掌握现代科学研究方法的中医药高层次人才。作为该工程的一部分，启动了浙江省国医名师评定，先后于 2017 年、2018 年和 2020 年评出 3 批“国医名师”。名单见表 6。

表 6　浙江省国医名师

批次	姓名	单位
第一批	葛琳仪	浙江省中医院
	王永钧	杭州市中医院
	范永升	浙江中医药大学
	王坤根	浙江省中医院
	陈　意	浙江省中医院
	连建伟	浙江中医药大学
	俞景茂	浙江省中医院
第二批	马大正	温州市中医院
	王　晖	宁波市中医院
	方剑乔	浙江中医药大学
	肖鲁伟	浙江省中医院
	何嘉琳	杭州市中医院
	张玉柱	杭州市富阳中医骨伤医院
	陆　拯	浙江省立同德医院

续表

批次	姓名	单位
第二批	姚新苗	浙江中医药大学附属第三医院
	徐志瑛	浙江省中医院
	蔡宛如	浙江中医药大学附属第二医院
第三批	吴良村	浙江省中医院
	余国友	浙江大学医学院附属第一医院
	宋　康	浙江省中医院
	范炳华	浙江中医药大学附属第三医院
	金肖青	浙江医院
	胡　臻	温州医科大学附属第二医院
	宣桂琪	浙江省中医院
	柴可群	浙江省立同德医院
	徐锡山	浙江省中医院
	陶筱娟	杭州市红十字会医院
	董幼祺	宁波市中医院
	楼丽华	浙江省中医院
	裘昌林	浙江省中医院
	潘智敏	浙江省中医院

第二节 浙江中药的产业化与现代化

中医药是潜力巨大的经济资源，中药产业在国计民生中占有举足轻重的地位。1949 年以来，我国的中药产业经历了从计划经济向市场经济的转变，浙江省的中药材与中成药的生产和流通规模均在全国居于前列。

一、1949—1978 年的中药产业

1949 年以后，我国逐步在国民经济中实施计划体制。根据党对资本主义工商业利用、限制和改造的政策，政府有计划地逐步对中药业进行社会主义改造。解放初期，中药材被归为农业副产品，由中国土产公司兼营。1955 年 3 月 1 日，中国药材公司正式成立，国产生药、汤剂、饮片业务全部移交中国药材公司统一经营。1955 年，商业部将所属药材公司、土产公司（或贸易公司）经营的中药材业务移交给全国供销合作总社统一经营，同时各地对私营商业的改造开始加快。浙江省在 1956 年宣布基本完成对私营中药商的改造任务，全省清产合资户约 1000 余家，资金约 600 万元。1953 年，浙江全省有中药零售商 6450 户，而 1956 年后，中药零售网点全部分属于国营商业系统、供销社系统和卫生医疗单位。中成药业方面，在实行社会主义改造、公私合

营后，浙江一些老字号走上了新的发展道路。以胡庆余堂为例，作为传统老字号，1950年胡庆余堂向上城区人民政府申报登记资金总额为41.1万元（折新人民币，下同），固定资产3.5万元，流动资金37.6万元，职工145人。1955年12月1日该店实行公私合营，经清产核资，全部财产估定为90.6万元，杭州中药材站投资2万元作为公股，1958年，从前店后场扩大为中药制药厂，同时百年老店叶种德堂并入胡庆余堂，成立公私合营胡庆余堂制药厂。

浙江是药材供应大省，有一些大宗药材品种在民国时已形成一定的人工栽种规模。1955年《浙江省关于药材生产规划的初步意见》中统计，全省药材种植面积为7万多亩。1956年2月，浙江省人民委员会发出《加强中药材产、供、销工作领导的指示》，要求各有关部门通力合作，落实药材生产任务，加强田间管理，改进生产技术，总结推广丰产经验。1958年10月31日，浙江省人民委员会批转省商业厅、农业厅、林业厅、卫生厅四厅关于安排药材生产意见的报告中提出：“对浙江省出产的各种主要药材都应在现有基础上固定下来，并大力发展，使之成为稳固的药材生产基地。”1960年，根据国家要求，浙江省的中药材管理业务移交省卫生部门管理。1963年，在药材生产遇到很大问题的情况下，国务院再次将药品生产划归商业部，对商业部与卫生部的职责作了划分，即商业部门负责中西药和医疗器械的商品流通、经营管理以及对中药材的生产安排工作，卫生部门负责监督检查中西药品质

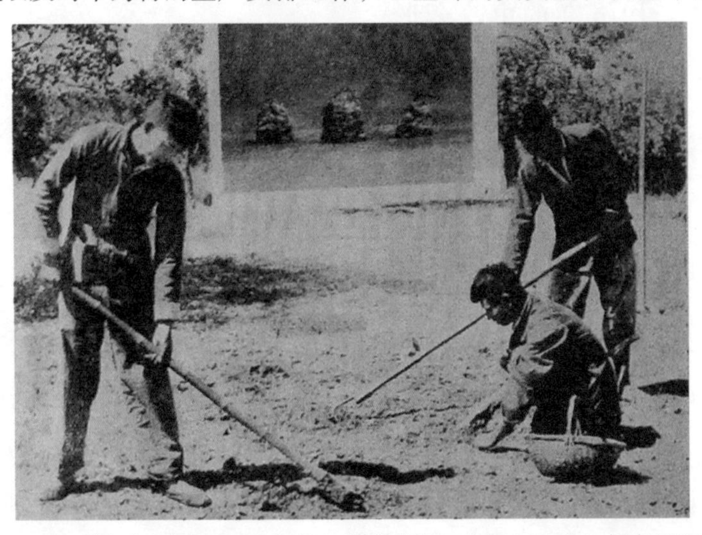

图5-6 《中药通报》1958年第5期登载浙江省桐乡种植玄参情况照片

量等药政管理工作。

在计划经济期间，浙江的 10 种传统药材逐步形成了 32 个生产基地，分布在 23 个市县。见表 7。

表 7　浙江传统药材生产基地分布情况

药材品种	基地数量	基地分布
白术	5	新昌、磐安、嵊县、天台、东阳
菊花	1	桐乡
浙贝	5	鄞县、杭州市郊、余姚、东阳、磐安
麦冬	1	慈溪
延胡索	4	东阳、磐安、缙云、永康
郁金	1	瑞安
白芍	4	东阳、磐安、缙云、永康
玄参	2	磐安、仙居
厚朴	6	龙泉、云和、景宁、庆元、遂昌、松阳
山茱萸	3	淳安、临安、桐庐

在 1978 年以前浙江省中药材生产情况见表 8。

表 8　1952—1978 年浙江省中药材生产概况表

		1952	1955	1957	1962	1965	1978
种药面积（单位：亩）	总面积	48000	62000	113000	57164	94299	106020
	浙八味种植面积	39202	54232	99724	38389	76473	61641
产量（单位：吨）	总产量	4010	8835	19435	6595	15930	25520
	浙八味产量	2360	3165	6950	2825	7445	9515

（浙八味指白术、白芍、元胡、玄参、麦冬、菊花、浙贝、郁金八个品种）

1962 年，全省中成药厂进行了调整，中成药生产定点为 6 个厂，即杭州胡庆余制药厂、杭州张同泰制药厂、兰溪制药厂、绍兴制药厂（西药厂兼产中成药）、宁波制药厂（西药厂附设中成药车间）、温州制药厂（西药厂附设中成药小组）。1965 年，中成药生产的布局又作了调整，杭州张同泰制药厂撤销，新成立宁波、温州、绍兴 3 个中药厂。1967 年至 1972 年，全省又新增 5 个中成药厂，即杭州中药厂遂昌分厂、杭州第二中药厂、湖州制药厂、台州制药厂、临安天目山制药厂。1978 年，全省 18 家中成药厂共有职工 2789 人，工业总产值 3534 万元。

中成药厂积极开展技术革新。如胡庆余堂制药厂 1958 年就开始将传统的全鹿丸、银翘解毒丸等改制成片剂，1959 年试制成功 34 种药品。在 1963 年，冯根生等研制的“双宝素胶囊”投入生产。1972 年，在胡庆余堂原制药厂的基础上新建杭州第二中药厂，厂长冯根生大胆创新，将中药汤剂“生脉饮”和“回逆汤”制成口服液，1976 年又研制成参麦针、丹参针等中药静脉注射液投入生产。

二、1978 年迄今的中药产业

1979 年 7 月 1 日，浙江省医药公司成立，同时挂浙江省医药管理局牌子，负责对全省中西药品、医疗器械的产供销和基本建设、科研、教育、外事活动实行统一管理。1981 年 1 月 1 日起，全省中药厂统一归浙江省医药公司管理。1983 年 9 月，浙江省委决定撤销省医药管理局，改组为浙江省医药总公司。1987 年，根据省政府有关调整行政性公司的精神，省医药总公司决定其下属的省医药工业公司从管理型逐步改变为经营性企业。

为贯彻国务院常务会议关于“对全国中药资源进行系统调查研究，制定发展规划”的指示，浙江省政府于 1986 年 5 月成立了浙江省中药资源普查领导小组，启动全省的普查工作，摸清了浙江省药用资源的基本情况，编写了《浙江省药用资源名录》。

1995 年 11 月，省政府撤销省医药总公司，成立省医药管理局。2000 年 7 月 29 日，浙江省医药管理局增挂浙江省药品监督管理局牌子。在此期间，浙江省中药材产业快速发展，种植面积逐年增加。1996 年至 2000 年，全省中药材年均种植面积有 19. 34 万亩，年均总产值达 4. 26 亿元。

到 1978 年，全省共有 18 家中成药厂，有职工 2789 人，工业总产值 3534 万元。杭州第二中药厂在 1978 年根据古方研发出“益寿永贞”片剂，即后来著名的“青春宝”。1985 年，该厂年总产值达到 6620 万元，跃居全国中药厂首位。1992 年 11 月，该厂与泰国正大集团合资建成正大青春宝药业有限公司，生产和销售连年递增，进入全国合资企业 500 强之列。总经理冯根生荣获全国劳动模范、全国“五一”劳动奖章、全国首届优秀企业家等荣誉称号。1995 年，浙江省新增加浙江医科大学药厂、杭州澳医保灵药业有限公司、杭州桐君制药厂、杭州市德康药业公司、浙江宫宝药业有限公司 5 家制药企业。1995 年末，全省共 24 家中成药厂，中成药工业总产值比 1980 年增长了 16.5 倍。在 1997 年国家中医药管理局公布的全国中成药工业国有重点企业（50 强）中，浙江省有 7 家，占全国的 14%。

2002 年 5 月，浙江省经贸委、科技厅等部门联合制定了《关于加快实施中药现代化工程的意见》，提出“到 2005 年，浙江省的中药经济总量和效益位于全国前列”，提出从中药材生产现代化、中药工业现代化、中药科研现代化 3 个方面推进中药工程现代化，并出台相关具体措施。2002 年 7 月，浙江省大盘山自然保护区被国务院列为国家级自然保护区，也是国内唯一以药物、植物种植资源为主要保护对象的国家级自然保护区。2003 年，省农业厅制定实施《浙江省中药材特色优势农产品生产区域规划》。2006 年，《浙江省“十一五”中药产业发展规划》发布，对浙江省中药现代化发展作出了明确的战略部署，提出到 2010 年，中药产业要实现销售收入 200 亿元，中药经济总量和效益位于全国前 5 位。2007 年，浙江省政府发布《关于加快发展农业主导产业推进现代农业建设的若干意见》，把中药材列入 10 大农业主导产业。同年，省农业厅、省财政厅下发《关于加快发展浙江中药材产业的实施意见》，在全省组织实施“121”工程，即建立 10 个以“浙八味”为主的道地药材、重要药材和珍稀药材良种资源圃，建成 20 个 500 亩以上的规范化、标准化生产示范基地，创建 10 个浙产中药材品牌。

1995 年成立的浙江康莱特药业有限公司，首次成功将国际先进的超临界萃取技术产业化应用于中药领域。企业生产的产品——“中药乳剂注射液”“双向广谱抗肿瘤新药康莱特注射液”，先后荣获国家科技进步二等奖和国家发明奖。2007 年，李大鹏院士领衔完成的“超临界二氧化碳萃取中药有效成分产业化应用”成果获得了 2006 年度国家技术发明二等奖，这是中药技术成果第一次获得高级别国家技术发明奖励。2010 年 11 月，浙江省成立中药现代化产业技术联盟。联盟由正大青春宝药业有限公司牵头，创始成员共有 10 个，其中中药骨干企业 4 家、科研机构 3 家、高等院校 3 家。

2012 年 11 月，浙江省人民政府发布《关于加快从医药大省向医药强省转变的若干意见》（浙政发〔2012〕99 号），提出争取到 2017 年，全省医药工业总产值达到 2700 亿元，年均增长 20％以上，实现从医药大省向医药强省的转变。

2015 年，浙江省连续出台了 3 个旨在促进中医药事业和中药产业发展的重要文件。10 月发布了《关于加快推进中医药健康服务发展的意见》，12 月印发《浙江省中药材保护和发展规划（2015—2020 年）》和《关于加快推进中药产业传承发展的指导意见》。2016 年又发布了《浙江省中药产业发展“十三五”规划》，该规划是《浙江省七大万亿级产业及十大历史经典产业发展“十三五”规划》的子规划，也是省级“十三五”专项规划编制目录的重点专项规划。该规划列出了 4 大主要任务：优化产业区域布局，实施名优品牌战略，增强技术创新能力，提升中药材生产水平。2017 年，浙江省全面启动新一轮的中药资源普查工作。

从 2000 年至 2018 年，浙江省中药材种植面积增长了 209％，总产值增长了 1084％，生产保持良好发展势头，2018 年总种植面积达 76.1 万亩，总产值达 60.02 亿元。位于磐安县的“浙八味”特产市场（磐安中国药材城）于 2009 年建成开始营业。2015 年 6 月，以“浙八味”特产市场为核心内容的“江南药镇”被列为浙江省首批省级特色小镇创建对象。2018 年，“浙八味”特产市场交易额突破 30 亿元，最高日成交额达 930 余万元，其中浙贝的销量占到全国的三分之二，元胡的销量为全国之最。2017 年 11 月，中国千岛湖中药材交易市场在临岐镇启用，2017 年市场交易额达 3 亿元。2018 年，浙江省经信委、卫生计生委、中医药管理局、农业厅等部门联合开展了新“浙八味”遴选工作，确定了铁皮石斛、衢枳壳、乌药、三叶青、覆盆子、前胡、灵芝、西红花 8 味中药材为新“浙八味”中药材培育品种。新“浙八味”的优势品种突出，尤其是铁皮石斛、西红花的开发与利用正异军突起。

中成药工业方面，浙江省初步形成了杭州市、金华市等中成药产业集聚区，拥有铁皮枫斗晶、天保宁、青春宝片、康莱特注射液、百令胶囊、银杏叶片、榄香烯、孕康口服液、鲜益母草胶囊和乌灵胶囊等一批单品种销售超过亿元、具有较强市场竞争力的优势中成药品牌产品，销售收入超 10 亿元的中成药单品种有百令胶囊和康莱特注射液。截至2017年底，全省具有GMP资质的中成药生产企业113家，从事中药材和中药饮片生产加工的企业107家，具有GMP资质的中药饮片企业68家。其中康恩贝、青春宝、回音必集团3家企业位列全国中药行业销售收入50强。

浙江省还着力推进提高中药标准化生产水平，制定并实施省级中药材系列地方标准20多个。由浙江寿仙谷医药股份有限公司主导制定了灵芝和铁皮石斛2项国际标准：《ISO21315：2018中医药——灵芝》《ISO21370：2019中医药——铁皮石斛》，为中医药国际贸易提供了统一的标准。其他标准包括《"磐五味"中药材企业联盟标准》《桐乡杭白菊联盟标准》等。

第三节 浙派医药美名扬

浙江自古地灵人杰，中医中药成就突出。本书前面各章已作了大致勾勒。正是在如此丰厚底蕴的基础上，浙江中医药管理者、工作者共同商讨，达成共识，确定“浙派中医”的称谓，作为全省中医的旗帜。后来又衍生出“浙产名药”的称谓。医药两界举办了许多推广活动，使这两个称谓深入人心。

一、“浙派中医”的推广

为了更好地向国内外宣传“浙派中医”，弘扬“浙派中医”的特点，浙江省中医药学会于2017年7月1日启动了“浙派中医”宣传巡讲活动。在地市中医药学（协）会、相关中医医院和专科分会的积极协助下，先后在绍兴、温州、金华、衢州、杭州、丽水、嘉兴、宁波等地区举行了10场巡讲，直接参会代表达3200余人。由范永升、盛增秀等为代表的42名国家、省、市级名中医和专家学者组成的巡讲团队在全省各地共开设了58场专题讲座，对“丹溪学派”“绍派伤寒”“永嘉医派”“钱塘医派”“医经学派”“伤寒学派”“温病学派”“温补学派”“针灸学派”“本草学派”等诸多省内医学流派做了大力的宣传与推广（图5－7）。相关专科分会除了积极参与“浙派中医”宣传巡讲活动外，也相继举办了“浙派中医”以及专科中医流派专题研讨活动。在巡讲所到之处，还安排了对闪烁着中医药文化的温州利济医学堂博物馆、衢州神农殿、诸葛八卦村等地的参观考察，参加了缙云仙都祭祀轩辕黄帝大典，深入挖掘极具地域特色的中医药文化，丰富“浙派中医”的文

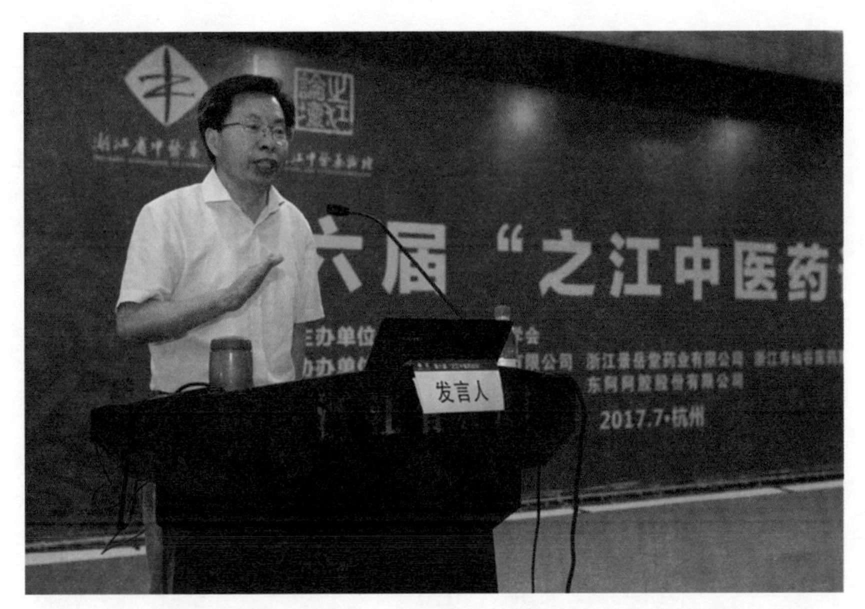

图5－7　范永升教授在第六届“之江中医药论坛”上介绍浙派中医的情况

化内涵。在嘉兴站，巡讲活动主办、承办、协办三方共同瞻仰南湖红船，感受“红船精神”，大大增强了弘扬发展中医药事业的时代责任、文化自信与民族自豪感。相关活动内容见表10。

表10　2017年“浙派中医”宣传巡讲活动

场次	时间	地点	内容	主题
1	2017年7月11日	绍兴	（一）“浙派中医”宣传巡讲活动签约仪式 （二）专题讲座 1.“浙派中医”综合称谓的形成与特点　范永升 2. 领衔清末民初医坛的绍派中医　孟庆云 3. 张景岳温补学说的现实意义　沈钦荣 4. 绍派伤寒的前世今生　沈元良	学会搭台、药企参与、政府支持，推动社会力量开展中医药文化研究，举行绍兴市景岳堂越医文化研究院、绍兴市越医文化研究会落户景岳堂药业授牌仪式。
2	2017年7月28日	温州	（一）专题讲座 1.“浙派中医”的由来与特色　范永升 2. 温州医学史上的两座高峰——论永嘉医派和利济医派　刘时觉 3. 浙派中医教育及临床近现代化先驱——利济医学堂　朱德明 4. 大医精诚，仁术普安——记永嘉募办普安施医施药局　王庆来 5. 马氏妇科经方用药特色溯源　马大正 （二）参观利济医学堂博物馆	组织开展针对“永嘉医派”和“利济医派”的深度研究，考察温州利济医学堂博物馆。

续表 1

场次	时间	地点	内容	主题
3	2017 年 8 月 12 日	金华	1. “浙派中医”的由来与特色　范永升 2. 丹溪学派是浙江中医药文化的典范和瑰宝　盛增秀 3. 丹溪学派现代研究概况和今后发展思路　沈堂彪 4. 八婺中医文化揽胜　傅晓骏 5. 弘扬丹溪文化，传承中医国粹——朱丹溪中医药文化申遗工作汇报　朱锐明	“八婺中医文化揽胜”和浙江首部传承丹溪学派地域性学术经验著作《婺州名老中医医案集》首发仪式举行。
4	2017 年 9 月 2 日	衢州	（一）专题讲座 1. “浙派中医”的由来与特色　范永升 2. 杨继洲与《针灸大成》　方剑乔 3. 雷少逸与《时病论》　盛增秀 4. 衢州雷氏医学源流及龚氏儿科主要学术思想　邱根祥 5. 杨继洲针灸的源流和特色　金瑛 （二）参观衢州市文物保护单位——神农殿	推动“杨济洲针灸”走出三衢大地大巡讲，并针对濒危的浙西主要中医流派出台《衢州雷氏医学五年保护计划》。
5	2017 年 9 月 22 日	杭州	1. 侣山堂讲学启悟　徐光星 2. 钱塘医派的学术成就与影响　郑洪 3. 钱塘医派探要　江凌圳 4. 国医大师何任学术成就概览　陈永灿 5. 潘澄濂对温病学派的传承与发挥　盛增秀 6. 杨继荪临证思路的启迪　潘智敏	
6	2017 年 10 月 20 日	杭州富阳	1. “浙派中医”的由来与特色　范永升　浙江中医药大学 2. 学好伤寒　救治疑难　郝万山　北京中医药大学 3. 守正出新的浙江伤寒学派　陈永灿　浙江省立同德医院 4. 柯琴及其《伤寒来苏集》王邦才　宁波市中医院 5. 五苓散临床应用　王文文　杭州市富阳区中医院 6. 国家级非物质文化遗产——张氏骨伤疗法　柴小平　杭州市富阳中医骨伤医院 7. 肿瘤难治　经方建功　刘云霞　杭州市第三人民医院 8. 经方在小儿咳嗽病中的应用　王勤　杭州市富阳区中医院 9. 经方在妇科临床上的应用举隅　邢恺　杭州市富阳区中医院 10. 从一个患者的三次发热谈起　甘莉　杭州市富阳区中医院 11. 《伤寒论》治疗脾胃病的方药特点　汪红根　杭州市富阳区中医院	“浙派中医”宣传巡讲活动暨浙江省中医药学会 2017 年中医经典与传承研究分会学术年会暨省级继续教育学习班举办“守正出新的浙江伤寒学派”传承与创新深度交流。

续表 2

场次	时间	地点	内容	主题
7	2017年10月27日	丽水	1. “浙派中医”的由来与特色　范永升 2. 医经学派对《黄帝内经》学术传承的贡献　郑红斌 3. 张介宾类分研究《黄帝内经》的特色　包素珍 4. 论杜光庭对中医养生文化的贡献　王巧明	“浙派中医”宣传巡讲活动暨医经学派学术大会，万人参加“缙云仙都祭祀轩辕黄帝大典”，启动黄帝养生文化进校园、进农村、进社区、进企业、进机关“五进”活动。
8	2017年11月24日	嘉兴	1. “浙派中医”的由来与特色　范永升 2. 温病学派大家王孟英的学术思想与诊治经验探讨　盛增秀 3. 张千里温病学术思想及诊治经验介绍　竹剑平 4. 陈木扇女科流派特色　陈学奇 5. 嘉兴中医文化源远流长——论秀水医派　陆文彬 6. 施氏针灸学术思想及其临证经验　罗开涛	首次亮出汇集浙北各中医流派为一体的“浙派中医·秀水医派”称号，组织中医药工作者瞻仰嘉兴南湖红船，学习习近平总书记南湖重要讲话精神，弘扬红船精神。
9	2017年11月23日	兰溪	1. “浙派中医”的由来与特色　范永升 2. 张山雷学术思想在妇科的运用　张承烈 3. 蛰居浙中，却为浙派中医队伍壮大而鞠躬尽瘁——兰溪中医专门学校　朱德明 4. 金华中西汇通医派代表人物之一张山雷　傅晓骏 5.《谈医鸿雪》学术探微　朱定华 6. 张山雷学术思想在肾脏病诊治中的指导作用　姜黎平 7. 初论张山雷先生的中医教育理念和办校特点　程良骏 8. 张山雷学术思想在针灸临床中的应用　戴朝富 9. 张山雷学术思想在肿瘤治疗中的运用　吴建新 10. 张山雷先生留给我们的再思考　叶敏瑞	举办浙派中医首届张山雷中医药文化节和“中医药文化教育基地”开幕式，开展兰溪“重振江南药都地位”系列活动。
10	2017年12月22日	宁波	1. “浙派中医”的由来与特色　范永升 2. 浙江本草学派探要　宋捷民 3. 浙江本草学派源流和本草品种考证的意义与方法　张水利 4. 仙鹤长鸣，药香万里——慈溪鸣鹤药业回眸与展望　朱德明 5. 宁波中医流派略述　洪善贻 6. 董氏儿科渊源和学术思想　董幼祺	推出中医药文化“宁波套餐”，采取多种形式向民众普及中医药健康文化知识。

2018年，浙江中医药学会又组织“浙派中医走基层”系列活动，进一步传播“浙派中医”。具体活动包括百名中医大义诊、百位名中医讲科普等。浙江省中医药学会2家门诊部和嘉兴6家中医医院组织省、市级名中医等共104位中医专家，在杭州和嘉兴地区开展大型中医药义诊和健康咨询活动，并将延伸至浙江全省。百位名中医还将深入浙江城乡校园、城市党群中心、农村文化礼堂和“浙派中医大讲堂”站点等场所开展中医药文化科普讲座。同时，利用抖音短视频平台、《养生大国医》节目平台等推动中医药养生知识传播。

二、“浙产名药”强产业

作为“浙派中医”宣讲活动的延续，2019年在中国中药协会、浙江省药品监督管理局、浙江省中医药管理局、浙江省中医药学会、浙江省中药饮片产业协会等部门负责人的见证下，在全省众多著名中药产品中遴选出最具浙江特色、最具代表性、最能体现中医药优势的品种进行宣传推荐（图5－8）。被列入“浙产名药”（中成药）的品种有13种，“浙产名药”（中药饮片）的品种有10种，这些上榜的名药在全省、全国具有较大影响力。

13种“浙产名药”（中成药）分别是：

杭州胡庆余堂药业有限公司的强力枇杷露；

浙江康恩贝中药有限公司的复方鱼腥草合剂；

浙江康莱特药业有限公司的康莱特注射液——软胶囊；

寿仙谷中药饮片有限公司的灵芝孢子粉（破壁）；

万邦德制药集团股份有限公司的银杏叶滴丸；

浙江新光药业股份有限公司的黄芪生脉饮；

正大青春宝药业有限公司的参麦注射液；

浙江康恩贝制药股份有限公司的天保宁牌银杏叶片；

杭州中美华东制药有限公司的百令胶囊；

正大青春宝药业有限公司的养胃颗粒；

浙江佐力药业股份有限公司的乌灵胶囊；

杭州胡庆余堂药业有限公司的胃复春片；

浙江康恩贝制药股份有限公司的前列康牌普乐安片。

10 种“浙产名药”（中药饮片）分别是：

浙江景岳堂药业有限公司的杭菊、醋延胡索；

浙江钱王中药有限公司的覆盆子；

浙江桐君堂中药饮片有限公司的六神曲；

浙江中医药大学中药饮片有限公司的白术、浙贝母、温郁金；

杭州华东中药饮片有限公司的前胡、山茱萸；

衢州南孔中药有限公司的麸衢枳壳。

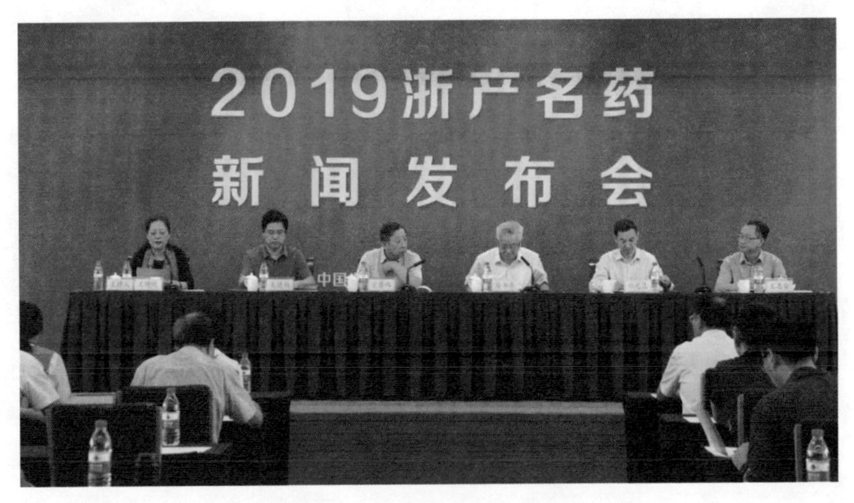

图5-8 浙产名药发布会

这些“浙产名药”都是由浙江省医药企业生产的中药成品药（中成药、中药类注射剂、中药提取物和道地中药饮片），年销售额都达到亿元以上。这些产品中，强力枇杷露是国家同品种中唯一的优质优价药品；正大青春宝的养胃颗粒是国医大师何任的经典名方；天保宁牌银杏叶片是国内首家上市的银杏叶片，也是中国第一个符合国际质量标准的现代植物药制剂；李大鹏院士领衔研发、生产的康莱特注射液是我国第一个在美国本土进入Ⅲ期临床试验的中药注射剂产品；补肺肾的百令胶囊，深受广大老年人欢迎；佐力药业的乌灵胶囊是国家中药保护品种。它们作为浙江中药业的亮丽品牌，得到市场的肯定。“浙产名药”的推广和宣传对进一步做大中药产业将起到积极的推动作用。

余论 比较视野下的浙派中医特色

综合本书内容，可以这么说：浙派中医是对浙江地域范围内中医药历史沿革、学术主张和临床经验的总称。就其本体而言，可以直接称为“浙派中医”。之所以称为“浙派中医”，其实带有比较的涵义，强调它与我国其他区域的中医相比具有一定特色。

地域性中医学术流派的特色，离不开地域这一要素。一般可从 2 个角度来立论：其一是地域环境的制约性，其二是地域文化的禀受性。浙江位居我国东南部，从比较的角度，浙派中医的宏观特点可以表述为以下 2 点。

一、南北视野中的东南医学特色

地理环境对中医学术有一定的影响，但这种影响一般在宏观区域对比中才明显。中国的地理环境，按《黄帝内经》划分，主要以西北与东南的差异最大。《素问·五常政大论》说：“西北之气，散而寒之，东南之气，收而温之，所谓同病异治也。”指出了不同气候环境对医学思想形成的影响。

晋唐以前，中国经济文化的重心在黄河流域一带，医家和医著也多诞生在这一带。以郭蔼春主编的《中国分省医籍考》为据，统计各个历史时期、各省籍医家所著医籍的前五位情况，见表 9。

表 9 《中国分省医籍考》各时期医籍数量前五位（括号内单位：种）

时期	第一位	第二位	第三位	第四位	第五位
秦至唐五代	山东（63）	河南（56）	江苏（51）	陕西（42）	四川（17）
宋金元	浙江（85）	江西（52）	河北（52）	河南（48）	江苏（48）
明	浙江（388）	江苏（222）	安徽（130）	湖北（75）	江西（72）
清	江苏（1156，含上海）	浙江（834）	山东（450）	江西（409）	安徽（370）

从表 9 可见，在中医理论奠基的主要时期，中医所积累的医疗知识是以中原和北方的经验为基础的。如伤寒理论的形成与北方多风寒外邪和伤寒病高发有关。寒主收引，北人腠理较为固密，所以伤寒经方多辛温发散、药简力专、量大效峻。

而随着经济文化重心向东南转移，医家对南方的地理气候及医药特点的认识逐步加深，逐渐认识到南北气候环境和体质疾病的差异，进而提出在辨证体系和用药理论上进行调整的思想。宋代浙江湖州人朱肱的《类证活人书》提出："桂枝汤自西北二方居人，四时行之，无不应验。江淮间，唯冬及春可行，自春末及夏至以前，桂枝证可加黄芩一分，谓之阳旦汤，夏至后有桂枝证，可加知母半两、石膏一两，或加升麻一分。"元代朱丹溪受业于刘完素的再传弟子罗知悌，既认同北方医家的理论和学说，同时又基于自身在不同地域中的临床体会鲜明地指出医理的局限，如他在讨论李东垣升阳益气之法时说："西北之人阳气易于降，东南之人阴火易于升，苟不知此，而徒守其法，则气之降者固可愈，而于其升者亦从而用之，吾恐反增其病。"讨论伤寒治疗说："西北二方，极寒肃杀之地，故外伤甚多；东南二方，温和之地，外伤极少，所谓千百而一二者也。"（《丹溪心法》）其后朱丹溪的弟子、元末江苏昆山的王安道提出"温病不得混称伤寒"，主张将温病从伤寒的体系中分离出来，并将二者明确区分，为温病学派的诞生奠定了基础。

明清时期江浙经济文化发达，人口稠密，江南气候温暖，流动人口多，温病、传染病流行频繁，当地温病高发，促进了温病学说的诞生。明末江苏吴县的吴又可亲历了疫情，积累了丰富的临床经验，撰写成《温疫论》，指出温疫与伤寒绝然不同，为温病学说的形成与发展作出了贡献。江苏吴县人叶天士的《温热论》提出了温热病的卫气营血辨证体系，并论述了卫气营血相应的治法，全面奠定了温病学说的理论体系。和叶天士同乡同时的薛生白根据江南多湿热的特点，首次对湿热病的机理作出了探讨，著成《湿热条辨》。江苏淮阴人吴鞠通著成《温病条辨》，进一步建立了完全独立于伤寒的温病学说体系，指出温邪易耗伤阴液，创立了三焦辨证纲领，拟订了层次分明的温病治法方药体系，为温病创新理论之一，被称为清代温病学说标志性著作。浙江杭州人王孟英写成《温热经纬》，使温病学说的理论日臻完善，可谓是温病学之集大成者。这些温病的大名家都主要生活在江南地区。

在内伤杂病中也是如此。如论治中风，朱震亨在《丹溪心法》中说："案《内经》以下，皆谓外中风邪，然地有南北之殊，不可一途而论。惟刘守真作将息失宜，水不能制火，极是。由今言之，西北二方，亦有真为风所中者，但极少尔。东南之人，多是湿土生痰，痰生热，热生风也。"明代江西李梴的《医学入门》说："西北风高真中宜分治，东南地湿兼中似中审虚实。"明代安徽的汪机认为："东垣、河间、丹溪三先生之分真中、类中之殊，南北地土之异。其真中者，多在西北寒凉之方；而类中者，多出东南湿热之地。"明代江苏缪希雍说："凡言中风有真假内外之别，差之毫厘，谬以千里，何者？西北土地高寒，风气刚猛，真气空虚之人猝为所中……若大江以南之东西两浙……其地绝无刚猛之风，而多湿热之气。质多柔脆，往往多热多痰。真阴既亏，内热弥甚，煎熬津液凝结为痰，壅塞气道，不得通利，热极生风，亦致猝然僵仆类中风证。"

凡此可见，南北地域对中医学术有明显影响。但此处所谓"南"，包含长江以南的广大地区，不是以行政区域为界限的。在江苏、浙江等东南区域内，医家的认识就比较一致。像上海松江人秦之桢在《伤寒大白》中论外感治法说："麻桂二汤，乃是北方治法，江浙东南，即冬月亦不宜用。"民国时上海名医谢观《中国医学源流论》说："长江以南，钱塘以北……皆太湖盆地也。土浅水多……然因海洋气候之蒸发，湿温症独多。"他们都是从连片的地域而论。所以说，浙派中医在地域环境制约性方面所受的影响并非独有，而是与整个东南地域一起，在我国整体地域医学版图中体现出共性特征。

二、区域差异下的江南亚文化特征

地域文化寄托着域内人民的独有传统与独特情感。古人说，“十里不同风，百里不同俗”，地域文化的差异比起地理气候来说要更加细微。浙江与周边各省在古代均属于江南文化，而细分之下则属于江南文化中的吴越文化；若再细分，则可以说是以越地文化为主体，兼融吴地文化。这种小区域的文化亚传统，形成了大地域文化内部的小差别。

吴文化和越文化，在学术上主要指春秋战国时期吴国与越国两地的文化。当时两国对立纷争，有所区隔。如吴人戴冠，越人披发无冠；吴人信仰鱼，越人图腾为鸟等。但实际上正如《越绝书》所说：“吴越二邦，同气共俗，地户之位，非吴则越。”在后来的发展中，吴、越两地文化日益交汇与趋同，共同成为江南文化主干之一的吴越文化。当然吴、越毕竟是两个不同的地域，地貌环境不同，又分属江苏与浙江两个行政区划，所以后世称之为吴地文化、越地文化，在发展中又有一些不同。

浙江是我国少有的囊括山地、平原、海洋、内河、盆地等各种地形地貌的省份，内部有着山地文化、平原文化、海洋文化等复杂构成，文化多样性更为明显。粗分之有浙东、浙西的不同，细分之浙东内部也有金衢严处山区各府与宁绍台温海滨各府的不同。这与江苏整体以平原地形为主，地势为全国最低有明显的不同；与安徽皖南丘陵山地则较相似。在文化交流方面，越地文化除了与吴地文化互通，在南宋时期还与大批北方人士带来的河洛文化融合，在明清时承接鼎盛发展的徽文化。

这样的地形特征与文化环境，或许是浙江本省在古代就形成众多医派的潜在原因。浙江既有朱丹溪与张介宾这样对立又互补的医派学说争鸣，又有绍派伤寒这种融寒温于一家的特色医派。此外钱塘、永嘉各有脉络，天台道教代有奇人，名医世家传承不绝……这在全国可以说独树一帜。与近邻江苏比较的话，江苏内部的亚文化多依水系划分，或以长江划分苏北文化与苏南文化，或以淮河为界划分楚汉文化与淮扬文化，环太湖区则为吴文化……各区域的地理区隔不明显，在古代也未见有区域医派的提法，到近代随着上海中医药的发展始有孟河医派、海派中医的形成，现代又提出吴门医派等。这些具体内涵与发展历程的不同，使浙派中医与江苏、上海相比，同为南方医学，又有文化差异。

当前，以省、市等行政区划为界，采用当地有传统文化内涵的称谓来命名当地医派的情况已较常见。这成为当地行政管理部门和学术团体发展本地区中医药的抓手之一，有其积极意义。“浙派中医”以历史医派为内涵，提炼总体称谓，促进共同发展，其经验可供其他地区借鉴。